비교하면 보이는
약 vs. 약

2

비교하면 보이는 약 vs. 약

한국약사교육연구회 지음

통증 / 관절염 / 통풍 / 골다공증 /
주요우울장애 / 불안장애 /
외상후스트레스장애 & 강박장애 /
양극성장애 / 조현병 / 불면증 /
주의력결핍 과잉행동장애 / 두통 / 뇌전증 /
알츠하이머병 / 파킨슨병 / 세균 감염 / 바이러스 감염 /
진균 감염 / 기생충감염 및 말라리아 / 암 /
녹내장 / 안구건조증 / 기타 안과 질환 /
피부염(습진) / 아토피 피부염 / 건선 /
여드름 / 피부감염질환 / 다한증 /
탈모 / 인후염 / 예방접종

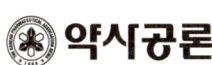
약사공론

차례

9 통증과 근골격계 질환   11

통증 Pain 13

이부프로펜(Ibuprofen) vs. 나프록센나트륨(Naproxen Sodium) 17
나프록센(Naproxen) vs. 세레콕시브(Celecoxib) 21
아세트아미노펜(Acetaminophen) vs. 트라마돌(Tramadol) 26
모르핀(Morphine sulfate) vs. 히드로모르폰(Hydromorphone HCl) 30
옥시코돈(Oxycodone) vs. 타펜타돌(Tapentadol) 35
펜타닐시트르산염(Fentanyl citrate) vs. 옥시코돈염산염(Oxycodone HCl) 40
펜타닐(Fentanyl) vs. 부프레노르핀(Buprenorphine) 45
날록손(Naloxone HCl) vs. 날트렉손(Naltrexone HCl) 50
둘록세틴(Duloxetine) vs. 프레가발린(Pregabalin) 54
둘록세틴(Duloxetine) vs. 밀나시프란(Milnacipran) 58
가바펜틴(Gabapentin) vs. 프레가발린(Pregabalin) 63
리마프로스트(Limaprost) vs. 프레가발린(Pregabalin) 69

관절염 Arthritis 77

레플루노미드(Leflunomide) vs. 토파시티닙(Tofacitinib) 80

토파시티닙(Tofacitinib) vs. 바리시티닙(Baricitinib)　85
바클로펜(Baclofen) vs. 단트롤렌(Dantrolene)　90

통풍 Gout　95
알로푸리놀(Allopurinol) vs. 페북소스타트(Febuxostat)　97

골다공증 Osteoporosis　101
알렌드로네이트(Alendronate) vs. 라록시펜(Raloxifene)　103
바제독시펜(Bazedoxifene) vs. 이반드로네이트(Ibandronate)　107
라록시펜(Raloxifene) vs. 에스트로겐/바제독시펜(Conjugated estrogen/Bazedoxifene)　111
데노수맙(Denosumab) vs. 테리파라타이드(Teriparatide)　115
이반드로네이트(Ibandronate) vs. 졸레드론산(Zoledronic acid)　118

10　정신 질환　125

주요우울장애 Major Depressive Disorder　127
불안장애 Anxiety Disorder　130
외상후스트레스장애 & 강박장애 Posttraumatic Stress Disorder & Obsessive-Compulsive Disorder　132
양극성장애 Bipolar Disorder　133
조현병 Schizophrenia　134
아미트리프틸린(Amitriptyline) vs. 트라조논(Trazodone)　136
플루옥세틴(Fluoxetine) vs. 둘록세틴(Duloxetine)　140
파록세틴(Paroxetine) vs. 보티옥세틴(Vortioxetine)　145
설트랄린(Sertraline) vs. 클로미프라민(Clomipramine)　149
알프라졸람(Alprazolam) vs. 디아제팜(Diazepam)　154
알프라졸람(Alprazolam) vs. 토피소팜(Tofisopam)　159
에스시탈로프람(Escitalopram) vs. 벤라팍신(Venlafaxine)　163
로라제팜(Lorazepam) vs. 클로나제팜(Clonazepam)　168
부프로피온(Bupropion) vs. 부스피론(Buspirone)　172
리스페리돈(Risperidone) vs. 쿠에티아핀(Quetiapine)　176
올란자핀(Olanzapine) vs. 클로자핀(Clozapine)　182

불면증 Insomnia　186
디펜히드라민(Diphenhydramine) vs. 독실아민(Doxylamine)　188
에스조피클론(Eszopiclone) vs. 졸피뎀(Zolpidem)　192

멜라토닌 서방정(Melatonin) vs. 졸피뎀 CR정(Zolpidem) 197
독세핀(Doxepin) vs. 멜라토닌(Melatonin) 201
멜라토닌(Melatonin) vs. 아고멜라틴(Agomelatine) 206
트리아졸람(Triazolam) vs. 졸피뎀(Zolpidem) 210

주의력결핍 과잉행동장애 Attention Deficit Hyperactivity Disorder, ADHD 215
메틸페니데이트(Methylphenidate) vs. 아토목세틴(Atomoxetine) 216

11 신경 질환 227

두통 Headache 229
프로프라놀롤(Propranolol) vs. 토피라메이트(Topiramate) 231

뇌전증 Epilepsy 235
발프로산나트륨(Sodium valproate) vs. 라모트리진(Lamotrigine) 238
카르바마제핀(Carbamazepine) vs. 옥스카르바제핀(Oxcabazepine) 243
라코사미드(Lacosamide) vs. 페람파넬(Perampanel) 248

알츠하이머병 Alzheimer's Disease 253
도네페질(Donepezil) vs. 메만틴(Memantine) 255

파킨슨병 Parkinson's Disease 261
레보도파/카르비도파(Levodopa/Carbidopa) vs. 로피니롤(Ropinirole) 263
셀레길린(Selegiline) vs. 엔타카폰(Entacapone) 268
프라미펙솔(Pramipexole) vs. 아만타딘(Amantadine) 272

12 감염 질환 281

세균 감염 Bacterial Infection 283
아목시실린(Amoxicillin) vs. 세프라딘(Cephradine) 286
이소니아지드(Isoniazid) vs. 리팜피신(Rifampicin) 291
베다퀼린(Bedaquiline) vs. 델라마니드(Delamanid) 296
메트로니다졸(Metronidazole) vs. 반코마이신(Vancomycin) 300

메트로니다졸(Metronidazole) vs. 독시사이클린(Doxycycline) 304
클래리트로마이신(Clarithromycin) vs. 레보플록사신(Levofloxacin) 310

바이러스 감염 Viral Infection 315
오셀타미비르(Oseltamivir) vs. 페라미비르(Peramivir) 318
아시클로버(Acyclovir) vs. 팜시클로비르(Famciclovir) 322
오셀타미비르(Oseltamivir) vs. 자나미비르(Zanamivir) 326

진균 감염 Fungal Infection 331
클로트리마졸(Clotrimazole) vs. 메트로니다졸(Metronidazole) 333
이트라코나졸(Itraconazole) vs. 테르비나핀(Terbinafine) 338
에피나코나졸(Efinaconazole) vs. 시클로피록스(Ciclopirox) 343

기생충감염 및 말라리아 Parasitic Infection and Malaria 347
알벤다졸(Albendazole) vs. 플루벤다졸(Flubenazole) 349
히드록시클로로퀸(Hydroxychloroquine) vs. 메플로퀸(Mefloquine) 353

13 암 361

암 Cancer 363
타목시펜(Tamoxifen) vs. 레트로졸(Letrozole) 366
게피티니브(Gefitinib) vs. 엘로티닙(Erlotinib) 370
엘로티닙(Erlotinib) vs. 오시머티닙(Osimertinib) 375
수니티닙(Sunitinib) vs. 소라페닙(Sorafenib) 383
이매티닙(Imatinib) vs. 닐로티닙(Nilotinib) 387

14 눈 관련 질환 395

녹내장 Glaucoma 397
타플루프로스트(Tafluprost) vs. 베탁솔롤(Betaxolol) 399
라타노프로스트(Latanoprost) vs. 티몰롤(Timolol) 402
브리모니딘(Brimonidine) vs. 도르졸라미드(Dorzolamide) 406
아세타졸아미드(Acetazolamide) vs. 토르세미드(Torasemide) 410

안구건조증 Dry Eye Syndrome **415**

히알루론산(Hyaluronic acid) vs. 사이클로스포린(Cyclosporine) 417

디쿠아포솔(Diquafosol) vs. 카르복시메틸셀룰로오스(Carboxymethylcellulose, CMC) 421

기타 안과 질환 Other Eye Disease **425**

도베실산칼슘(Dobesilate Calcium) vs. 빌베리건조엑스(Bilberry fruit dried ext.) 427

라니비주맙(Ranibizumab) vs. 애플리버셉트(Aflibercept) 432

피레녹신(Pirenoxine) vs. 요오드화칼륨/요오드화나트륨(Potassium iodide/Sodium iodide) 436

올로파타딘(Olopatadine) vs. 케토티펜(Ketotifen) 440

15 피부 모발 관련 질환 445

피부염(습진) Dermatitis(Eczema) **447**

아토피 피부염 Atopic Dermatitis **449**

건선 Psoriasis **450**

프레드니카르베이트(Prednicarbate) vs. 타크로리무스(Tacrolimus) 452

케토코나졸(Ketoconazole) vs. 피리티온아연(Zinc pyrithione) 457

케토코나졸(Ketoconazole) vs. 클로베타솔(Clobetasol) 461

히드로코르티손(Hydrocortisone) vs. 알리트레티노인(Alitretinoin) 465

여드름 Acne **470**

아다팔렌(Adapalene) vs. 트레티노인(Tretinoin) 472

이소트레티노인(Isotretinoin) vs. 아시트레틴(Acitretin) 477

피부감염질환 Skin Infection **482**

테르비나핀(Terbinafine) vs. 시클로피록스(Ciclopirox) 483

아모롤핀(Amorolfine) vs. 에피나코나졸(Efinaconazole) 488

아시클로버(Acyclovir) vs. 리바비린(Ribavirin) 492

다한증 Hyperhidrosis **496**

염화알루미늄수화물(Aluminium chloride hexahydrate) vs. 글리코피롤레이트(Glycopyrrolate) 497

탈모 Alopecia **501**

피나스테리드(Finasteride) vs. 미녹시딜(Minoxidil) 502

16 기타 507

인후염 Pharyngitis 509

암브록솔(Ambroxol) vs. 플루르비프로펜(Flurbiprofen) 510

벤지다민(Benzydamine) vs. 클로르헥시딘(Chlorhexidine) 514

예방접종 Vaccination 519

디프테리아, 파상풍, 백일해 백신 DTaP vs. Tdap/Td 524

폐렴구균백신 13가(PCV13) vs. 폐렴구균백신 23가(PPSV23) 528

찾아보기 533

9
통증과 근골격계 질환

통증 Pain

제남경

정의와 분류

통증은 실질적 또는 잠재적인 조직손상이나 이러한 손상에 연관되어 표현되는 불유쾌한 감각과 정서적인 경험으로 정의하며 통증이 나타나는 기간과 원인에 따라 분류할 수 있음

기간에 따른 분류
1) 급성통증(acute pain)
2) 만성통증(chronic pain)

원인에 따른 분류
1) 침해수용성 통증(nociceptive pain)
   물리적·화학적 자극에 의한 조직손상이 원인인 통증으로 통각수용통증이라고도 함
   - 침해수용성 통증은 체성통증(somatic pain)과 내장성통증(visceral pain)으로 나눌 수 있음
   - 예: 관절염에 의한 통증, 수술 후 통증(post-operative pain), 편두통(migraine) 등
2) 신경병증성 통증(neuropathic pain)
   신경 손상과 같은 일차적 병변 또는 신경기능 변화가 원인이 되어 발생하는 통증
   - 예: 당뇨병신경병증(diabetic neuropathy), 대상포진후 신경통(postherpetic neuralgia), 섬유근육통(fibromyalgia), 삼차신경통(trigeminal neuralgia) 등
3) 혼합통증(mixed pain): 침해수용성통증과 신경병증성통증이 혼합된 형태
   - 예: 암성통증(cancer pain)

침해수용성 통증(nociceptive pain)의 치료약물

침해수용성 통증의 약물치료는 통증의 정도에 따른 단계적 접근이 필요

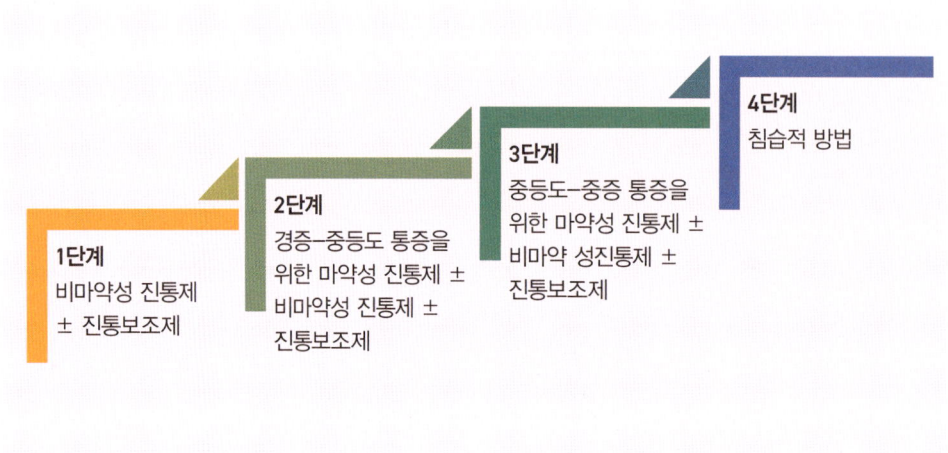

그림 9-1 통증의 단계에 따른 치료

비마약성 진통제

1) 아세트아미노펜(acetaminophen, 타이레놀정)
2) 아스피린(aspirin, 바이엘아스피린정)
3) 비스테로이드성 소염진통제(nonsteroidal antiinflammatory drugs, NSAIDs)
   이부프로펜(ibuprofen, 부루펜정),
   나프록센(naproxen, 아나프록스정),
   세레콕시브(celecoxib, 쎄레브렉스캡슐),
   디클로페낙나트륨(diclofenac Sodium, 디페인정)

마약성 진통제

1) 기원(origin)에 따른 분류
    - 천연:
      모르핀(morphine, 엠에스알서방정), 코데인(codeine, 인산코데인정)
    - 반합성:
      부프레노르핀(buprenorphine, 노스판패취),

히드로코돈(hydrocodone 하이코돈정의 한 성분),

히드로모르폰(hydromorphone, 저니스타서방정, 딜리드주),

옥시코돈(oxycodone, 아이알코돈정, 옥시콘틴서방정),

디히드로코데인(dihydrocodeine, 디코데서방정)

- 합성:

펜타닐(fentanyl, 듀로제식디트랜스패취, 액틱구강정),

페티딘(pethidine, 명문염산페치딘주사액),

타펜타돌(tapentadol, 뉴신타서방정),

트라마돌(tramadol, 트리돌캡슐)

- 해독제:

날록손(naloxone, 부광날록손염산염주),

날트렉손(naltrexone, 레비아정)

2) 강도(strength)에 따른 분류

- 경증–중등도 통증에 사용하는 마약성 진통제:

코데인(codeine, 인산코데인정),

히드로코돈(hydrocodone 하이코돈정의 한 성분),

디히드로코데인(dihydrocodeine, 디코데서방정),

트라마돌(tramadol, 트리돌캡슐)

- 중등도–중증 통증에 사용하는 마약성 진통제:

부프레노르핀(buprenorphine, 노스판패취),

모르핀(morphine, 엠에스알서방정),

옥시코돈(oxycodone, 아이알코돈정, 옥시콘틴서방정),

펜타닐(fentanyl, 듀로제식디트랜스패취, 액틱구강정),

페티딘(pethidine, 명문염산페치딘주사액),

타펜타돌(tapentadol, 뉴신타서방정)

진통보조제(adjuvant analgesic)

진통제로 개발되지 않았으나 통증조절 목적으로 사용되는 약물로 일부 뇌전증치료제, 항우울제 등이 사용됨

신경병증성 통증 치료약물

뇌전증치료제

가바펜틴(gabapentin, 뉴론틴캡슐), 프레가발린(pregabalin, 리리카캡슐), 카르바마제핀(carbamazepine, 테그레톨정), 옥스카바제핀(oxcarbazepine, 트리렙탈필름코팅정), 라모트리진(lamotrigine, 라믹탈정), 토피라메이트(topiramate, 토파맥스정)

항우울제

1) 삼환계 항우울제(tricyclic antidepressant, TCA)

   아미트리프틸린(amitriptyline, 에트라빌정), 이미프라민(imipramine, 명인이미프라민정), 노르트립틸린(nortriptyline, 센시발정)

2) 세로토닌 노르에피네프린 재흡수 저해제(serotonin norepinephrine reuptake inhibitor, SNRI)

   둘록세틴(duloxetine, 심발타캡슐), 벤라팍신(venlafaxine, 이팩사엑스알서방캡슐), 밀나시프란(milnacipran, 익셀캡슐)

국소제제

캡사이신(capsaicin, 다이악센크림, 다이펜탈크림)

이부프로펜 vs. 나프록센나트륨
Ibuprofen vs. Naproxen Sodium

김형은

	Ibuprofen (부루펜정)	Naproxen Sodium (아나프록스정)
효능효과	두통, 근육통, 관절염 등의 여러 염증성 질환으로 인한 통증 및 발열	두통, 근육통, 관절염 등의 여러 염증성 질환으로 인한 통증 및 발열
작용기전	사이클로옥시게나제(cyclooxygenase) 억제	사이클로옥시게나제(cyclooxygenase) 억제
용법용량	200~600mg(증상에 따라 증감)	275~825mg(증상에 따라 증감)
경구 제형	정제, 연질캡슐, 시럽제(어린이용)	정제, 연질캡슐
반감기	2~4시간	12~17시간

두 약물은 어떤 질환에 사용됩니까?

두 약물은 두통, 근육통, 관절염 등의 여러 염증성 질환으로 인한 통증 및 발열을 완화시킵니다.

두 약물의 약물학적 기전은 무엇입니까?

두 약물은 propionic acid 화학구조를 가진 비스테로이드성 소염진통제(nonsteroidal antiinflammatory drugs, NSAIDs)입니다. Ibuprofen과 naproxen soidium은 사이클로옥시게나제(cyclooxygenase, COX)를 억제함으로써 아라키돈산(arachidonic acid)로부터 프로스타글란딘(prostaglandin)의 합성을 막아줍니다. 프로스타글란딘은 트롬복산(thromboxane, TX), 프로스타사이클린(prostacycline) 등으로 전환되어 혈관 확장, 혈소판 응집 등을 촉진하는데 두 약물은 COX를 억제하여, 해열, 진통, 소염 효과 및 혈관조절, 혈소판 기능조절 등의 다양한 작용을 하게 됩니다. 사람에서는 COX-1 및 COX-2가 존재하는데, ibuprofen과 naproxen soidium은 비선택적으로 COX-1 및 COX-2에 모두 작용합니다.

두 약물의 용법, 용량은 어떻게 되나요?

Ibuprofen은 증상에 따라 증감하되, 성인 1회 200~600mg 1일 3~4회 경구 투여 가능하며, 1일 최대 3200mg까지 투여할 수 있습니다. 어린이의 경우에는 시럽제를 사용할 수 있으며, 연령 증상에 따라 투여량을 증감하되 체중 30kg 미만인 어린이는 1일량이 500mg(25mL)을 초과해서는 안 되고, 공복 시 투여는 피하도록 합니다.

Naproxen soidium은 증상에 따라 증감하되 성인 1회 275~825mg 1일 1~2회(12시간마다) 경구 투여합니다. 1일 총용량이 1350mg을 초과하지 않도록 합니다.

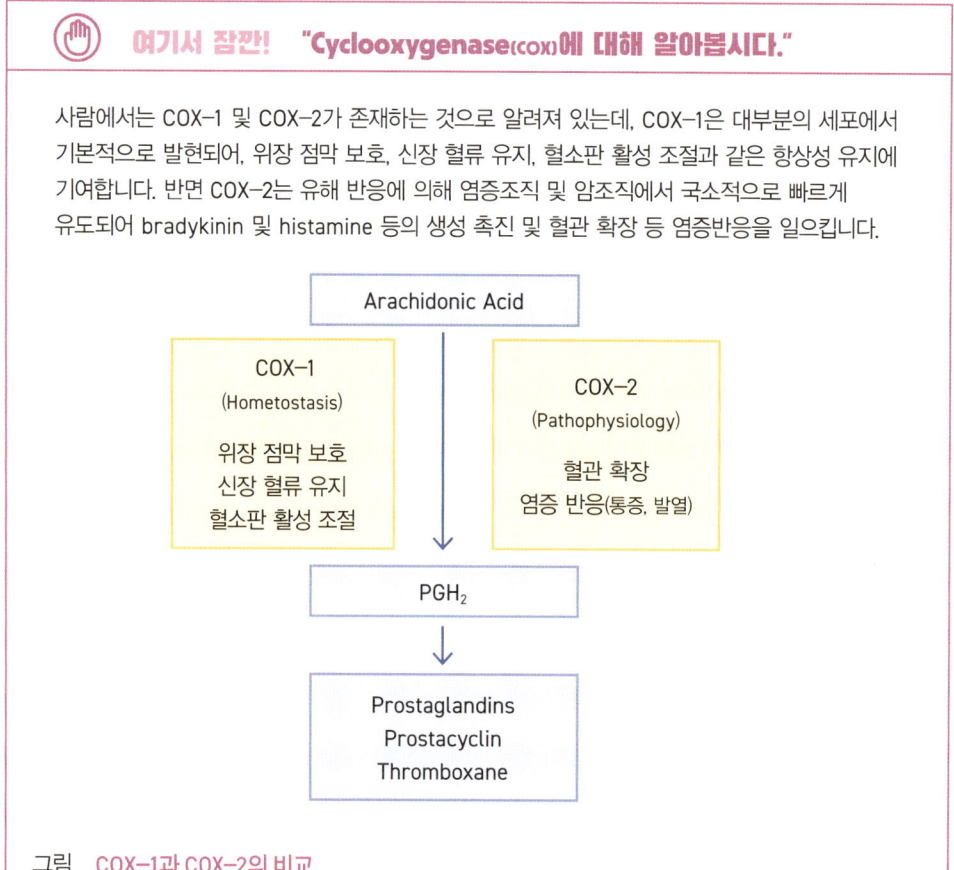

그림 COX-1과 COX-2의 비교

두 약물의 약동학적 특성은 어떻게 되나요?

Ibuprofen은 복용 후 위장에서 빠르게 흡수가 되고 생체이용률은 80~90%입니다. 단백결합률은 99%이며, 간에서 cytochrome P450에 의해 대사되고 반감기는 2~4시간 정도입니다.

Naproxen soidium은 복용 후 위장에서 빠르게 대부분이 흡수가 되고, 생체이용률은 95% 정도입니다. 단백결합률은 99% 정도이고, 반감기는 12~17시간 정도입니다.

대표적인 이상반응은 어떠한 것이 있을까요?

Ibuprofen과 naproxen soidium과 같은 NSAIDs는 여러 다양한 염증성 질환의 통증 등에 임상적인 유용성이 있지만, 위장관계, 심혈관계 및 신장에서 이상반응을 가져올 수 있으므로 주의가 필요합니다.

먼저 위장관계 이상반응으로 소화성 궤양, 천공 및 출혈 등이 있을 수 있는데, 여러 임상연구 및 가이드라인에 따르면 NSAIDs 중 소용량의 ibuprofen은 경증의 위장관계 위험률이 있고, 고용량의 ibuprofen과 naproxen soidium은 중등도 위험도가 있습니다.

NSAIDs는 혈관을 이완시키는 프로스타글란딘 생성을 억제함으로써 사구체로의 혈류량을 감소시켜 신장계 질환 위험도를 높일 수 있으므로, 당뇨 및 만성신질환 환자에서는 피해야 합니다. NSAIDs는 혈압을 높이고 체액저류를 일으킬 수 있고 신장기능을 악화시킬 수 있기 때문입니다.

NSAIDs는 고혈압, 심부전 이외에 심근경색, 뇌졸중 등의 심혈관계 질환(cardiovascular events, CV events)을 일으킬 수 있습니다. 이는 혈관수축 및 혈소판응고작용을 thromboxane A2(COX-1)와 혈관이완작용을 하는 prostacyclin(COX-2)에 영향을 미치기 때문입니다. 그러므로 심혈관계 질환 위험도가 높은 환자인 경우 NSAIDs 외에 acetaminophen, aspirin, tramadol, 아편계 마약성 진통제 등을 사용하는 것을 고려해야 합니다. NSAIDs를 반드시 사용하여야 할 경우에는 최소량으로 짧은 기간 동안만 사용하도록 권고하고 있습니다. NSAIDs 사용이 불가피한 경우 위장관계질환 위험도가 낮고 심혈관계질환 위험도가 높은 경우에는 naproxen soidium 사용을 권고하고 있는데, 양성자펌프 저해제(proton pump inhibitor) 등을 함께 사용합니다. 위장관계질환과 심혈관계질환 위험도가 모두 높은 경우에는 어떠한 NSAIDs도 권고하지 않습니다.

사용 시 특별히 주의해야 할 사항은 어떠한 것이 있을까요?

Ibuprofen과 naproxen soidium은 여러 다양한 약물들과 상호작용을 일으킬 수 있습니다. 그중 심근경색이나 뇌졸중 예방목적으로 저용량 aspirin을 복용하는 경우 특별한 주의가 필요합니다. 저용량 aspirin은 COX-1을 선택적·비가역적으로 저해하여 TXA2에 의한 혈소판 응집 억제작용을 하여 심혈관계 이상반응 발생 예방을 위해 흔히 사용되고 있습니다. Aspirin 복용 환자가 NSAIDs를 함께 복용할 경우 NSAIDs가 COX-1에 결합하여 aspirin의 항혈소판 작용을 방해하여 aspirin의 심혈관계 보호 효과가 제한될 수 있습니다.

> **이것만은 꼭 기억하세요!**
>
> - Ibuprofen과 naproxen soidium은 두통, 근육통, 관절염 등의 여러 염증성 질환으로 인한 통증 및 발열을 완화시키는 NSAIDs입니다.
> - Ibuprofen은 반감기가 2~4시간이고, naproxen soidium은 12~17시간입니다.
> - Ibuprofen과 naproxen soidium은 위장관계와 신장질환이 있는 경우, 모두 사용 시 주의가 필요하고, 위장관계질환 위험도가 낮고 심혈관계질환 위험도가 높은 경우에는 NSAIDs 사용이 불가피할 경우에는 naproxen soidium을 사용합니다.

나프록센 Naproxen 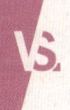 세레콕시브 Celecoxib

구헌지

	Naproxen (낙센에프정)	Celecoxib (쎄레브렉스캡슐)
효능효과	골관절염, 류마티스관절염, 강직척추염, 수술 후, 발치 후 진통, 월경곤란증 급성통풍, 건염, 활액낭염, 편두통	골관절염, 류마티스관절염, 강직척추염, 수술후, 발치후 진통, 원발월경통
작용기전	비선택적 사이클로옥시게나제(cyclooxygenase) 억제	사이클로옥시게나제-2(Cyclooxygenase-2) 억제
선택기준	위장장애 위험률이 낮고 심혈관계 위험률이 높을 때	위장장애 위험률이 높고 심혈관계 위험률이 낮을 때

두 약물은 어떤 질환에 사용됩니까?

Naproxen과 celecoxib는 비스테로이드성 소염진통제(nonsteroidal anti-imflammatory drugs, NSAIDs)로 류마티스 관절염, 골관절염, 강직성 척추염, 수술 후 통증, 발치 후 통증, 월경곤란증에 사용되는 약물입니다. Naproxen은 급성 통풍, 건염, 활액낭염에도 허가되어 있습니다.

두 약물의 작용기전은 무엇입니까?

두 약물 모두 사이클로옥시게나제(cyclooxygenase, COX)를 억제하여 프로스타글란딘의 생합성을 차단하는 작용을 합니다. Naproxen은 사이클로옥시게나제-1(cyclooxygenase-1, COX-1)과 사이클로옥시게나제-2(cyclooxygenase-2, COX-2) 모두를 비선택적으로 억제하며 celecoxib는 COX-1보다 COX-2를 더 선택적으로 억제합니다. COX-1은 평소 프로스타글란딘 합성을 책임지는 역할을 하며 위 세포 보호, 혈관 항상성 유지, 혈소판 응집, 신기능 유지 등의 정상 세포를 유지, 조절하는 역할을 합니다. 반면 COX-2는 염증이 있을 때만 프로스타글란딘 합성을 증가시키는 작용을 합니다.

약물 동력학적인 면에서는 어떤 차이가 있나요?

Naproxen의 경우 naproxen(낙센정)과 naproxen sodium(아나프록스정) 두 가지 형태가 있으며 naproxen sodium은 naproxen에 나트륨(sodium)을 붙여 용해도를 증가시킨 형태입니다. Naproxen은 경구로 복용 시 2~4시간 후에, naproxen sodium은 복용 시 1~2시간 후에 최고 혈중 농도에 도달합니다. 99% 알부민과 결합하며 간에서 대사되어 주로 소변으로 배설됩니다. 반감기는 12~17시간입니다.

Celecoxib의 경우 복용 후 약 3시간 후에 최고 혈중 농도에 도달하며 고지방식을 할 경우 1~2시간 정도 최고 혈중 농도에 이르는 시간이 지연될 수 있습니다. CYP2C9에 의해 대사되며 57%가 대변으로, 27%는 소변으로 배설됩니다. 반감기는 11시간입니다.

두 약물의 용법과 용량은 어떻게 되나요?

Naproxen
- 류마티스관절염, 골관절염, 강직성 척추염: 1회 250~500mg 1일 2회
- 수술 및 발치 후 동통, 월경곤란증: 초회 500mg 투여 후 6~8시간 간격으로 250mg 투여
- 급성 통풍: 초회 750mg 투여 후 발작 소실될 때까지 8시간 간격으로 250mg 투여
- 편두통: 초회 750mg 투여 후 필요하면 30분 후 250~500mg 투여

Celecoxib
- 골관절염: 1회 200mg 1일 1회 또는 1회 100mg 1일 2회
- 류마티스관절염: 1회 100~200mg을 1일 2회
- 강직성 척추염: 1일 200mg 복용 6주 후 효과 없으면 1일 400mg로 증량 가능
- 급성통증, 월경곤란증: 초회 400mg투여 후 필요시 첫째 날에 200mg 추가 복용 가능하며 둘째 날부터 1회 200mg 1일 2회

두 약물의 이상반응은 무엇입니까?

두 약물 모두 위장관 장애와 심혈관계 위험이 나타날 수 있습니다. 위와 소장벽을 보호하는 점액 합성을 촉진시키는 프로스타글란딘 E_2(prostaglandin E_2, PGE_2)와 프로스타글란딘 $F_{2\alpha}$(prostaglandin $F_{2\alpha}$, $PGF_{2\alpha}$)가 억제되기 때문입니다. 심각한 경우 위장관계 천공, 궤양 또는 출혈이 나타날 수 있습니다. 심혈관계 위험으로는 심근경색, 뇌졸중의 위험을 높일 수 있습

 여기서 잠깐! "위장장애 위험률과 심혈관계 사건의 위험률을 고려한 NSAIDs의 선택"

NSAIDs로 인한 소화성 궤양을 줄이기 위한 NSAIDs의 선택은 위장장애 위험률과 심혈관계 사건의 위험률을 고려하여 선택되어야 합니다.

1. NSAID로 인한 위장장애의 위험률을 확인합니다.

분류	위험 요소(Risk factors)
고위험군	1. 위궤양 기왕력자 2. 위험요소가 2개보다 많을 때 3. 부신피질호르몬제, 항응고제, 항혈전제 복용 중인 환자
중등도 (1~2가지)	1. 나이 > 65세 2. 고용량의 NSAIDs 복용 중 3. 단순한 궤양 기왕력자 4. 현재 저용량의 아스피린 복용
저위험군	위험요소가 없을 때

2. 위장장애 위험률과 심혈관 사건 위험률을 고려하여 선택합니다.
1) 심혈관사건 위험률이 낮은 경우

위장장애 위험군 분류	약물의 선택
저 위험군	NSAIDs(가능한 저용량 사용)
중등도 위험군	NSAIDs+PPI 또는 misoprostol
고 위험군	COX-2저해제+PPI 또는 misoprostol

2) 심혈관사건 위험률이 높은 경우

위장장애 위험군 분류	약물의 선택
저 위험군	Naproxen+PPI 또는 misoprostol
중등도 위험군	Naproxen+PPI 또는 misoprostol
고 위험군	NSAIDs나 COX-2저해제 사용을 피한다.

니다. 하지만 naproxen을 포함한 비선택적 NSAIDs와 celecoxib를 비교한 임상연구에서 상부 위장관 장애는 celecoxib를 복용한 환자들에서 현저히 낮았으며, 심혈관계 위험률을 비교한 임상연구에서는 naproxen이 다른 NSAIDs나 celecoxib에 비해 심근경색 등의 심혈관계 사건의 발생률이 낮았습니다. 그리고 신 혈류 유지를 담당하는 PGE_2와 PGI_2을 억제하여 신기능 저하를 초래할 수 있으며 나트륨을 저류시켜 부종을 일으키기도 합니다.

Naproxen의 흔한 이상반응은 혈압상승(24%), 설사(5.6%) 등이 있으면 심각한 이상반응으로는 심근경색(0.1~1.9%), 다형 홍반(0.1% 미만), 스티븐슨존슨 증후군(0.1% 미만), 위장관 출혈(0.1% 미만), 혈전색전증, 급성 신부전 등이 나타날 수 있습니다.

Celecoxib의 흔한 이상반응은 부종(3~9%), 반상출혈(3~9%), 복통, 변비, 오심 어지러움 등이 있으며 심각한 이상반응으로는 심부전, 혈관염, 위출혈, 무과립구증, 급성 신부전 등이 나타날 수 있습니다.

함께 복용 시 주의해야 할 약물은 무엇인가요?

두 약물 모두 항고혈압 약물과 병용 시 항고혈압 약물의 효과를 감소시킬 수 있으며 안지오텐신2 수용체 차단제(angiotensin II receptor blockers, ARBs), 안지오텐신전환효소저해제(angiotensin converting enzyme inhibitors, ACEIs), 또는 이뇨제와 병용 시 급성 신부전을 포함한 신기능 저하를 유발할 수 있습니다. Methotrexate와 병용 시 methotrexate의 신배설을 지연시켜 혈액학적 독성을 유발할 수 있으므로 항암요법으로 사용되는 고용량의 methotrexate와는 병용하지 않으며 저용량일 경우 신중히 투여해야 합니다. 또 경구용 항응고제와 병용 시 출혈의 위험이 높아질 수 있으며 warfarin의 경우 INR(international normalized ratio)을 연장시킬 수 있으므로 주의 깊게 모니터링 되어야 합니다.

- Naproxen의 경우: 뉴퀴놀론계 항생물질인 enoxacin(비마르크정)과 병용 시 경련을 일으킬 수 있습니다.
- Celecoxib의 경우: CYP2C9저해제인 fluconazole과 병용 시 celecoxib의 혈중 농도 상승, CYP2C9유도제인 rifampicin, carbamazepine 등과 병용 시 celecoxib의 혈중 농도 감소가 나타날 수 있습니다. CYP2D6의 기질은 아니지만 억제제로 작용하여 imipramine, amitriptyline, fluoxetine, paroxetine, fluvoxamine, flecainide, propafenone, dextromethorphan, metoprolol 등의 혈중 농도를 증가시킬 수 있습니다.

주의해야 할 사항에는 어떤 것이 있나요?

- 두 약물 모두 매일 세 잔 이상의 술을 마시는 사람에서는 위장 출혈을 유발할 수 있습니다.
- 두 약물 모두 아스피린 민감성 환자에게서 기관지 경련을 포함한 교차반응이 나타날 수 있으므로 투여하지 않습니다.
- Celecoxib는 설폰아미드계열 약물로 설파제 알레르기가 있는 환자는 피해야 합니다.

COX-2 저해제에는 어떤 약물이 있나요?

Celecoxib 100mg, 200mg, 400mg 제형이 있으며 etoricoxib(알콕시아정), polmacoxib(아셀렉스정, 캡슐)이 있습니다.

이것만은 꼭 기억하세요!

- 두 약물은 비스테로이드성 소염진통제로 naproxen은 비선택적으로 사이클로옥시게나제(cyclooxygenase)를 억제시키며 celecoxib는 사이클로옥시게나제-2(cyclooxygenase-2)를 선택적으로 억제시킵니다.
- 위장장애의 위험률이 높고 심혈관계 사건 위험률이 낮은 경우 celecoxib를, 위장장애의 위험률이 낮고 심혈관계 사건 위험률이 높은 경우 naproxen을 우선 사용합니다.
- Naproxen sodium은 naproxen의 용해도를 증가시킨 형태이며 celecoxib는 설파제 알레르기가 있는 사람은 피해야 합니다.

아세트아미노펜 Acetaminophen VS. 트라마돌 Tramadol

전보명

	Acetaminophen (타이레놀정)	Tramadol (트리돌캡슐)
효능효과	두통, 월경통 등의 통증과 발열	중증 및 중등도의 통증
작용기전	중추신경계에서 프로스타글란딘 합성을 억제하고 통증 역치를 상승시켜 진통 효과를 나타냄 시상하부의 열 조절 중추에 작용하여 해열 효과를 나타냄	중추신경계 μ-아편 수용체에 작용하여 진통 효과를 나타냄
이상반응	간손상, 과도한 체온강하 등	어지러움, 경련, 장기투여에 의한 의존성 등
최대용량	1일 4g	1일 400mg

두 약물은 어떤 질환에 사용됩니까?

두 약물은 모두 통증 치료에 사용되는 진통제입니다. Acetaminophen은 진통 효과뿐 아니라 해열 효과도 함께 있어 흔히 해열진통제라고 일컫는 반면 tramadol은 중추에 있는 마약성 수용체 중 μ-수용체에 작용하여 진통 효과를 나타내고 있어 약한 마약성 진통제로 불리고 있습니다.

그럼 통증이란 무엇일까요? 통증은 '실질적 또는 잠재적인 조직손상이나 이러한 손상에 관련하여 표현되는 감각적이고 정서적인 불유쾌한 경험'으로 정의되기도 하는데, 이러한 통증은 우리 몸의 이상을 신속히 알리고 경고하는 중요한 방어기전 중의 하나이기도 하지만 그 방어적인 역할을 다하고 난 뒤에도 통증이 계속 남아서 통증 자체가 하나의 질병이 되기도 합니다.

통증은 중추 및 말초신경계에 있는 많은 신경경로와 신경전달물질들에 의해 발생한다고 알려져 있습니다. 외부의 어떤 자극이 통증 수용체를 활성화하면 이 전기자극은 구심성 신경섬유를 따라 척수의 배각(dorsal horn)으로 전달되고 여기서 글루타민, P 물질(substance P)이 분비되어 척수의 상행경로를 따라 뇌에까지 통증신호를 전달하게 됩니다. 뇌가 통증신호를 전달받게 되면 통증 감각을 억제하기 위해 억제성 신호를 하행경로를 통해 척수로 다시 보내게 됩니다. 이러한 통증의 조절은 내인성 아편양물질(opioids), 세로토닌, 노르에피네프린, 가바(GABA) 등의 다양한 억제성 신경전달물질을 통해 이루어지게 되는데, 이러한 작용을 이용해서 만성통증 치료에 항경련제나 항우울제 등을 사용하기도 합니다.

진통제는 크게 마약성진통제와 비마약성진통제로 구분하게 됩니다. 마약성 진통제는 중추의 마약성 수용체에 작용하는 약으로 morphine, oxycodone, fentanyl 등이 있으며, 비마약성진통제로는 acetaminophen과 같은 해열진통제와 ibuprofen, naproxen 같은 비스테로이드성 소염진통제(NSAIDs)들이 있습니다.

통증은 체성통증이냐 신경성 통증이냐, 급성이냐 만성이냐, 통증의 정도가 어떠하냐, 특정 질환에 의한 후유성 통증이냐 등 그 종류가 매우 다양하여 통증의 원인과 환자의 상태에 따라 치료방법은 매우 다양할 수밖에 없습니다.

광범위한 통증 치료방법 중 급만성 통증에 가장 널리 사용되고 있는 약들 중 하나인 acetaminophen과 tramadol의 작용기전에 대해서 조금 더 살펴보겠습니다.

Acetaminophen은 중추에 작용하는 해열진통제로서 중추신경계에서 프로스타글란딘 합성을 억제하고 통증 역치를 상승시켜 진통 효과를 나타내는 것으로 알려져 있습니다. 이렇게 중추신경계에서 프로스타글란딘의 형성과 분비를 억제함과 동시에 시상하부 열 조절 중추에 직접 작용하여 내인성 발열인자 효과를 억제함으로써 해열작용도 나타내게 됩니다.

이에 반해 tramadol은 중추에 작용하는 약한 합성 마약성 진통제로 μ-아편 수용체에 결합하여 상행성 통증 경로를 억제하고, 약하게 노르에피네프린과 세로토닌의 재흡수를 억제함으로써 진통작용을 나타냅니다.

이렇게 acetaminophen과 tramadol의 서로 다른 약리기전을 상호 보완하게 함으로써 진통 효과를 높이고자 두 성분을 복합하여 만든 제제들(예: 울트라셋정 등)도 통증 치료에 많이 사용되고 있습니다.

두 약물의 용법을 비교해 볼까요?

Acetaminophen은 속방성 및 서방성 정제, 츄어블정, 과립제, 현탁액 등 여러 가지 제형으로 시판되고 있으므로 각각의 설명서에 표시되어 있는 용량으로 복용하되, 1일 최대 권장

용량인 4g을 초과해서 복용해서는 안 됩니다. 과량 복용 시 심각한 간손상과 신손상, 심근괴사를 초래할 수 있으므로 반드시 정해진 용량을 지키고 acetaminophen이 함유된 다른 제제와 중복으로 복용하지 않도록 함께 복용하는 약의 성분을 확인해야 합니다.

Tramadol은 캡슐, 서방정, 솔루블정(분산정)의 형태로 시판되고 있으며 중증이나 중등도의 통증에 정해진 용량에 따라 복용하되, 1일 최대 권장 용량인 400mg을 초과하지 않도록 합니다. 과량투여로 심각한 호흡억제와 경련발작이 나타날 수 있습니다.

두 약물은 특별히 주의해야 할 환자가 있나요?

Acetaminophen은 평소 술을 많이 마시는 사람(매일 세 잔 이상)의 경우 이 약의 복용으로 간손상이 유발될 수 있으므로 매우 주의해야 합니다. Acetaminophen에 의한 간손상은 술(alcohol)뿐 아니라 과량복용에 의해 치명적으로 나타날 수 있으므로 반드시 1일 최대 권장 용량인 4g을 초과해서 복용하지 않도록 해야 합니다. Acetaminophen은 종합감기약 등에도 함유되어 있으므로 여러 가지의 약을 함께 복용하는 경우 이 성분이 중복되지는 않는지를 꼭 체크하여 과량의 acetaminophen을 복용하지 않도록 하는 것이 매우 중요합니다.

Tramadol은 경련을 일으킬 수 있다고 보고되고 있어 뇌전증이나 경련발작의 위험이 있는 환자의 경우에는 매우 주의해야 합니다. 항경련제 등 발작역치를 낮추는 약과 함께 복용 시 경련발작의 위험성은 더 커지며 또한 1일 최대 권장 용량인 400mg을 초과할 경우에 그 위험성은 증가할 수 있습니다. Tramadol은 약하긴 하지만 마약성 진통제이므로 장기투여에 의해 정신적·육체적 의존성이 나타날 수 있으므로 아편 의존성 환자에게는 투여하지 않도록 합니다.

두 약물의 이상반응은 어떻게 다를까요?

Acetaminophen의 경우 구역이나 구토, 용혈성 빈혈이나 혈소판 기능저하에 따른 출혈시간 연장 등이 나타날 수 있습니다. 고열이 있는 소아나 고령의 환자에서 이 약 복용 후 과도한 체온강하가 나타날 수 있으므로 약 복용 후의 상태를 잘 살펴볼 필요가 있습니다. Acetaminophen의 드물지만 심각한 부작용으로는 스티븐스-존슨 증후군이나 간독성이 나타날 수 있습니다. 간독성의 경우 과량투여나 알코올 섭취에 의해서 나타날 수 있으므로 1일 최대 권장 용량인 4g을 초과해서 복용하거나 이 약을 복용하는 동안 술을 마시지 않도록 해야 합니다.

Tramadol의 경우 졸음이나 머리가 무겁다는 증상, 어지러움, 휘청거림, 구토 등이 나타날 수 있어 외래환자에게 투여하는 경우에는 충분히 안정시킨 후 안전을 확인하고 귀가 시킬 필요가 있습니다. 또한 tramadol은 경련발작 발생을 증가시킬 수 있으며, 장기투여 시 의존성 가능성이 있으며 갑작스러운 투여 중단 시 흥분, 불안, 신경과민 등의 금단증상도 나타날 수 있습니다.

두 약물의 약물상호작용은 어떻게 다를까요?

Acetaminophen과 warfarin과의 상호작용에 대해서는 영향이 있다는 연구 결과와 상호작용이 아주 미미하다는 연구 결과 등 다양한 이견이 있지만, 상대적으로 고용량의 acetaminophen을 장기간 복용 시 warfarin의 혈중농도를 높여 출혈 경향을 증가시킬 수 있다는 연구 결과가 있어 이러한 환자에서 출혈 증상이 나타나면 즉시 의사나 약사에게 알리도록 권장되고 있습니다.

Tramadol의 경우 중추신경계에 대한 약물상호작용을 주의할 필요가 있습니다. 첫째, 수면제나 알코올 같은 중추신경 억제제와 병용하면 진정효과가 더 강해지게 됩니다. 둘째, tramadol과 MAO 억제제(예: 모클로베미드 등)와 병용투여해서는 안 되며, MAO 억제제나 선택적 세로토닌 재흡수 억제제(SSRI, 예: 플루옥세틴, 파록세틴 등)와 병용 시 착란, 빈맥, 혼수, 발열 등의 세로토닌 증후군 발생으로 심각한 상태에 빠질 수 있습니다. 셋째, tramadol은 경련을 유발할 수 있는데 항경련제나 SSRI, 삼환계 항우울제, 항정신병약물, 기타 발작 역치를 감소시키는 약물들과 함께 복용 시 경련 가능성이 더 높아지므로 주의해야 합니다.

이것만은 꼭 기억하세요!

- Acetaminophen은 해열진통 효과를 나타내며, 1일 최대용량은 4g입니다.
- Tramadol은 약한 마약성 진통작용이 있으며, 1일 최대용량은 400mg입니다.
- Acetaminophen 과량복용 또는 알코올 섭취로 인해 심각한 간손상이 나타날 수 있습니다.
- Tramadol 과량복용 또는 발작 역치를 낮추는 약과 함께 복용 시 경련의 위험성이 증가할 수 있습니다.

모르핀 vs. 히드로모르폰
Morphine sulfate vs. Hydromorphone HCl

정연주

	Morphine sulfate (엠에스알서방정)	Hydromorphone HCl (저니스타서방정)
효능효과	심한 만성 통증의 완화	마약성 진통제의 사용이 필요한 심한 통증의 완화
작용기전	통증 억제, Opioid μ-receptor 효능제, 아편알칼로이드계 마약성 진통제	통증 억제, Opioid μ-receptor 효능제, 아편알칼로이드계 마약성 진통제
함량제형	10, 30mg 서방제형	4, 8, 16, 32mg OROS 제형
용법용량	1일 2회 1회 10~20mg으로 시작하여 증량 씹지 않고 삼켜 복용	1일 1회 아침에 투여 Morphine 기준 환산하여 용량 결정 씹지 않고 삼켜 복용

두 약물은 어떤 질환에 사용됩니까?

두 약물은 마약성 진통제로 아편알칼로이드계 마약으로 분류되어 있습니다.
마약성 진통제는 서방형과 속효성 제형이 있습니다. 서방형 제형은 만성적이거나 심한 통증 유지요법에 사용되고 속효성 제형은 돌발 통증에 사용됩니다.
Morphine sulfate(엠에스알서방정)는 sustained release(SR) 제형이고 hydromorphone HCl(저니스타서방정)은 osmotic-controlled release oral delivery system(OROS) 제형으로 서서히 방출되어 지속적인 통증 조절 효과를 나타냅니다.

두 약물의 작용기전은 무엇인가요?

두 약물은 중추신경계의 opioid μ-receptor에 결합하여 통증의 상행 전달경로를 차단하여 통증을 억제합니다. Opioid μ-receptor 효능제인 약물은 fentanyl, oxycodone, morphine, hydromorphone 등이 있습니다. 두 약물은 전반적으로 중추신경계를 억제합니다.

두 약물의 용량·용법을 비교해 볼까요?

두 약물은 서방 제형이므로 씹거나 자르거나 분쇄하지 말고 정제 전체를 삼켜서 복용합니다. Morphine sulfate(엠에스알서방정)는 하루 두 번, hydromorphone HCl(저니스타서방정)은 하루 한 번 복용합니다.

Morphine sulfate(엠에스알서방정)는 12시간 간격으로 1일 2회 투여합니다. 1회 10~20mg, 1일 2회로 시작하고 통증에 따라 용량을 조절합니다. Morphine 주사제를 투여하다가 경구제로 바꿀 때에는 경구 투여로 인한 진통 효과의 감소를 보충하기 위해 morphine 용량을 충분히 증량(약 50~100%)하며 환자별로 용량을 조절합니다.

Hydromorphone HCl(저니스타서방정)은 1일 1회 아침에 투여하는 것을 권장합니다. 현재 마약성 진통제를 정기적으로 투여받는 환자에서의 시작 용량은 이전의 1일 용량을 기준으로 합니다.

환산표

기존의 마약제제의 1일 용량을 이 약의 1일 용량으로 전환하기 위한 multiplication 계수
(기존의 마약제제의 1일 mg × 계수 = 이 약의 1일 mg)

기존의 마약제재	경구용 기존 마약제제(계수)	비경구용 기존 마약제제(계수)
Morphine	0.2	0.6
Hydromorphone	1	4

Morphine 10mg 1일 2회 투여하다가 hydromorphone으로 바꿀 때에는 환산표에 따라 20mg×0.2 = 4mg이므로 hydromorphone 1일 1회 4mg으로 투여합니다. 그러나 대략의 환산 비율로 환자별 개인차가 있을 수 있으므로 환자별 모니터링을 통해 용량을 조정합니다. 환자의 통증 정도나 진통 효과에 따라 증량이 필요할 경우에는 4회 투여 이후에 증량할 수 있습니다. 즉 월요일에 처음으로 어떤 용량을 투여한 경우에 네 번째 투여일인 목요일 이후에 용량을 늘릴 수 있습니다. 이때 증량의 범위는 1일 투여량의 25~100%입니다.

갑작스럽게 이 약을 중단하면 금단 증상이 나타날 수 있습니다. 중단해야 할 때에는 2일마다 50%씩 감량합니다. 감량 시 금단 증상이 나타나면 감량을 중단하고 금단 증상이 사라질 때까지 약간 증량할 수도 있습니다. 이후에 감량 간격을 길게 하거나 다른 마약 제제로

전환하면서 감량을 다시 시작해야 합니다.

같은 성분의 다른 제형 약물과 비교해 볼까요?

두 약물은 동일 성분 제형 중에서 서방형 제형이지만, 빠른 효과를 나타내는 동일 성분의 속효성 제형도 있습니다.

제형	Morphine sulfate	Hydromorphone HCl
서방형	SR tab: 엠에스알서방정	OROS tab: 저니스타서방정
속효성	IR tab: 황몰핀정	IR tab: 저니스타아이알정, 딜리드정

Morphine sulfate 동일 성분 중 엠에스알서방정은 12시간 간격으로 투여하지만 속효성 제형은 15~30mg을 4시간마다 투여합니다.

Hydromorphone HCl 동일 성분 중 저니스타서방정은 24시간 간격으로 투여하지만 속효성 제형은 2mg을 4~6시간 간격으로 투여합니다.

마약성 진통제의 대표적인 이상반응을 알아볼까요?

마약성 진통제의 대표적인 이상반응과 대처방안을 알아보겠습니다.
- 변비: morphine은 장관 연동 운동을 억제하고 항문 괄약근의 긴장을 증가시켜 변비를

표 9-1 Morphine sulfate와 Hydromorphone HCl의 약동학적 특성

	Morphine sulfate (엠에스알서방정)	Hydromorphone HCl (저니스타서방정)
흡수	생체이용률: 40% 이하	생체이용률: 24%
분포	단백결합: 20~35%	단백결합: 8~27%
대사	간대사 Glucuronidation, conjugation, hydrolysis, demethylation 등 활성대사체: Morphine-6-glucuronide	간대사 주로 glucuronidation 대사 주대사체: Hydromorphone-3-glucuronide
배설	7~10% 변배설, 90% 신배설 반감기: 15시간	1% 변배설, 75% 신배설 반감기: 11시간

일으킵니다. 마약성 진통제로 인한 변비는 내성이 생기지 않으므로 예방적으로 대변완하제를 투여합니다.
- 진정·졸림: 마약성 진통제 투여 시작 초기 또는 증량 시에 나타나는데 내성이 빠른 시일 내에 생깁니다. 증세가 심한 경우 진통제를 바꾸거나 각성 효과를 위해 caffeine 등을 투여할 수 있습니다.
- 구역·구토: 마약성 진통제 투여 시작 초기 또는 증량 시에 나타나며 내성이 생기기 쉬워 보통 1~2주 지나면 없어질 수 있습니다. 심한 경우 진통제를 바꾸거나 항구토제를 사용할 수 있습니다.
- 배뇨곤란: morphine을 경막외 투여 시, 전립선비대증 환자에게 발생 비율이 높습니다. 다른 진통제로 바꾸거나 알파차단제를 추가할 수 있습니다.
- 호흡 억제: 정맥주사를 급속하게 하는 경우에 발생할 수 있습니다. 통증 자체가 호흡억제를 길항하고 있기 때문에 통증이 있을 경우에는 호흡 억제가 드물고 통증이 없어지면서 호흡 억제가 생기면 마약성 진통제에 의한 것으로 의심할 수 있습니다 호흡이 억제되면 morphine 투여를 중지하고 증상에 따라 산소를 흡입시키거나 마약길항제(naloxone)를 투여할 수 있습니다.
- 입마름: 자주 입을 적셔주면 좋습니다.
- 가려움증: 항히스타민제를 사용할 수 있습니다.
- 기타 이상반응: 발한, 어지러움, 간대성 근경련, 불쾌감, 도취감, 수면장애, 성기능장애 등도 나타날 수 있습니다.

복용 시 주의사항이 있나요?

마약성 진통제인 두 약물의 공통적인 주의 및 금기사항입니다.
- MAO 저해제는 마약성 진통제와 병용 시 중추신경계 흥분 또는 억제를 일으킬 수 있으므로 MAO 저해제를 투여 중이거나 투여 중단 후 2주 이내에는 병용하지 않습니다.
- 중추신경억제제와 병용 시 진정효과 증가, 호흡억제, 혼수 등이 나타날 수 있으므로 병용해야 할 경우에는 감량해야 하고 호흡억제나 진정의 증상을 면밀히 모니터링해야 합니다.
- 알코올 병용 시 진정 효과를 증가시키므로 병용하지 않습니다.
- 천식 발작이 지속되거나 중증의 호흡억제 환자도 투여하지 않습니다.

- 졸음, 어지러움 등이 나타날 수 있으므로 운전 등 기계 조작을 하지 않도록 주의합니다.
- 척추신경로절단술 등의 다른 외과적인 통증 완화 처치 시술을 받는 환자는 시술받기 24시간 전부터 투약을 중단합니다.

이것만은 꼭 기억하세요!

- 두 약물은 아편알칼로이드계 마약성 진통제로 중추신경계의 통증 전달경로를 차단하여 통증을 억제합니다.
- 두 약물은 만성적인 심한 통증에 사용되며 서방형 제형이어서 씹지 않고 복용합니다.
- Morphine sulfate(엠에스알서방정)는 하루 두 번, hydromorphone HCl(저니스타서방정)은 하루 한 번 투여합니다.

옥시코돈 Oxycodone vs. 타펜타돌 Tapentadol

구현지

	Oxycodone (옥시콘틴서방정)	Tapentadol (뉴신타서방정)
효능효과	중등도 및 중증의 통증 조절	중증 만성 통증의 완화 (당뇨병성 말초신경병증: 미국 FDA)
작용기전	μ 수용체 효능제	μ 수용체 효능제 노르에피네프린 재흡수 억제
상호작용	MAO 억제제 투여 중이거나 14일 이내 복용 시 금기 CYP3A4 유도제와 병용 시 약효 감소	MAO 억제제 투여 중이거나 14일 이내 복용 시 금기 UDT억제제와 병용 시 혈중농도 상승

두 약물은 어떤 질환에 사용됩니까?

Oxycodone과 tapentadol은 마약성 진통제로 중등도 및 중증의 통증 조절에 사용됩니다. 두 약물 모두 속효성 제형과 서방형 제형이 사용되는데 속효성 제형은 중등도 내지 중증의 급성 통증 완화에 사용되며 서방형 제형은 중등도 이상의 통증이 오랜 시간 동안, 하루 종일 지속될 경우 사용됩니다. Tapentadol은 국내에서는 중증의 만성 통증의 완화로 허가되어 있지만 미국 FDA에서는 당뇨병성 말초신경병증에도 허가되어 있습니다.

통증 단계에 따른 조절은 어떻게 하나요?

통증을 평가하고 약물에 얼마나 잘 조절되는지는 보기 위해 통증의 정도를 숫자로 나타내는 숫자평가척도(numeric rating scale)가 사용되는데 10단계 중 0은 통증이 없는 상태, 10은 표현할 수 있는 가장 심한 통증을 나타냅니다. 통증의 치료 단계를 보면 경증에서 중등도의 통증은 10단계 중 1~3에 해당하며 비마약성 진통제로 치료하는 단계입니다. 소염진통제, aspirin, acetaminophen이나 속효성 마약성 진통제를 필요시 사용합니다. 중등도인 통증의 단계는 10단계 중 4~6에 해당하며 비마약성 진통제에 약한 마약성 진통제인 codeine이나 hydrocodone을 같이 사용합니다. 필요시 속효성 마약성 진통제를 사용할 수 있습니다. 중증의 통증은 10단계 중 7~10에 해당하며 강한 마약성 진통제인 morphine, oxycodone 등이 사용됩니다. 마약성 진통제를 이전에 사용하지 않았던 환자라면 속효성 진통제로 빠르게 용량을 조절하며, 속효성 진통제를 일정량 복용하고 있는 단계라면 서방형 제형으로 바꾸고 돌발성 통증에 속효성 진통제를 사용합니다.

두 약물의 작용기전은 무엇입니까?

두 약물 모두 μ 수용체 효능제입니다. Opioids 주요 수용체에는 μ(mu), k(kappa), δ(delta) 세 가지가 있으며 중추신경계, 말초신경말단, 위 장관 세포 등에 위치합니다. 세 가지 수용체 중 진통 작용에 관여하는 주요 수용체가 μ수용체입니다. 세 가지 수용체 모두 G 단백질 연결 수용체(G protein-coupled receptor)로 이온 채널과 관계가 있는데 opioid 수용체가 흥분하면 세포내로 Ca^{2+}의 유입을 억제하여 신경전달과 흥분성 신경전달물질의 분비를 줄이게 합니다. 신경말단에서 통증의 자극을 전달하는 흥분성 신경전달물질이 차단됨으로써 통증을 인식하지 못하게 하는 것입니다.

Tapentadol은 μ 수용체 효능제의 작용, 말초로부터 중추로 통증을 전달하는 상향성 경로(ascending pathway)를 차단하기도 하고 노르에피네프린 재흡수를 억제하여 통증을 조절하는 또 다른 경로인 하향성 경로(descending pathway)를 차단하기도 합니다. 하향성 경로란 대뇌에서는 말초로부터 전달된 통증을 인식하면 이를 극복하기 위해 내인성 opioid로 대표적인 물질인 엔도르핀(endorphin)을 생산하는데 엔도르핀이 분비되면 말초로부터 중추로 통증을 전달하는 substance P를 억제하여 통증을 전달할 수 없게 하는 경로입니다. 이 엔도르핀의 분비를 조절하는 물질이 세로토닌과 노르에피네프린으로, tapentadol은 시냅스 간 노르에피네프린의 양과 머무르는 시간을 증가시켜 통증 전달을 차단합니다.

약물 동력학적인 면에서는 어떤 차이가 있나요?

Oxycodone 속효성 제제의 경우 복용 후 1.2~1.9시간에 최고 혈중농도에 오르며 반감기는 3.5~4시간이고 음식과 함께 복용 시 최고 혈중농도에 오르는 시간이 2.54~3시간으로 지연되며 최고 혈중농도도 14%정도 감소합니다. 서방형 제제의 경우는 복용 후

4.15~5.11시간에 최고 혈중 농도에 오르며 반감기는 4.5~8시간, 음식에 영향을 받지 않는 차이가 있습니다.

Tapentadol 속효성 제제의 경우 복용 후 1.25시간에 최고 혈중농도에 오르며 반감기는 4시간이며 서방형 제제의 경우 복용 후 3~6시간 후에 최고 혈중농도에 오르며 반감기는 5~6시간입니다. Tapentadol은 속효성, 서방형 제제 모두 음식과 함께 복용 시 최고 혈중 농도가 증가합니다.

두 약물의 용법과 용량은 어떻게 되나요?

두 약물 모두 서방형 제제는 12시간 간격으로 투여하며 씹거나 부수지 말고 그대로 복용합니다. 씹거나 부수어 복용하면 신속하게 용출되어 독성을 일으킬 수도 있기 때문입니다. 이전에 마약성 진통제를 복용한 적 없는 환자의 경우 oxycodone은 10mg을 12시간마다 투여하는 것으로 시작하며 1~2일마다 용량을 조절해야 하며, tapentadol은 1회 50mg으로 시작하며, 마약성 진통제를 복용하고 있던 환자는 표준 전환 비율 평가표를 사용하여 용량을 결정합니다. Oxycodone 60mg, 80mg 정제는 마약성 진통제에 내성이 있는 환자에게만 사용합니다. Tapentadol은 1일 용량 500mg을 초과하는 것에 대해 연구된 바 없어서 권장되지 않습니다.

속효성 제제: 만성통증 환자에게 사용 시에는 통증이 재발되고 충분한 진통 효과를 보기 위해 최저 용량으로 일정한 시간 간격 4~6시간마다 투여하며 tapentadol의 경우 1일 700mg, 유지용량으로 600mg을 초과하는 것에 대해 연구된 바 없어서 권장되지 않습니다. Oxycodone의 경우 서방형 제제와 함께 진통 보조 요법으로 사용 시는 12시간마다 투여하는 약 용량의 1/4~1/3용량으로 투여하며 24시간 이내에 구제 약물이 2회 이상 필요하다면 서방형 제제의 투여량을 늘여야 합니다.

치료를 중단할 경우 oxycodone은 하루 용량이 20~60mg인 환자는 바로 줄여도 되며 금단증상을 예방하기 위해서는 처음 이틀은 50%씩, 이후 이틀마다 25%씩 감량하며, tapentadol의 경우도 서서히 감량을 하도록 권장되고 있습니다. Oxycodone과 tapentadol의 동일 효과를 나타내는 용량을 비교하면 oxycodone 20mg이 tapentadol 81.7mg, morphine(경구) 30mg이 동일한 효과를 가집니다.

두 약물의 이상반응은 무엇입니까?

Oxycodone의 경우 위장관계 장애가 가장 흔하며 예로 복통(5% 이상), 변비(서방형 23%, 속효성 3%), 오심(서방형 23%, 속효성 3%), 구토(서방형 12%, 속효성 3%), 구강건조증(서방형 6%, 속효성 3% 미만) 있으며 그 밖에 가려움(서방형 13%, 속효성 3%), 발한(서방형 5%, 속효성 3% 미만), 무기력(서방형 6%, 속효성 3%), 어지러움(서방형 13%, 속효성 3%), 두통 등이 나타날 수 있습니다. 심각한 이상반응으로는 심정지, 호흡마비 등이 있습니다. Tapedtadol의 경우 흔한 이상반응으로는 변비(8~17%), 오심(21~30%), 구토(8~18%), 어지러움(17~24%), 두통(10~15%) 등이 있으며 심각한 이상반응으로는 저혈압(1%), 호흡마비 등이 나타날 수 있습니다.

주의해야 할 사항에는 어떤 것이 있나요?

두 약물 모두 중추신경 저해제인 진정제, 수면제, 전신마취제, 중추작용성 진토제, 신경안정제, 알코올과 함께 복용 시 호흡저하, 저혈압, 진정, 혼수 등의 위험이 높아지므로 주의하여 사용해야 합니다. 임신 중 장기간 사용 시 신생아에게서 과민성, 과행동성 및 이상 수면 패턴, 높은 톤의 울음, 진전, 구토, 설사 등의 신생아 금단증후군이 나타날 수 있습니다. 그리고 두 약물 모두 낙상의 위험을 증가시키기 때문에 노인에게 주의해서 사용해야 하는 약물이며, 모노아민산화효소저해제(monoamine oxidase inhibitor, MAO저해제)를 투여받고 있거나 최근 14일 이내 복용했던 환자에게는 금기입니다.

Oxycodone의 경우 CYP3A4유도제인 rifampicin, carbamazepine, phenytoin과 병용 시 oxycodone의 대사가 증가하여 혈장 농도 감소, 효능 저하를 유발할 수 있으므로 안정적인

표 9-2 Oxycodone과 tapentadol의 상품

	속효성제형	서방형제형	복합제	주사제
Oxycodone	오코돈정(5mg) 아이알코돈정(5mg, 10mg) 엠피돈정(5mg)	옥시콘틴서방정 오코돈서방정 프로콘틴서방정	타진서방정(+naloxone) 코사돈정(+acetaminophen)	오코돈주사 옥시넘주사
Tapentadol	뉴신타아이알정	뉴신타서방정		

투여량을 조절할 때까지 더 주의를 기울여야 합니다. Tapentadol의 경우 글루쿠론산전이효소(UDP-glucuronosyltransferase, UGT)에 의한 글루크로닌산과의 포합과정이 주요 배설경로이므로 이 효소의 강한 억제제인 fluconazole과 병용하는 경우 tapentadol의 전신노출이 증가할 수 있습니다.

이것만은 꼭 기억하세요!

- Oxycodone은 μ 수용체 효능제로, tapentadol은 μ 수용체 효능작용과 노르에피네프린 재흡수를 억제하여 통증 인식과 전달을 차단하는 작용을 합니다.
- 서방형 제제의 경우 씹거나 부수어 복용하면 약물이 신속하게 용출되어 잠재적 독성을 일으킬 수 있으므로 씹거나 부수지 말고 그대로 삼켜야 합니다.
- 두 약물 모두 신경안정제, 수면제, 진정제, 알코올 등과 병용 시 호흡저하, 저혈압 등의 위험이 높아지므로 주의해서 사용해야 합니다.

펜타닐시트르산염 vs. 옥시코돈염산염
Fentanyl citrate　　Oxycodone HCl

정연주

	Fentanyl citrate (액틱구강정)	Oxycodone HCl (아이알코돈정)
효능효과	지속성 통증에 대한 아편양제제 약물 치료를 받고 있으며 이에 대한 내약성을 가진 암환자의 돌발성 통증	마약성 진통제의 사용을 필요로 하는 중등도 및 중증 통증의 조절
작용기전	통증 억제, Opioid μ-receptor 효능제	통증 억제, Opioid μ-receptor 효능제
함량제형	200, 400, 600, 800, 1200, 1600mcg 구강정(transmucosal tab)	5, 10mg 정제
용법용량	1회 1정 15분에 걸쳐 복용 1일 4정 이하로 제한	초회: 5mg부터 용량 조절 4~6시간 간격 복용 이 약 10mg은 경구용 모르핀 20mg에 해당

두 약물은 어떤 질환에 사용됩니까?

두 약물은 마약성 진통제로 합성마약으로 분류되어 있습니다. 마약성 진통제는 서방형과 속효성 제형이 있습니다. 속효성 제형은 용량 적정 및 돌발 통증의 조절 목적으로 사용되고, 유지용량은 서방형 제형을 사용합니다. 두 약물은 동일 성분 제형 중에서 속효성 제형이라는 공통점이 있습니다.

Fentanyl citrate(액틱구강정)는 현재 지속적인 통증에 대한 아편양제제 약물로 치료를 받고 있으며 이에 대한 내약성을 가진 암 환자의 돌발성 통증에 투여하게 됩니다. 평상시의 통증을 넘어선 일시적으로 악화된 통증을 돌발성 통증이라고 하는데 간헐적이면서 격렬할 수 있습니다. 특히 약물로 통증에 대한 치료를 받고 있는 암 환자에게 나타나는 돌발성 통증에 신속히 효과를 나타낼 수 있습니다. 즉 만성적인 통증이 아닌 돌발성 통증에 사용됩니다. 여기서 아편양제제 약물에 내약성이 있는 환자란 최소한 모르핀 60mg/일, 경피흡수형

fentanyl 25mcg/h, oxycodone 30mg/일, hydromorphone 경구제제 8mg/일 또는 1주일 이상의 동등 진통 용량의 다른 아편양제제를 복용하고 있는 환자를 뜻합니다. 다른 성분 속효성 제제에 비해 고가인 단점과 연하곤란 등 경구 투여가 불편한 환자에게 적용 편의성이 있다는 장점이 있습니다.

 여기서 잠깐! "암성 통증의 약물요법에 대해 알아볼까요?"

1. 약물요법
- 각 환자에게 적합한 진통제의 종류, 용량, 용법을 선택합니다.
- 경구용 진통제를 우선 투여합니다.
- WHO 3단계 진통제 사다리를 참고하여 진통제를 선택하거나 추가합니다.
- 진통제를 일정한 간격으로 투여하고 돌발성 통증에는 속효성 진통제를 투여합니다.
- 진통 효과를 평가하고 조절되지 않을 때에는 진통제를 변경합니다.
- 진통제 이상반응을 예방하기 위해 변비완화제 등의 약물을 함께 투여합니다.
- 환자와 가족에게 통증교육 및 복약지도를 합니다.
- 마사지, 찜질, 심호흡, 기분전환, 음악듣기, TV 시청 등 비약물적 방법도 고려합니다.

   * WHO 3단계 진통제 사다리
     - 1단계: 비마약성 진통제 ± 진통보조제
     - 2단계: 경증 또는 중등도 통증조절용 마약성 진통제 ± 비마약성 진통제 ± 진통보조제
     - 3단계: 중등도 또는 심한 통증조절용 마약성 진통제 ± 비마약성 진통제 ± 진통보조제

2. 마약성 진통제
- 마약성 진통제를 장기간 사용하면 내성과 신체적 의존성이 올 수 있지만 이를 약 중독과 혼돈해서는 안 됩니다.
- Morphine, oxycodone, hydromorphone, fentanyl 등의 강한 마약성 진통제는 천정효과가 없기 때문에 용량에 비례해 진통 효과를 기대할 수 있으며 증량이 마약중독을 의미하지는 않습니다.
- 마약성 진통제의 이상반응은 환자마다 차이가 많으므로 항상 자세히 관찰해야 하며, 피할 수 없는 이상반응은 예방 치료를 해야 합니다.

3. 치료통증 관리에 대한 암환자들의 오해
   암환자들은 통증 관리에 대해 다음과 같은 오해를 가질 수 있지만 이러한 잘못된 믿음이 있는지 확인하고 고쳐줄 필요가 있습니다.
- 통증이 질병의 악화를 의미한다.
- 진통제는 중독된다.
- 진통제를 사용해도 실제 통증을 조절할 수 없다.
- 통증이 심해질 경우를 대비해서 진통제를 아껴 두어야 한다.
- 진통제 부작용보다는 통증을 참는 것이 쉽다.
- 통증을 호소하면 의사의 주의를 분산시켜 치료를 효과적으로 하지 못할 수 있다.

Oxycodone HCl(아이알코돈정)는 마약성 진통제를 필요로 하는 중등도 및 중증 통증에 투여하게 됩니다. Oxycodone CR 서방형 제형은 12시간마다 투여하는 데 비해 아이알코돈정은 4~6시간마다 투여합니다.

두 약물의 작용기전은 무엇인가요?

두 약물은 중추신경계의 opioid μ-receptor에 결합하여 통증 경로를 차단해 통증을 억제합니다. 즉 두 약물은 성분은 다르지만 통증을 차단하는 작용기전이 유사합니다.
Opioid μ-receptor 효능제인 약물은 fentanyl, oxycodone, morphine, hydromorphone 등이 있습니다.

두 약물의 용법을 비교해 볼까요?

Fentanyl citrate(액틱구강정)은 흰색 플라스틱 지지대에 부착되어 있는 원통형 구강정입니다. 1정을 입안에 넣고 뺨과 아랫잇몸 사이에 위치시킨 후 15분에 걸쳐 빨아서 복용합니다. 지지대를 이용해 가끔씩 한쪽에서 다른 쪽으로 약물을 이동시킬 수 있습니다. 이 약은 씹어서 삼키지 않도록 해야 합니다. 환자마다 충분한 진통 효과를 나타내는 용량을 설정하여 복용합니다. 각 환자에 맞는 적절한 용량에 도달할 때까지 한번 통증에 추가로 복용해야 할 때에는 1정 투여가 완료되고 난 시점부터 15분 이후에 시작해야 합니다.
환자에 맞는 용량을 찾은 후에는 1일 투여량이 4정 이하로 제한됩니다. 1일 4정을 넘어설 때에는 적정 용량을 재조정해야 합니다.

표 9-3 Fentanyl citrate와 Oxycodone HCl의 약동학적 특성

	Fentanyl citrate (액틱구강정)	Oxycodone HCl (아이알코돈정)
흡수	생체이용률: 54% Onset: 3~5분	생체이용률: 60~87% Onset: 60분 이내
대사	간대사 CYP3A4	간대사 주로 CYP3A4, 2D6
배설	분변 1~9%, 신배설 7% 이하 반감기 5~15시간	신배설 반감기 3.5~4시간

신장질환 환자에서는 신사구체여과율(glomerular filtration rate, GFR)에 따라 25~50% 감량하여 투여해야 하고 간질환 환자에서의 용량 조절은 필요하지 않습니다.

Oxycodone HCl(아이알코돈정)은 진통 효과가 나타나는 최저 용량으로 4~6시간 간격으로 복용합니다. 초회 용량으로 5mg으로 시작합니다. 다른 마약성 진통제 복용하다가 이 약으로 변경할 때에는 역가를 비교하여 초회 용량을 결정합니다. Oxycodone 10mg은 경구용 morphine 20mg에 해당합니다.

같은 성분의 다른 약물과 비교해 볼까요?

액틱구강정처럼 통증에 사용되는 fentanyl 성분의 약물로는 듀로제식디트랜스패치(Durogesic D-Trans Patch)가 있습니다. 액틱구강정과의 차이점은 피부에 부착하는 제형이라는 점과 만성적인 통증에 사용한다는 점입니다. 액틱구강정의 작용 발현시간(onset)은 3~5분으로 돌발성 통증에 신속히 효과를 나타내지만 듀로제식디트랜스패치의 작용 발현시간은 12~24시간으로 만성적인 통증에 3일 동안 효과가 지속되는 특징이 있습니다.

Oxycodone HCl(아이알코돈정)도 동일한 성분, 다른 제형으로 옥시콘틴서방정이 있습니다. 아이알코돈정의 투여 간격이 4~6시간인데 비하여 서방 제형은 12시간마다 투여하는 차이가 있습니다.

즉 액틱구강정과 아이알코돈정은 각각의 동일 성분 중 타 제형에 비해서는 속효성이라는 공통점이 있습니다. 그러나 차이점으로는 액틱구강정은 일시적 돌발성 통증에, 아이알코돈정은 상대적으로 만성통증에 일정 간격으로 적용된다고 볼 수 있습니다.

두 약물의 이상반응은 어떠한가요?

두 약물은 공통적으로 변비, 진정, 졸림, 구역, 구토, 배뇨곤란, 호흡 억제 등의 이상반응이 나타날 수 있습니다. 수분이나 섬유질을 충분히 섭취하고 완하제를 병용하면 도움이 됩니다.

두 약물은 마약성 진통제이므로 의존성, 내성, 탐닉 등이 나타날 수 있습니다. 만성 암성 통증 환자를 치료할 때 신체적 의존성 그 자체보다 이에 대한 불안감으로 진통제를 중단할 수 있는데 이는 잘못된 생각입니다. 또한 환자가 약물을 갑자기 중단하면 금단 증상이 나타날 수 있으므로 감량할 때에는 주의가 필요합니다.

노인 환자의 경우 두 약물 모두 주의해 투여해야 합니다.

복용 시 주의사항이 있나요?

액틱구강정 복용 후 약물 일부가 지지대에 남아있는 상태라면 약물이 모두 용해될 때까지 지지대를 뜨거운 흐르는 물 아래 놓아 두었다가 폐기해야 하며 지지대는 막대사탕과 비슷하게 보일 수 있으므로 어린이의 손이 닿지 않도록 주의해야 합니다.

Fentanyl은 간과 장 점막에서 CYP3A4에 의해 노르펜타닐로 대사됩니다. CYP3A4 저해제 병용 시 fentanyl의 이용률을 증가시켜 효과 및 이상반응이 증가될 수 있습니다.

Oxycodone은 CYP3A4 저해제나 CYP2D6 저해제와 병용 시 이 약의 대사를 저해하여 효과 및 이상반응이 증가될 수 있습니다.

이것만은 꼭 기억하세요!

- 두 약물은 중추신경계의 opioid μ-receptor에 결합하여 통증 경로를 차단하여 통증을 억제합니다.
- 마약성 진통제는 의존성, 내성이 나타날 수 있지만 약 중독과 혼돈해서는 안 됩니다.
- 액틱구강정은 암 환자의 돌발성 통증 시 입안에서 15분간 빨아서 복용합니다.
- Oxycodone 10mg은 경구용 morphine 20mg에 해당합니다.

펜타닐 Fentanyl VS. 부프레노르핀 Buprenorphine

정경인

	Fentanyl (듀로제식디트랜스패취)	Buprenorphine (노스판패취)
효능효과	마약성 진통제 투여가 필요한 만성통증	비마약성 진통제에 반응하지 않는 만성통증
작용기전	중추신경의 μ수용체에 작용	아편수용체 작용–길항제
구분	마약	향정신성 의약품
지속시간	3일	7일
제품 용량 단위	2.1mg(25μg/h), 4.2mg(50μg/h), 8.4mg(100μg/h), 16.8mg(120μg/h)	5mg(5μg/h), 10mg(10μg/h), 20mg(20μg/h)

펜타닐(Fentanyl) 패취와 부프레노르핀(Buprenorphine) 패취는 어떤 약입니까?

Fentanyl 패취는 마약성 진통제 중 유일하게 패취 제형으로 fentanyl이 주성분입니다. 피부를 통해 24~48시간에 걸쳐 서서히 혈류로 방출되어 장기 만성통증에 사용됩니다. 용량에 따라 패취의 크기가 다릅니다.

Fentanyl 패취는 듀로제식디트랜스패취 이외에도 다양한 제네릭의약품이 있으며 패취 외에도 주사제, 구강정, 설하정, 나잘스프레이 등 다양한 제형이 있어 처방선택의 폭이 넓습니다.

Buprenorphine 패취는 buprenorphine을 주성분으로 하는 반합성 아편유도체로, 향정신성 의약품으로 분류되는 진통제 중 유일한 패취제입니다. 2004년 허가를 받은 이후 9년 만인 2012년에 처음 제품이 출시되었습니다.

어떤 환자에게 처방됩니까?

두 약제 모두 비스테로이드성 소염진통제(nonsteroidal antiinflammatory drugs, NSAIDs)와 같은 비마약성 진통제로 효과가 없는 환자에게 사용하는 약제이지만 fentanyl 패취는 심각한 통증에, buprenorphine 패취는 중등도 통증에 처방됩니다. 패취 제형은 통증조절이 안정화된 환자에게 선호됩니다.

Fentanyl 패취는 심각한 만성 암성통증에 주로 쓰이지만 요통, 관절통, 신경병증성 통증 등 넓은 스펙트럼의 통증에 사용되며 암성통증, 비암성통증 모두에 보험급여가 적용됩니다.

Buprenorphine 패취는 고령이나 신기능이 떨어져 마약성 진통제에 내약성이 떨어지는 환자에게 대안이 될 수 있는 약입니다. 그러나 현재까지 비암성통증 중에도 골관절염 통증과 만성요통에만 급여가 인정되어 사용이 제한적이기는 합니다.

Buprenorphine 패취는 마약성 진통제에 비해 변비, 호흡억제와 같은 부작용이 적어 안전하고, 7일간 지속되어 편리하며, 마약이 아니라 관리가 쉬운 점 등이 장점입니다. 그러나 부착기간이 길고, 특히 높은 용량의 패취는 부착 부위가 넓어 적용부위의 피부반응으로 환자순응도가 떨어지는 것이 단점입니다. 또한 임상현장에서 긴 약효지속시간(7일)이 장점이기도 하지만 세심한 통증관리를 하기에 지나치게 긴 시간이라는 지적도 있습니다.

작용기전과 약동학은 어떻게 다릅니까?

Fentanyl 패취는 주로 중추신경의 μ수용체에 작용하여 진통, 기분변화, 행복감 등을 유발합니다. 호흡억제와 기침반사억제, 동공수축작용이 있으며 화학수용체 자극대(chemoreceptor trigger zone)에 직접적으로 작용하여 오심과 구토를 유도합니다. Fentanyl은 morphine보다 50~100배 정도 강도가 높으며 약효발현속도가 빠르고 작용시간이 짧은 편입니다. 통상 12~24시간 이내에 최고 효과에 도달하므로, morphine이나 oxycodone과 같은 속효성 마약성진통제와 함께 돌발성 통증관리를 위해 처방되기도 합니다.

Buprenorphine 패취는 혼합형 아편수용체 작용-길항제(mixed agonist-antagonist)로 중추신경의 아편수용체에 결합하여 진통작용을 나타냅니다. μ수용체에는 작용, κ(kappa)수용체에는 길항효과를 나타냅니다. 해외에서 설하정이나 피하이식형 buprenorphine이 마약중독환자의 치료 목적으로 사용되는 이유가 바로 이러한 혼합형 작용기전 때문입니다. 최고 혈중농도 도달 시간은 부착 후 60시간 정도입니다.

어떻게 사용합니까?

두 약물 모두 부착 전에 필요하면 체모를 잘라내되 피부를 자극할 수 있으므로 면도는 하지 않습니다. 부위를 씻어야 할 경우 비누, 오일, 로션, 알코올 등은 피부를 자극하거나 피부 투과성을 변화시킬 수 있으므로 사용하지 말고, 깨끗한 물로 씻은 후 완전히 건조시킵니다. 밀봉 포장지에서 꺼낸 후 바로 부착하며, 완전히 부착되도록 30초간 가장자리를 포함하여 단단히 눌러줍니다.

Fentanyl 패취는 가슴 상부나 팔의 편평한 부위 중에서 자극이나 광선을 받지 않는 피부에 부착합니다. Buprenorphine 패취는 상완 바깥쪽, 상배부나 흉부 측면의 피부에 부착합니다. 부착 부위는 교대로 바꾸어야 하고 부착한 부위에는 3~4주 이내에 다시 붙이지 않습니다.

용량과 사용기간은 어떻게 됩니까?

Fentanyl 패취는 1매를 3일 동안 부착할 수 있습니다. 1매에 fentanyl의 함량이 2.1, 4.2, 8.4, 16.8mg의 제품이 있으며 각기 방출량은 시간당 25, 50, 100, 120μg입니다. 마약에 내성이 있는 환자가 이 약으로 바꿀 경우는 경구 morphine 용량을 기준으로 한 사용량 환산표(허가정보 참조)에 따라 정해집니다. 환산표에 따른 fentanyl 용량범위는 25~300μg/h입니다. 12μg/h 제품은 주로 용량조절에 사용됩니다.

Buprenorphine 패취는 1매를 7일마다 부착합니다. 1매에 buprenorphine의 함량이 5, 10, 20mg인 제품이 있으며 각기 방출량은 시간당 5, 10, 20μg입니다. 3일이 지나야 항정상태에 도달하므로 그 이전에 증량하지 않습니다. 저용량 마약성 진통제(경구 morphine 90mg/day 이하와 동등 용량) 및 복합진통제를 복용하는 환자에서 대체치료로 사용할 경우에는 가능한 최저 용량(5mg) 제품을 사용합니다.

이상반응에는 어떤 것들이 있습니까?

Fentanyl 패취의 일반적 부작용으로 말초부종(5~32%), 변비(8~26%), 무력증(5~16%), 오심(9~42%) 등이 있습니다. 피부반응은 10% 정도에서 나타났습니다. 심각한 부작용 중 무호흡은 3~10%에서 발생하였습니다.

Buprenorphine 패취의 매우 흔한 부작용(>10%)은 어지러움, 변비, 구갈, 구역, 적용 부위

표 9-4 마약성진통제의 종류

약물명	동등진통용량(mg)	
	근육주사	경구투여
morphine	10	30(반복 투여), 60 (단회/간헐 투여)
codeine	130	200
hydromorphone	1.5	7.5
levophanol	2	4
meperidine	75	300
methadone	10	20
oxycodone	15	30
oxymorphone	1	10 (직장 투여)

* potency(효력): 일정 강도의 효과를 나타내는데 필요한 양으로 표현되는 약물활성으로 주로 동일 계열의 화학물질 약물의 효과를 비교하는 기준으로 사용됨. (cf.) efficacy(효능)은 잘 통제된 조건하에서 약물의 치료 효과를 나타내는 능력을 의미하며, 무작위임상시험이 표준으로 사용되며, 약물이 표준치료법 또는 대조약과 비교하여 유용한지 여부를 확인함.

가려움증/홍반, 두통입니다. 그 외에도 흔한 부작용(1~10%)으로 불안, (말초)부종, 호흡곤란, 적용부위 발진/피진, 가슴통증 등이 있습니다.

마약성진통제에는 어떤 것들이 있습니까?

마약성진통제는 다음과 같은 종류가 있으며(표 9-4), morphine을 기준으로 한 동등진통용량표를 참고하여 용량을 설정합니다. 진통제의 효력(potency)은 morphine을 기준으로 몇 배 더 강한가로 표시되는데, 예를 들어 morphine에 비해 oxycodone은 1.5배, buprenorphine은 40배, fentanyl은 50~100배 potency가 높으며 codeine과 tramadol은 morphine의 10분의 1 수준입니다.

이것만은 꼭 기억하세요!

- Fentanyl 패취는 마약성진통제로 1매 부착 시 3일간 지속됩니다.
- Buprenorphine 패취는 향정신성약물 진통제로 1매 부착 시 7일간 지속됩니다.
- Fentanyl 패취는 암성통증과 비암성통증 모두에 적용되며, 주로 심각한 통증에 사용됩니다. 호흡억제, 변비 등 마약성진통제의 부작용에 주의합니다.
- Buprenorphine 패취는 비암성통증 중 골관절염 통증과 만성요통에만 급여가 적용됩니다. 장시간 부착하므로 적용부위 피부반응 발생이 높습니다.

날록손 vs 날트렉손
Naloxone HCl vs Naltrexone HCl

구현지

	Naloxone (부광날록손염산염주)	Naltrexone (레비아정)
효능효과	아편류에 의한 호흡억제를 포함하는 마약억제제의 전체적 또는 부분적 역전 급성마약 과량투여 시 진단	알코올의존성 치료 외인성 아편류의 효과 차단
작용기전	아편류 길항제	아편류 길항제
허가외 적응증	허혈성 뇌신경장애(삼진날록손염산염주) 아편류에 의한 변비(타진서방정) 아편류에 의한 소양증 패혈성 쇼크의 보조제 담즙정체가려움증	체중조절(콘트라브서방정) 담즙정체가려움증 저용량 naltrexone: 섬유근육통, 다발성경화증, 크론병, 복합통증 증후군
투여경로	정맥, 근육, 피하주사	경구 투여
반감기	Short-acting / 1~1.5시간(성인)	Slow-acting / 5~10일

두 약물은 어떤 질환에 사용됩니까?

Naloxone은 속효성 약물로 마약의 과량투여 또는 과량투여가 예상되는 경우나 수술 후 마약성 억제 시 사용되어 아편류에 의한 호흡억제를 회복하기 위해 사용됩니다. 급성마약 과량투여 시 진단을 위해 사용되기도 하며, 뇌졸중, 뇌출혈로 인한 허혈성 뇌신경장애에도 사용될 수 있습니다. 허가된 적응증 외에 naloxone은 마약성진통제인 oxycodone에 의한 변비의 부작용을 감소시키기 위해 oxycodone과 복합제(타진서방정)로 사용되며, 패혈성 쇼크의 보조제, 아편류에 의한 소양증을 개선하기 위해 사용됩니다.

Naltrexone은 작용이 천천히 나타나고 지속되는 약물로 적정 관리 프로그램과 병행하여 알코올 의존성 치료 및 외인성 아편류의 효과 차단에 사용됩니다. 그리고 naltrexone은

bupropion과 병용하여 체중조절을 위한 보조약물(콘트라브서방정)로도 사용됩니다. 허가된 적응증 외에도 저용량의 naltrexone(low dose naltrexone, LDN)은 섬유근육통, 다발성경화증, 크론병, 복합통증 증후군 등에 사용되기도 합니다. Naloxone과 naltrexone 모두 담즙정체가려움증 완화에 사용되기도 합니다.

두 약물의 작용기전은 무엇입니까?

두 약물 모두 아편류 길항제로 중추신경계에서 아편류 수용체에 마약성 제제와 경쟁적으로 결합하여 작용하여, 전체적 또는 부분적 역전을 통한 아편류에 의한 호흡억제 회복이나 아편류 효과 차단에 사용됩니다.

Naloxone은 뇌동맥 수축을 유발하는 노르에피네프린을 차단시키고, 고농도의 naloxone은 혈관을 확장시켜 뇌혈류량을 증가시켜 뇌졸중, 뇌출혈로 인한 허혈성 뇌신경장애에 사용되며, 여러 종류의 쇼크에 유해한 병인으로 여겨지는 내인성 아편류를 길항하여 패혈성 쇼크의 보조제로 사용됩니다. 타진서방정에 포함된 naloxone은 소화관 벽의 아편류 수용체에 대한 국소 길항제 효과를 나타내어 oxycodone에 의한 변비를 감소시킵니다.

Naltrexone이 알코올의존성 치료의 보조제로 사용되는 기전은 알코올의 효과인 보상효과(rewarding effect)가 우리 뇌의 내인성 아편류 방출로 야기되기 때문에 아편류 길항제인 naltrexone이 알코올이 줄 수 있는 이런 효과를 감소시켜 주기 때문입니다. 또한 중추의 아편 수용체는 음식의 맛을 평가하고 단 맛에 의한 쾌감을 느끼는데 중요한 역할을 하며, 달거나 기름진 음식을 갈구하게 되는데, naltrexone이 이런 아편류의 작용을 억제할 수 있기 때문에 체중조절의 보조제로 사용됩니다. 저용량의 naltrexone(LDN) 투여는 내인성 엔케팔린 및 엔도르핀 수준을 상향 조절하고 mu-아편수용체에 긍정적인 조절 효과를 갖는 것으로 추정되어 섬유근육통증, 크론병, 다발성경화증 등에 사용됩니다.

Naltrexone이나 naloxone이 담즙정체가려움에 사용되는 기전은 중추에서의 내인성 아편류가 소양증을 유발할 수 있다는 연구가 있고, 담즙성 간질환 환자에게서 내인성 아편류인 엔케팔린의 혈중농도가 높고, 아편류 길항제인 naloxone에 의해 소양증이 완화되었기 때문입니다.

약물 동력학적인 면에서는 어떤 차이가 있나요?

Naloxone은 근육, 피하 주사 시 2~5분 이내, 정맥주사 시 2분 이내 약효가 나타납니다. 작용시속시간은 20~60분이며 반감기는 신생아는 1.2~3시간, 성인은 1~1.5시간입니다. 태반을 통과할 수 있고, 간에서 대사되어 불활성형태인 글루큐론산화물(glucuronide)을 형성하며 대부분 신장으로 배설됩니다. Naloxone을 경구로 복용했을 때는 3% 미만의 매우 낮은 생체이용률을 보이는데 초회 통과 효과가 굉장히 크기 때문입니다. 따라서 타진서방정의 경우 naloxone이 경구로 사용되어도 oxycodone의 진통작용에 미치는 효과는 미미합니다.

Naltrexone은 경구로 복용 시 거의 완전하게 흡수되며 단백결합률은 21%이고 간에서 대사되어 불활성형인 9-beta-naltrexol 형태로 주로 신장으로 배설됩니다. 반감기는 5~10일입니다.

두 약물의 용법과 용량은 어떻게 되나요?

Naloxone

마약의 과량투여 또는 과량투여가 예상될 때는 정맥주사로 0.4~2mg을 주사하고 호흡기능이 개선되지 않으면 2~3분 간격으로 반복 정맥주사합니다. 정맥주사 시는 5% 포도당이나 생리식염 주사액에 희석하여 사용합니다. 뇌졸증, 뇌출혈로 인한 허혈성 뇌신경장애에는 초회량 0.4~4mg을 정맥주사 후 1일 4~8mg을 5% 포도당 주사액 또는 생리식염 주사액 1,000mL에 혼합하여 천천히 점적 정맥주사합니다.

Naltrexone

치료전 7~10일 이내에 아편류를 사용하지 않았다고 판단되는 경우 투여 시작해야 하며, 알코올 의존치료요법의 경우 적정관리프로그램과 병용하여 사용하며, 1일 1회 50mg를 복용합니다. 외인성 아편류의 효과를 차단하기 위해 사용될 때는 초회 25mg으로 시작하여 한 시간 동안 금단증상이 나타나지 않으면 1일 50mg의 나머지 용량을 투여합니다. 투여일정은 환자의 약물 복용 준수 개선을 위하여 주중 매일 50mg, 토요일 100mg 복용이나, 2일에 1회 100mg, 3일에 1회 150mg으로 조절할 수 있습니다. 체중조절을 위해 사용되는 콘트라브서방정 1정에는 naltrexone이 8mg 포함되어 있어서 1일 1회 1정으로 시작하여 1일 4정(1일 32mg)까지 점차 증량하여 사용합니다.

이상반응은 무엇입니까?

Naloxone의 흔한 이상반응은 주사 부위 홍반, 어지러움, 두통 등이 있으며, 심각한 이상반응으로는 고혈압, 저혈압, 빈맥, 발한, 오심, 구토, 경련, 폐부종, 심정지 등이 나타날 수 있습니다.

Naltrexone의 경우 흔한 이상반응으로는 오심(29%), 두통(21%), 설사(13%), 어지러움(13%), 구토(12%), 식욕감소(11%), 복통(11%), 불안(10%), 관절통(9%) 등이 나타날 수 있으며, 심각한 이상반응으로는 심부정맥혈전증, 간염, 폐렴, 우울 등이 나타날 수 있습니다.

주의해야 할 사항에는 어떤 것이 있나요?

Naloxone의 경우 작용시간이 짧은 약물이므로 어떤 마약의 작용시간이 naloxone의 작용시간을 초과할 경우 호흡억제가 재발될 수 있으므로 환자에 대한 감시가 필요합니다. 또한 마약의존 환자 및 마약의존이 의심가는 산모에서 출생한 신생아에 투여할 경우 마약의 작용이 급격히 길항되어 심각한 급성 금단증상을 일으킬 수 있으므로 신중하게 투여해야 합니다.

Naltrexone의 경우 치료 전 7~10일 내에 아편류를 사용하지 않았음을 확인하고 사용해야 하는데, 이를 위해 날록손 유발검사를 실시할 수 있습니다. Naltrexone은 알코올에 대한 욕구를 감소시키는 데는 도움이 되지만, 알코올을 복용할 경우 알코올 효과를 억제하는 것은 아니라는 것을 환자에게 알려주어야 합니다. Naltrexone의 경우 1회 150mg 초과 복용 시 간세포가 손상될 위험이 증가할 수 있으므로 주의해야 합니다.

> **이것만은 꼭 기억하세요!**
>
> - 두 약물은 아편류 길항제로 naloxone은 short-acting 약물로 주사제로 사용되며, naltrexone은 slow-acting 약물로 경구제로 사용됩니다.
> - Naloxone은 아편류에 의한 호흡억제의 회복, 급성마약 과량투여 시 진단을 위해 허가되었으며, 이 외에도 아편류에 의한 변비 개선, 패혈성 쇼크, 아편류 및 담즙정체로 인한 소양증에도 사용됩니다.
> - Naltexone은 적정 관리 프로그램과 병행하여 알코올 의존성 치료 및 외인성 아편류 효과 차단에 허가되었으며, 그 밖에도 체중조절을 위한 보조약물, 담즙정체가려움증, 저용량으로 크론병, 섬유근육통, 다발성경화증 등에 사용되기도 합니다.

둘록세틴 Duloxetine VS. 프레가발린 Pregabalin

정경혜

	Duloxetine HCl (심발타캡슐)	Pregabalin (리리카캡슐)
효능효과	신경병증성 통증, 섬유근육통 당뇨병성 말초신경병증성 통증 주요우울장애, 범불안장애 NSAIDs에 반응이 적절하지 않은 골관절염 통증	신경병증성 통증, 섬유근육통 뇌전증 서방제제: 말초신경증성 통증
작용기전	노르에피네프린 세로토닌 재흡수저해제 (Selective serotonin and norepinephrine reuptake inhibitor, SNRI)	α2δ subunit에 결합해 칼슘채널 차단. 신경전달물질 방출 억제
제형	캡슐: 30mg, 60mg	캡슐: 25mg, 50mg, 75mg, 150mg, 300mg 서방정: 82.5mg, 165mg, 330mg
시작용량	식사와 관계없이 60mg 1일 1회	식사와 관계없이 75mg 1일 2회

둘록세틴(duloxetine)과 프레가발린(pregabalin)은 무슨 약입니까?

Duloxetine과 pregabalin은 당뇨병성 말초신경병증, 척추손상으로 인한 신경병성 통증, 대상포진후 신경통 등 신경병증성 통증과 섬유근육통에 사용하는 약물입니다.

또한 duloxetine은 우울증과 범불안장애 치료제이며 비스테로이드성 소염진통제(nonsteroidal antiinflammatory drugs, NSAIDs)로 치료가 어려운 골관절염 치료에도 쓰입니다. 승인되지는 않았으나 복압성요실금 치료에 사용됩니다.

Pregabalin(리리카캡슐)은 신경병증성 통증, 섬유근육통, 뇌전증 치료에 승인되었으나 서방제제(리리카CR서방정)는 말초신경병증성 통증 치료에만 승인되었습니다.

두 약물의 작용기전은 무엇인가요?

Duloxetine은 선택적 노르에피네프린(NE) 세로토닌(5-HT) 재흡수저해제(selective serotonin and norepinephrine reuptake inhibitor, SNRI)입니다. NE와 5-HT는 중추신경 통증억제 경로에 중요한 신경전달 활동을 하며 말초에서 중추로 통증신호 전달을 감소시킵니다. Pregabalin은 칼슘 채널의 α2δ subunit에 결합해 칼슘 채널을 차단해서 통증을 유발하는 substance p 등의 신경전달물질의 방출을 감소시켜 통증을 조절합니다.

어떻게 복용합니까?

둘록세틴(Duloxetine)
- 식사와 관계없이 1일 1회 60mg
- 부작용을 줄이기 위해 1회 30mg으로 시작해 1주일 후 60mg으로 증량
- 만성간질환, 간경변, 중증 신장애(CrCl<30mL/min): 복용 권장 안 함
- 경증 혹은 중등도의 신기능 장애: 용량조절이 필요하지 않음

프레가발린(Pregabalin)
- 식사와 관계없이 1일 150mg(75mg 1일 2회), 3~7일 후 300mg으로 증량, 이후 7일 간격으로 증량, 1일 최대용량: 600mg
- 서방정(리리카CR서방정): 저녁 식후 1일 1회 165mg 복용, 3~7일 후 330mg으로 증량, 이후 7일 간격으로 증량, 1일 최대용량: 660mg
- 간기능 장애: 용량 조절이 필요하지 않음
- 신기능 저하된 고령자: 용량 감소

둘록세틴(duloxetine)과 프레가발린(pregabalin)의 이상반응은 무엇입니까?

Duloxetine의 흔한 이상반응은 구역, 구토, 땀, 입 마름, 졸음 등이며 주로 치료 초기에 시작되어 계속 복용하면 대부분 완화됩니다. 체중감소, 식욕 감소, 변비, 설사, 피로, 발한과 발기부전, 사정장애, 사정지연과 같은 성기능장애가 일어납니다. 심각한 이상반응은 혈압 상승, 기립성저혈압, 심근경색, 실신, 저나트륨혈증, 위장 출혈, 간 독성, 폐쇄각녹내장, 자살 생각, 스티븐슨존슨 증후군 등입니다. 세로토닌을 증가시키는 약물과 함께 복용할 경우 세로토닌증후군을 유발합니다.

Pregabalin의 흔한 이상반응은 어지러움이며 말초부종, 식욕 증가, 체중 증가, 구역, 변비, 입마름, 무력증, 운동 실조, 두통, 졸음, 복시, 사고이상, 다행감, 비인두염, 피로 등이 나타날 수 있습니다. 심각한 이상반응은 황달, 과민반응, 크레아틴인산화효소(creatine kinase) 증가, 시야이상, 자살 생각, 호흡억제, 혈관부종입니다.

둘록세틴(duloxetine)과 프레가발린(pregabalin)의 주의할 점은 무엇입니까?

현기증이나 졸음이 올 수 있으므로 약물이 자신에게 어떤 영향을 주는지 알게 될 때까지 정신 집중이 필요한 일이나 운전, 복잡한 기계 조작 등 조정력이 필요한 작업은 피합니다. 자살충동이나 자살행동이 일어날 수 있다는 점을 환자와 보호자에게 알리고, 우울증, 자살충동, 비정상적인 기분이나 행동변화가 나타나는지 주의 깊게 관찰하여 이런 변화가 나타나면 즉시 담당의사에 보고합니다.

둘록세틴(Duloxetine)
- 구역이나 발한 등의 부작용 감소를 위해서 저용량부터 복용하고 서서히 증량합니다.
- 혈압이 올라갈 수 있으므로 고혈압이나 심장질환을 가진 환자들은 혈압을 모니터링합니다. 또한 혈압이 조절되지 않는 환자는 복용하지 않도록 합니다.
- 코피, 위장 출혈, 멍 등 출혈이 나타날 수 있습니다. 특히 아스피린이나 NSAIDs와 병용하면 출혈 위험이 증가합니다.
- 간손상을 일으킬 수 있으므로 과음을 피합니다. 간손상은 대부분 복용 첫 달에 나타났습니다.
- 스티븐슨존슨 증후군 등 중증 피부 반응이 나타날 수 있으므로 물집, 박리성 발진, 점막의 짓무름 등 과민반응의 징후가 나타나면 즉시 복용을 중단합니다.
- 복용을 갑자기 중단하면 금단증상이 나타나므로 점진적으로 감량합니다.
- 약물상호작용을 확인합니다.

프레가발린(Pregabalin)
- 음식과 관계없이 일정한 시간에 복용합니다. 그러나 서방정은 저녁 식후에 복용합니다.
- 어지러움과 졸음이 매우 흔하게 발생합니다. 특히 고령자는 이로 인해 넘어져 다칠 수 있으므로 주의합니다.
- 체중 증가가 일어납니다. 체중 조절이 필요한 당뇨병 환자는 당뇨병약제 용량 조정이 필요할 수 있습니다.
- 얼굴, 입 주위, 상기도 부종 등의 혈관 부종 증상이 나타나면 즉시 복용을 중단합니다.

- 시야가 일시적으로 흐려지거나 시력 변화가 나타날 수 있습니다. 복용을 중단하면 증상이 사라지거나 개선됩니다.
- 복용을 갑자기 중단하지 마세요. 갑자기 중단하면 불면, 불안, 두통, 구역, 독감 유사 증상, 우울, 통증, 발작, 다한증과 같은 금단 증상이 나타납니다.
- 예기치 않은 근육통, 압통, 허약함이 발생합니다. 특히 열을 동반할 경우 즉시 알려주세요.
- 프레가발린은 오용 및 남용 사례들이 보고되었습니다. 환자들의 약물 남용 병력을 주의 깊게 검토하고 프레가발린 오용 및 남용 징후를 관찰할 필요가 있습니다.

함께 복용할 때 주의해야 할 약물이 있나요?

Duloxetine은 세로토닌을 증가시키는 약물과 병용하면 세로토닌 증후군 발생 위험이 높아집니다. 세로토닌 증후군 증상은 초조, 환각, 섬망, 혼수 등의 정신 증상과 떨림, 근경련, 조화운동장애, 빈맥, 불안정한 혈압, 어지럼, 발한, 홍조, 고열, 발작, 구역, 구토, 설사 등입니다. 세로토닌을 증가시키는 약물은 SNRIs 및 선택적 세로토닌재흡수억제제(selective serotonin reuptake inhibitor, SSRI), 삼환계항우울제(tricyclic antidepressants, TCA), 트립탄계열 약물, fentanyl, lithium, tramadol, buspirone, 세인트존스워트, monoamine oxidase 저해제(MAOI)입니다. 특히 MAOI와는 병용금기입니다. Duloxetine과 DUR 병용금기 약물은 MAOI인 파킨슨병 치료제인 selegiline(마오비정)과 항우울제인 moclobemide(오로릭스정)와 SSRI인 fluvoxamine(듀미록스정)입니다.

Pregabalin은 특별한 상호작용이 보고되지 않았으나 다른 중추신경계 억제제를 병용한 경우 호흡부전, 혼수 및 사망이 보고된 바 있으므로 주의합니다.

이것만은 꼭 기억하세요!

- 항우울제 duloxetine 과 뇌전증약 pregabalin은 신경병증성 통증에도 사용하는 약물입니다.
- 약물 복용 중 우울증, 자살 충동, 비정상적인 기분과 행동 변화가 있는지 주의 깊게 관찰합니다.
- Duloxetine은 세로토닌을 증가시키는 약물과 병용시에 세로토닌증후군 발생 위험이 커지므로 주의합니다.
- Pregabalin은 현기증, 체중 증가가 나타날 수 있으며 금단 증상이 나타날 수 있으므로 서서히 복용을 중단합니다.

둘록세틴 Duloxetine VS. 밀나시프란 Milnacipran

황미경

	Duloxetine (심발타캡슐)	Milnacipran (익셀캡슐)
효능효과	섬유근육통의 치료 당뇨병성 말초신경병증성 통증의 치료 비스테로이드성 소염진통제에 반응이 적절하지 않은 골관절염 통증의 치료 주요우울장애의 치료 범불안장애의 치료	섬유근육통의 치료 우울증
작용기전	세로토닌-노르에피네프린 재흡수 저해제	세로토닌-노르에피네프린 재흡수 저해제
통증 치료 복용법	초기 1일 1회 30mg 1주일간 목표 1일 1회 60mg 최대 1일 1회 60mg	시작용량 1일 1회 12.5mg 증량 2~3일에 1일 25mg 2회 분복 4~7일에 1일 50mg 2회 분복 목표 1일 100mg을 2회 분복 최대 1일 200mg을 2회 분복
대사	P450 (CYP1A2, CYP2D6)	P450을 거치지 않음

두 약물은 어떤 질환에 사용하나요?

두 약물 모두 우울증치료제이면서 섬유근육통에 사용하는 약물입니다. 섬유근육통은 전신의 통증, 강직감, 피로와 수면장애를 포함한 다양한 증상과 관련된 만성 통증 증후군입니다.

통증에 대한 두 약물의 작용 방식은 무엇인가요?

중추성 통증 억제에 대한 두 약물의 작용 방식은 명확하지 않으나 두 약물 모두 중추신경

여기서 잠깐! "섬유근육통(fibromyalgia)은 어떤 질환인가요?"

주로 50세 이후에 흔하게 나타나는 근골격계질환으로 만성적인 통증과 심한 피로감 외에 수면장애, 불안, 우울, 과민성장증후군, 요통, 두통 등을 동반하는 경우가 많습니다. 남성보다는 여성에게서 더 흔합니다. 대부분의 사람들은 전신에서 쑤시고 아픔, 뻣뻣함, 통증을 나타내며 근육, 힘줄, 인대 등 섬유성 교원조직이 영향을 받을 수 있습니다.

환자는 만성근육통과 관절통을 호소하지만 관절과 근육에 염증의 증거는 없으며 특정 부위에 다발 압통점이 특징적으로 존재합니다. 섬유근증증후군에 대한 진단과 관련하여, 1990년에 발표된 미국류마티스협회의 분류기준으로 3개월 이상의 지속적인 통증이 있으면서 18군데의 특정 연조직 부위를 4kg 압력으로 압박 시 11곳 이상에서 압통이 있으면 진단하였으나(그림), 통점누르기를 통한 압통점 측정의 어려움으로 2010년에 발표되고 2016년에 개정하여 제안된 임상적 지표를 통한 진단인 전신통증지수(Widespread Pain Index, WPI)와 증상평가측도(Symptom Severity Scale, SSS)를 통해 점수를 매겨 진단하고 있습니다. 환자의 상태 평가에는 섬유근통진단설문(Fibromyalgia Index Questionnaire, FIQ)과 통증에 대한 척도를 나타내는 시각적 통증척도(Visual Analogue Scale, VAS)가 주로 사용되고 있습니다.

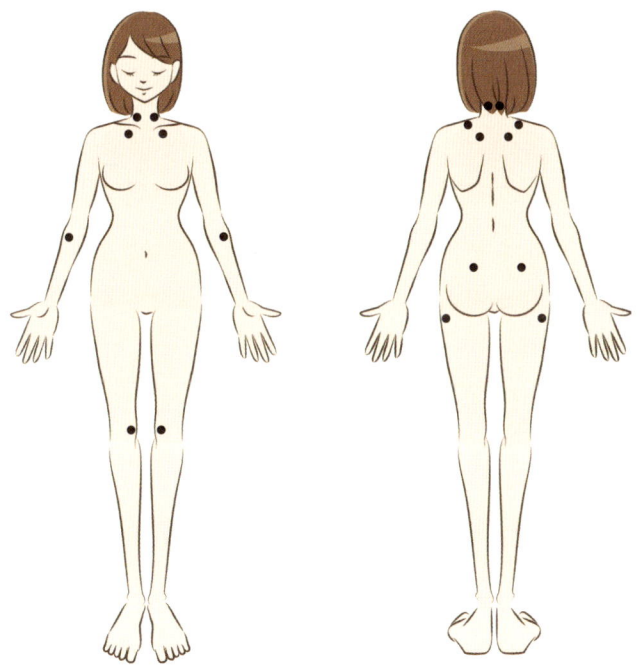

섬유근육통이 원인은 아직 밝혀지지 않았지만 통증에 대한 지각 이상 때문인 것으로 생각됩니다. 이는 통증을 처리하는 뇌 부위가 발생하는 것보다 강한 것으로 해석하거나(hyperalgesia), 정상인들이 통증으로 느끼지 않는 자극을 통증으로 느끼게 되는 것(allodynia)과 연관이 있습니다. 섬유근통환자에서는 혈청 세로토닌의 농도 감소와 뇌척수액에서 P 물질(substance P, 통증 유발 물질)이 증가되어 있는 등 중추신경계의 이상이나 자율신경계의 이상, 유전적 요인 그리고 감염이나 육체적 손상 등 환경적 요인도 원인이 될 수 있습니다.

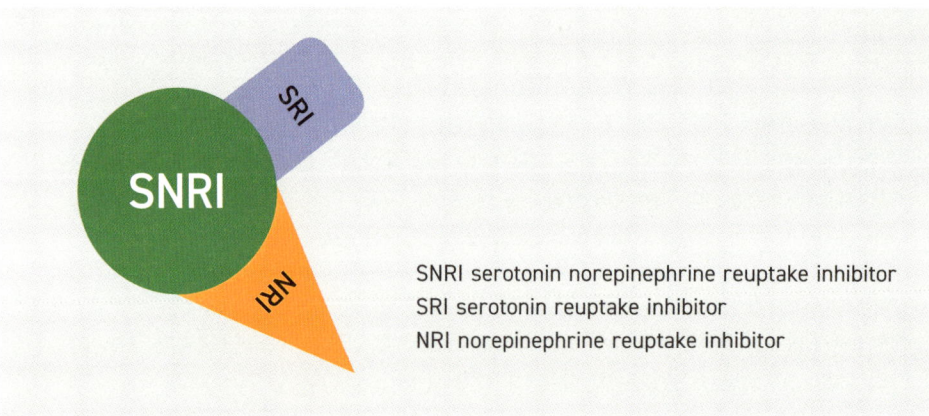

그림 9-2 SNRI의 이중효과

계의 통증 억제 물질인 세로토닌(serotonin, 5-HT)과 노르에피네프린(norepinephrine, NE)의 선택적 재흡수억제로 인한 세로토닌과 노르에피네프린 활동의 활성화에 기인된 것으로 생각됩니다.

두 약물의 세로토닌과 노르에피네프린의 재흡수 억제에 대한 선택성은 duloxetine이 9:1인 반면 milnacipran은 1.6:1인 것으로 보고되어 있으며 세로토닌 단독억제보다는 노르에피네프린에 대한 이중효과가 통증에 더 효과적인 것으로 생각되고 있습니다.

표 9-5 Duloxetine과 Milnacipran의 차이점

특징	Duloxetine	Milnacipran
반감기	12시간	8시간 • D-enantiomer 8~10시간 • L-enantiomer 4~6시간
대사	주로 간대사(CYP1A2, CYP2D6)	P450을 거치지 않음
용법	1일 1회	1일 2회
5-HT : NE 효과	9 : 1	1.6 : 1
Dopamine에 대한 효과	약하게 dopamine 재흡수 억제	Dopamine에 대한 효과 없음
신기능저하환자	CrCl*<30ml/min/1.73m^2 시 사용금지	CrCl*<30ml/min/1.73m^2 시 50% 감량

* CrCl creatinine clearance

통증과 관련된 두 약물의 용법·용량을 알려주세요.

Duloxetine

1일 1회 식사와 관계없이 복용합니다.

- 섬유근육통: 30mg/일로 시작하여 7일 후 60mg/일로 증량
- 당뇨병성 말초신경통증: 60mg/일(당뇨합병증으로 신 장애가 있는 경우는 저용량으로 시작하여 증량 고려)
- 비스테로이드성 소염진통제(NSAIDs)에 반응이 적절하지 않은 골관절염 통증의 치료: 30mg/일로 시작하여 7일 후 60mg/일로 증량

Milnacipran

1일 2회 복용합니다.

- 섬유근육통: 12.5mg/일(1일 1회)로 시작하여 2~3일에 25mg/일을 2회 분복하고, 4~7일에 50mg/일을 2회 분복, 7일 이후 100mg/일을 2회 분복합니다.

섬유근육통에 쓰이는 약물은 어떤 것이 있나요?

표 9-6 섬유근육통에 사용되는 약물

종류	성분명(제품명)	1일 용량	주요 부작용	비고
SNRI	Duloxetine (심발타캡슐)	60mg	구역, 구강 건조, 불면, 변비, 기면, 식욕저하, 다한증	• 우울증 동반 시 유용 • 세로토닌성 약물과 병용 시 매우 주의 요함 • 항응고제의 출혈위험을 높일 수 있음 • Duloxetin은 CrCl<30인 경우 사용하지 말 것
	Milnacipran (익셀캡슐)	100~200mg	구역, 두통, 변비, 어지러움, 불면, 홍조, 다한증, 심박수증가, 고혈압	
항전간제 (α2-δ ligand)	Pregabalin (리리카캡슐)	300~450mg	어지러움, 졸림, 구강 건조, 부종, 체중증가	• 신기능 장애 시 용량 조절 필요

두 약물 복용 시 주의할 점이 있나요?

두 약물 모두 투약을 중단할 때는 금단증상을 방지하기 위해 점진적으로 감량하는 것이 필요합니다. 다른 선택적 세로토닌-노르에피네프린 재흡수 저해제(SNRI)나 선택적 세로

토닌 재흡수 저해제(selective serotonin reuptake inhibitor, SSRI), 세로토닌 작동성 약물(삼환계 항우울제, tramadol, buspirone, fentanyl, St. John's Wort 등)과 병용 시에는 세로토닌 증후군의 위험성을 증가시키므로 주의하여야 합니다. 동일한 이유로 모노아민 산화효소 저해제(Monoamine Oxidase Inhibitor, MAOI)와도 병용하지 말아야 합니다. Duloxetine은 CYP1A2나 CYP2D6에 의해 주로 대사되므로, CYP2D6에 의해 대사되는 약물인 risperidone 등과, 치료계수가 좁은 flecainide, propafenone 등과 병용 시에는 주의가 필요합니다. 반면 milnacipran은 간에서 포합반응을 거쳐 대사되므로 P450 동종효소와의 주요 상호작용은 나타내지 않습니다.

이것만은 꼭 기억하세요!

- Duloxetine과 milnacipran은 다른 SNRI, SSRI 및 세로토닌에 작용하는 약물과 병용 시에는 세로토닌증후군의 위험성에 대한 주의가 필요합니다.
- 두 약물 모두 장기 복용 후 중단 시에는 점진적으로 감량하도록 하고, 항응고제와 병용 시 출혈의 잠재적 위험이 증가될 수 있으므로 주의가 필요합니다.
- Milnacipran은 간에서 포합반응을 통해 대사되므로 P450과의 주요 상호작용은 나타내지 않습니다.

가바펜틴 vs. 프레가발린
Gabapentin   Pregabalin

황미경

	Gabapentin (뉴론틴캡슐)	Pregabalin (리리카캡슐)
효능효과	신경병증성 통증 간질(뇌전증)	성인에서 말초와 중추 신경병증성 　통증의 치료 섬유근육통의 치료 간질(뇌전증)
작용기전	칼슘통로α2-δ subunit에 결합해 신경전달물질 방출 억제	칼슘통로α2-δ subunit에 결합해 신경전달물질 방출 억제
통증 치료 복용법	첫째 날 300mg/일 1~3회 분복 둘째 날 600mg/일 2~3회 분복 셋째 날부터 900mg/일 3회 분복 　필요시 1,800~3,600mg/일로 증량 　가능, 3회 분복	시작 150mg/일 1일 2회 분복 증량 3~7일 후 300mg/일까지 필요시 7일 간격으로 600mg/일로 증량. 　1일 2회 분복
약동학적 특성	최고혈장농도 도달시간: 약 3시간 비식선형(nonlinear pharmacokinetic)	최고혈장농도 도달시간: 약 1시간 직선형(linear pharmacokinetic)

두 약물은 어떤 질환에 사용하나요?

두 약물 모두 뇌전증치료제이면서 신경병성 통증에 사용하는 약물입니다. 신경병성 통증은 질병이나 외상 등에 의해 말초신경계와 중추신경계의 체성감각 경로(somatosensory pathway)가 손상되어 생기는 것으로 신경병증 통증의 형태는 다양하게 나타납니다. 자극과 무관한 지속적 또는 발작적 통증을 호소하기도 하고 찌르는 듯한, 타는 듯한, 전기가 오는 듯한 등 다양한 통증과 정상적으로는 통증이 발생되지 않는 가벼운 접촉에도 통증을 호소하기도 합니다. 장기간의 만성통증으로 인해 의욕상실, 집중력 장애, 불면, 우울, 식욕부진 등 정신적 증상을 동반하는 경우가 많습니다. 신경병성 통증을 유발할 수 있는 질환으로는 당뇨병, 대상포진, 삼차신경통, 척추관협착증, 척추손상, 추간판탈출증, 뇌경색, 뇌출혈, 암성 통증, 다발성경화증, 말초신경손상 등이 있습니다.

두 약물의 작용방식은 무엇인가요?

두 약물은 모두 GABA(gamma-aminobutyric acid) 유사 구조를 가지고 있으나 GABA 관련 작용은 없으며 GABA의 재흡수나 대사에도 영향을 미치지 않습니다. 신경접합부의 전위 의존성 칼슘 이온 통로의 α2-δ 부위에 결합하여 통증 관련 신경전달물질의 방출을 감소시 킵니다(그림 9-3).

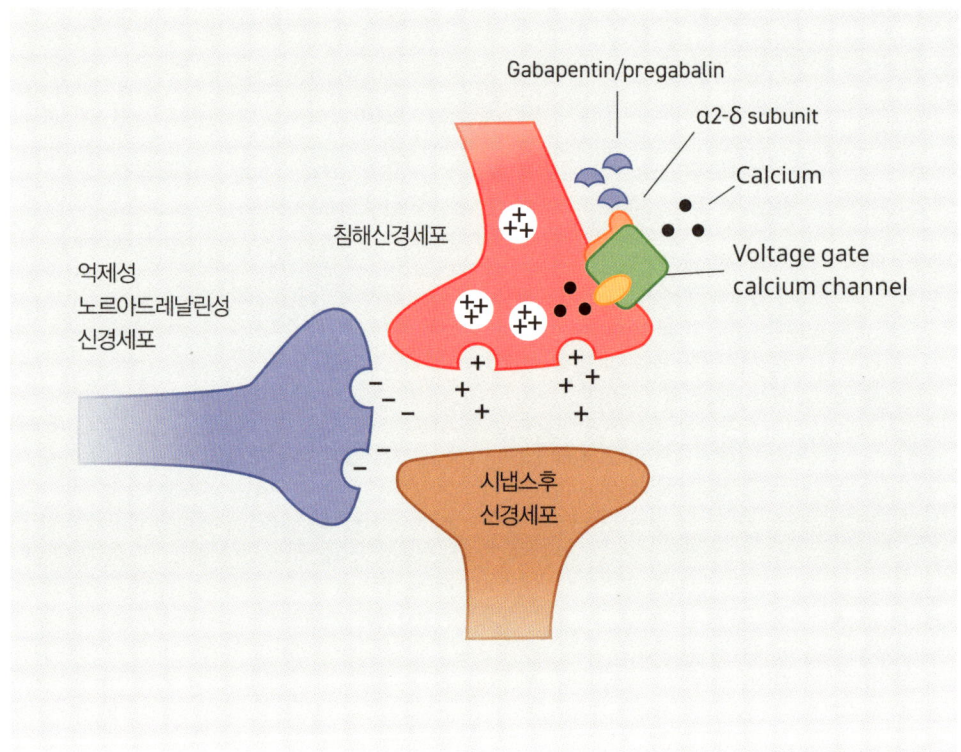

그림 9-3 Gabapentin과 pregabalin의 작용기전

두 약물은 어떤 차이점이 있나요?

흡수에 있어 두 약물은 아미노산인 류신(leucine)과 유사 구조를 가지고 있어 L-아미노산 운반 체계(amino acid transporter system)를 통해 세포막을 통과하게 됩니다. 그러나 gabapentin이 소장에서만 흡수되는데 반해 pregabalin의 경우 소장에서 상행결장에 걸쳐 흡수되기 때문에 gabapentin에 비해 흡수가 빠르고 거의 완전히 흡수됩니다. 최대 흡수 속도는 3배 가량 빠릅니다. Gabapentin의 흡수는 비직선형 약동학을 나타내기 때문에 gabapentin 용량이 증가할 때 약물농도 곡선하 면적(area under the curve, AUC)이 비례하여 증가되지 않습니다. 일반적으로 1,800mg까지는 용량에 비례하여 효과가 증가하고 그 이상에서는 생체이용률이 감소하는 것으로 되어 있습니다. Pregabalin은 포화 되지 않고 직선형 약동학을 나타내게 되므로 용량 조절에 시간이 필요한 gabapentin에 비해 진통 효과가 빠르게 나타납니다.

두 약물의 통증 치료와 관련된 용법·용량과 복용 시 주의해야 할 점을 알려주세요.

Gabapentin
유지량 1일 3회 나누어 복용

첫째 날 300mg/일, 둘째 날 600mg/일, 투여하고 셋째 날부터 900mg/일(300mg 1일 3회) 투여합니다. 필요시 일주일 내 1,800mg/일까지 증량 가능하며 최대량은 3,600mg입니다.

Pregabalin
1일 2회 나누어 복용

- 말초 신경병증성 통증

  150mg/일로 시작하여 3~7일 후 300mg/일로 증량할 수 있고, 필요시 7일 간격으로 최대 600mg/일까지 증량할 수 있습니다.

- 중추 신경병증성 통증

  150mg/일로 시작하여 7일 후 300mg/일로 증량할 수 있고, 추가로 7일 후 목표 용량인 600mg/일까지 증량할 수 있습니다(목표 1일 용량에서 내약성을 나타내지 않으면 용량 감소 고려).

- 섬유근육통

  150mg/일로 시작하여 7일 이내 300mg/일까지 증량할 수 있습니다(권장 용량 300~450mg/일).

Pregabalin은 음식의 영향을 받지 않습니다. Gabapentin의 경우 공복 시에 비해 음식과 함께 복용 시 흡수가 다소 증가할 수 있습니다. 두 약물 모두 신장으로 배설되므로 신기능 장애 환자의 경우에는 용량 조절이 필요합니다. Gabapentin의 경우 어지러움, 졸음 등의 이상반응을 줄이기 위해 첫날 1차 투약은 취침 시에 하도록 합니다.

신경병증에 쓰이는 약물은 무엇인가요?

Gabapentin과 pregabalin은 대상포진 후 통증, 당뇨병성 통증, 신경병성 암 통증 등 신경병증에 진통 작용과 함께 수면 개선과 삶의 질 개선에 효과가 있어 1차 선택 약으로 사용되고 있습니다. 두 약물 모두 용량의존적으로 현기증 등의 이상반응을 일으킬 수 있으므로 낮은 용량으로 시작하여 적정용량으로 증량하도록 합니다(표 9-7).

표 9-7 신경병증에 사용되는 1차 및 2차 선택약

종류	성분명	제품명	1일 용량	주요 이상반응	비고
항전간제 (α2-δ ligand)	Gabapentin	뉴론틴캡슐	1800~3600mg	무기력, 현기증, 체중증가	• 신기능장애 시 용량 조절 필요
	Pregabalin	리리카캡슐	300~600mg		
SNRI*	Duloxetine	심발타캡슐	30~60mg	변비, 설사, 현기증, 입마름, 다한증	• 우울증 동반 시 유용 • Duloxetin은 CrCl<30ml/min시 피할 것 • 항응고제의 출혈위험을 높일 수 있음 • MAOI**와 병용금기
	Venlafaxine ER	이팩사엑스알 서방캡슐	37.5~225mg		
TCA*	Amitriptyline	에트라빌정	10~150mg	시야몽롱, 심장이상, 인지력저하	• MAOI**와 병용금기 • 심근경색 후 급성회복기 사용금기
	Nortriptyline	센시발정	10~150mg		
외용제	Lidocaine	뉴도탑카타플라스마	1회 1~3매, 최대 12시간 동안 부착	경미한 적용 부위 자극감	
	Capsaicin	다이약센크림	3~4회	일시적 피부작열감	
Weak μ-opioid 효능제 + SNRI*	Tramadol	트리돌캡슐	50~400mg	착란(노인), 변비, 구역	• 신기능장애 시 용량 조절 필요 • 노인환자의 경우 용량 감소

* SNRI: serotonin-norepinephrine reuptake inhibitor / TCA: tricyclic antidepressant
** MAOI: monoamine oxidase Inhibitor

신경병증에 쓰이는 약물의 작용기전은 어떻게 되나요?

신경병성 통증은 말초신경손상이나 중추신경손상으로 인한 다양한 말초기전과 중추기전에 의해 발현되며 단독 또는 복합적으로 나타날 수 있습니다. 각 약물은 다음과 같은 작용방식으로 효과를 나타냅니다(그림 9-4).

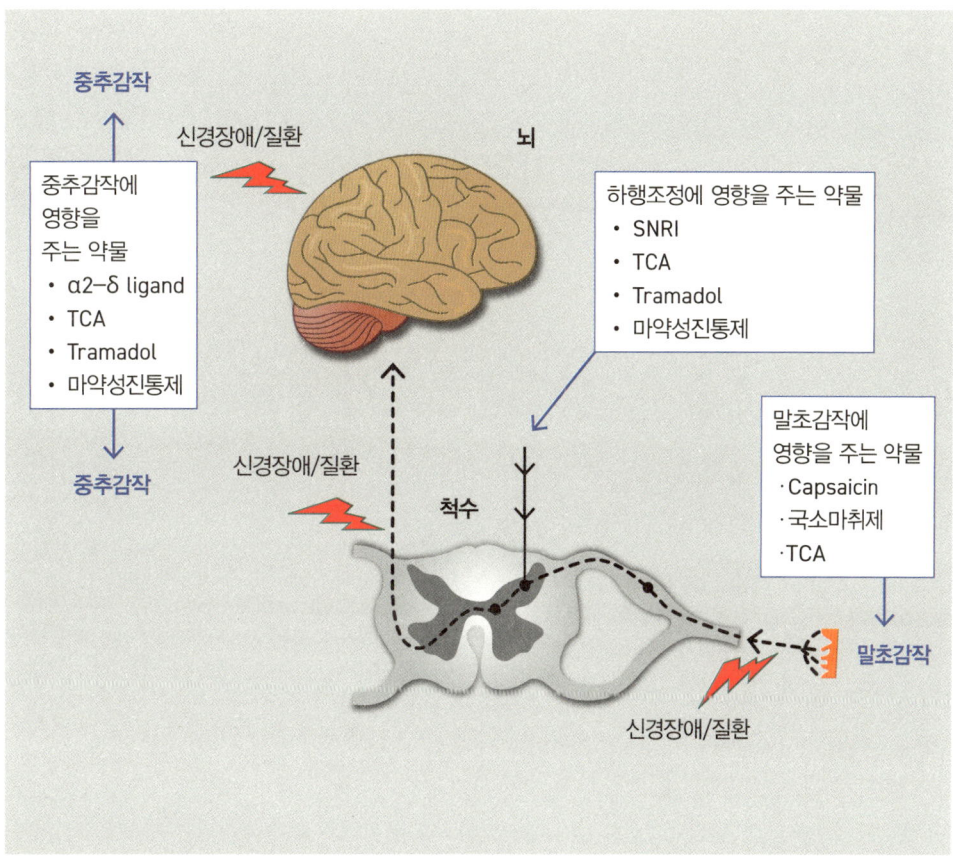

그림 9-4   신경병증 통증에 사용되는 약물의 작용기전

상호작용이 있는 약물이 있나요?

두 약물 모두 간 대사를 받지 않으므로 약물 상호작용은 적습니다. Gabapentin의 경우 알루미늄 마그네슘 복합제산제와 병용 시 생체이용률이 20% 정도 감소되므로 2시간 정도 간격을 두는 것이 바람직합니다.

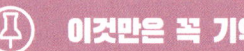 **이것만은 꼭 기억하세요!**

- 졸음, 어지러움 등의 부작용을 줄이기 위해 gabapentin의 첫날 복용은 취침 전에 하도록 합니다.
- 두 약물 모두 점차적으로 증량하도록 하고 신기능 저하 환자의 경우 용량 조절이 필요합니다.
- Gabapentin과 알루미늄, 마그네슘 함유 복합제산제와 병용 시 시간 간격을 두도록 합니다.

리마프로스트 프레가발린
Limaprost　　　　　Pregabalin

김예지

	Limaprost Alfadex (오팔몬정)	Pregabalin (리리카캡슐)
효능효과	폐색성혈전혈관염(버거병)에 의한 궤양, 동통냉감 등의 허혈성 증상의 개선 후천성 요부 척추관 협착증에 의한 하지 동통, 하지 저림 및 보행능력의 개선	성인의 말초와 중추 신경병증성 통증 치료 성인의 부분발작 보조제 섬유근육통의 치료
작용기전	프로스타글란딘 E1유사체	alpha2 delta ligand
용법	1일 3회	1일 2회
용량 조절	연령, 증상에 따라 용량 조절	신기능 저하 환자
효능발현 시간	6주	1주 이후
신중 투여	출혈경향이 있는 환자 항혈소판제, 혈전용해제, 항응혈제 투여 환지	오남용 여부 주의 깊게 관찰

어떤 질환에 사용하는 약입니까?

Limaprost는 강력한 혈관확장작용, 혈류증가작용 및 혈소판기능 억제작용을 가지며, 폐색성혈전혈관염(버거씨병)에 따른 궤양, 동통 및 냉감 등의 허혈성 제증상에 사용합니다.
또한 디스크가 아닌(하지 직거상 시험에서 정상), 양측성의 간헐적 파행(보행 시 심해지고, 쉬면 좋아지는) 환자의 후천성 요부 척추관 협착증 자각증상인 하지 동통, 하지 저림 및 보행능력의 개선에 사용하는 약물입니다.
Pregabalin은 국소 발생 발작에 보조제로 사용되는 뇌전증 치료제이자, 당뇨병성 신경통증, 대상포진 후 신경통, 섬유근육통, 척수 손상에 의한 신경통 등에 널리 쓰이는 신경병성

> **여기서 잠깐!** "하지 직거상 검사(SLR Test: Straight Leg Raising Test)란?"
>
> 허리디스크 진단방법으로 환자가 누워서, 한쪽 다리는 편 채 반대쪽 다리를 번갈아 들어올리는 정도를 보는 검사입니다. 정상적인 경우 70도이상 올리지만, 디스크환자는 통증 때문에 들어올릴 수 있는 각도가 제한됩니다.

통증 치료제입니다.

약물의 작용기전은 무엇입니까?

Limaprost는 평활근 내 칼슘 저하로 평활근을 이완시켜 혈관을 확장시키는 프로스타글란딘 E1 유사체로써, 혈관확장작용과 C-AMP 증가로 혈소판 응집억제작용을 나타냄으로써 혈류를 증가시키고 말초순환장애를 개선하는 약입니다.

Pregabalin은 중추신경계 신경접합부에서 전위의존성(voltage dependent) 칼슘채널의 alpha2-delta subunit에 결합하고, 말단에서 칼슘 유입을 조절하여 흥분성 신경전달물질(glutamate, substance P, norepinephrine 등)의 분비를 억제함으로써 진통작용과 항경련작용을 나타냅니다. 이 약물은 대부분의 신경병성 통증에 일차 또는 이차선택약으로 사용됩니다. 약효도 빠르고, 진통 작용과 함께 수면과 삶의 질을 개선하고, 약물상호작용이 적어 널리 사용되고 있습니다.

용법 용량은 어떻게 다르나요?

Limaprost는 버거씨병에는 매회 2정씩, 척추관협착증엔 매회 1정을 하루 세 번 복용합니다.

Pregabalin은 하루에 투여되는 총용량을 두 번으로 나누어 음식물과 상관없이 복용합니다. 초기용량은 150mg으로 시작하여 일주일 후 환자의 반응과 내약성의 정도에 따라 300mg으로 증량합니다. 최대 용량인 600mg(섬유근육통에는 450mg)까지 서서히 증량이 가능합니다. 약물 중단 시 구역, 설사, 불안, 우울증, 통증 등 금단증상을 예방하기 위해 1주일 이상 간격을 두고 서서히 중단하도록 해야 합니다. 약물이 대부분 신장으로 배설되므로 신기능이 저하된 환자인 경우 신기능에 따라 용량을 조절해야 합니다.

어떤 이상반응이 일어날 수 있나요?

Limaprost의 일반적 이상반응으로 설사, 구역, 복통, 식욕감소, 가슴쓰림의 소화기계 이상반응과 출혈경향이 나타날 수 있습니다. 또한 간기능 이상, 심계항진, 두통, 안면 홍조 등이 나타날 수 있으며, 드물게 사지청색증, 저혈압 등이 나타날 수 있습니다.

Pregabalin의 일반적 이상반응으로 구갈, 어지러움, 두통, 전신무력, 졸음, 말초부종, 체중증가 등이 나타날 수 있습니다. 환자의 상태를 관찰하면서 처음 시작할때는 어지러움, 졸림 등의 이상반응을 예방하기 위해 75mg을 자기 전에 복용하고, 약의 용량을 서서히 증량하도록 합니다.

일반적 주의사항은 무엇인가요?

Limaprost는 혈소판억제작용으로 출혈경향이 나타날 수 있으므로 비정상적인 출혈(코피, 멍, 생리 과다 등)이 지속될 경우 전문가와 상의하도록 합니다. 또한 출혈경향이 있거나 수술 전에는 반드시 이 약의 복용사실을 의료진에게 알려야 합니다.

Pregabalin은 졸리거나 어지러울 수 있으므로 약의 영향에 대해 파악하기 전에는 운전이나 위험한 기계 조작은 피하도록 합니다. 이 약은 자살충동 또는 자살위험이 증가되므로 모니터링이 필요합니다. 약물남용과 관련된 수용체에 작용하지는 않지만, 본 약물은 미국에서는 Schedule V 약물로 분류되어 오·남용 약물 카테고리에 속하는 약물이므로 환자의 약물 오남용 여부를 주의 깊게 관찰하도록 합니다.

어떤 약물 상호작용이 일어날 수 있나요?

Limaprost와 상호작용 가능성이 있는 약물은 다음과 같습니다.

- 테트라사이클린계 항생제, 퀴놀론계 항균제, 철분, 알루미늄 제제(킬레이트 형성)
- 활성형 비타민D 제제, 칼슘제(고칼슘혈증 유발 위험)
- 강심배당체(디곡신 등): 강심배당체의 작용을 강화하여 부정맥 유발 가능
- 프로톤펌프 저해제(PPI), H2 수용체 길항제, 제산제: 칼슘 분리억제로 약효 감소

Pregabalin은 체내에서 대부분 대사되지 않은 상태로 요로 배설되고, 혈장 단백질에 결합하지 않아 약물상호작용을 유발하지 않습니다. 하지만 시판 후 CNS억제제와 병용 시 호흡부전과 혼수가 보고되기도 했고, 변비를 유발하는 약물인 마약류와 병용 시 장폐쇄증,

무력 장폐쇄증, 변비가 보고되기도 했습니다.

척추관 협착증(Spinal Stenosis)이란 무엇입니까?

척추관 협착증은 중년 이후에 흔한 질환으로 신경이 지나가는 통로(척추관, 신경근관, 추간공)가 좁아져 신경을 누르게 되는 증상을 의미합니다. 주로 요추부에 많이 발생하기에 척추관 협착증은 대부분 요추협착증을 의미하며, 경추에 발생한 경우에는 경추관 협착증이라고 합니다. 증상은 허리 통증, 엉덩이나 항문 쪽으로 찌르는 듯한 통증과 다리의 감각 소실, 저린 증상이 동반되기도 합니다. 심한 경우에는 괄약근 장애까지 나타나게 됩니다. 이러한 증상은 춥거나 활동시 악화되고 따뜻하게 해주고 안정하면 호전됩니다.

척추관 협착증 치료약물은 무엇인가요?

- 통증 경감제(NSAIDs, acetaminophen): 단기간 사용, 장기사용 유익성에 대한 증거는 불충분
- 항우울제(amitriptylin): 야간의 만성 통증 경감
- 뇌전증 치료(gabapentin, pregabalin): 손상된 신경에 의한 신경통 경감
- 마약성진통제(oxycodone, hydrocodone): 단기간 통증 완화에 유용, 의존성 때문에 장기 사용은 주의 요함
- Limaprost, 칼슘, 비타민 D, 칼시토닌 등이 환자의 상태에 따라 선택됩니다.

예를 들면 고령의 환자에게는 대체로 limaprost와 celecoxib를, 심혈관계 질환을 가진 환자는 limaprost와 tramadol/acetaminophen을 투여합니다.

척추관 협착증의 예방법을 알려주세요?

퇴행성 질환인 척추관 협착증은 생활 습관이 큰 영향을 미칩니다. 평소 바른 자세를 가지고, 적절한 체중을 유지하며, 규칙적인 운동을 하여 척추주변 근육을 강화시키도록 합니다. 특히 수영은 척추나 무릎에 무리를 주지 않으므로 권장됩니다. 또한 너무 무거운 것을 들거나 허리를 너무 과하게 사용하게 되면 척추에 무리가 되니 가급적 그런 일은 피하도록 합니다.

이것만은 꼭 기억하세요!

- Limaprost는 출혈 경향이 있는 환자, 항혈소판제, 혈전용해제, 항응고제 투여환자는 신중하게 투여해야 합니다.
- Limaprost는 하루에 세 번 복용하고, pregabalin은 하루 두 번 복용하고 오남용에 주의합니다.
- Pregabalin은 신기능 저하환자는 용량조절이 필요합니다.

참고문헌

1. 김진혁. 척추관 협착증의 약물치료 2. [Internet]. 청년의사. Available from: http://www.docdocdoc.co.kr/news/articleView.html?idxno=89449
2. 나화엽. 척추관 협착증의 약물치료 1. [Internet]. 청년의사. Available from: http://www.docdocdoc.co.kr/news/articleView.html?idxno=89222
3. 드럭인포 [Internet]. 비트컴퓨터 드럭인포. Available from: http://www.druginfo.co.kr
4. 보건복지부, 국립암센터 공저, 암성 통증관리지침 권고안 5판
5. 약학정보원 [internet]. Korean Pharmaceutical Information Center. Available from: www.health.kr
6. 의약품안전나라 [database on the Internet]. 식품의약품안전처; 2021. Available from: https://nedrug.mfds.go.kr.
7. 질병관리본부 국가정보포털 [Internet]. Osong. Available from: https://kdca.go.kr/index.es?sid=a2
8. KIMS의약정보센터 [Internet]. 킴스온라인. Available from: https://www.kimsonline.co.kr/
9. 한국임상약학회, 약물치료학 제4개정, 신일북스(2017)
10. ACCP Updates in Therapeutics 2019: Pharmacotherapy Preparatory Review and Recertification Course. ACCP 2019.
11. Bates, Daniel, et al. "A comprehensive algorithm for management of neuropathic pain." *Pain Medicine* 20. Supplement_1 (2019): S2–S12.
12. Brian K. Alldredge, Robin L. Corelli, Michael E. Ernst et al. Koda-Kimble and Young's applied therapeutics: the clinical use of drugs. 10th ed. Philadelphia: Lippincott Williams & Wilkins; 2012. P. 112–146
13. Burness, Celeste B., and Gillian M. Keating. "Oxycodone/naloxone prolonged-release: a review of its use in the management of chronic pain while counteracting opioid-induced constipation." *Drugs* 74.3 (2014): 353–375.
14. Caixàs, Assumpta, et al. "Naltrexone sustained-release/bupropion sustained-release for the management of obesity: review of the data to date." Drug Des Dev Ther 8 (2014): 1419.
15. Clinical Pharmacology [database on the Internet]. Elsevier. Available from: https://www.clinicalpharmacology.com/
16. Drugs.com [database on the Internet]. Drugsite Trust. Available from: https://www.drugs.com/
17. Herdon CM, Ray JB, Kominek CM, Pain management. In: Dipiro JT et al., Pharmacotherapy: a pathophysiologic approach. 11th ed. McGraw Hill education, 2020;959–987.
18. Ko, Youngkwon, and Yoon Hee Kim. "The pharmacological management of neuropathic pain." J Korean Med Assoc 55.6 (2012): 582–592.
19. Kral LA, Ghafoor VL. Pain and its management. In: Zeind CS, Carvalho MG. Applied therapeutics: the clinical use of drugs. 11th ed. Wolters Kluwer; 2018;1170–1204.
20. Lexi-drugs online [database on the Internet]. Lexicomp Inc. Available from: http://online.lexi.com.
21. Littleton, John, and Walter Zieglgänsberger. "Pharmacological mechanisms of naltrexone and acamprosate in the prevention of relapse in alcohol dependence." *Am J Addict* 12 (2003): s3–s11.
22. Lie, Mitchell RKL, et al. "Low dose Naltrexone for induction of remission in inflammatory bowel disease patients." *J Transl Med* 16.1 (2018): 1–11.
23. Masso Gonzalez, Elvira L., et al. "Variability among nonsteroidal antiinflammatory drugs in risk of upper gastrointestinal bleeding." *Arthritis Rheum* 62.6 (2010): 1592–1601.
24. MacDonald, Thomas M., et al. "Randomized trial of switching from prescribed non-selective non-ste-

roidal anti-inflammatory drugs to prescribed celecoxib: the Standard care vs. Celecoxib Outcome Trial (SCOT)." *Eur Heart J* 38.23 (2017): 1843–1850.

25. Mansour-Ghanaei, Fariborz, et al. "Effect of oral naltrexone on pruritus in cholestatic patients." *World J Gastroenterol* 12.7 (2006): 1125.
26. Medical Observer http://www.monews.co.kr/news/articleView.html?idxno=48269. accessed at Dec. 12, 2017.
27. Medscape online [database on the Internet]. WebMD LLC; Available from: https://reference.medscape.com
28. MICROMEDEX DRUGDEX [database on the Internet]. IBM Corporation. Available from: www.micromedexsolutions.com.
29. Michelle A. Clark, Richard Finkel et al. Lippincott's illustrated reviews: Pharmacology 5th edition. Philadelphia: Lippincott Williams & Wilkins; 2012. p.169–180.
30. Olinger, Charles P., et al. "High-dose intravenous naloxone for the treatment of acute ischemic stroke." *Stroke* 21.5 (1990): 721–725.
31. Opioid Dosage Conversion [internet]. Oregon.gov. c2021 [cited 2021 Jan 24]. Available from: https://www4.cbs.state.or.us/ex/wcd/opioids/?med=6&dosage=20
32. Pawlosky, Nadia. "Cardiovascular risk: Are all NSAIDs alike?." *Can Pharm J* 146.2 (2013): 80–83.
33. Richard A. Harvey, Michelle A. Clark, Richard Finkel et al. Lippincott's illustrated reviews: Pharmacology 5th edition. Philadelphia: Lippincott Williams & Wilkins; 2012. p.169–180
34. Singh, Gurkirpal, et al. "Celecoxib versus naproxen and diclofenac in osteoarthritis patients: SUCCESS-I Study." *Am J Med* 119.3 (2006): 255–266.
35. Peripheral neuropathy – Symptoms and causes. [cited 2021 Feb]. Available from: https://www.mayoclinic.org/diseases-conditions/peripheral-neuropathy/symptoms-causes/syc-20352061
36. Sansone, Randy A., and Lori A. Sansone. "Serotonin norepinephrine reuptake inhibitors: a pharmacological comparison." *Innov Clin Neurosci* 11.3-4 (2014): 37.
37. Schmidt, Peter C., et al. "Perioperative gabapentinoids: choice of agent, dose, timing, and effects on chronic postsurgical pain." *Anesthesiology* 119.5 (2013): 1215–1221.
38. Spinal Stenosis[Internet]. Seoul. Seoul National Hospital, Health Information. N medical Information. [cited 2021 Jan 17]. Available from: http://www.snuh.org/health/nMedInfo/nView.do?category=DIS&medid=AA000149
39. Spinal stenosis[Internet]. Mayoclinic. Mayo Foundation for Medical Education and Research. [cited 2021. Jan 17]. Available from: https://www.mayoclinic.org/diseases-conditions/spinal-stenosis/diagnosis-treatment/drc-20352966
40. TAPENTADOL: A MOLECULE WITH PROPOSED DUAL MECHANISMS OF ACTION [Internet]. Nucynta; c2021 [cited 2021 Jan 24]. Available from: https://www.nucynta.com/hcp/ir/mechanism-of-action
41. Toljan, Karlo, and Bruce Vrooman. "Low-dose naltrexone (LDN)—review of therapeutic utilization." *Med Sci* 6.4 (2018): 82.
42. Thomas, Sonia Amin, Leonard Knight, and Arlene Balian. "Treatment of Fibromyalgia Pain." *US Pharm* 41.3 (2016): 51–54.
43. Harrison, Tracy Swainston, and Greg L. Plosker. "Limaprost." *Drugs* 67.1 (2007): 109–118.
44. Updates in therapeutics: The Ambulatory Care Pharmacotherapy Preparatory Review Course. ACCP 2019.
45. Weissglas, Issie S., E. John Hinchey, and R. C. J. Chiu. "Naloxone and methylprednisolone in the treatment of experimental septic shock." *J Surg Res* 33.2 (1982): 131–135.

관절염 Arthritis

전보명

정의

관절염의 가장 흔한 형태로 골관절염과 류마티스관절염이 있음

골관절염
퇴행성관절염이라고도 하며, 관절이 기계적으로 닳고 찢어져 발생

류마티스관절염
자가면역질환으로 관절 활막의 지속적인 염증반응을 특징으로 하는 만성 염증성 전신질환

치료약물

골관절염(osteoarthritis, OA)
1) 진통제
   - 아세트아미노펜(acetaminophen, 타이레놀정)
   - 비스테로이드성 소염진통제(NSAIDs, 쎄레콕시브캡슐, 모빅캡슐 등)
   - 트라마돌/아세트아미노펜 복합제(tramadol/acetaminophen, 울트라셋정)
   - 마약성 진통제
2) 국소용 제제
   - 국소용 비스테로이드성 소염진통제(topical NSAIDs, 케토톱플라스타, 트라스트패취 등)
   - 국소용 캡사이신(topical capsaicin, 다이악센크림)
3) 둘록세틴(duloxetine, 심발타캡슐)

4) 관절강 내 주사
   - 히알루론산(hyaluronic acid, 류마플러스주)
   - 코르티코스테로이드(corticosteroids, 트리암시놀론주 등)

류마티스관절염(rheumatoid arthritis, RA)

1) 통증과 염증 조절제
   - 비스테로이드성 소염진통제(NSAIDs, 쎄레콕시브캡슐, 모빅캡슐 등)
   - 코르티코스테로이드(corticosteroids, 트리암시놀론주 등)

2) 질환 조절 항류마티스약제(DMARDs; Disease-modifying antirheumatic drugs)
   - 전통적 DMARDs
     - 메토트렉세이트(methotrexate, 유한 메토트렉세이트정)
     - 히드록시클로로퀸(hydroxychloroquine, 할록신정)
     - 레플루노마이드(leflunomide, 아라바정)
     - 미노사이클린(minocycline, 미노씬캡슐)
     - 설파살라진(sulfasalazine, 살라진정)
   - 생물학적 DMARDs
     ① TNF-α blocker
       - 에타너셉트(etanercept, 엔브렐주)
       - 인플릭시맙(infliximab, 램시마주)
       - 아달리무맙(adalimumab, 휴미라주)
       - 골리무맙(golimumab, 심퍼니프리필드시린지주)
     ② T-cell costimulation blocker
       - 아바타셉트(abatacept, 오렌시아주)
     ③ Anti-CD20 B-cell depleting monoclonal antibody
       - 리툭시맙(rituximab, 맙테라주)
     ④ Interleukin-6 receptor blocker
       - 토실리주맙(tocilizumab, 악템라주)
     ⑤ JAK inhibitor
       - 토파시티닙(tofacitinib, 젤잔즈정)
       - 바리시티닙(baricitinib, 올리미언트정)
       - 페피시티닙(peficitinib, 스마이랍정)

- 우파다시티닙(upadacitinib, 린버크서방정)

레플루노미드 Leflunomide vs. 토파시티닙 Tofacitinib

김예지

	Leflunomide (아라바정)	Tofacitinib (젤잔즈정)
효능효과	류마티스관절염 치료	
작용기전	피리미딘(pyrimidine) 합성 저해	야누스 인산화효소(Janus kinase, JAK) 저해제
용법용량	부하용량: 1일 1회 100mg 3일간 유지용량: 하루 10~20mg 식사와 관계없이 복용	5mg씩 1일 2회, 음식물 섭취와 관계없이 복용
반감기	14~18일	3시간
배설	초기 96시간(신장), 그 이후(대변)	간(~70%), 신장(~30%)

두 약물은 어떤 질환에 사용합니까?

두 약물은 류마티스관절염(rheumatoid arthritis, RA) 치료제로 사용되는 약물입니다.

Leflunomide는 RA의 증상을 완화하고, 관절의 손상을 지연시키며, RA로 저하된 신체기능을 개선하여 환자의 삶의 질을 개선합니다. 이 약은 메토트렉세이트(methotrexate, MTX) 사용에도 불구하고 잘 조절되지 않는 불응성 RA치료에 단독 사용하거나, MTX와 병용하여 사용할 수 있습니다.

Tofacitinib은 MTX에 적절히 반응하지 않거나 내약성이 없는 중등증 또는 중증 RA 치료제로 성인에게 적응증을 승인받은 최초의 경구용 RA 표적치료제로서 RA의 염증경로를 차단하는 약입니다. 단독 투여하거나 비생물학적 항류마티스 치료제(nonbiologic DMARDs)와 함께 사용할 수 있지만 생물학적 항류마티스제제(biologic DMARDs), 강한 면역억제제인 아자치오프린(azathioprine), 사이클로스포린(cyclosporine)과는 병용하지 않도록 합니다.

두 약물의 작용기전은 무엇입니까?

Leflunomide의 작용기전은 정확하게 알려지지는 않았지만, T세포 활성화 과정에 새로운 피리미딘(pyrimidine)과 퓨린(purine)의 생합성이 필요한데, 이 과정에서 dihydroorotate dehydrogenase를 억제하여 피리미딘 합성을 방해합니다. 특히 휴지기의 림프구보다는 류마티스 관절염시 활막에서 활성화된 T림프구를 감소시켜 면역조절작용을 함으로써 RA의 치료제로 사용합니다.

Tofacitinib은 세포내 신호전달경로(intracellular kinase pathway)인 야누스 인산화효소(Janus kinase, JAK) 저해제를 억제하는 소분자 저해제(small molecule Inhibitor)입니다. Tofacitinib은 JAK-1과 JAK-3을 차단함으로써 류마티스관절염의 진행을 억제합니다. 표적분자를 정한다는 점에서 생물학적 제제와 유사하지만, 항체의 형태가 아닌 화합물의 형태로 제조된다는 점이 다릅니다. 따라서 세포내에서 일어나는 다양한 염증반응을 차단하며, 반감기가 짧고, 다른 생물학적 제제와 달리 체내에 면역원성이 발생하지 않아 장기복용이 가능하고, 경구복용이라 편리하다는 장점이 있습니다.

두 약물의 용법용량은 무엇입니까?

Leflunomide의 반감기가 길어 하루 한 번 투약합니다. 초기엔 부하용량으로 100mg씩 하루 한 번 3일간 투여 후 유지용량은 20mg을 하루 한 번 복용합니다.

Tofacitinib의 권장 용량은 5mg씩 1일 2회 투여합니다. 중등증 또는 중증의 신부전, 간장애 환자나 강력한 CYP3A4 억제제나 CYP2C19 억제제를 투여 중인 환자의 경우 용량을 반으로 줄여야 합니다.

또한 림프구수가 500cells/mm^3 미만, 절대호중구수(absolute neutrophil count, ANC)

 여기서 잠깐! "**JAK**(야누스 인산화효소) **분자란?**"

JAK분자는 염증성 사이토카인(cytokine) 세포내 수용체에 존재하여, 염증성 사이토카인의 신호를 세포내로 전달하는 역할을 합니다. 이 계열에는 JAK1, JAK2, JAK3, TYK2가 있고, 류마티스관절염에서 중요한 병태생리 작용을 하는 많은 사이토카인들이 신호전달과정에서 JAK을 이용하기 때문에 새로 개발되는 류마티스 관절염 약제들이 이를 억제함으로써 병의 진행을 억제합니다.

1,000cells/mm³ 미만, 또는 헤모글로빈 수치가 9g/dL 미만인 환자에게는 이 약의 치료를 시작하지 않도록 합니다.

두 약물의 이상반응은 무엇입니까?

Leflunomide의 흔한 부작용은 상기도 감염, 설사, 피부 발진입니다. 또한 탈모, 간효소수치(AST, ALT) 상승 등도 보고되었고, 드문 이상반응으로 스티븐존슨 증후군(stevens-johnson syndrom)과 면역억제, 골수억제도 일어날 수 있다고 합니다. 심각한 감염이 일어날 경우, 이 약의 치료를 중지하도록 합니다.

Tofacitinib의 가장 흔하게 보고된 감염은 상기도 감염, 코인두염 및 요로감염입니다. 드물게 methotrexate, 스테로이드와 같은 면역억제제를 병용하는 환자들에게서 입원, 사망에 이르기도 하는 중대한 감염이 보고되기도 했습니다.

약물 상호작용은 어떤 것을 주의해야 하나요?

Leflunomide는 간독성제제(예: 알코올), 혈액독성제제나 면역억제제의 최근 투여 또는 병용 투여 시 이상반응 발생이 증가할 수 있으므로 이러한 약물들을 콜레스티라민이나 활성탄을 투여하여 제거한 후에 복용하도록 합니다.

Tofacitinib은 CYP3A4로 대사되므로 강력한 CYP3A4 억제제와 병용시 약물 농도가 증가하므로 병용하지 않도록 하며, 병용시에는 약물 용량을 줄이도록 합니다. 반면 강력한 면역억제제(예: 아자티오프린, 타크로리무스, 사이클로스포린)와 병용투여하는 경우 면역억제 작용이 증가할 위험이 있으므로, 병용투여하지 않도록 합니다.

두 약물의 금기 사항과 주의해야 할 점은 무엇입니까?

Leflunomide는 다발성경화증 치료제인 테리플루노미드가 모약물이어서, 이 약물 과민증 환자는 금기입니다. 또한 임부, 가임기 여성도 태아에게 위험을 초래할 수 있으므로 금기입니다.

이 약물의 활성대사체인 A771726는 2년 후에도 검출될 정도로 반감기가 길어, 투약을 중지한 후에도 이상반응이 나타나거나 지속될 수 있으므로 가임기 여성은 임신 계획 시 이 점을 고려하도록 합니다.

간염(B, C형) 환자나, 간기능저하 환자는 간기능에 이상을 초래할 수 있으므로 사용하지 않는 것이 좋습니다. 따라서 약 복용전에 간기능 검사가 필요하며, 이 약을 복용하는 경우 6개월간 매달 간기능 검사를 시행하며, AST/ALT가 3배 이상 증가한 경우 약물 복용을 중단하도록 합니다.

폐질환환자도 간질성폐렴으로 사망한 예가 있으므로 주의를 요하며, 혈압상승이 일어날 수 있으므로 주기적으로 혈압을 측정하도록 합니다.

Tofacitinib은 약물 투여를 시작하기 전 잠복 결핵 또는 활성 감염 여부를 검사하고 잠복결핵인 경우, 이를 치료한 후에 약 복용을 하도록 합니다. 약물 투여 중 중대한 감염이 나타난 경우, 감염이 조절될 때까지 이 약의 투여를 중단해야 합니다.

류마티스관절염에 사용되는 생물학적(biologic) DMARDs로 어떤 제품들이 있습니까?

생물학적 질환 조절 항류마티스약제(biologic disease-modifying antirheumatic drugs)들은 관절염 발생에 핵심적인 역할을 하는 종양괴사인자(tumor necrosis factor, TNF) 차단제, 인터루킨-6(IL-6) 차단제, B 림프구·T 림프구 차단제, JAK저해제들이 개발되어 사용되고 있습니다.

표 9-8 국내에서 생산되는 생물학적 류마티스제제(Biologic DMARDs)

	성분(제품 예)	용법
항 TNF제	Adalimumab(휴미라주)	SC: 40mg 격주
	Etanercept(엔브렐주)	SC: 25mg 주 2회 또는 50mg 주 1회
	Golimumab(심퍼니주)	IV: 2mg/kg(0, 4주), 그 이후 8주마다
	(심퍼니프리필드실린지)	SC: 50mg/월
	Infliximab(레미케이드주)	IV: 초기 5mg/kg, 유지: 2주, 6주. 이후 8주마다 5mg/kg
T Cell Inhibitors	Abatacept(오렌시아주)	SC: 250mg/주 IV: 60kg 미만: 500mg, 60~100kg: 750mg, 100kg 이상: 1g 0, 2, 4주 그 이후에는 매 4주마다
B Cell Inhibitors	Rituximab(압테라주)*	IV: 1g 2주 간격 2번, 24주 후 추가 필요성 평가
IL-1 Inhibitors	Anakinra(키네렛주)	SC: 100mg 하루 한 번 피하주사
IL-6 Inhibitors	Tocilizumab(악템라주)	IV: 4주마다 4mg/kg, 임상반응에 따라 8mg/kg로 증량 SC: 100kg 미만: 162mg 격주, 100kg 이상: 162mg 매주
JAK Inhibitors	Tofacitinib(젤잔스정)	5mg 하루 한 번 경구 투여

생물학적 DMARDs 투여 후 많이 좋아졌는데, 장기간 투여해도 되나요?

생물학적 DMARDs는 기존의 약제로 만족할 만한 효과가 없을 때 사용하면 매우 효과적인 것으로 알려져 있지만, 증상이 매우 호전된 상태를 유지하기 위해서는 장기간 투여해야 합니다. 관해가 일정기간 유지된다면 이 약의 용량을 줄이거나 투여 간격을 연장할 수는 있지만 약제를 중단하는 경우 재발의 가능성이 높아지므로, 대한류마티스 학회에서는 지속적으로 약을 사용하도록 권고하고 있습니다.

이것만은 꼭 기억하세요!

- Leflunomide는 단독 또는 메토트렉세이트와 병용할 수 있으며, 초기 6개월간은 매달 간기능 검사를 하도록 합니다.
- Tofacitinib은 하루 두 번 복용하는 경구용 제제입니다.
- Tofacitinib은 메토트렉세이트, 스테로이드와 같은 면역억제제를 병용하는 환자들에게서 입원, 사망에 이르는 중대한 감염이 발생할 수 있습니다.

토파시티닙 Tofacitinib VS. 바리시티닙 Baricitinib

구현지

	Tofacitinib (젤잔즈정)	Baricitinib (올루미언트정)
효능효과	류마티스 관절염 건선성 관절염 궤양성 대장염	류마티스 관절염 아토피 피부염
작용기전	야누스 인산화효소(Janus kinase, JAK) 저해제 JAK1, 3 억제	야누스 인산화효소(Janus kinase, JAK) 저해제 JAK1, 2 억제

용법·용량	류마티스 관절염 및 건선성 관절염:
	  1회 5mg, 1일 2회
	궤양성 대장염:
	  1회 10mg, 1일 2회(최소 8주 사용)
		류미티스 관절염:
		  1회 4mg, 1일 1회
		아토피 피부염:
		  1회 4mg, 1일 1회

대사	반감기: 3시간 70% CYP3A4로 대사	반감기: 12시간 75% 신장으로 배설

두 약물은 어떤 질환에 사용하나요?

두 약물 모두 중등도 내지 중증의 활동성 류마티스 관절염 치료에 사용되는 약물입니다. Tofacitinib은 건선성 관절염 및 궤양성 대장염에도 사용되며, baricitinib은 아토피 피부염에도 허가되어 있습니다. 류마티스 관절염은 관절을 둘러싸고, 관절액을 생성하는 활막의 지속적인 염증반응을 특징으로 하는 만성 염증성 전신질환입니다. 활막의 지속적인 만성 염증반응은 관절의 연골 손상, 골 미란을 유발하며, 관절의 파괴가 일어나 기능의 장애를 초래할 수 있습니다. 제대로 치료를 받지 않은 경우, 질병 발생의 10년 정도 경과 후에는 환자의 50%에서 일상생활에 장애를 갖게 됩니다.

류마티스 관절염 활성도를 평가하는 방법에는 여러 기준이 있지만, 현재 많이 사용되는

DAS28(Disease Activity Score of 28 joints)은 28개 관절 평가를 이용한 방법으로 DAS28이 3.2~5.1이면 중등도, 5.1 초과이면 중증으로 평가됩니다.

> **DAS28(Disease Activity Score in 28 joints)**
> - DAS28 (ESR) = 0.56×√(TJC−28) + 0.28×√(SJC−28) + 0.014×VAS + 0.70×ln(ESR)
> - DAS28 (CRP) = 0.56×√(TJC−28) + 0.28×√(SJC−28) + 0.014×VAS + 0.36×ln(CRP+1) + 0.96
>
> * TJC: 압통 관절수, SJC: 부종 관절수, VAS: 환자의 전반적인 상태보고

Tofacitinib과 baricitinib은 표적 합성 항류마티스 제제인 야누스 인산화효소(Janus kinase, JAK) 저해제로 생물학적 제제와 동등한 위치에서 고려되며, 생물학적 제제가 주사제형인 데 반해 두 약물은 경구제제로 복약 편이성을 높인 약물입니다. 미국 류마티스 학회의 가이드라인(2015 American college of rheumatology for the treatment of Rheumatoid Arthritis)에서도 질환 조절 항류마티스약제(disease-modifying antirheumatic drugs, DMARDs)의 단독요법 치료로 치료 효과가 미흡한 중등도 내지 중증의 활동성 류마티스 관절염일 때, DMARDs의 병용이나 생물학적 제제나 tofacitinib 사용(Baricitinib 허가이전)을 고려하도록 하고 있으며, 유럽류마티스학회(European League Against Rheumatism, EULAR)의 2019 EULAR 가이드라인에서도 DMARDs로 6개월 이상 치료 후 치료 효과가 미흡할 때, 생물학적 제제나 JAK 저해제 추가 사용을 고려하도록 하고 있습니다.

두 약물의 작용기전은 무엇인가요?

두 약물 모두 우리 몸에서 염증 반응을 활성화시키는 특정 효소인 야누스 인산화효소를 저해하는 약물입니다. 야누스 인산화효소는 인산기의 전이를 촉매하는 효소 중 한 종류입니다. 면역 세포가 분비하는 단백질인 사이토카인은 사이토카인 수용체와 결합하면서 신호전달이 세포내로 전해지는데, 사이토카인 수용체는 TYK2, JAK1, JAK2와 JAK3과 같은 야누스 인산화효소로 알려진 특이한 인산화 효소와 결합하고 있습니다. 사이토카인이 사이토카인 수용체와 결합하면 야누스 인산화효소에서 인산화 반응이 일어나고 STAT(signal transducer and activator of transcription)를 활성화시키며, 조혈 작용, 염증 반응, 면역 반응을 나타나도록 신호전달이 이어집니다. 류마티스 관절염도 인터루킨-6, 인터루킨-12, 인터루킨-15, 인터루킨-23 등의 사이토카인의 과잉 생산과 관계가 있는데, 이런 사이토카인이 결합하는 사이토카인의 수용체의 인산화 효소를 억제하는 것이 JAK 저해제입니다. Tofacitinib은 JAK1, 3을 선택적으로 억제하며, JAK2와 TYK2에는 약하게

작용하며, baricitinib의 경우는 JAK1, 2을 선택적으로 억제하고, TYK2에는 중등도로, JAK3에는 약하게 억제시킵니다.

약물 동력학적인 면에서는 어떤 차이가 있나요?

Tofacitinib은 경구로 복용 후 0.5~1시간에 최고 혈중농도에 이르며, 고지방 음식와 함께 복용 시 최고 혈중농도가 32% 감소할 수 있습니다. 하지만, 전체 흡수량은 변하지 않습니다. 단백결합률이 40%이며 대부분 알부민과 결합합니다. 70%가 일차적으로 CYP3A4를 통하여 대사되며, 일부는 CYP2C19에 의해 대사됩니다. 30%는 신장으로 배설되며, 반감기는 3시간입니다.

Baricitinib은 경구 복용 시 생체이용률이 80%이며, 음식에 의해서는 임상적으로 영향이 크지 않지만, AUC가 11%, 최고 혈중농도가 18%정도 감소할 수 있으며, 최고 혈중농도에 이르는 시간이 30분 정도 지연될 수 있습니다. 혈장 단백결합률은 50%, 혈청 단백결합률이 45% 입니다. 일차적으로 CYP3A4에 대사되며, P-당단백질(permeability glycoprotein, P-gp), 유방암 저항성 단백질(breast cancer resistance protein, BCRP), 다제 및 독성 물질 배출 단백질(multidrug and toxin extrusion, MATE), 유기음이온 수용체(organic anionic transporter 3, OAT3)의 기질로도 작용합니다. 신장으로 75% 배설되며 반감기는 12시간입니다.

두 약물의 용법·용량을 알려주세요.

두 약물 모두 단독으로 복용하거나 메토트레세이트와 같은 다른 비생물학적 항류마티스 제제와 병용할 수 있습니다.

Tofacitinib

- 류마티스 관절염과 건선성 관절염: 1회 5mg, 1일 2회 투여합니다. 단, 중등도 이상의 CYP34 억제제나 강력한 CYP2C19억제제와 병용 시와 중등도 이상의 신장애 및 간장애 환자는 1회 5mg, 1일 1회로 감량해야 합니다.
- 궤양성 대장염: 1회 10mg, 1일 2회로 최소 8주 동안 투여 후, 치료 반응에 따라 1회 5mg 또는 10mg을 1일 2회 투여합니다. 단, 중등도 이상의 CYP34 억제제나 강력한 CYP2C19억제제와 병용시 또는 중등도 이상의 신장애 및 간장애 환자도 1회 10mg을 1일 2회 투여중인 환자는 1회 5mg씩으로, 1일 5mg을 1일 2회 투여중인 환자는 1일 1회 투여로 감량하도록 합니다.

Baricitinib
- 류마티스 관절염, 아토피 피부염: 1회 4mg, 1일 1회 복용합니다. 단, 75세 이상 고령 환자, 만성 또는 재발성 감염의 병력이 있는 환자는 1회 2mg, 1일 1회로 감량해야 합니다.

두 약물의 이상반응은 무엇입니까?

Tofacitinib과 baricitinib의 공통적이며 특징적인 이상반응으로는 감염의 위험 증가, 고콜레스테롤혈증, 혈전증, 간수치 상승 등이 나타날 수 있습니다.

Tofacitinib의 매우 흔한 이상반응은 코인두 감염(2.8~14%)이며 흔한 이상반응으로 HDL 상승(10~12%), LDL상승(15~19%), 상기도 감염(3.8~6%), 두통(2.4~9%), 요로감염(2%) 등이 있으며, 심각한 이상반응으로 피부암, 위장관 천공, 빈혈(2~4%), 심부정맥색전증, 백혈구감소증, 폐색전증 등이 나타날 수 있습니다.

Baricitinib의 매우 흔한 이상반응으로는 상기도 감염(16.3%), 고콜레스테롤혈증이 있으며 간수치 상승, 흔한 이상반응으로 오심(2.7%), 간수치 상승, 대상포진(1%) 등이 나타날 수 있고, 심각한 이상반응으로 위 천공, 동맥혈전증(0.4~0.6%), 정맥혈전증(0.4%) 등이 있습니다.

두 약물 복용 시 주의할 점이 있나요?

- 두 약물은 절대림프구수(absolute lymphocyte count, ALC) 500cells/mm^3 미만, 절대호중구수(absolute neutrophil count, ANC) 1000cells/mm^3 미만인 경우, tofacitinib은 헤모글로빈 수치 9g/dL 미만, baricitinib은 8g/dL 미만에서는 이 약물을 시작해서는 안됩니다.
- 투여를 시작하기 전에 결핵을 스크리닝하고 잠복결핵이 있는 환자는 이 약물들을 투여전에 항결핵 치료를 고려해야 합니다.
- 임부 또는 임신가능성이 있는 여성에게는 투여하지 않으며, tofacitinib은 마지막 용량 투여 후 최소 4주 동안, baricitinib은 치료 후 적어도 1주 동안 효과적인 피임법을 사용하도록 권고하고 있습니다.
- 아자치오프린(azathioprine), 타크롤리무스(tacrolimus), 사이클로스포린(cyclosporine)과 같은 강력한 면역억제제와는 면역억제 작용이 증가하므로 병용하지 않도록 하며, 예방

> **여기서 잠깐!** "생백신(Live vaccine)에는 어떤 것이 있나요?"
>
> - 생백신은 계대배양 등의 방법을 통해 병원성을 약화시킨 세균이나 바이러스 변이균주를 살아있는 상태로 사용하는 백신을 말하며, 사멸한 백신으로는 충분한 면역을 얻을 수 없는 경우에 사용되고 있습니다.
> - 종류에는 BCG, MMR(measles-mumps-rubella combined vaccine, 홍역, 유행성이하선염, 풍진 혼합백신), 일본뇌염생백신, 수두백신, 로타바이러스 백신, 대상포진 백신, 콜레라 백신, 황열 백신, 장티푸스백신 등이 있습니다.

접종 가이드라인에 따라 예방접종은 실시해야 하지만, 생백신 투여는 피해야 합니다.
- 중대한 부작용인 심한 감염의 징후에는 발열 및 오한, 기침, 피부 수포, 위통, 지속적인 두통 등이 있으면 이러한 경우 빨리 처방의와 상의하도록 해야 합니다.

> **이것만은 꼭 기억하세요!**
>
> - Tofacitinib과 baricitinib은 야누스 인산화효소(JAK) 저해제로 중등도 내지 중증의 류마티스 관절염에 사용됩니다.
> - 중등도 이상의 CYP3A4 억제제나 강력한 CYP2C19억제제와 병용시는 사용량을 감량해야 합니다.
> - 발열 및 오한, 기침, 피부 수포, 위통, 지속적인 두통과 같은 감염의 징후가 나타나면 빨리 처방의와 상의해야 합니다.

바클로펜 Baclofen vs. 단트롤렌 Dantrolene

김형은

	Baclofen (바클란정)	Dantrolene (아노렉스캡슐25mg)
효능효과	다발성 경화증, 척추소뇌변성증 등으로 인한 골격근의 경직 및 척수질환으로 인한 경직, 대뇌 원인으로 인한 경직	척추손상, 발작, 뇌성마비 또는 다발성경화증 등의 중증 만성 질환으로 인한 경직 증상
작용기전	중추성 근이완제	근소포체 근이완제
반감기	3.5시간	5~9시간
주요 이상반응	졸음, 현기증, 어지러움, 금단증상	근력약화, 오심, 구토, 졸음, 어지러움, 피로감, 간독성

두 약물은 어떤 질환에 사용됩니까?

두 약물은 골격근의 경직에 사용됩니다. Baclofen은 다발성 경화증, 척추소뇌변성증 등으로 인한 골격근의 경직 및 척수질환으로 인한 경직, 뇌성마비, 뇌혈관사고, 뇌질환 등으로 인한 경직에 사용됩니다. Dantrolene은 척추손상, 발작, 뇌성마비 또는 다발성경화증 등의 중증 만성 질환으로 인한 경직 증상에 사용됩니다. 참고로 dantrolene 주사제는 마취로 인해 올수 있는 악성 고열증(malignant hyperthermia)에 사용됩니다.

두 약물이 근육 경직에 사용되는 약물학적 기전은 무엇입니까?

Baclofen은 중추성 근이완제(centrally acting muscle relaxants)입니다. 감각기관에서 자극이 들어오면 신경계는 반사 반응을 인체의 운동을 통해 내보내는데, 중추성 근이완제는 신경계에 있는 감각기관과 운동반응을 이어주는 역할을 하는 신경세포에 작용하여 반사

> **여기서 잠깐!** "근육의 경직, 경련 및 통증에 대해 알아봅시다."
>
> 근육 경직(stiffness), 경련(cramp) 그리고 근육의 통증은 각각의 증상이 따로 발생할 수 있고 근경련과 함께 근육경직 및 통증을 함께 경험하는 경우도 많습니다.
> 근육의 경직은 몸을 움직이려고 할 때 의도한 바 대로나 부드럽게 움직일 수 없을 때 느껴지는 주관적인 증상을 의미하며 정상적으로는 신경학적 질환과 무관하게 장시간 수면을 취하거나 휴식한 후 처음 움직일 때에도 자주 느낄 수 있습니다.
> 경직은 여러 가지 증상으로 나타날 수 있는데, 근긴장증, 근육부종, rippling 현상, stiff-person 증후군, 파상풍, 운동장애 등으로 나타납니다. 근경련은 하나 이상의 근육이 갑자기 불수의적으로 수축하는 것으로 수분 정도까지 지속될 수 있고, 활동전위가 지속적으로 연자되면서 나타나는 현상입니다. 신경학적 질환이 동반한 경우 더 많이 발생하고, 근육이 수축하는 동안 광범위한 정도의 통증이 유발될 수 있습니다.
> 근육통증은 이를 유발하는 근육병성 원인이 무엇인지 잘 파악하는 것이 중요하여 통증의 위치, 운동과의 연관관계, 유발인자, 지속시간, 근육수축의 유무, 약물 사용 등을 확인해봐야 합니다.

를 억제하고 근육의 이완 작용을 나타냅니다. Baclofen은 GABA와 구조적으로 유사하여 GABA-B 수용체에 결합하여 효능제로 작용합니다. Baclofen에 의한 GABA-B 수용체에 대한 활성은 칼륨이온(K^+)의 전도가 증가되어 과다분극을 일으키고 이는 칼슘(Ca^{2+}) 유입을 감소시켜 뇌와 척수에서 신경전달물질의 방출을 감소시킴으로써 시냅스전(presynapse)을 차단시킵니다.

Dantrolene은 근소포체 억제제(directly acting muscle relaxants)로 근소포체로부터 칼슘이온의 유리를 방해하여 흥분과 수축의 연결을 차단해서 근이완을 일으킵니다.

보통 중추성 근이완제와 근소포체 억제제는 통증을 동반한 근육의 경련 또는 긴장 시에 근육이완을 목적으로 사용되고, 이외에 말초성 근이완제는 환자의 수술, 마취 또는 진정 시에 사용됩니다.

두 약물의 용법과 용량은 무엇입니까?

근육이완제의 최적용량은 증상을 완화시키고 부작용을 최소화할 수 있는 용량으로 환자의 상태에 따라 개별적으로 다를수 있습니다.

성인에 해당되는 각 약물의 허가 용량은 다음과 같고, 연령, 증상에 따라 용량을 가감할 수 있습니다. Baclofen은 식사중 투여합니다. 두 약물 모두 어린이에서 사용가능하고 자세한 허가 연령 및 용법은 각 제품설명서를 참고 부탁드립니다.

		Baclofen	Dantrolene
성인	초기 투여량	1일 3회 (1회 5mg)	1일 1회 (1회 25mg)
	최대 투여량	1일 100~120mg (입원환자의 경우)	1일 4회 (1회 최대 100mg)

두 약물의 약동학적 성질은 어떠한가요?

Baclofen은 경구투여로 빠르게 흡수되며 위장관 흡수는 용량 의존적입니다. 혈중 최고농도 도달시간은 경구투여 시 2~3시간 이내이며 효과는 3~4일 후에 나타납니다. 최대효과 발현시간은 5~10일 후입니다. 혈중에서 단백질과 30% 정도 결합하고 간 대사는 약 15%이며 경구용량의 85%가 소변, 대변을 통해 미변화체로 배설됩니다. 반감기는 3.5시간으로 짧은 편이라 하루 3회 이상의 투여가 필요합니다.

Dantrolene은 경구투여로 70% 정도가 소장에서 흡수되어 3~6시간 만에 최고 혈중농도에 도달하고 활성형 대사체인 5-hydroxy dantrolene은 4~8시간에 최고혈중농도에 도달합니다. 반감기는 경구투여 시 5~9시간 정도입니다. 대부분 간에서 대사되고 소변에서 15~29%가 배설되며 45~50%는 담즙을 통해 대변으로 배설됩니다.

일반적인 주의 사항 및 대표적인 이상반응은 무엇입니까?

근육이완제는 반드시 필요할 때만 사용하여야 합니다. 근육이완제를 복용하는 동안에 알코올을 섭취하면 과도하게 진정 작용이 나타나 저혈압이 발생할 수 있으므로 주의해야 합니다.

Baclofen의 대표적인 이상반응은 중추신경계 억제로 인한 졸음, 현기증, 어지러움, 정신장애, 불면, 언어장애, 운동실조, 저긴장증 등이 있고, 간질 발작을 악화시킬 수 있습니다. 갑작스런 중단으로 인해 경련, 혼돈, 환각, 반사적인 근긴장도의 증가를 유도할 수 있습니다. 중독 증상으로는 구토, 근육의 긴장 저하, 타액 분비, 졸음, 혼수, 발작, 호흡억제 등이 나타날 수 있고, 이에 대한 치료는 호흡, 심박동수, 혈압, 체온을 개선시키기 위해 아트로핀(atropine)을 사용할 수 있습니다. 또한 장기간 사용했던 환자에서 투여를 급작스럽게 중단한 경우 불안, 흥분, 착란상태, 환각 등의 금단증상을 일으킬 수 있으므로, 이약의 투여를 중지하고자 할 때에는 약 1~2주 이상에 걸쳐 천천히 감량 투여합니다.

Dantrolene의 대표적인 이상반응으로는 근력약화, 경등도 설사, 구역, 구토, 졸음, 어지러움, 피로감 등이 있습니다. 무력증이나 인지 장애 부작용은 diazepam이나 baclofen에 비해 상대적으로 덜한 것으로 알려져 있습니다. Dantrolene의 가장 심각한 부작용은 간독성으로 심각한 간염 발생이 보고되었습니다. 특히 여성, 30세 이상, 하루 복용량 300mg 이상, 60일 이상 복용한 경우 간대사되는 약물과 병용투여 시 간독성이 더 빈발하게 발생하고 있는 것으로 알려져 있습니다.

이것만은 꼭 기억하세요!

- Baclofen은 중추성 근이완제이고, dantrolene은 근소포체 근이완제입니다.
- Baclofen은 반감기가 3.5시간이고, dantrolene은 5~9시간입니다.
- Baclofen의 대표적인 이상반응은 졸음, 현기증, 어지러움, 금단증상이고, dantrolene은 오심, 구토, 졸음, 어지러움, 피로감, 간독성이 있습니다.

통풍 Gout

전보명

정의

고요산혈증(혈중요산 농도가 7.0mg/dL 이상을 말함)으로 요산염 결정이 관절의 연골, 힘줄 등 조직에 침착되는 질병으로 관절염과 극심한 통증을 수반함

작용기전

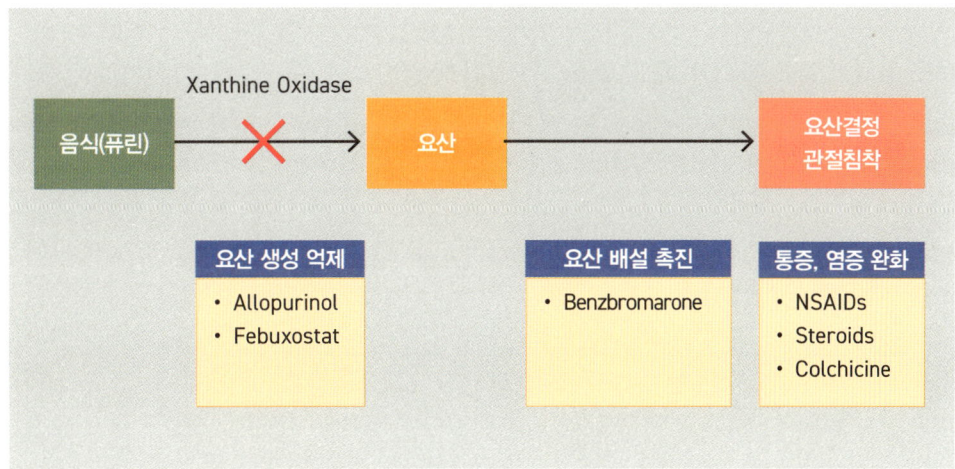

그림 9-5 **통풍 치료제의 작용기전**

치료약물

급성기 통풍

급성 통풍 관절염에서 발생하는 통증과 염증을 감소

1) 비스테로이드성 소염진통제(NSAIDs)
2) 코르티코스테로이드(corticosteroids)
3) 콜키신(colchicin, 콜킨정)

만성기 통풍

통풍의 재발 방지를 위해 혈중 요산수치 적정 유지

1) 요산 강하제
   - 요산 생성 억제제: 알로푸리놀(allopurinol, 자이로릭정), 페북소스타트(febuxostat, 페브릭정)
   - 요산 배설 촉진제: 프로베네시드(probenecid, 베니드정), 벤즈브로마론(Benzbromarone, 유리논정)
2) 콜키신(colchicin, 콜킨정)

비약물요법

퓨린 함량이 높은 육류, 어류, 알코올 등의 섭취를 줄임

알로푸리놀 vs. 페북소스타트
Allopurinol vs. Febuxostat

구현지

	Allopurinol (자이로릭정)	Febuxostat (페브릭정)
효능효과	고요산혈증, 통풍, 요산신장병증	통풍환자에서의 고요산혈증
작용기전	잔틴 산화효소(Xanthine oxidase) 저해제	잔틴 산화효소(Xanthine oxidase) 저해제 (비퓨린선택성, non-purine selective)
신 장애 환자의 경우	용량 조절이 필요	용량조절이 필요 없음(경·중등도)
심각한 이상반응	발진, 스티븐슨-존슨 증후군과 같은 피부 반응	간 기능 이상, 심근경색증
가격	72원/정	40mg 정: 221원 80mg 정: 311원

두 약물은 어떤 질환에 사용하나요?

Allopurinol과 febuxostat는 통풍환자에서의 고요산혈증을 치료하기 위해 사용되는 약물입니다. 통풍은 요산이 과다하게 생성되거나 신장에서 배출이 감소되어 혈중 농도가 높아지면 바늘과 같은 뾰족한 결정을 형성하는데 이런 결정들이 관절의 연골이나 힘줄, 주위 조직에 침착 되어 염증을 유발하는 질환입니다. 또 이런 결정은 신장에서 결석을 만들기도 합니다. Allopurinol은 요산염이 원인이 된 신장 결석의 치료나 백혈병, 다발성 골수종의 항암치료 중 과다하게 생성된 요산의 농도를 감소시키기 위해 사용됩니다. 아직 febuxostat는 통풍환자에서의 고요산혈증에만 허가되어 있습니다.

두 약물의 작용기전은 어떻게 다른가요?

요산은 음식을 통해 섭취된 단백질의 대사체인 퓨린이 몸 밖으로 배출되기 위한 형태인데 두 약물은 퓨린의 대사과정에서 생성된 하이포잔틴(hypoxanthine)을 잔틴(xanthine)으로, 잔틴을 요산으로 전환시키는 효소인 잔틴 산화효소(xanthine oxidase)를 억제하여 요산 생성을 억제합니다.

Allopurinol은 퓨린(purine) 유사체로 퓨린 대사과정 중에 생성되는 하이포잔틴의 이성질체의 구조를 가지고 있어서 하이포잔틴, 잔틴과 잔틴산화효소에 경쟁적으로 반응하여 잔틴산화효소를 억제시킵니다. 반면 febuxostat는 퓨린 구조를 가지고 있지 않아서 잔틴산화효소에만 비경쟁적으로 작용하는데 잔틴산화효소의 산화된 형태와 환원된 형태 둘 다에 결합하여 잔틴산화효소를 강하게 억제시킵니다(non-purine selective xanthine oxidase inhibitor). 그리고 allopurinol은 잔틴산화효소 외에도 RNA와 DNA합성에도 필요한 PNP(purine nucleoside phosphorylase)와 OMPDC(orotidine-5'-monophosphate decarboxylase)를 억제하는 작용을 하지만 febuxostat 다른 퓨린 대사에 영향을 주지 않습니다.

약물 동력학적인 면에서는 어떤 차이가 있나요?

Allopurinol의 경우 활성대사체인 oxipurinol 또한 잔틴산화효소를 억제하는 작용을 하는데 allopurinol은 경구로 투여 시 1.5시간 후에 거의 활성대사체인 oxipurinol로 바뀌며 oxipurinol은 신장을 통해 서서히 배설됩니다. 생체이용률은 80~90%이며 allopurinol의 반감기는 1~2시간, oxipurinol의 반감기는 15시간(12~30시간)이 걸립니다.

Febuxostat는 경구로 투여 시 2.1시간 후에 혈중 최고 농도에 이르며 생체이용률은 49% 정도입니다. 단백결합률은 99.2%이며 간에서 글루쿠론산전이효소(UDP-glucuronosyltransferase, UGT), CYP450효소의 대사를 거쳐 45%가 변으로, 49%가 신장으로 배설됩니다. 반감기는 5~8시간입니다.

두 약물의 용법용량은 어떻게 되나요?

혈중 요산치의 급격한 저하는 급성통풍발작을 유발할 수 있으므로 두 약물 모두 저용량부터 시작해야 하며 목표 혈중 요산 농도인 6mg/dL 미만이 되게 유지합니다.

Allopurinol은 1일 100mg으로 시작하여 매주 100mg씩 증량하여 최대 1일 800mg까지 투여 가능합니다. 경증 통풍의 경우 1일 100~300mg, 중등도 통풍은 1일 300~600mg, 중증 결절 통풍은 1일 600~800mg이 권장됩니다. 신장애 환자의 경우는 용량 조절이 필요합니다.

Febuxostat는 1일 1회 40mg 또는 80mg로 시작하여 2주후 혈중 요산 농도를 재검사하여 목표 혈중 요산 농도 미만으로 유지합니다. 경증 및 중등도의 신 장애 환자에서도 용량 조절이 필요 없습니다(중증의 신 장애 환자(크레아티닌 청소율〈30mL/min)에서는 안전성과 유효성이 충분치 않음).

두 약물의 이상반응과 주의사항은 무엇인가요?

Allopurinol의 흔한 이상반응으로는 소양증(1% 미만) 등이 있으며 심각한 이상반응으로는 알로푸리놀 과민성 증후군(allopurinol hypersensitivity syndrome, AHS)이 있습니다. AHS로 스티븐스존슨 증후군, 중독성표피괴사증(리엘증후군)이 나타날 수 있으며 호산구 증가, 표피박리, 발열, 발진, 관절통을 비롯하여 간염, 신기능 이상을 초래할 수도 있습니다. 이런 과민반응은 신장애 환자나 아목시실린(amoxicillin)이나 암피실린(ampicillin)을 복용 중인 환자에게서 나타날 확률이 더 높습니다. 따라서 피부발적, 배뇨통, 혈뇨, 눈의 자극감, 입술 및 입이 부을 때는 복용을 중단하고 적절한 치료를 받도록 해야 합니다.

Febuxostat의 경우 흔한 이상반응으로는 구역(1.1~1.3%), 관절통(0.7~1.1%), 발진(0.5~1.6%)

등이 있으며 심각한 이상반응으로는 간 기능 이상(4.6~6.6%), ALT 상승(3%), 심근경색증과 사망이 보고 되기도 하였습니다. 따라서 약물 투여 중 요산 농도, 간 기능 검사뿐만 아니라 심근경색 및 뇌졸중의 증상이 없는지도 모니터링 해야 합니다.

두 약물과 상호 작용이 있는 약물에는 어떤 것이 있나요?

두 약물 모두 아자치오프린(azathioprine), 메르캅토푸린(mercaptopurine)과 병용 시, 이 약의 대사효소인 잔틴산화효소를 억제하여 아자치오프린 및 메르캅토푸린의 혈중농도를 상승시켜 골수 억제 등의 이상반응을 증가 시킵니다. Allopurinol과 병용 시는 두 약물의 용량을 1/3~1/4로 감량해야 하며 febuxostat와는 금기입니다. 그리고 theophylline도 잔틴산화효소에 의해 대사되는 약물이므로 allopurinol 및 febuxostat와 병용 시 혈중 농도가 상승될 수 있습니다.

통풍 환자가 피해야 할 음식이나 지켜야 할 생활습관에는 어떤 것이 있나요?

- 육류의 간, 콩팥과 같이 퓨린을 많이 함유한 음식, 과당은 요산을 높게 만들기 때문에 과당이 포함된 음료수 그리고 술은 먹지 말아야 합니다.
- 육류(쇠고기, 양고기, 돼지고기 등), 해산물(정어리, 새우, 조개류), 단맛의 과일주스, 소시지나 육즙소스에 들어있는 소금의 양도 줄여야 합니다.
- 비만이 되지 않는 체중관리, 규칙적인 운동, 건강에 좋은 음식 섭취, 흡연과 같은 생활습관의 관리도 중요합니다.

이것만은 꼭 기억하세요!

- 두 약물은 잔틴산화효소 저해제로 통풍환자에서 요산 농도의 증가를 억제하는 약물입니다.
- Allopurinol의 경우 스티븐슨-존슨증후군, 중독성표피 괴사증과 같은 피부 이상반응이 나타날 수 있으므로 복용 후 발열 및 발진이 있을 시 복용을 중단해야 합니다.
- Febuxostat는 경·중등도의 신 장애 환자에도 용량 조절 없이 사용 가능하며 간 기능 이상, 심근경색증의 모니터링이 필요합니다.

골다공증 Osteoporosis

전보명

정의

뼈의 강도가 약해져서 쉽게 골절되는 골격계 질환. 폐경 이후 여성과 50세 이상의 남성에서는 골밀도 측정 T-값 ≤ -2.5 인 경우를 골다공증으로 판정

치료약물

골흡수 억제제

뼈의 파괴를 감소

1) 비스포스포네이트 제제(Bisphosphonates)
    - 알렌드론산(alendronate, 포사맥스정)
    - 리세드론산(risedronate, 악토넬정)
    - 이반드론산(ibandronate, 본비바정)
    - 파미드론산(pamidronate, 파노린주사)
    - 졸레드론산(zoledronate, 대웅 졸레드론산주사액)
2) 여성호르몬제(estrogen 유도체)
3) 선택적 에스트로겐 수용체 조절제(selective estrogen receptor modulator, SERM)
    - 라록시펜(raloxifene, 에비스타정)
    - 바제독시펜(bazedoxifene, 비비안트정)
4) 조직 선택적 에스트로겐 복합제(tissue-selective estrogen complex, TSEC)
    - 에스트로겐/바제독시펜 복합제(conjugated estrogen/bazedoxifene, 듀아비브정)
5) RANKL antibody
    - 데노수맙(denosumab, 프롤리아프리필드시린지)

골형성 촉진제

뼈의 생성을 증가

1) 유전자 재조합 부갑상선호르몬
    - 테리파라타이드(teriparatide, 포스테오주)

기타

1) 칼슘제제
2) 비타민D

비약물요법

운동요법

정기적인 운동으로 골절 위험 감소, 단, 낙상이나 골절위험이 높은 운동은 피함

식이요법

하루 1,200mg의 칼슘과 800~1,000IU의 비타민D를 섭취

알렌드로네이트 vs. 라록시펜
Alendronate   Raloxifene

김형은

	Alendronate (포사맥스정)	Raloxifene (에비스타정)
효능효과	폐경 후 여성의 골다공증 치료 남성의 골다공증 치료 글루코코르티코이드에 의한 골다공증 치료	폐경 후 여성의 골다공증 치료 및 예방
작용기전	골흡수 억제제	선택적 에스트로겐 수용체 조절제
용법용량	처방 용량에 따라 아침 식전 최소 30분전 200mL 이상의 물과 함께 복용	60mg 1일 1회, 식사 관계없이 복용
대표적인 이상반응	위장관계 장애(식도염, 위궤양 등), 근육통	안면홍조, 다리통증
대표적인 금기사항	적어도 30분 동안 똑바로 앉거나 서 있을 수 없는 환자 연하곤란 및 식도질환이 있는 환자	정맥혈전증의 병력이 있는 경우

두 약물은 어떤 질환에 사용됩니까?

Alendronate와 raloxifene은 모두 경구용 골다공증 치료제입니다. Alendronate의 경우, 폐경 후 여성의 골다공증 치료, 남성의 골다공증 치료 및 글루코코르티코이드에 의한 골다공증 치료에 사용됩니다.

Raloxifene은 폐경 후 여성의 골다공증 치료 및 예방에 사용됩니다. Raloxifene은 뼈의 에스트로겐 수용체에 결합함으로써 뼈의 강도를 증가시켜 골절 감소 효과를 나타내는데, 자궁내막과 유방에서는 에스트로겐 길항작용을 나타내므로, 폐경 후 여성에서의 골다공증 치료 및 예방 목적으로 사용됩니다.

두 약물의 신체 부위에 따른 골밀도 증가율을 살펴보면, alendronate의 경우 FIT(Fracture

> **여기서 잠깐!** "골다공증에 대해 알아봅시다."
>
> 골량은 주로 골밀도(BMD)에 의해 표현되고 골질은 구조, 골교체율, 무기질화, 미세손상 축적 등으로 구성되며, 현재는 골밀도를 측정하여 T-값이 -2.5 이하인 경우 골다공증으로 진단되고 있습니다.
> 일생 중 20대 중반 또는 30대 초반의 청장년 시기에 최대 골량이 형성되고 그 이후는 연령 증가에 따라 골소실이 진행되는데, 최대 골량이 형성되기 전까지 골형성이 골흡수보다 많아 체적으로 골량이 증가되며 이러한 골량의 증가는 특히 사춘기 전후에 가장 왕성합니다.
> 여성은 폐경 후 급격한 골소실이 진행되는데, 이는 여성호르몬 결핍으로 급격한 골흡수가 일어나기 때문입니다.

Intervention Trial) 연구 결과, 폐경 후 골다공증 여성에서 alendronate 1일 10mg을 10년간 투여 시 요추와 대퇴골경부골밀도는 13.7%, 5.4% 증가하였습니다. Raloxifene의 경우, 골다공증 여성에게 raloxifene을 4년간 투여한 MORE(Multiple Outcomes of Raloxifene Evaluation) 연구에서 위약군에 비해 요추와 대퇴골경부골밀도는 각각 2.5%, 2.1% 증가하였습니다.

두 약물의 약리기전은 어떻게 다른가요?

Alendronate은 비스포스포네이트 제제로서 뼈 표면에 침착되어 파골세포(osteoclast)를 억제하는 골흡수억제제입니다.
Raloxifene은 선택적 에스트로겐 수용체 조절제(Selective Estrogen Receptor Modulator, SERM)입니다. 에스트로겐은 파골세포의 활동성을 감소시켜 골손실을 방지하는 역할을 하는데, raloxifene은 호르몬제는 아니지만 에스트로겐 수용체에 결합해 뼈에서는 에스트로겐 작용을 통해 뼈의 질을 개선해 뼈의 강도를 증가시켜 골절 감소 효과를 나타냅니다. 폐경후 여성에서 사용되는 SERM은 신체의 조직에 따라 에스트로겐 수용체에 반대되는 길항제로 작용하기도 하는데, 자궁내막과 유방에서는 에스트로겐 길항작용을 나타내어 유방암 발생 위험을 감소시킵니다.

시판되는 Alendronate와 Raloxifene 함유 제품의 용법용량 및 적응증을 비교해주세요.

Alendronate의 경우 1일 1회 경구 복용하는 5mg, 10mg 제제가 있고, 1주 1회 경구 복용하

표 9-9 Alendronate와 Raloxifene 제품의 용법용량

성분명	Alendronate						Raloxifene
용량	5mg	10mg	70mg	5mg + calcitriol 0.5ug	70mg + cholecalciferol 2,800IU	70mg + cholecalciferol 5,600IU	60mg
용법	1일 1회	1일 1회	1주 1회	1일 1회	1주 1회	1주 1회	1일 1회
폐경후 골다공증	치료	치료	치료	치료	치료	치료	예방, 치료
남성 골다공증	치료	치료	치료	치료	치료	치료	–
글루코코르티코이드에 의한 골다공증	치료	치료	–	치료	–	–	–

는 70mg 제제가 있습니다. 이 중 5mg과 70mg 제제는 calcitriol 또는 cholecalciferol과의 복합제제가 있습니다.

Alendronate와 비타민D 복합제제에 사용되는 비타민D는 활성형과 비활성형이 있습니다. Calcitriol은 활성형 비타민D이고, cholecalciferol(비타민D2)은 비활성형 비타민D입니다. 비활성형 비타민D는 체내 간 또는 신장에서 수산화되어 생리적 활성이 있는 calcitriol로 전환됩니다.

Raloxifene은 60mg 단일제제만 시판되고 있으며 1일 1회 경구 복용합니다(표 9-9).

대표적인 이상반응 및 사용 시 특별히 주의해야 할 사항은 무엇입니까?

Alendronate는 식도염, 위궤양과 연하곤란, 구역 등의 위장장애가 생길 수 있습니다. 이와 같은 이상반응은 적은 양의 물로 복용하거나 복용 후 바로 눕는 경우 발생할 수 있으므로 반드시 아침 식전 최소 30분 전 200mL 이상의 물과 함께 복용하며 복용 후 30분가량 눕지 않도록 합니다. 특히 우유나 유제품, 주스, 보리차, 커피, 칼슘, 철분제, 제산제 등은 약제 흡수를 방해하므로 복용 후 최소 1시간이 지난 후 섭취합니다. Alendronate를 장기간 사용 시 주의사항으로는 다른 비스포스포네이트 제제와 유사하게 턱뼈 괴사(osteonecrosis of jaw)가 드물게 일어날 수 있으므로, 치과 진료 시 복용 사실을 알리도록 합니다.

Raloxifene의 대표적인 이상반응으로 안면홍조와 다리 통증이 있습니다. 안면홍조는 치료 후 수개월간 나타날 수 있지만 증상이 가볍습니다. 또한 raloxifene은 여성호르몬요법과 유

사하게 정맥혈전색전증의 위험을 증가시킬 수 있으므로, 정맥혈전증 병력이 있는 경우와 수술 등 장기간 부동 상태가 예상될 때 최소 3일 전에는 복용을 중단하도록 합니다.

> **이것만은 꼭 기억하세요!**
>
> - Alendronate는 비스포스포네이트 제제이고, 라록시펜은 에스트로겐 수용체 조절제로서 모두 골감소를 막는 골다공증 치료제입니다.
> - Alendronate는 반드시 아침 식전 최소 30분전 200mL 이상의 물과 함께 복용하며 복용 후 30분가량 눕지 않도록 합니다.
> - Raloxifene은 정맥혈전색전증의 위험을 증가시킬 수 있으므로, 정맥혈전증 병력이 있는 경우와 수술 등 장기간 부동 상태가 예상될 때 최소 3일 전에는 복용을 중단하도록 합니다.

바제독시펜 vs. 이반드로네이트
Bazedoxifene vs. Ibandronate

김예지

	Bazedoxifene (비비안트정)	Ibandronate (본비바정)
효능효과	폐경 후 여성의 골다공증 치료 및 예방	폐경 후 여성의 골다공증 치료
작용기전	선택적 에스트로겐 수용체 조절 (Selective estrogen receptor modulator)	파골세포의 골 흡수 억제 (Bisphosphonate제제)
용법·용량	1일 1회 1정을 음식물 섭취와 관계없이 복용	경구: 월 1회 150mg 아침 식전 복용 한 시간 동안 눕지 말 것. 주사제: 3개월에 한 번 정맥 주사
반감기	30시간	경구: 37~157시간 주사제: 5~25시간
주의	중증의 신장애 환자에서 신중 투여 간장애 환자 권장되지 않음	CrCl 30mL/min 미만: 권장되지 않음

두 약물은 어떤 질환에 사용합니까?

두 약물은 폐경 후 여성의 골다공증 치료에 사용되는 약입니다.
Bazedoxifene은 골다공증 예방에도 승인을 받아서 폐경 후 골감소증 여성에게도 사용이 가능합니다. 또한 에스트로겐과의 복합제는 폐경과 연관된 중등도에서 중증의 혈관운동 증상 치료에 승인을 받았습니다.

두 약물의 작용기전은 무엇입니까?

Bazedoxifene은 선택적 에스트로겐 수용체 조절제(selective estrogen receptor modulator, SERM)로서 골조직, 심혈관 등의 α수용체에는 효능제로, 유방 조직, 자궁내막 등의 β수용체에는 에스트로겐 수용체 길항제로 선택적으로 작용합니다. 따라서 여성 호르몬요법과는 달리 유방암, 자궁내막증, 자궁내막암 등의 발생 위험은 증가시키지 않으며, 골 재흡수를 억제하고 골 전환(bone turnover)의 생화학적 지표들을 감소시켜 골밀도를 증가시킵니다. 우리 몸속의 골격을 이루는 뼈의 대사과정은 조골세포가 새로운 뼈를 만들고, 오래된 것은 파골세포에 의해 파괴됨으로써 매년 10%씩 교체되고, 10년 후에는 완전히 새롭게 만들어집니다. 성장기에는 조골세포의 작용이 왕성하여 뼈가 자라고 치밀하게 되며, 균형을 이루다, 중년이 되면 점차 파골세포의 작용이 커져 골밀도가 떨어지게 됩니다.

Ibandronate는 파골세포 또는 그 전구체의 대사장애를 초래하여 뼈의 재흡수를 저해함으로써 골밀도의 간접적인 증가를 초래하는 bisphophonate제제 중 하나입니다.

두 약물의 용법용량은 무엇입니까?

Bazedoxifene은 하루 한 번 1정(20mg)을 식사와 관계없이 복용합니다.

Ibandronate는 매월 한 번씩 1정(150mg)을 아침 식사 최소 1시간 전에 충분한 양의 물과 함께 삼킵니다. 약이 역류해 식도점막 자극이나 이상반응을 일으키지 않도록 약 복용 후 1시간동안 눕지 않도록 합니다. 또한 광천수, 커피, 오렌지주스, 음식과 함께 복용하면 흡수율을 각각 60~90%까지 떨어뜨릴 수 있습니다.

두 약물의 이상반응은 무엇입니까?

Bazedoxifene은 정맥 혈전색전증(심부정맥 혈전증, 폐색전증, 망막정맥 혈전증)의 위험성을 증가시킵니다. Ibandronate 경구제는 위장관 부작용이 발생할 수 있으며, 보통은 3일 이내에 호전됩니다. 발열, 근골격통증, 독감 유사증상 등이 나타날 수 있는데, 이러한 경우엔 NSAIDs를 쓰거나, 일정기간 저용량 투여 후 고용량으로 바꾸거나, 주사제로 바꿔주면 이러한 이상반응을 경감할 수 있습니다. 장기복용 시 비전형적 골절이 있을 수도 있습니다. 특히 악골괴사(bisphosphonate related osteonecrosis of the jawjaw, BRONJ)가 특이적 이상반응으로 보고되기도 하는데, 방사선치료를 받은 적도 없는데, bisphophonate를 복용한 적이 있거나, 약 복용 중 8주 이상 치유되지 않는 턱뼈 노출이 발생하는 경우 악골괴사를 의심해야 합니다. 그러므로 치과에서 발치나 임플란트를 하는 경우 이 약의 복용 사실을 치과의사에게 꼭 알리도록 해야 합니다.

골다공증 약물치료를 시작하는 기준은 무엇입니까?

폐경 후 여성과 50세 이상의 남성에서 다음과 같은 경우 치료해야 한다고 권고합니다(대한골대사학회 2018 진료 지침).

- 대퇴골 혹은 척추 골절이 있었던 경우
- 골밀도 T값(T-Score) -2.5 이하로 골다공증이 있는 경우
- 골감소증이 있으면서 과거의 기타 골절, 골절의 위험이 증가된 이차성 원인
- 세계보건기구(WHO)에서 제시한 10년내 대퇴골 골절 위험도가 3% 이상이거나 주요한 골다공증 골절 위험도가 20% 이상인 경우

골다공증 약물 치료 기간은 어떠한가요?

Bisphosphonate는 일반적으로 경구제는 투여 5년 이후, 주사제 zoledronate는 투여 3년 이후에 휴약기를 고려할 수 있습니다. 하지만 골절위험이 높은 경우에는 10년 치료 후 1~2년 이내의 휴약기를 가지면서, 이때 다른 계열의 골다공증 치료제로 대체하는 것도 고려할 수 있습니다.

국내 골다공증 치료제 중 Bisphosphonate제제, SERM제제는 어떤 제품이 있나요?

골다공증에 사용하는 SERM제제는 1세대에 속하는 tamoxifene과 toremifene은 유방암치료제로, clomiphene은 배란유도체로 사용되며, 그 이후에 개발된 raloxifene, bazedoxifene은 골다공증의 예방과 치료에 사용합니다(표 9-10).

 여기서 잠깐! "세계보건기구에서 제시한 10년내 골절 위험도(FRAX)"

FRAX는 10년내 골절위험 확률을 평가하는 데 사용되는 진단도구입니다.
나이, 성별, 체중, 신장, 이전의 골절병력, 부모님의 고관절 골절, 흡연, 스테로이드 복용 여부, 류마치스 관절염, 이차성 골관절염, 골밀도를 기입하면 10년내 고관절골절, 주요 골다공증골절(척추, 대퇴 골, 손목, 상완골 포함)을 알 수 있습니다.
이는 영국 쉐필드 대학에서 개발되었는데 세계 여러 국가에서 사용되고 있으며, 치료 가이드라인을 제공하는 데 도움이 되고 있습니다.

표 9-10 **국내 골다공증 치료제 중 Bisphosphonate제제와 SERM제제의 종류**

분류	성분(제품 예)	용법
Bisphosphonate	Aledronate(포사맥스정)	경구: 매일(5mg), 주 1회(35mg)
	Alendronate+Vit D(포사맥스플러스정)	경구: 주 1회(35mg)
	Risedronate(리도넬정)	경구: 매일, 주 1회, 월 2회, 월 1회
	Risedronate+Vit D(리도넬디정)	경구: 주 1회, 월 1회
	Ibandronate(본비바정)	경구: 월 1회, 주사: 매 3개월 정맥주사
	Pamidronate(파노린주)	주사: 매 3개월 정맥주사
	Zoledronic acid(대웅졸레드론산주사액)	주사: 매년 1회 정맥주사
Selective Estrogen Receptor Modulators (SERM)	Raloxifene(에비스타정)	경구: 매일 1정 복용
	Bazedoxifene(비비안트정) Bazedoxifene + Conjugated estrogen(듀아비브정)	경구: 매일 1정 복용

골다공증을 예방하려면 어떻게 하는 것이 좋을까요?

골다공증 예방은 골절의 위험을 감소시키기 위해 중요합니다. 이를 위해서는 적절한 칼슘과 비타민 D의 영양 섭취가 중요합니다. 또한 햇빛은 비타민 D 합성에 중요하며 칼슘흡수를 돕기 때문에 실외 활동도 중요합니다. 또한 운동은 뼈에 스트레스로 작용해 뼈를 단단하게 하기 때문에 1주일에 3번 30분 이상 체중이 실리는 근육강화 운동을 하도록 합니다. 가급적 금연, 금주하도록 하며 넘어지지 않도록 주의해야 합니다. 특히 많은 약을 복용하시는 어르신들은 어지러움, 저혈당, 저혈압 등이 발생하지 않도록 주의를 기울여야 합니다.

이것만은 꼭 기억하세요!

- Bazedoxifene은 식사와 관계없이 매일 한번 복용하는 약으로써 유방암과 자궁내막증 위험은 에스트로겐 제제에 비해 안전하지만 혈전 위험이 있을 수 있습니다.
- Ibandronate는 한 달에 한 번 아침 식전 1시간 전에 충분한 물과 함께 복용하며, 1시간 동안 눕지 않도록 합니다.
- Ibandronate 복용 시 발치나 임플란트를 하는 경우 이 약의 복용 사실을 치과의사에게 꼭 알리도록 해야 합니다.

라록시펜 Raloxifene VS. 에스트로겐/바제독시펜 Conjugated estrogen/Bazedoxifene

제남경

	Raloxifene (에비스타정)	Conjugated estrogen / bazedoxifene (듀아비브정)
효능효과	폐경 후 골다공증 치료 및 예방	자궁이 보존되어 있는 폐경기 여성의 중등도-중증 혈관운동증상개선 폐경 후 골다공증 예방
작용기전	Selective estrogen receptor modulator (SERM)	Tissue-selective estrogen complex (TSEC)
용량용법	1일 1회 60mg 경구복용	1일 1회 0.45/20mg 경구복용
임부 금기	국내 임부 금기 1등급	국내 임부 금기 1등급

두 약물은 어떤 질환에 사용합니까?

두 약물은 모두 폐경(menopause) 여성의 골다공증 예방에 사용합니다. 폐경은 임상적으로 12개월 연속으로 무월경이 지속될 때 진단할 수 있습니다. 폐경이 일어나면 여성의 몸에는 에스트로겐의 부족으로 여러 가지 신체변화가 일어나게 되는데 대표적인 것이 혈관운동증상(vasomotor symptoms)과 자궁질 위축증상입니다. 혈관운동증상은 얼굴에 열감이 오르는 홍조(hot flush)와 야간발한(night sweat)이 주증상으로 폐경이 되기 전인 폐경이행기부터 발생하여 폐경 이후 보통 1년 정도 지속됩니다. 자궁질 위축증상은 질건조증과 성교통(dyspareunia)으로 나타납니다. 또한 폐경 이후 골다공증이 급속하게 늘어나게 되는데 이것은 골소실을 방지하는 에스트로겐의 효과가 감소하기 때문입니다. 폐경여성의 골다공증 예방 목적으로는 두 약물 모두 사용할 수 있습니다. 추가적으로 raloxifene은 폐경여성의 골다공증 치료 목적으로도 사용할 수 있습니다.

두 약물의 작용기전은 무엇입니까?

Raloxifene과 bazedoxifene은 selective estrogen receptor modulator(SERM)입니다. 에스트로겐과 SERM의 복합제를 tissue-selective estrogen complex(TSEC)라고 부르는데 conjugated estrogen/bazedoxifene 복합제가 최초로 개발된 TSEC입니다. 두 약물은 모두 뼈에 있는 에스트로겐 수용체(estrogen receptor, ER)에 효능제로 작용하여 골소실을 방지합니다.

두 약물의 차이점은 무엇입니까?

Raloxifene과 bazedoxifene은 모두 SERM이지만 골조직 이외의 다른 조직 ER에 대한 작용에 따라 서로 다른 적응증이 있습니다. Raloxifene은 국내 미승인 적응증으로 침습성 유방암 발생 위험성을 낮추는 적응증이 있습니다. 이것은 raloxifene이 유방에 있는 ER에 길항제로 작용하기 때문입니다.

Bazedoxifene은 에스트로겐과 복합제를 형성하여 자궁을 보존한 폐경여성의 혈관운동증상 개선에 사용됩니다. 이때 bazedoxifene은 자궁에 있는 ER에 길항제로 작용하여 에스트로겐으로 인한 자궁내막증식 작용을 예방합니다.

두 약물의 용법·용량은 무엇인가요?

Raloxifene(에비스타정)은 1일 1회 60mg 경구복용하고 conjugated estrogen/bazedoxifene 0.45mg/20mg 복합제(듀아비브정)는 1정씩 1일 1회 경구복용합니다. 두 약물 모두 식사와 상관없이 복용할 수 있습니다. 골다공증을 예방하기 위해서는 충분한 양의 calcium과 vitamin D를 섭취해야 합니다.

두 약물의 이상반응은 무엇입니까?

Raloxifene은 말초부종과 홍조를 일으킬 수 있습니다. 심각한 부작용으로 정맥혈전증이 있습니다. Conjugated estrogen/bazedoxifene의 경우 구역, 구토, 소화불량과 같은 소화기계 증상, 근육경련이 대조군과 비교하여 유의한 비율로 발생한 부작용입니다.

여기서 잠깐! "SERM이란?"

SERMs은 여러 조직에 존재하는 에스트로겐 수용체(ER)에 작용하는 약물로 조직에 따라 ER에 효능제 또는 길항제로 작용하기 때문에 에스트로겐 효능제/길항제라고도 부릅니다(그림). 조직의 종류와 ER에 대한 역할에 따라 다양한 적응증이 있습니다. 최초의 SERM인 clomifene으로 배란유도에 사용합니다. 이후 여러 SERMs이 개발되었습니다.
〈표〉에 SERMs의 종류와 주요 적응증이 정리되어 있습니다.

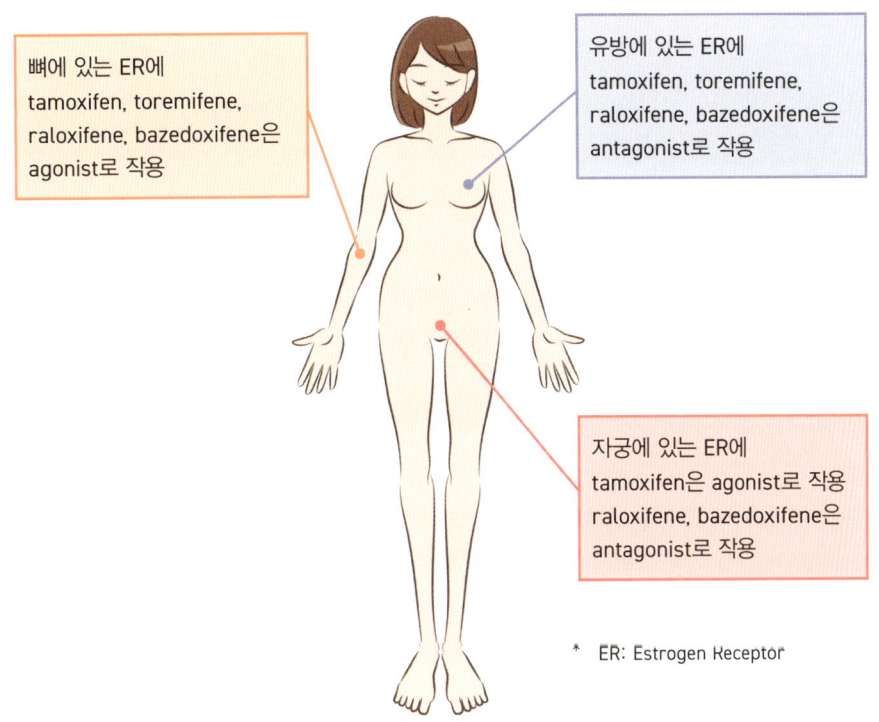

그림 인체 조직에서 SERM의 작용

표 SERMs의 종류

	약물	상품명	주요 적응증
1세대	Clomifene Tamoxifen Toremifene	영풍클로미펜시트르산염정 타목센정 화레스톤정	배란유도 유방암치료 유방암치료
2세대	Raloxifene	에비스타정	골다공증 치료 및 예방
3세대	Ospemifene Bazedoxifene	국내 제품 없음 비비안트정	성교통 골다공증 치료 및 예방

두 약물의 상호작용으로 어떤 것이 있나요?

Cholestyramine과 같은 담즙산 결합제는 raloxifene의 흡수를 저해하므로 같이 복용하지 않습니다. Conjugated estrogen/bazedoxifene에 포함된 에스트로겐은 CYP3A4 기질로 CYP3A4 저해제 또는 유도제와 병용 시 혈중 농도가 증가하거나 감소할 수 있습니다.

두 약물을 임부와 수유부가 복용할 수 있나요?

Raloxifene과 conjugated estrogen/bazedoxifene은 태아에게 손상을 줄 수 있어 임부에게 사용하지 않습니다. 수유부에게 사용하는 것도 금기입니다.

이것만은 꼭 기억하세요!

- 두 약물은 모두 폐경여성의 골다공증 예방에 사용합니다. 폐경 이전의 여성에게는 사용하지 않습니다.
- Raloxifene은 국내 미승인 적응증으로 침습성 유방암 발생 위험성을 낮추는 적응증이 있고, conjugated estrogen/bazedoxifene은 자궁을 보존한 폐경여성의 혈관운동증상개선 적응증이 있습니다.
- 두 약물 모두 임부에게 사용하지 않습니다.

데노수맙 vs. 테리파라타이드
Denosumab vs. Teriparatide

김형은

	Denosumab (프롤리아프리필드시린지)	Teriparatide (포스테오주)
효능효과	폐경 후 여성 골다공증 환자의 치료 남성 골다공증 환자의 골밀도 증가를 위한 치료 안드로겐 차단요법을 받고 있는 비전이성 전립선암 환자의 골 소실 치료 Aromatase 저해제 보조요법을 받고 있는 여성 유방암 환자의 골 소실 치료	폐경기 이후 여성 및 골절의 위험이 높은 남성에 대한 골다공증의 치료 골절의 위험이 높은 여성 및 남성에 있어서 지속적인 글루코코르티코이드 요법과 관련된 골다공증의 치료
작용기전	RANKL단클론항체	유전자 재조합 부갑상선 호르몬
용법용량	6개월마다 상완, 허벅지 위쪽 또는 복부에 피하 주사 (의료진에 의해 투여되어야 함)	1일 1회 대퇴부 또는 복부에 피하주사 (교육받은 환자가 자가 투여 가능)
주의	모든 환자는 칼슘 1,000mg과 비타민 D 400IU 이상을 매일 복용해야 함	이 약의 투약기간은 최대 24개월임. 한 환자의 일생에서 이 약의 24개월 과정을 반복해서는 안 됨

두 약물은 어떤 질환에 사용되나요?

두 약물은 모두 골다공증 치료제입니다. Denosumab(프롤리아프리필드시린지)은 폐경 이후 여성 골다공증과 남성 골다공증에도 사용됩니다. 또한 안드로겐(androgen) 차단요법을 받고 있는 비전이성 전립선암 환자 및 anastrozole(아리미덱스정)과 같은 아로마타제 저해제(aromatase inhibitor) 보조요법을 받고 있는 여성 유방암 환자의 골 소실 치료제로도 사용됩니다. Teriparatide(포스테오주) 또한 폐경 이후 여성 및 골절 위험이 높은 남성 골다공증에 사용되며, 골절의 위험이 높은 여성 및 남성에 있어서 지속적인 글루코코르티코이드(glucocorticoid) 요법과 관련된 골다공증의 치료에도 사용됩니다. 이들 약물들은 경증의 골다공증 보다 골절위험이 높은 중증 환자를 대상으로 보통 처방이 됩니다.

두 약물이 골다공증에 사용되는 약물학적 기전은 무엇입니까?

Denosumab은 파골세포 활성화 및 분화에 필수적인 RANKL(receptor activator of nuclear factor kappa-B ligand)에 대한 단클론항체로 파골세포의 분화를 촉진하는 세포막 단백질인 RANKL을 억제하여 골소실을 줄이는 골흡수 억제 작용을 합니다.

Teriparatide는 84개의 아미노산으로 이루어진 인체 부갑상선 호르몬 중 N-말단 부분의 활성이 있는 34개의 아미노산을 화학적으로 합성한 제제입니다. 부갑상선호르몬(Parathyroid Hormone, PTH)은 뼈 속의 칼슘을 분해하여 혈액 내로 내보내고 소변으로 배설되는 칼슘에 대한 재흡수를 촉진시키며 간접적으로는 소화관에서 칼슘의 흡수를 촉진시킴으로써 혈액 내 칼슘 농도를 높이는 역할을 합니다. Teriparatide는 이러한 부갑상선호르몬과 동등한 생물활성을 갖는 골형성 촉진 작용을 합니다.

두 약물의 용법용량은 무엇입니까?

Denosumab은 1시린지(60mg)를 매 6개월마다 상완, 허벅지 위쪽 또는 복부에 피하 주사합니다. 이는 의료진에 의해 투여되어야 하며, 모든 환자는 칼슘 1,000mg과 비타민 D 400IU 이상을 매일 복용해야 합니다.

Teriparatide(포스테오주)는 프리필드펜 주입기로 제작되어, 1일 1회 이 약 20μg을 대퇴부 또는 복부에 피하주사합니다. 환자들에게는 올바른 주사방법에 대하여 지도하여야 하며, 골육종(osteosarcoma) 발생 위험이 있으므로, 이 약의 투약기간은 한 환자당 최대 24개월이 넘어가면 안됩니다. 만일 음식섭취가 불충분한 경우에는, 환자들은 칼슘과 비타민D 보조제를 추가적으로 섭취하여야 합니다.

프롤리아와 포스테오주 이외에 Denosumab과 Teriparatide 성분의 제품은 무엇이 있을까요?

Denosumab 성분의 다른 제품으로는 엑스지바주가 있습니다. 엑스지바주는 denosumab 120mg이 포함된 고형암의 골전이와 골거대세포종 치료제로 사용됩니다. 고형암의 골전이의 경우에는 골격계 증상(skeletal-related events) 발생 위험 감소를 위해 사용되고, 골거대세포종의 경우에는 절제가 어려운 환자에서의 치료에도 사용됩니다. 여기서 골격계 증상은 병리학적 골절, 뼈에 대한 방사선 조사, 척수 압박, 뼈 수술을 말합니다.
Teriparatide 성분의 다른 제품으로는 테리본피하주사56.5μg(이하 테리본)이 있는데, 이는 teriparatide에 acetate염을 붙여 포스테오주와 분자 구조가 약간 다릅니다. 테리본은 포스테오주와 달리, 골절 위험이 높은 폐경 후 여성의 골다공증에만 적응증이 있고, 주 1회 피하 주사를 하고 이 약의 최대 투약기간은 72주입니다.

대표적인 이상반응 및 사용 시 특별히 주의해야 할 사항은 어떠한 것이 있을까요?

Denosumab의 이상반응으로는 요통, 근육통, 이상지질혈증, 저칼슘혈증, 방광염, 피부 반응 등이 있을 수 있습니다. Teriparatide의 이상반응으로는 오심, 두통, 다리경련이 경미하게 생길 수 있습니다. 일시적으로 고칼슘혈증이 있을 수 있으며 지속적으로 칼슘이 증가하면 기저 질환을 평가하는 것이 좋으며 필요시 칼슘과 비타민D를 중단해야 합니다.

금기사항 및 주의사항의 경우, denosumab은 이 약을 투여한 환자에서 턱뼈 괴사가 보고되어 이는 제품 설명서 상 경고 사항으로 명시하고 있습니다. 금기 사항으로는 저칼슘혈증 있는 환자와 임부에게 투여하지 않아야 합니다. Teriparatide의 금기사항으로는 파제트병, 알카리성 포스파타제가 증가했으나 원인이 명확하지 않은 환자, 소아 환자, 뼈에 방사선 치료를 받은 환자, 골육종의 발생 위험이 높은 환자, 골전이암, 골의 악성종양, 골다공증 이외의 대사성 골질환, 고칼슘혈증, 크레아티닌 청소율이 30mL/min 미만, 임신 또는 수유시 금기입니다. 또한, Teriparatide의 경우 동물실험에서 골육종(osteosarcoma)의 위험이 발견되어, 드물지만 매우 치명적인 암에 속하는 골육종에 대한 경고 문구가 기재되어 있습니다. 그러므로, 권장되는 치료 기간인 24개월을 넘어서는 안 됩니다.

이것만은 꼭 기억하세요!

- Denosumab과 teriparatide는 폐경 후 여성 골다공증과 남성 골다공증 치료제이며, 각각 골소실 및 골다공증 관련 추가 적응증이 있습니다.
- Denosumab은 파골세포 활성화 및 분화에 필수적인 세포막 단백질인 RANKL에 대한 단클론항체로서 골흡수 억제제이고, teriparatide는 부갑상선 호르몬 중 N-말단 부분의 활성이 있는 34개의 아미노산을 화학적으로 합성한 제제로 골형성 촉진제입니다.
- Denosumab은 의료진이 매 6개월마다 상완, 허벅지 위쪽 또는 복부에 피하 주사하고, teriparatide는 투여법을 교육받은 환자가 1일 1회 대퇴부 또는 복부에 피하 주사합니다.

이반드로네이트 vs. 졸레드론산
Ibandronate vs. Zoledronic acid

한혜성

	Ibadronate (본비바주)	Zoledronic acid (대웅졸레드론산주사액)
효능효과	폐경 후 여성의 골다공증 치료	여러 원인으로 인한 골다공증 치료 및 폐경 후 여성 및 남성의 골다공증 예방과 치료 악성종양으로 인한 고칼슘혈증
작용기전	비스포스포네이트 제제로 파골세포(osteoclast)를 억제하여 골흡수 억제	비스포스포네이트 제제로 파골세포(osteoclast)를 억제하여 골흡수 억제
투여 방법	3개월에 1회 정맥주사	1년에 1회 (단, 폐경 후 여성의 골다공증 예방은 2년에 1회)

두 약물은 어떤 질환에 사용됩니까?

Ibandronate는 폐경 후 여성의 골다공증 치료에 사용합니다. Zoledronic acid의 경우 폐경 후 여성의 골다공증(대퇴골, 척추 및 비척추골다공성 골절의 발생율 감소)예방과 치료에 사용하며, 남성의 골다공증 치료에도 사용합니다. 또한 글루코코르티코이드 사용에 의한 골다공증의 치료 및 예방이나 골파제트병(Paget's disease, 뼈에 손상을 일으켜 뼈의 비정상적인 생성과 파괴가 반복되는 질환)에도 사용합니다. 한편 악성종양으로 인한 고칼슘혈증의 치료에도 사용합니다.

Ibandronate의 경우 경구제형도 있지만 이번 주제에서는 주사제에 대해서 살펴보겠습니다. 주사용 골다공증 치료의 장점은 치매, 뇌졸중으로 의사의 지시를 따르기 어렵거나, 위염, 위궤양, 역류성식도염과 같은 위장 장애가 있는 환자에게도 사용이 가능한 것입니다.

두 약물의 작용기전은 무엇입니까?

두 약물은 모두 비스포스포네이트(bisphosphonate) 계열 약물로 칼슘과의 결합력이 높고, 파골세포의 기능을 억제하는 작용이 있습니다. 즉, 뼈의 무기질과 결합하여 파골세포(osteoclast)로 유입되어 골흡수를 억제합니다. 또한 파골세포의 사멸(apoptosis)을 촉진하고, 조혈세포로부터 파골세포의 형성을 억제하기도 합니다. 비스포스포네이트는 질소를 함유하는 것과 함유하지 않는 약물의 작용기전에 차이가 있습니다. 질소를 함유하는 경우 콜레스테롤 합성 과정에서 farnesyl pyrophosphatase 효소 작용을 차단하여 파골세포의 골흡수 기능을 억제하고, 사멸에까지 이르게 합니다. 한편 질소를 함유하지 않은 비스포스포네이트는 파골세포 내에서 세포 독성이 있는 ATP 유도체가 형성되어 파골세포의 기능을 억제하고, 사멸도 증가시키지만 질소를 함유하는 비스포스포네이트에 비하여 효능은 떨어집니다. Ibandronate와 zoledronic acid는 모두 질소를 포함한 약물입니다.

두 약물의 용법용량은 무엇입니까?

Ibadronate주사제의 경우 3개월에 한 번씩 15~30초간 정맥주사합니다. Zoledronic acid의 경우는 질환에 따라 주사 맞는 주기가 조금 다릅니다. 골다공증의 치료나 글루코코르티코이드에 의한 골다공증의 치료 및 예방에 사용하는 경우 1년에 1회 주사하고, 폐경 이후 여성의 골다공증 예방에 사용하는 경우에는 2년에 1회 주사합니다. 정맥주사하며 15분이상 점적합니다. 한편 골파제트병의 경우 일회만 정맥주사하며, 재차 사용하는 것에 대한 자료는 충분치 않습니다. Zoledronic acid를 악성종양에 사용하는 경우에는 질환에 따라 주사 주기가 다릅니다. 두 약물 모두 골다공증 및 저칼슘혈증의 위험을 감소시키기 위해 보조적으로 칼슘 및 비타민D 복용이 권장되는데, 1일 평균 1,200mg의 칼슘과 800~1,000IU의 비타민D가 필요합니다.

두 약물을 투여 시 주의할 점은 무엇입니까?

- Ibandronate는 저칼슘혈증 환자에게는 투여할 수 없습니다. 간장애 환자에게는 용량 조절이 필요하지 않지만, 중증의 신장애환자에게는 투여를 권장하지 않습니다.
- Zoledronic acid 주사 전후에는 신기능 저하를 예방하기 위해 충분한 양의 수분을 공급하는 것이 좋으며, 특히 이뇨제를 복용하거나 고령자의 경우에는 꼭 필요합니다.

- 비스포스포네이트는 과도하게 골재형성을 억제하기 때문에 장기간 투여한 환자에게서 턱의 골괴사증이 보고되었습니다. 대부분 스테로이드나 항암제, 방사선 치료 등의 병용요법중인 환자가 치과 치료를 받는 경우였지만, 그렇지 않더라도 장기적으로 비스포스포네이트를 사용 중에 발치나 치주수술, 임플란트 등의 치과 치료 시는 턱뼈괴사에 대해 환자에게 설명하고 주의를 기울여야 합니다.
- 비스포스포네이트 사용 후 스테로이드사용과 항암요법 중인 환자나, 국소적인 외상 및 감염증을 가진 환자에게서 외이도골괴사증이 보고된 적이 있으므로 만성적인 귀 감염 또는 귀의 분비물, 통증 등의 증상이 있는 경우 반드시 전문가와 상의해야 합니다.
- 비스포스포네이트계 약물을 복용한 환자에서 중증의 관절이나 근육 통증이 보고되었습니다. 증상 발현은 약물 투여 후 1일에서 수개월로 다양하였고, 대부분의 환자들은 약물 중단 후 증상이 완화되었습니다.
- Zoledronic acid를 장기간 사용할 때에는 치료반응과 지속적 치료의 필요성을 주기적으로 평가해야 합니다. 처음 3년간 사용 후에는 중단할 것을 고려하지만, 골절 고위험 환자는 지속적 사용에 대해 평가합니다.
- 두 약물은 모두 간에서 대사되지 않으므로 간대사로 인한 약물상호작용은 우려되지 않습니다. 신장으로만 배설되므로 중증의 신장애 환자는 투여할 수 없으며, 신기능에 영향을 줄 수 있는 약물(아미노글리코사이드계열, 이뇨제 등)과 병용 시는 주의가 필요합니다.

두 약물의 이상반응은 무엇입니까?

Ibandronate의 경우 식욕부진, 요통, 상기도 감염 등이 흔하게 발생하는(10% 이상) 이상반응이며, 그 외 혈압 상승, 두통, 불면, 오심, 설사, 근육통 등이 나타날 수 있습니다. Zoledronic acid의 경우 혈압 상승, 통증, 발열, 두통, 오한, 오심, 저칼슘혈증, 탈수, 근육통, 독감유사증상 등이 흔하게 발생하는(10% 이상) 이상반응이며, 그 외 흉통, 심방세동, 졸음, 현기증, 피부발진, 복통, 구토, 설사, 눈의 통증 등이 나타날 수 있습니다.

골다공증에 사용되는 비스포스포네이트 계열의 약물을 정리해 주세요.

비스포스포네이트 계열 약물은 1960년대 처음 임상에 소개된 이후 많은 약제들이 소개

표 9-11 국내 시판 중인 비스포스포네이트 계열의 제품

세대	성분	제형	국내 시판 제품명
1세대	Etidronate	경구	다이놀정
2세대	Alendronate	경구	포사맥스정
	Pamidronate	주사	파노린주사
3세대	Risedronate	경구	악토넬정
	Ibandronate	경구, 주사	본비바정, 본비바주
	Zoledronic acid	주사	졸레드론산주사액

되면서 골질환 치료의 새로운 영역이 되었습니다. 1세대 약물은 질소를 포함하지 않으며, 2세대와 3세대 약물은 질소를 포함하고 효과도 1세대에 비해 1,000~10,000배로 증가되었습니다(표 9-11).

이것만은 꼭 기억하세요!

- 두 약물은 비스포스포네이트 계열 주사제 약물로 ibandronate는 폐경 이후 여성의 골다공증 치료에 사용할 수 있고, zoledronic acid의 경우 남성과 여성 모두 골다공증 치료와 예방에 사용할 수 있을 뿐 아니라 악성종양으로 인한 고칼슘혈증에도 사용합니다.
- 두 약물은 모두 주사제로 ibandronate는 3개월에 한 번, zoledronic acid는 1년에 한 번(폐경 이후 여성의 골다공증 예방에는 2년에 한 번) 주사합니다.
- 두 약물은 간대사를 거치지 않고 신장으로 배설되므로 간에서 대사 되는 약물들과 상호작용은 없지만, 신장 기능에 영향을 주는 약물과 병용 시는 주의해야 하고 중증의 신장애 환자에게는 투여할 수 없습니다.

참고문헌

1. MICROMEDEX DRUGDEX [database on the Internet]. IBM Corporation. Available from: www.micromedexsolutions.com.
2. Lexi-drugs online [database on the Internet]. Lexicomp Inc. Available from: http://online.lexi.com.
3. 의약품안전나라 [database on the Internet]. 식품의약품안전처. Available from: https://nedrug.mfds.go.kr.
4. Drugs.com [database on the Internet]. Available from: https://www.drugs.com.
5. 약학정보원 [internet] Korean Pharmaceutical Information Center. Available from: www.health.kr.
6. 국가건강정보포털[internet] 질병관리청 Korea Disease Control and Prevention Agency Available from: http://health.cdc.go.kr/health/Main.do.
7. 제품설명서.
8. Cho, Soo Kyung, and Yoon Kyoung Sung. "Treatment strategy for patients with rheumatoid arthritis." J Korean Med Assoc 63.7 (2020): 422-430.
9. Cho, Soo-Kyung, and Sang-Cheol Bae. "Pharmacologic treatment of rheumatoid arthritis." J Korean Med Assoc 60.2 (2017): 156-163.
10. Seo, Young-Il. "New drugs for rheumatoid arthritis." Korean J Med 76.1 (2009): 12-17.
11. Korean College of Reumatology. Health Information of Reumatitis- Target therapies used in rheumatic diseases. 2019. Available from http://www.rheum.or.kr/join/login.html?ret_url=%2Fdata%2Fsub03_g06.html.
12. Singh, Jasvinder A., et al. "2015 American College of Rheumatology guideline for the treatment of rheumatoid arthritis." Arthritis & rheumatology 68.1 (2016): 1-26.
13. Smolen, Josef S., et al. "EULAR recommendations for the management of rheumatoid arthritis with synthetic and biological disease-modifying antirheumatic drugs: 2019 update." (2020): 685-699.
14. Taylor, Peter C. "Clinical efficacy of launched JAK inhibitors in rheumatoid arthritis." Rheumatology 58.Supplement_1 (2019): i17-i26.
15. O'Shea, John J., et al. "Janus kinase inhibitors in autoimmune diseases." Annals of the rheumatic diseases 72.suppl 2 (2013): ii111-ii115.
16. 국내 예방접종 백신 현황 [Internet]. 질병관리청; c2021 [cited 2021 Jan 23]. Available from: https://nip.cdc.go.kr/irgd/introduce.do?MnLv1=1&MnLv2=5.
17. Clinical Pharmacology. Elsevier 2016.
18. ACCP Updates in Therapeutics 2019: Pharmacotherapy Preparatory Review and Recertification Course, ACCP 2019.
19. 대한류마티스학회 [cited 2021 Feb 26]. Available from: http://www.rheum.or.kr.
20. Takano, Yasuhiro, et al. "Selectivity of febuxostat, a novel non-purine inhibitor of xanthine oxidase/xanthine dehydrogenase." Life sciences 76.16 (2005): 1835-1847.
21. Korean society of bone mineral research [Internet]. About Osteoporosis. Updated Feb, 2020. Available from: http://www.ksbmr.org.
22. Martinkovich, Stephen, et al. "Selective estrogen receptor modulators: tissue specificity and clinical utility." Clinical interventions in aging 9 (2014): 1437.
23. Dutertre, Martin, and Carolyn L. Smith. "Molecular mechanisms of selective estrogen receptor modulator (SERM) action." JPET 295.2 (2000): 431-437.
24. Pickar, James H., Matthieu Boucher, and Diana Morgenstern. "Tissue selective estrogen complex (TSEC): a

review." Menopause (New York, NY) 25.9 (2018): 1033.
25. NIH Osteoporosis and related bone diseases national resource center [Internet]. Availabel from: https://www.bones.nih.gov.
26. Park, Ye-Soo. "Diagnosis and treatment of osteoporosis." J Korean Med Assoc/Taehan Uisa Hyophoe Chi 55.11 (2012). J Korean Med Assoc. 2012 Nov;55(11).
27. Chang, Jae-Suk. "Osteoporotic fracture-medical treatment." JKFS 23.3 (2010): 326-340.

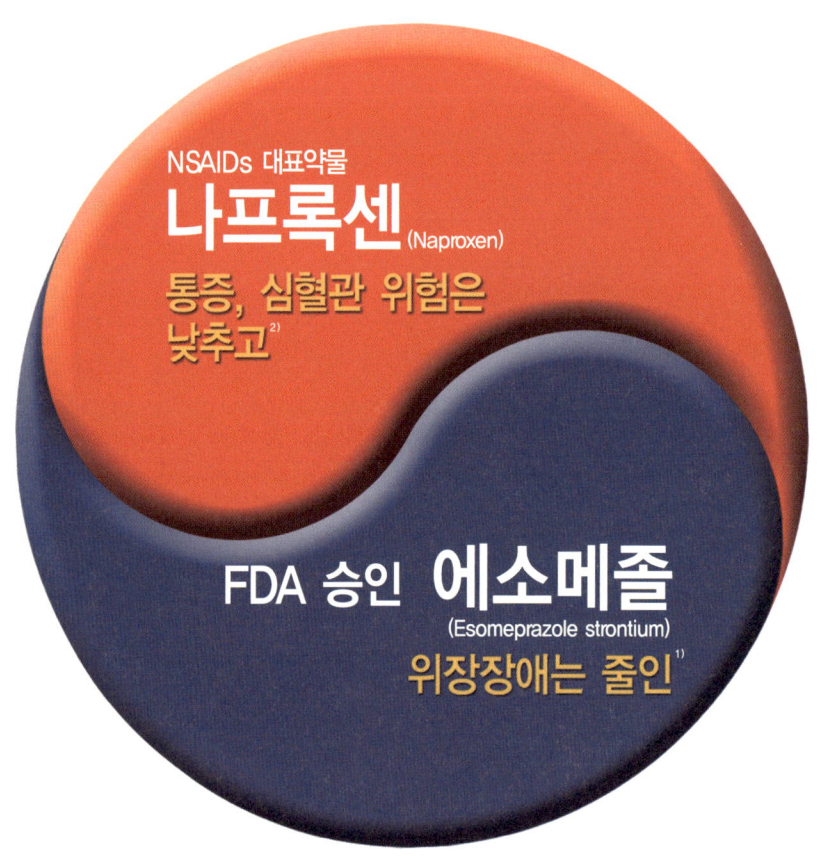

10
정신 질환

주요우울장애 Major Depressive Disorder

정경인

주요우울장애의 진단기준(Diagnostic and Statistical Manual of Mental Disorders, DSM-5)

다음 증상 중 적어도 5개 이상의 증상이 연속 2주 이상 지속
①과 ②는 반드시 포함되어야 함.
증상은 기능에서 중대한 억제 또는 손상을 유발해야 함.
다른 의학적 증상이나 물질사용으로 증상이 설명되지 않아야 함.

> 거의 매일 나타나는,
> ① 하루 중 대부분 지속되는 우울기분
> ② 일상생활에서 즐거움 상실; 무쾌감증
> ③ 체중변화; 통상 체중감소; 기저시점보다 5% 이상 변화
> ④ 수면장애; 통상 불면이지만 과다수면인 경우도 있음
> ⑤ 정신운동성 초조 또는 지체 경험
> ⑥ 에너지 감소
> ⑦ 무가치함 또는 지나친 죄책감
> ⑧ 집중력 감소; 우유부단함
> ⑨ 계획이 있거나 없는 자살 생각, 자살 시도; 죽음에 대한 반복된 생각

우울증 치료 약물

항우울제는 삼환계항우울제(TCA)와 같은 전통적인 항우울제와 SSRI 등 새로운 계열의 항우울제(SSRI, SNRI, NDRI) 및 기타 항우울제로 대별됨. TCA에 비해 SSRI는 항콜린성 부작용이나 심혈관독성이 적어 안전성과 내약성에서 우수하면서도 항우울 효과는 유사하여 경증 또는 중등도 우울증에 1차 선택약제로 선호됨.

1세대 항우울제

1) 삼환계 항우울제(tricyclic antidepressant, TCA)

   노르에피네프린과 세로토닌의 재흡수를 차단함.

   - 아미트리프틸린(amitriptyline, 에트라빌정), 클로미프라민(clomipramine, 그로민정), 이미프라민(imipramine, 환인이미프라민정), 노르트리프틸린(nortriptyline, 센시발정)

2세대 항우울제

1) 선택적 세로토닌 재흡수 저해제(selective serotonin reuptake inhibitor, SSRI)

   세로토닌 재흡수를 선택적으로 억제하여 신경말단에서 세로토닌의 농도를 높임.

   - 시탈로프람(citalopram, 산도스시탈로프람정), 에스시탈로프람(escitalopram, 렉사프로정), 플루옥세틴(fluoxetine, 푸로작캡슐), 플루복사민(fluvoxamine, 듀미록스정), 파록세틴(paroxetine, 팍실CR정), 세트랄린(sertraline, 졸로푸트정)

2) 세로토닌 노르에피네프린 재흡수 저해제(serotonin norepinephrine reuptake inhibitor, SNRI)

   세로토닌과 노르에피네프린의 재흡수를 억제함.

   - 둘록세틴(duloxetine, 심발타캡슐), 벤라팍신(venlafaxine, 이팩사엑스알서방캡슐), 데스벤라팍신(desvenlafaxine, 프리스틱서방정)

3) 노르에피네프린-도파민 재흡수 저해제(norepinephrine-dopamine reuptake inhibitor, NDRI)

   노르에피네프린-도파민 재흡수를 억제함.

   - 부프로피온(bupropione, 웰부트린서방정)

기타

1) 세로토닌 길항제 재흡수 저해제(serotonin antagonist reuptake inhibitor, SARI)

   5HT2A 수용체를 길항하고 세로토닌의 재흡수를 저해함.

   - 트라조돈(trazodone, 트리티코정)

2) 세로토닌 길항제 재흡수 저해제(noradrenergic & specific serotonergic anti-depressant, NaSSA)

   노르아드레날린과 특정 세로토닌 수용체를 차단함.

   - 미르타자핀(mirtazapine, 레메론정)

3) 단가아민 산화효소 A의 가역적 저해제(reversible inhibitor of monoamine oxi-dase A, RIMA)

단가아민 산화효소 A를 가역적으로 저해함.

- 모클로베미드(moclobemide, 오로릭스정)

4) 선택적 세로토닌 재흡수 증강제(selective serotonin reuptake enhancer, SSRE)

세로토닌의 재흡수 증가. 글루탐산 수용체 활성도 증가

- 티아넵틴(tianeptin, 스타브론정)

5) 다중양식(multimodality)

세로토닌 재흡수를 차단하며 세로토닌, 도파민, 노르아드레날린, 아세틸콜린, GABA 등 여러 신경전달물질 시스템을 조절하는 복합적인 기전

- 보티옥세틴(vortioxetine, 브린텔릭스정)

6) NMDA(N-methyl-D-aspartate) 수용체 길항제

NMDA 수용체를 길항하여 글루탐산 방출 증가

- 에스케타민(esketamine, 스프라바토나잘스프레이)

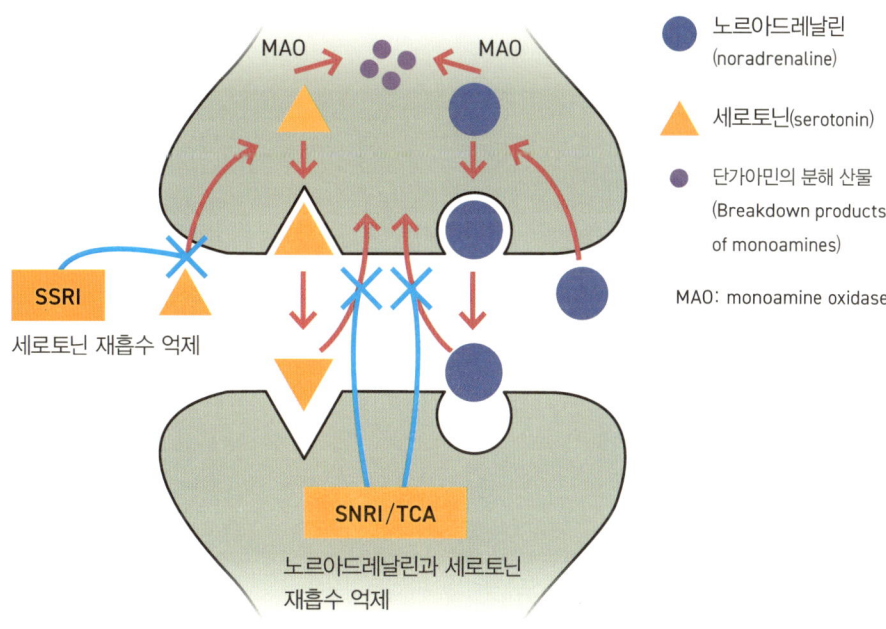

그림 10-1 주요 항우울제 계열의 작용기전

불안장애 Anxiety Disorder

불안장애

불안장애에는 범불안장애(generalized anxiety disorder), 공황장애(panic disorder), 광장공포증(agoraphobia), 사회불안장애(social anxiety disorder), 특정 공포증(specific phobia), 분리불안장애(separation anxiety disorder)가 있음(DSM-5 기준).

이들 불안장애의 임상적 특징은 불안과 회피행동이며, 불안증상은 중대한 고통과 사회적·직업적 또는 기능영역에서 손상을 유발하며 다른 약물이나 물질이나 다른 질환에 의한 것이 아님.

불안장애 치료 약물의 작용기전

벤조디아제핀계 약물(benzodiazepines)

가바(γ-aminobutyric acid, GABA) 벤조디아제핀 수용체에 결합하여 GABA의 억제성 작용을 유도함.

TCA, SSRI, SNRI, RIMA 등 항우울제

「주요우울장애」(127쪽) 내용 참고

Buspirone

세로토닌(5-HT1A) 수용체 부분적 효능제, 도파민의 부분적 저해제

불안장애의 약물치료

만성 불안장애에는 의존성과 부작용 측면에서 벤조디아제핀보다 유리한 duloxetine, escitalopram, paroxetine 등의 SSRI, SNRI가 우선적으로 사용됨. 특히 우울증상을 동반할 때 좋은 선택이 됨. 벤조디아제핀은 급성 불안증에 흔히 처방됨. 국내허가기준으로 불안장애에 적응증을 갖고 있는 주요 약물은 다음과 같음.

삼환계 항우울제(tricyclic antidepressant, TCA)

클로미프라민(clomipramine, 그로민정)

선택적 세로토닌 재흡수 저해제(selective serotonin reuptake inhibitor, SSRI)

시탈로프람(citalopram, 산도스시탈로프람정), 에스시탈로프람(escitalopram, 렉사프로정), 플루오세틴(fluoxetine, 푸로작캡슐), 플루복사민(fluvoxamine, 듀미록스정), 파록세틴(paroxetine, 팍실CR정), 세트랄린(sertraline, 졸로푸트정)

세로토닌 노르에피네프린 재흡수 저해제(serotonin norepinephrine reuptake inhibitor, SNRI)

둘록세틴(duloxetine, 심발타캡슐), 벤라팍신(venlafaxine, 이팩사엑스알서방캡슐)

벤조디아제핀계(benzodiazepines)

가바(γ-aminobutyric acid, GABA) 벤조디아제핀 수용체에 결합하여 GABA의 억제성 작용을 유도함.

클로나제팜(clonazepam, 리보트릴정), 알프라졸람(alprazolam, 자낙스정), 로라제팜(lorazepam, 아티반정), 클로르디아제폭사이드(chlordiazepoxide, 리버티정)

단가아민 산화효소 A의 가역적 저해제(reversible inhibitor of monoamine oxi-dase A, RIMA)

모클로베미드(moclobemide, 오로릭스정)

기타

부스피론(buspirone, 부스파정)

외상후스트레스장애 Posttraumatic Stress Disorder
& 강박장애 Obsessive-Compulsive Disorder

외상후스트레스장애와 강박장애

외상후스트레스장애
신체적 손상 또는 생명에 대한 불안 등 정신적 충격을 수반하는 사고를 겪은 후 심적 외상을 받아 나타나는 정신적 질환

강박장애
자신의 의지와는 상관없이 특정 사고나 행동을 떨쳐버리고 싶은데도 반복적으로 하게 되는 상태

약물치료

외상후스트레스장애에서 일차선택약은 SSRI와 venlafaxine이고, 대증적으로 벤조디아제핀 등이 사용될 수 있음(예를 들어 외상후스트레스장애에서 불면이 있으면 벤조디아제핀 수면제 사용).

강박장애에서는 중등도~고용량의 SSRI가 우선적으로, clomipramine과 같은 강한 5HT 재흡수 저해제가 이차선택약으로 고려될 수 있음.

양극성장애 Bipolar Disorder

양극성장애

기분장애 중 우울삽화와 조증삽화 모두를 나타내거나 조증삽화만을 가진 사람을 양극성 장애(조울증)로 진단함. 양극성 장애는 양극성 장애 I형(조증삽화±주요우울삽화 또는 경조증삽화), 양극성 장애 II형(주요우울삽화±경조증삽화), 기분순환 장애, 달리 분류되지 않는 양극성 장애 등으로 분류됨.

양극성장애의 치료 약물

리튬(lithium)
myo-inositol-1-phosphatase을 억제하며 유전자 발현과 신경보호 효과가 있음.

항경련제
발프로산(valproate, 데파킨정), 카르바마제핀(carbamazepine, 테그레톨정), 디발프로엑스(divalproex, 데파코트서방정), 라모트리진(lamotrigine, 리막틸정), 옥스카르바제핀(oxcarbazepine, 트리렙탈필름코팅정)

비정형 항정신병약
올란자핀(olanzapine, 자이프렉사정), 리스페리돈(risperidone, 리스페달정), 쿠에티아핀(quetiapine, 쎄로켈정), 아리피프라졸(aripiprazole, 아빌리파이정), 지프라시돈(ziprasidone, 젤독스캡슐)

보조요법
벤조디아제핀계 약물, 항우울제

조현병 Schizophrenia

조현병

비정상적인 사고와 현실에 대한 인지 및 검증력 이상을 특징으로 하는 정신질환. 일반적인 증상으로 외부 현실을 제대로 인식하지 못하여 부조화된 환각, 망상, 환영, 환청 등을 경험하고 대인 관계에서 지나친 긴장감 혹은 타인의 시각에 대한 무관심, 기이한 행동을 보임.

조현병 치료 약물의 작용기전

조현병 치료약제는 정형 및 비정형 항정신병약으로 대별됨. 1세대 정형 항정신병약의 효능은 주로 도파민길항에 의하며 항콜린성, 추체외로 부작용이 높음. 2세대 비정형 항정신병약은 도파민과 세로토닌 수용체 차단에 있어 개별 약물마다 독특한 작용을 가짐. 1세대 항정신병약에 비해 추체외로계 부작용이 적은 반면, 당뇨, 고콜레스테롤혈증, 체중증가 등 대사성 부작용의 위험이 높음.

조현병 치료 약물: 항정신병약물

1세대 정형 항정신병약의 효능은 주로 도파민길항에 의하며 항콜린성, 추체외로 부작용이 음. 2세대 비정형 항정신병약은 도파민과 세로토닌 수용체 차단에 있어 개별 약물마다 독특한 작용을 갖고 있음. 1세대 항정신병약에 비해 추체외로계 부작용이 적은 반면, 당뇨, 고콜레스테롤혈증, 체중증가 등 대사성 부작용의 위험이 높음.

정형 항정신병약(1세대)

할로페리돌(haloperidol, 페리돌정), 클로미프라민(chlorpromazine, 명인클로로프로마진정), 페르페나진(perphenazine, 명인페르페나진정), 피모지드(pimozide, 명인피모짓정), 록사핀(loxapine, 아다수브흡입제)

비정형 항정신병약(2세대)

클로자핀(clozapine, 클로자릴정), 올란자핀(olanzapine, 자이프렉사정), 리스페리돈(risperidone, 리스페달정), 쿠에티아핀(quetiapine, 쎄로켈정), 아리피프라졸(aripiprazole, 아빌리파이정), 지프라시돈(ziprasidone, 젤독스캡슐), 아미설프리드(amisulpride, 솔리안정), 팔리페리돈(paliperidone, 인베가서방정), 블로난세린(blonanserin, 로나센정), 조테핀(zotepine, 로도핀정)

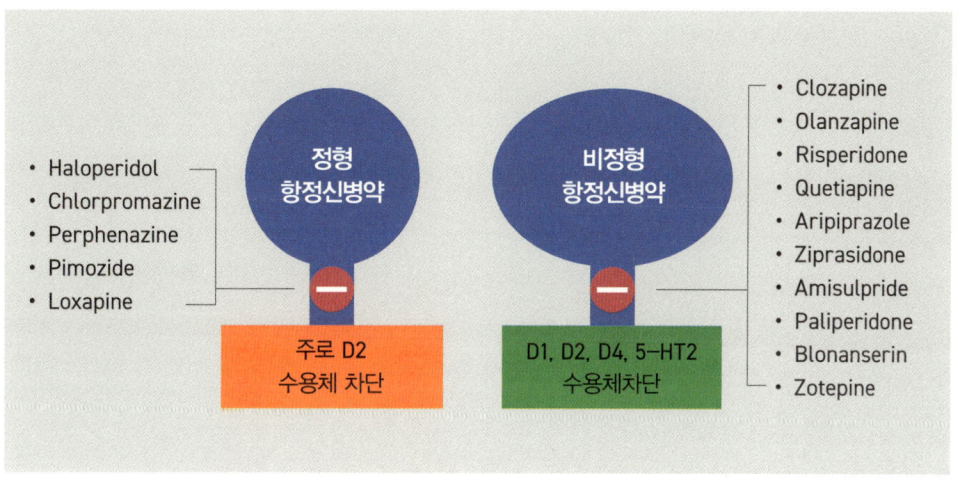

그림 10-2 정형 항정신병약과 비정형 항정신병약의 작용기전과 종류

아미트리프틸린 Amitriptyline VS. 트라조돈 Trazodone

한혜성

	Amitriptyline (에트라빌정)	Trazodone (트리티코정)
효능효과	우울증 야뇨증	우울증
작용기전	삼환계 항우울제	세로토닌 재흡수 저해, 도파민 증강
주요 이상반응	항콜린 이상반응(졸음, 심계항진, 시야몽롱, 변비, 배뇨곤란)	졸음, 기립성 저혈압, 지속성 발기

두 약물은 어떤 질환에 사용됩니까?

Amitriptyline과 trazodone은 모두 우울증 치료에 사용되는 약물입니다. Amitriptyline은 삼환계 항우울제의 대표적인 약물로 우울증과 야뇨증에 승인 되어 오랜 기간 사용되어 왔습니다. 그러나 사실 우울증보다는 미승인 적응증의 용도로 더 많이 처방되고 있는데, 편두통 예방, 대상 포진 후 통증의 치료 및 예방, 말초신경병증, 주관적 이명, 섬유근통, 과민성 대장 증후군 등 다양하게 사용되고 있습니다. Trazodone도 역시 우울증에 승인되었지만 그 외 미승인 적응증으로 불면증에 많이 사용되는 약물입니다. 항콜린 부작용이 거의 없어서 주로 노인들에게 많이 처방되는 약물입니다.

두 약물의 작용기전은 어떻게 다릅니까?

삼환계 항우울제의 기전이 명확하지는 않지만 amitriptyline의 경우 아드레날린(adrenaline)이나 세로토닌(serotonin)이 작용하는 신경세포막에서 노르에피네프린(norepinephrine)과 세로토닌의 재흡수를 차단하여 신경전달활성을 강화하는 것으로 알려져 있습니다.

Trazodone은 트리아졸피리딘(triazolopyridine)계 항우울제로 α1 아드레날린성 수용체와 5-HT1A, 5-HT1C, 5-HT2 수용체를 억제하는 기전을 가지는 항우울제의 일종입니다. 선택적으로 중추에서 세로토닌의 재흡수를 저해하고, 노르아드레날린의 말초에서 뇌 도파민(dopamine)의 재생을 증가시킵니다.

용법과 용량은 어떻습니까?

두 약물은 승인된 적응증인 우울증에 복용하는 용량과 다양한 다른 미승인 적응증의 용량은 각각 다릅니다(미승인 적응증 용량은 표 10-1 참고). Amitriptyline의 경우 우울증 복용 용량은 1일 30~75mg을 2~3회 나누어 복용하고 1일 150mg까지 점차 증량합니다. 야뇨증의 경우 1일 10~30mg을 취침 전에 복용합니다. Trazodone의 경우에는 우울증에 1일 150mg을 투여하고 3~4일마다 50mg씩 증량하여 1일 최대 입원환자(중증 우울증)인 경우 600mg, 외래 환자의 경우 400mg을 넘지 않도록 합니다.

두 약물을 투여 시 주의할 점은 무엇입니까?

- 이 약물들과 단가아민산화효소 저해제(monoamine oxidase inhibitor, MAOI)를 병용투여하거나 이 약 투여 중단 후 14일 이내에 MAOI를 투여하는 것은 세로토닌 증후군 위험성을 증가시키기 때문에 금기입니다.
- 두 약물은 모두 졸음, 주의력·집중력·반사운동능력 등의 저하가 나타날 수 있으므로 자동차 운전 등 위험성이 있는 기계 조작을 하지 않도록 합니다.
- 이들 약물을 복용 중에도 주요우울증을 가진 환자들에게 우울증상의 악화, 자살 충

표 10-1 **Amitriptyline과 trazodone의 미승인 적응증 용량**

	미승인 적응증	용량
Amitriptyline	편두통 예방	10~25mg 취침 전(10~400mg)
	대상포진 후 통증	65~100mg 1일 1회
	말초신경병증	10~25mg 취침 전(최대 150~200mg)
	주관적 이명	50mg 취침 전 1주, 100mg 5주
Trazodone	불면증	25~100mg 취침 전

동과 행동(자살성향), 비정상적인 행동 변화 등이 나타날 수 있으므로 지속적으로 주의 관찰해야 합니다.
- 약물의 발현시간이 보통 4~10일, 혹은 6주 후에 나타나는 경우도 있습니다.
- Amitriptyline은 전신 마취가 필요한 수술을 실시할 경우 수일 전에 복용을 중단합니다. 또한 삼환계 항우울제는 경련 발작의 역치를 낮출 수 있으므로 뇌전증 환자에게 amitriptyline을 투여 시는 주의해야 합니다.

두 약물의 이상반응에는 어떤 것들이 있습니까?

- 두 약물 모두 신경이완제악성증후군(neuroleptic malignant syndrome)의 이상반응을 일으킬 수 있습니다. 이는 운동마비, 근육 강직, 연하 곤란 등의 증상이 나타나는데 이 경우에는 즉시 투여를 중지하고 수분 공급, 체냉각 등의 신속한 처치가 필요합니다.
- 두 약물 모두 소아, 청소년 및 젊은 성인(18~24세)에서의 자살 성향의 증가, 집중력장애, 방향감각상실, 망상, 추체외로증상, 두통, 졸음, 구음장애, 초조 등이 나타날 수 있으므로 이러한 경우에는 감량 또는 휴약 등 적절한 처치를 합니다.
- Amitriptyline의 경우 항이뇨호르몬 분비이상증후군(syndrome of inappropriate secretion of antidiuretic hormone, SIADH)을 유발할 수 있고, 항콜린 작용(구갈, 배뇨곤란, 졸음, 시야 몽롱, 심계항진, 변비 등)이 나타날 수 있습니다. 그 외에도 뇌졸중과 심근경색, 저혈압 등의 순환계 이상반응과 여성형 유방이나 성기능 장애 등의 내분비계 이상반응이 일어날 수 있습니다.
- Trazodone은 항콜린 부작용이 거의 없고 심전도에도 영향을 주지 않아서 삼환계 항우울제보다는 안전하게 사용할 수 있습니다. 그러나 기립성 저혈압을 일으킬 수 있고 강한 진정 작용이 있기 때문에 주의해야 합니다. 또 드물지만 치명적인 이상반응으로 음경 및 음핵의 지속성 발기(priapism)가 나타날 수 있으므로 이러한 경우에는 즉시 투여를 중지하고 응급실로 가야 합니다. 이 경우 에피네프린(epinephrine), 노르에피네프린 등의 알파효능제(α-agonist)를 해면체 내에 주사하거나 외과적 처치가 필요합니다.

다른 약물들과 함께 복용 시 상호작용은 무엇입니까?

- 두 약물은 모두 알코올이나 중추신경억제제와 병용 시 이들 약물의 작용이 증강될 수 있으므로 병용을 피해야 합니다.

여기서 잠깐! "세로토닌 증후군에 대해 알아볼까요?"

세로토닌 증후군은 세로토닌 신경전달물질을 증강시키는 2개 이상의 약물을 병용하거나 과복용 했을 때 나타나는 증상입니다. 약물 복용 후 절반 가량이 2시간 이내에 일어나고 25%는 24시간 이후에 드물게는 수 주 후에도 발생합니다. 임상적 증상으로는 초조, 불안 등의 의식 변화와 더불어 근육경련, 반사 항진, 전율 등의 신경근 이상과 자율 신경 불안증이 환자의 50% 정도에서 보여집니다. 그 밖에도 고열, 발한, 대사산증(metabolic acidosis), 횡문근 융해, 신부전 등도 발생합니다.
증상이 경미한 경우에 치료는 원인이 되는 약물을 중단하고 보존적인 치료를 시행합니다. 보통은 치료 시작 후 24시간 이내에 증상이 완화되며, 벤조디아제핀(benzodiazepine)계 약물이 불안이나 초조 증상에 도움을 줍니다. 중등도의 증상인 경우 자율 신경계 증상과 고열 등을 적극적으로 치료해야 합니다. 수액의 공급과 함께 5-HT2A 길항제인 cyproheptadine을 투여합니다. 그 외에도 olanzapine이나 chlorpromazine도 사용되며 벤조디아제핀계 약물은 환자의 심각도와는 관계없이 생존률을 높이는 데 도움이 됩니다.
세로토닌 증후군은 사전에 세심하게 주의를 기울이면 발생 확률을 현저히 줄일 수 있는 부작용이므로 환자의 약물 치료력을 살펴보고 다른 병원 처방약이나 일반의약품 등 어떤 약물을 복용하는지를 확인해서 예방하는 것이 중요합니다.

- 세로토닌 작동성 약물들(트립탄 계열 약물, fentanyl, lithium, tramadol, buspiron, St. John's Wort 등) 및 세로토닌대사를 저해하는 약물들(MAOI 및 linezolid, 정맥주사용 메틸렌블루 제제)을 병용·투여했을 때 잠재적으로 생명을 위협하는 세로토닌 증후군이 나타날 수 있으므로 주의해야 합니다.
- Trazodone은 CYP3A4유도제(예: carbamazepine)에 의해 혈중 농도가 저하되거나 CYP3A4저해제(예: ritonavir, indinavir, ketoconazole, itraconazole)에 의해 혈중 농도가 상승될 수 있으므로 이들 약물과 병용 시는 주의해야 합니다.

이것만은 꼭 기억하세요!

- Amitriptyline은 삼환계 항우울제로 세로토닌과 노르에피네프린을 차단하여 항우울 효과를 나타내며 주요 이상반응으로 항콜린 부작용이 나타납니다.
- Trazodone은 선택적으로 중추에서 세로토닌의 재흡수를 저해하고 뇌 도파민의 재생을 증가시켜 항우울 효과를 보이고 졸음, 기립성 저혈압, 지속성 발기 등의 이상반응이 나타납니다.
- 두 약물은 모두 미승인 적응증의 용도로 더 많이 사용되는 약물입니다.

플루옥세틴 Fluoxetine VS. 둘록세틴 Duloxetine

정경혜

	Fluoxetine HCl (푸로작캡슐·확산정)	Duloxetine HCl (심발타캡슐)
효능효과	우울증 강박반응성 질환 월경전 불쾌장애 신경성 식욕과항진증	주요 우울장애 범불안장애 당뇨병성 말초신경병증성 통증 섬유근육통 비스테로이드성소염진통제에 반응이 적절하지 않은 골관절염 통증
작용기전	선택적 세로토닌 재흡수 저해제 (selective serotonin reuptake inhibitor, SSRI)	세로토닌, 노르에피네프린 재흡수 저해제 (serotonin norepinephrine reuptake inhibitor, SNRI)
제형	캡슐, 확산정: 20mg	캡슐: 30mg, 60mg
미승인 사용	난치성 섬유근육통 불안장애 외상후스트레스장애 신체추형장애	복압요실금

플루옥세틴(fluoxetine)과 둘록세틴(duloxetine)은 어떤 약입니까?

두 약물은 대표적인 항우울제입니다. Fluoxetine은 선택적 세로토닌 재흡수 저해제(Selective serotonin reuptake inhibitor, SSRI) 중 가장 먼저 개발된 약물입니다. 우울증 치료뿐만 아니라 강박장애와 월경전불쾌장애(premenstrual dysphoric disorder, PMDD), 폭식증이라고 불리는 신경성식욕과항진증(bulimia nervosa) 치료로 사용됩니다. 또한 승인되지는 않았으나 불안장애, 난치성 섬유근육통, 외상후스트레스장애, 신체추형장애 치료에도 사용됩니다. Fluoxetine은 항우울제 중 비만과 관련해서 가장 많이 연구된 약물입니다. 임상연구에서

> ### 여기서 잠깐! "불안장애란?"
>
> 비정상적·병적인 불안과 공포로 인하여 일상생활에 장애를 일으키는
> 정신질환으로 공황장애(panic disorder), 범불안장애(generalized anxiety disorder),
> 사회불안장애(social anxiety disorder), 광장공포증(agoraphobia), 특정공포증(specific phobia) 등이
> 불안장애에 해당한다.
> 정신장애진단통계편람(Diagnostic and Statistical Manual of Mental Disorders, DSM)-5에서는
> 그동안 불안장애에 포함되었던 강박장애(obsessive compulsive disorder),
> 외상후스트레스 장애(posttraumatic stress disorder)를 불안장애와 따로 분리해서
> 구분하였습니다.

fluoxetine은 식욕감소, 체중감소 등을 보였으나 장기간 사용 시 식욕억제 효과와 체중감소 효과가 감소하는 것으로 나타났습니다. 또한 가장 효과적이라고 알려진 1일 60mg 용량은 고용량이라 부작용을 유발할 가능성이 높습니다.

Duloxetine 또한 우울증 치료제이며 불안 장애의 한 종류인 범불안장애 치료에 사용됩니다. 손발저림 등의 증상이 나타나는 당뇨병성 말초신경병증, 신경통, 대상포진후 신경통, 섬유근육통, 골관절염 통증에 쓰입니다. 또한 승인된 적응증은 아니나 요도괄약근 약화로 기침이나 재채기 등 복압 증가로 발생하는 복압요실금(stress urinary incontinence)에 사용됩니다.

플루옥세틴(fluoxetine)과 둘록세틴(duloxetine)의 약리기전은 무엇입니까?

두 약물 모두 -xetine으로 끝나서 같은 계열로 유추하기 쉽지만 다른 계열입니다. Fluoxetine은 중추신경계에 작용해서 선택적으로 세로토닌의 재흡수를 억제하는 SSRI이며 duloxetine은 세로토닌과 노르에피네프린의 재흡수를 동시에 억제하는 serotonin norepinephrine reuptake inhibitor(SNRI)입니다. 우울증 치료제들은 세로토닌 또는 노르에피네프린을 증가시킴으로써 우울증 치료뿐만 아니라 통증 억제 작용을 나타내 신경통, 섬유근육통에 사용되기도 합니다. 우울증 환자의 상당수는 항우울제 복용으로 통증이 경감될 수 있습니다.

월경전불쾌장애(premenstrual dysphoric disorder)를 치료하는 fluoxetine의 기전은 알로프레그나놀론(allopregnanolone)을 생산하는 효소활성을 증가시키는 것으로 알려져 있어 이는 우울증 치료 기전과 다릅니다. 알로프레그나놀론은 가바(γ-aminobutyric acid, GABA) 수

용체에 결합해서 GABA 조절인자로 작용해서 월경전불쾌장애 환자의 기분과 행동을 개선합니다.

두 약물의 반감기는 얼마나 됩니까?

Fluoxetine의 반감기는 4~6일이며 활성대사체인 노르플루옥세틴(norfluoxetine)은 9.3일입니다. Fluoxetine은 작용지속시간이 길기 때문에 용량 조절과 상호작용에 주의해야 합니다.

Duloxetine의 반감기는 12시간(8~17시간)입니다.

두 약물의 용법용량은 무엇입니까?

Fluoxetine
- 우울증: 1일 1회 20mg(20~80mg, 20mg을 초과할 때는 1일 2회 아침과 정오에 복용)
- 강박반응성 질환: 1일 20~60mg
- 신경성 식욕과항진증: 1일 60mg
- 월경전불쾌장애: 1일 20mg → 우울증 치료 시와는 달리 매우 신속하게 효과가 나타나서 치료 첫 주기에 일반적으로 증상이 개선됩니다.

Duloxetine
- 1일 1회 60mg (1일 1회 30mg으로 시작하여 1주일 후 1일 1회 60mg으로 증량 가능)

이상반응과 주의사항은 무엇입니까?

Fluoxetine은 SSRI 중 불면증(9~33%)을 유발할 가능성이 가장 높은 약물이라 아침에 복용하는 것이 좋습니다. 그러나 졸음을 유발하는 경우도 있습니다.

구역(12~29%), 설사(8~18%), 소화불량(6~10%), 식욕감소(3.8~17%) 등의 위장장애와 성욕감소, 체중감소를 유발합니다. 불안장애 치료 초기에 불안, 신경과민 등을 유발하기 때문에 신경안정제와 함께 사용하기도 합니다.

Duloxetine에서 흔하게 보고된 이상반응은 구역, 두통, 입 마름, 졸림, 어지러움입니다. 치료 초기나 용량이 증가된 후에 기립성저혈압으로 실신할 가능성이 있으니 주의가 필요합니다. 또한 노르에피네프린 증가로 혈압상승을 유발할 수 있으므로 고혈압 환자나 심장질환자는 혈압을 관찰합니다. 때때로 간 손상이 발생하는데 복용 첫 달에 빈도가 높습니다. 특히 간 손상과 관련된 다른 약제를 복용하는 환자는 주의가 필요합니다.

대부분의 항우울제와 유사하게 두 약물을 복용하는 동안 자살 생각 및 자살 행동의 위험이 증가할 수 있으므로 주의 관찰이 필요합니다.

함께 복용 시 주의해야 할 약물이 있습니까?

두 약물은 모두 세로토닌을 증가시키는 약물이므로 세로토닌 증가를 유발하는 다른 약물과 복용하면 세로토닌증후군(serotonin syndrome)을 일으키므로 주의합니다.

1) 모노아민산화효소 저해제(monoamine oxidase inhibitor, MAOI)
- linezolid(자이복스정), moclobemide(오로릭스정)
- 병용금기입니다. MAOI 투여 중단 후 14일 이내 투여해서는 안 됩니다. Duloxetine은 투여 중단 후 5일 이내에, fluoxetine은 투여 중단 후 5주 이내에 MAOI를 투여해서는 안 됩니다.

2) 아래와 같이 세로토닌을 증가시키는 약물과 병용이 필요하다면 세로토닌증후군 위험성에 대하여 생각하고(특히 치료시작과 증량할 때), 이상반응이 발생한다면 즉시 투여를 중단하고 대증요법을 시작합니다.
- 트립탄 계열: sumatriptan(이미그란정), naratriptan(나라믹정), zolmitriptan(조믹정), frovatriptan(미가드정)
- 삼환계 항우울제: amitriptyline(에트라빌정), nortriptyline(센시발정), imipramine
- Fentanyl(액틱구강정), lithium(리단정), tramadol(지트람엑스엘서방정), buspirone(부스파정)
- 성요한풀(St. John's Wort), 트립토판

세로토닌증후군 증상은 어떻게 알 수 있을까요?

세로토닌증후군 발생 증상은 위장관계 증상(구역, 구토, 설사), 자율신경이상 증상(빈맥, 불안정한 혈압, 어지럼, 발한, 홍조, 고열), 정신상태 변화(초조, 환각, 섬망, 혼수), 신경근 증상(떨림, 경축, 간대성 근경련, 반사항진, 조화운동장애), 발작입니다.

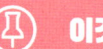 이것만은 꼭 기억하세요!

- Fluoxetine은 우울증·강박장애·월경전불쾌장애·신경성식욕과항진증에 사용되며, 수면장애·체중감소·성기능장애가 나타날 수 있습니다.
- Duloxetine은 우울증, 범불안장애와 당뇨병성 신경병증, 섬유근육통, 골관절염 등의 통증에 사용할 수 있으며 혈압이 상승할 수 있습니다.
- 두 약물은 세로토닌을 증가시키는 약물과 병용할 때 세로토닌증후군을 유발하므로 주의가 필요합니다.

파록세틴 Paroxetine VS. 보티옥세틴 Vortioxetine

정경인

	Paroxetine (팍실CR정)	Vortioxetine (브린텔릭스정)
효능효과	주요우울증, 공황장애, 사회불안장애, 월경전 불쾌장애	주요우울장애
작용기전	세로토닌(serotonin, 5-HT)의 재흡수를 억제	다중양식 항우울제: 세로토닌, 도파민, 아세틸콜린, GABA 등 여러 신경전달물질 시스템을 조절
제품함량	12.5mg	5, 10, 20mg

Paroxetine과 vortioxetine은 어떻게 항우울작용을 나타냅니까?

Paroxetine은 기분조절에 관여하여 세로토닌(serotonin, 5-HT)의 재흡수를 억제하여 세로토닌의 활성을 높이는 선택적 세로토닌 재흡수 저해제(selective sorotonin reuptake inhibitor, SSRI)입니다. 1992년 처음 시판되어 fluoxetine(푸로작) 등과 함께 대표적인 항우울제로 알려져 있습니다.

Vortioxetine은 국내에 2014년에 허가를 받은 신약으로 세로토닌 수용체 활성을 조절하고 재흡수를 차단할 뿐 아니라 세로토닌, 도파민(dopamine), 노르아드레날린(noradrenaline), 아세틸콜린(acetylcholine), GABA(γ-aminobutyric acid) 등 여러 신경전달물질 시스템을 조절하는 복합적인 기전을 통해 항우울작용을 나타냅니다. 부작용 발현이 비교적 낮고 내약성이 좋은 점에서 주목받고 있는 항우울제 신약입니다.

Paroxetine과 vortioxetine은 어떤 질환에 사용됩니까?

Paroxetine은 주요우울증, 공황장애, 사회불안장애, 월경전 불쾌장애의 치료에 사용됩니다. 특이한 점은 저용량 paroxetine(1일 7.5mg)이 안면홍조와 야간발한과 같은 혈관운동성 폐경증상에 효과적이라는 점입니다. 폐경호르몬 요법을 할 수 없을 때 SSRI, 선택적 노르에피네프린 수용체 저해제(serotonin norepinephrine reuptake inhibitor, SNRI), gabapentin 등이 도움이 될 수 있는데, 이 중에서 특히 저용량 paroxetine 제품은 미국에서 폐경증상의 치료제로 사용됩니다. 국내에는 폐경증상치료용으로 나온 저용량 제품은 없고, 간혹 paroxetine 제품을 저용량 사용하여 오프라벨로 처방됩니다.

Vortioxetine은 주요우울장애의 치료에 사용됩니다. 특히 적응증으로 인정받지는 못했으나 임상에서 우울증 환자에게 흔히 동반되는 인지기능장애 증상을 개선시킬 수 있는 것으로 나타나 인지기능 손상이나 치매 환자에서의 우울증에 좋은 선택이 될 수 있을 것으로 기대되는 약입니다.

Paroxetine과 vortioxetine은 어떻게 복용합니까?

Paroxetine은 주요 우울증에서 초기 권장량은 1일 25mg이고 최대 1일 62.5mg까지 투여할 수 있습니다. Vortioxetine은 초기용량과 권장용량 모두 1일 1회 10mg입니다.

Paroxetine과 vortioxetine을 포함하여 대부분의 항우울제는 반응속도가 유사하여 최소 2주가 걸리고, 통상 6주 후가 되어야 효과가 나타납니다. 또한 증상소실 후에도 최소 4~6개월간은 투여해야 치료 효과를 확실히 할 수 있습니다.

항우울제는 투여를 중단하면 피로, 초조, 혼동 등 금단증상이 생길 수 있습니다. 반감기가 짧은 paroxetine은 fluoxetine처럼 반감기가 긴 약물에 비해 더 심합니다(반감기: paroxetine 9.3시간, fluoxetine 21시간). 가능한 모든 항우울제는 며칠에 걸친 감량(tapering)을 해야 합니다.

Paroxetine과 vortioxetine도 다른 항우울제와 마찬가지로 자살행동의 위험이 증가합니까?

그렇습니다. 삼환계 항우울제(tricyclic antidepressant, TCA), SSRI, SNRI 등 대부분의 항우울제에서 공통적으로 주의해야 할 점은 자살충동, 자살행동의 위험이 높아질 수 있다는 점입니다. 모든 연령대는 아니고 주요우울증이나 다른 정신과적 질환이 있는 소아, 청소년 및 젊은 성인(18~24세)에서 이러한 위험이 있습니다. 정확한 기전은 밝혀지지 않았으나 항우울제가 임상적으로 효과가 있기까지 상당한 시간이 걸리는데, 그 사이 부분적인 개선 시기에 행동 실행의 에너지 레벨이 높아지면서 자살충동과 행동으로까지 이어질 위험이 있다는 것이 의심되고 있습니다. 또한 우울증으로 진단된 사람 중 일부는 진단되지 않은 양극성장애를 갖고 있을 수 있는데 항우울제가 양극성장애 환자의 기분을 악화시켜 자살의 위험이 증가시킬 가능성도 제기되고 있습니다. 따라서 투약 초기, 완전한 치료 효과가 있기 전까지는 더욱 면밀한 모니터링이 필요하고, 환자에게 치료 효과가 있기까지 시간이 걸림을 충분히 설명해 주어야 합니다.

Paroxetine과 vortioxetine에서 나타날 수 있는 이상반응에는 어떤 것들이 있습니까?

Paroxetine은 매스꺼움·설사·두통·발한·불안·떨림·성기능부전·불면증과 같은 이상반응이 나타날 수 있는데, 이는 대부분의 SSRI 계열 약물이 지니는 공통적인 부작용입니다. 팍실은 amitriptylline과 더불어 항콜린부담이 매우 높은 항우울제이므로 노인, 치매 환자 등 항콜린 부작용에 취약한 환자에서 특히 주의해야 합니다.

Vortioxetine은 구역·설사·변비·비정상꿈 등이 나타날 수 있으나 권장용량에서 기존 항우울제에서 나타났던 체중증가·성기능장애·불면증과 같은 부작용이 관찰되지 않아 이러한 부작용으로 인해 약물치료에 거부감을 느끼던 환자에게 좋은 선택이 될 수 있습니다.

같이 복용하면 안 되는 약물이나 음식이 있습니까?

두 약물 모두 모노아민 산화효소 저해제(monoamine oxidase inhibitor, MAOI)와 같이 복용 시 세로토닌증후군(고혈압, 고열, 간대성 근경련, 정신상태 변화 등의 세로토닌성 증상)에 의한 치명적인 부작용이 나타날 수 있습니다. 두 약물 모두 MAOI 투여와의 시간 간격이 14일 이상 되어야 합니다.

알코올로 인해 중추신경억제가 증가할 수 있으므로 음주를 삼갑니다. 음식에 의해 생체이용이 달라지지는 않습니다.

두 약물 모두 CYP450(특히 2D6)에 의해 대사되므로 이를 억제 또는 유도하는 약물, 또는 이 효소에 의해 대사되는 약물과 병용 시 주의합니다.

이것만은 꼭 기억하세요!

- Paroxetine은 SSRI 항우울제이고, vortioxetine은 세로토닌 재흡수 차단을 포함하여 다중양식의 기전을 갖는 항우울제입니다.
- Paroxetine은 우울장애와 불안장애 둘 다에 효과가 있고, vortioxetine은 우울장애에 효과가 있습니다.
- Vortioxetine은 부작용 발현이 비교적 낮고, 우울장애환자의 인지기능 개선에도 도움을 줄 수 있는 장점이 있습니다.
- Paroxetine은 항콜린성 부담이 큰 약이므로 노인, 치매 환자 등에서 특별한 주의가 필요합니다.

설트랄린 vs. 클로미프라민
Sertraline vs. Clomipramine

성새암

	Sertraline (졸로푸트정)	Clomipramine (그로민캡슐)
효능효과	우울증 성인 및 소아 강박장애의 치료 공황장애의 치료 외상후스트레스장애의 치료 사회불안장애의 치료 월경전불쾌장애의 치료	우울증 강박상태 공포상태 수면발작과 관련된 급발작
작용기전	선택적 세로토닌 재흡수 저해제(selective serotonin reuptake inhibitor, SSRI)	삼환계 항우울제(tricyclic antidepressant, TCA)
소아 사용	6세 이상 소아에서 강박장애 치료에 허가	소아에서 안전성, 유효성 미확립
간장애 주의	경증 간장애 환자 신중투여 중등도~중증 간장애 환자 금기	중증 간장애 환자 신중투여
신장애 주의	–	중증 신장애 환자 신중투여

두 약물은 어떤 질환에 사용됩니까?

Sertraline과 clomipramine은 모두 강박장애(obsessive-compulsive disorder, OCD) 치료에 사용되는 약물입니다.

Sertraline은 성인뿐만 아니라 6세 이상 소아의 강박장애 치료에도 허가를 받은 반면, clomipramine은 성인의 강박장애에만 사용 가능합니다. Clomipramine은 1990년 미국에서 최초로 강박장애 치료에 허가를 받은 약물이지만 선택적 세로토닌 재흡수 저해제(selective serotonin reuptake inhibitor, SSRI)에 비해 부작용이 많기 때문에 일반적으로 일차 치료제로 권고되지는 않고 있습니다.

Sertraline은 강박장애 외에도 우울증, 공황장애(panic disorder), 외상후스트레스장애

> **여기서 잠깐!** *"강박장애(obsessive-compulsive disorder, OCD)란?"*
>
> 강박장애(obsessive-compulsive disorder, OCD)는 불안장애(anxiety disorder)의 한 유형으로서 반복적인 강박적 사고(관념)와 이에 따른 강박행동이 나타나는 질환입니다. 쉽게 말해 원치 않는 생각이나 충동이 반복적으로 떠올라 이로 인해 불안을 느끼고, 그 불안을 없애기 위해 일정한 행동을 하는 질환을 말합니다. 복잡한 현대 사회에서 어느 정도의 강박 증상은 누구나 가지고 있을 수 있습니다. 하지만 일반적인 걱정 수준을 넘어서 일상생활에 지장이 초래될 정도가 되면 강박장애로 진단될 수 있습니다. 강박장애는 가벼운 증상에서 심각한 증상까지 매우 범위가 넓으며, 강박사고나 강박행동 중 한 가지만 가진 경우도 있습니다. 주로 10대 말~20대 초에 발생하는 것으로 알려져 있습니다. 강박장애는 발병하면 보통 평생 지속되나, 약물치료 및 인지행동치료를 통해 증상이 호전될 수 있습니다. 다만 진단이 늦어져 질환이 진행된 상태일수록 치료가 어려울 수 있으므로 조기 진단과 치료가 중요합니다.

(posttraumatic stress disorder, PTSD), 사회불안장애, 월경전불쾌장애(premenstrual dysphoric disorder, PMDD)의 치료에도 사용됩니다. Clomipramine은 국내의 경우 강박장애 외에 우울증, 공포상태(공황장애), 수면발작과 관련된 급발작의 치료에도 허가를 받았으나, 미국의 경우에는 강박장애에만 사용을 허가 받았고 우울증이나 공황장애 치료에는 허가 외 사용(off-label)으로 되어 있습니다.

두 약물은 어떤 기전을 통해 강박장애 치료에 사용되나요?

강박장애의 원인으로 다양한 요인들이 거론되고 있는데, 그중 뇌의 생물학적 이상에 대해서도 많은 연구가 이루어져 왔습니다. 특히 대뇌 앞쪽 부분은 사회적 상황에 따른 적절한 행동과 관련이 있고, 미상핵이라고 불리는 부위는 이러한 대뇌 앞쪽에서 오는 정보를 걸러내는 역할을 합니다. 이들 부위에 세로토닌이라는 신경전달물질이 많이 존재하고 있으며, 이러한 세로토닌의 작용을 변화시키면 강박장애 증상이 호전되는 것으로 밝혀졌습니다.

Sertraline은 선택적 세로토닌 재흡수 저해제(selective serotonin reuptake inhibitor, SSRI)로서 시냅스 전 신경세포에서 세로토닌의 재흡수를 선택적으로 차단하여 세로토닌의 작용을 증가시킵니다. 다른 신경전달물질보다 세로토닌에 강하게 작용하기 때문에 '선택적(selective)'이라는 표현이 붙어 있습니다. SSRI는 우울증이나 불안장애의 치료에 주로 사용되는데 특별히 강박장애에도 효과적인 것으로 입증되어 강박장애의 일차 치료제로 사용되고 있습니다.

Clomipramine은 삼환계 항우울제(tricyclic antidepressant, TCA)로서 강력하게 세로토닌 재

흡수를 저해하며, 이의 활성 대사체인 desmethylclomipramine은 노르에피네프린 흡수에 영향을 미칩니다.

Clomipramine의 또 다른 작용에 대해 알아볼까요?

Clomipramine은 앞서 설명한 정신과적 질환에 대한 치료 효과 외에 조루증(사정장애, premature ejaculation)의 치료에도 사용됩니다. 세로토닌은 사정을 지연시키며 세로토닌 수치가 낮은 남성은 사정에 대한 역치가 낮은 것으로 알려져 있습니다. 따라서 SSRI와 TCA가 조루증 치료에 사용될 수 있으며, 국내에는 TCA인 clomipramine과 SSRI인 dapoxetine이 조루증 치료에 허가되어 있습니다. 국내에서 사정장애 치료에 허가된 clomipramine 제품은 네노마정, 줄리안정, 컨덴시아정, 클로잭정이 있으며, 15mg 제제로서 강박장애 치료와 용량이 다르게 출시되어 있습니다.

각 성분의 강박장애 치료에 대한 용법·용량을 알려주세요.

강박장애 치료제는 증상의 호전이 나타나는 데 약 6~10주 이상의 기간이 필요할 수 있으므로 효과가 더디다고 좌절하고 조급해하는 환자들에게 이러한 내용을 설명해주고 치료를 중단하지 않게 해야 합니다. 또한 만약 3~4개월 이상 약물을 사용해도 호전을 보이지 않으면 다른 약으로의 교체를 고려해야 될 수 있습니다.

표 10-2 Sertraline과 Clomipramine의 강박장애 치료 용법·용량

	Sertraline	Clomipramine
제품 예	졸로푸트정 50mg, 100mg	그로민캡슐 10mg, 25mg
강박장애 용법·용량	〈성인〉 • 초회량: 1일 1회 50mg • 유지량: 1일 50~100mg, 효과 불충분 시 50mg씩 증량 가능(용량조절은 최소 1주일 간격 필요) • 최대량: 1일 200mg 〈소아(6~17세)〉 • 초회량: 6~12세; 1일 1회 25mg / 13~17세; 1일 1회 50mg • 최대량: 1일 200mg	〈성인〉 • 초회량: 1일 10mg, 점차 1일 30~150mg까지 증량(분복 또는 취침 시 1회 복용) • 유지량: 1일 30~50mg 〈고령자〉 • 초회량: 1일 10mg, 1일 30~50mg까지 증량 가능 • 성인 유지량의 1/2만으로도 만족할 만한 임상반응 가능

두 약물의 이상반응과 주의사항은 무엇인가요?

Sertraline과 clomipramine 같은 항우울제는 우울증이나 다른 정신과적 질환을 가진 소아, 청소년 및 젊은 성인(18~24세)에서 자살충동과 행동(자살 성향) 위험을 증가시킨다는 보고가 있으므로 이에 대해 각별한 주의가 필요하며 관련된 증상이 나타나는지 주의 깊게 관찰해야 합니다.

Sertraline은 투여 초기에 오심, 설사, 구강건조증과 같은 위장관계 부작용이 흔히 나타날 수 있습니다. 또한 중추신경계 부작용으로 불면, 어지러움, 피로 등의 부작용이 나타날 수 있습니다. 간에서 광범위하게 대사되므로 간기능 이상이 있는 환자에게 투여 시 주의해야 하며 중등도~중증 간장애 환자는 투여하지 말아야 합니다. 다른 세로토닌 작용을 증가시키는 약물들(TCA, tramadol, buspirone, lithium 등)과 병용 시 세로토닌 과잉에 따른 세로토닌 증후군(serotonin syndrome)이 나타날 수 있으므로 정신 상태의 변화(환각, 혼수 등), 빈맥, 진전, 강직, 오심, 구토, 설사, 발작 등의 증상이 나타날 경우 즉시 약물 투여를 중단해야 합니다.

표 10-3 Sertraline과 Clomipramine의 약동학적 특성

	Sertraline	Clomipramine
최대농도 도달시간(T_{max})	4.5~8.4시간	2~6시간
작용 발현시간	1주 이내; 환자에 따라 차이가 크며 8~12주까지 최대 효과가 나타나지 않을 수 있음(우울증 환자 대상 자료)	1~2주 / 최대 효과: 8~12주
단백결합률	98%	97%(주로 알부민 결합)
대사	간에서 CYP2C19, CYP2D6에 의해 대사됨(소아는 성인보다 간대사능이 약간 더 좋음) 활성대사체: N-desmethylsertraline	간에서 대사됨 활성대사체: desmethylclomipramine
소실반감기	평균 26시간 / N-desmethylsertraline: 62~104시간 〈연령별〉 6~12세: 평균 26.2시간 13~17세: 평균 27.8시간 18~45세: 평균 27.2시간	성인: 19~37시간(평균: 32시간) / desmethylclomipramine: 54~77시간(평균: 69시간)
배설	소변(40~45%), 대변(40~45%)	소변(50~60%), 대변(24~32%)

Clomipramine은 세로토닌 외에 다른 신경전달물질에도 영향을 주기 때문에 sertraline을 비롯한 SSRI보다 부작용이 더 많습니다. 변비, 구강건조, 시야흐림, 요저류, 진정과 같은 항콜린성 부작용을 비롯해 오심, 소화불량, 설사, 복통과 같은 위장관계 부작용이 나타날 수 있으며 어지러움, 두통, 피로, 불면, 과민 등의 중추신경계 부작용도 흔히 나타날 수 있습니다. 또한 흔하지는 않지만 빈맥, ECG 변화, 기립성 저혈압 등의 심혈관계 부작용도 나타날 수 있으므로 기저에 심혈관계 질환이 있거나 병력이 있는 환자에게는 신중히 투여해야 합니다.

이것만은 꼭 기억하세요!

- 강박장애 치료에 있어 sertraline은 성인뿐만 아니라 6세 이상 소아에서도 사용될 수 있으나, clomipramine은 성인에서만 사용될 수 있습니다.
- 강박장애 치료제는 증상의 호전이 나타나는 데 약 6~10주 이상의 기간이 필요할 수 있으므로 효과가 더디다고 좌절하고 조급해하는 환자들에게 이러한 내용을 설명해주고 치료를 중단하지 않게 해야 합니다.
- Sertraline은 간에서 광범위하게 대사되므로 중등도~중증 간기능 환자에서 금기이며 경증 간장애 환자에서도 신중히 투여해야 합니다.
- Clomipramine은 TCA로서 세로토닌 외에 다른 신경전달물질에도 영향을 미치므로 SSRI에 비해 부작용이 더 많습니다.

알프라졸람 Alprazolam VS. 디아제팜 Diazepam

박재경

	Alprazolam (자낙스정)	Diazepam (바리움정)
효능효과	불안, 우울, 수면장애, 공황장애	불안, 긴장, 우울, 골격근 경련 및 발작의 보조치료
작용기전	γ-aminobutyric acid(GABA)의 억제	GABA의 억제
주의사항	18세 이하 안전성 미확립	6개월 이하 소아에게 안전성 미확립

두 약물은 어떤 질환에 사용됩니까?

Alprazolam는 불안, 우울, 수면장애, 공황장애에 허가받았습니다. Diazepam는 불안, 긴장, 우울, 마취전 투약, 알코올 금단증상, 골격근 경련 또는 결신발작(소발작)의 치료 보조에 사용됩니다.

두 약물의 작용기전은 무엇입니까?

두 약물 모두 중추신경계의 postsynaptic γ-aminobutyric acid(GABA) 뉴런에 있는 벤조디아제핀(benzodiazepine) 수용체에 결합하여 신경세포막의 염소이온 투과성을 증가시킴으로써 신경흥분 시 GABA의 억제 효과를 증가시켜 덜 흥분되게 하고, 신경막을 안정화시키는 역할을 합니다.

두 약물의 공통점과 차이점은 무엇인가요?

두 약물은 벤조디아제핀계 약물로 불안, 우울에 사용되는 공통점이 있습니다. 두 약물의 차이점으로 alprazolam은 위의 적응증 외에 수면장애, 공황장애 등에 사용되며 diazepam은 진정 및 근이완 작용이 있어 골격근의 경련이나 발작의 보조치료 또는 마취 전 투여, 알코올 금단증상 등에도 사용됩니다.

두 약물의 약물동력학적 특징을 비교해 볼까요?

Alprazolam의 반감기는 성인의 경우 11시간이며 고령자(16시간), 알코올성 간질환(20시간), 비만(22시간)인 경우 반감기가 늘어나게 됩니다. 최고혈중농도도달시간(time to peak)은 1.5~2시간이며, 약효 발현시간(onset)은 우울증의 경우 1주일, 불안증은 1~1.5시간입니다.

Diazepam은 반감기가 활성형 대사체인 경우 20~70시간으로 개개인에 따라 차이가 많이 나는 것이 특징이며 alprazolam보다 지속시간이 깁니다. 3~8세의 소아의 반감기는 18시간이고, 알코올성 간경변 환자의 경우 반감기가 2~5배로 늘어나게 되며 노인의 경우 나이가 들어갈수록 반감기가 늘어납니다. 최고농도 시간은 경구 복용 시 15분~2.5시간, 정맥주사 시(IV) 1분 이내, 근육주사(IM) 시 1시간입니다. 약효 발현시간은 sedation의 경우 30분입니다.

Alprazolam은 CYP3A4에 의해 대사되며 diazepam은 CYP2C19, 3A4에 의해 대사됩니다.

두 약물의 용량 및 용법을 비교해 볼까요?

Alprazolam의 용량, 용법은 적응증에 따라 다양하게 적용됩니다. 불안증은 1일 3회 0.25~0.5mg씩 투여하며 하루 최대 4mg까지 복용합니다. 공황장애에는 초회 용량이 0.5mg이며 이후 증량하여 1일 평균 5~6mg을 3~4회로 분할하여 투여합니다. 18세 이하에서 안전성 및 유효성이 확립되어 있지 않습니다.

Diazepam은 1회 2~10mg씩 불안, 긴장, 우울에는 1일 2~4회, 골격근 경련에는 1일 3~4회 투여합니다. 소아에는 체중 kg당 0.1~0.3mg을 1일 3~4회 분할하여 투여하며 6개월 이하의 영아에는 투여하지 않습니다.

Benzodiazepine계 약물의 강도와 반감기를 비교해 볼까요?

Benzodiazepine계 약물의 등가용량(equivalent dose) 및 반감기는 다음과 같습니다. Alprazolam 0.5mg은 diazepam 5mg와 강도가 비슷하다고 할 수 있습니다(표 10-4). Triazolam 과 temazepam은 benzodiazepine계 약물 중 수면제로 분류되나 현재 temazepam은 scopolia extract 및 sucralfate과의 복합제로서 수출되고 있습니다.

표 10-4 Benzodiazepine계 약물의 강도와 반감기

성분(제품 예)	Approximately Equivalent Oral Doses (mg)	Time to Peak Level (hours)	Half-life (hours)
Alprazolam (자낙스)	0.5	1~2	12
Bromazepam (명인브로마제팜)	3	1~4	20
Chlordiazepoxide (리버티)	25	1~4	100
Clonazepam (센틸)	0.25	1~4	34
Diazepam (바리움)	5	1~2	100
Flurazepam (달마돔)	15	0.5~1	100
Lorazepam (아티반)	1	1~4	15
Triazolam (할시온)	0.25	1~2	2
Temazepam (잔트락에스(수출용) 내 포함)	10	2~3	11

두 약물을 사용해서는 안 되는 환자나 주의해야 할 환자가 있나요?

두 약물은 중증의 근무력증, 호흡부전 또는 간부전 환자에 금기이며, 수면 무호흡증 환자 및 알코올 또는 약물의존성 환자에게도 사용해서는 안 됩니다. 이 외에도 alprazolam은 급성 폐쇄각 녹내장 환자, ketoconazole 또는 itraconazole을 복용하는 환자, 임신 후기의 임부에게 금기입니다. Diazepam은 급성 협우각 녹내장 환자, 6개월 이하의 유아에게 금기입니다.

두 약물은 심장애, 간·신장애, 뇌의 기질적 장애가 있는 환자, 고령자 또는 쇠약 환자, 중등

도의 호흡부전 환자에게 주의해서 투약해야 하며 diazepam은 이 외에도 영·유아, 우울증 환자, 운동실조 환자, 알코올 또는 수면제, 진통제, 항우울약 등에 의한 급성 중독 환자에게 주의해서 사용해야 합니다.

두 약물 모두 국내 DUR 임부금기 2등급이며, 호주 ADEC분류는 C입니다. 두 약물은 모두 모유로 이행되므로 수유부가 사용하지 않도록 권고됩니다.

각각의 약물에서 주의해야 할 약물 상호작용 또는 이상반응은 무엇인가요?

두 약물 모두 CYP3A4 저해제인 azole계 항진균제, cimetidine, clarithromycin, diclofenac, doxycycline, erythromycin, fluoxetine, isoniazid, 경구피임제 등과 병용 시 혈중농도 및 효과가 상승됩니다. St John's wort는 두 약물의 혈중 농도를 감소시킬 수 있습니다. Benzodiazepine계 약물을 병용투여하는 것은 약물의존성의 위험성을 증가시킬 수 있습니다. 또한 마약성 진통제, barbiturates, phenothiazine, 항히스타민제, 단가아민산화효소 저해제(monoamine oxidase inhibitor, MAOI), 알코올 등과 병용 시 두 약물의 중추신경 억제작용을 증강시킬 수 있습니다.

Diazepam은 CYP3A4저해제 외에도 omeprazole과 같은 CYP2C19 저해제에 의하여 진정작용이 증강되고 연장될 수 있습니다. 또한 digoxin을 병용투여 시 digoxin의 신배설이 감소될 수 있으므로 신중히 투여해야 하며, 제산제와 병용투여하는 경우에는 이 약의 위장관 흡수가 저해될 수 있습니다. Dantrolene과 병용투여 시 근 이완작용을 증강시키며, phenytoin의 대사를 저해하여 항경련작용을 증강시킬 수 있습니다.

두 약물의 가장 빈번하게 발생하는 이상반응은 기면, 구음장애(dysarthria), 배뇨장애, 복시 등이 있으며, 이 외에도 저혈압, 피부발진, 성욕 변화, 황달, 변비, 호흡곤란 등이 나타날 수 있습니다. 두 약물 모두 금단증상, 의존성 등이 나타날 수 있으며 이러한 증상을 막기 위해서는 갑작스러운 용량 감소나 투여중단을 하지 말아야 합니다.

이 밖의 다른 주의사항에 대해 알려주세요.

두 약물의 과량 투여 시 benzodiazepine 수용체 길항제인 flumazenil을 사용합니다. 자몽주스는 두 약물의 혈중 농도를 증가시킵니다. 흡연은 alprazolam의 농도를 감소시키며, 음식과 함께 복용 시 diazepam의 혈중농도가 증가될 수 있습니다.

이 성분들의 제품에는 어떤 것들이 있나요?

Alprazolam은 경구약으로만 판매되며 자낙스 0.25mg, 0.5mg, 알프람 0.4mg 등이 시판되고 있습니다.

Diazepam은 경구, 주사제로 판매되고 있으며 삼진디아제팜 2mg, 바리움 5mg, 메로드주 10mg/2ml 등이 시판되고 있습니다.

이것만은 꼭 기억하세요!

- 두 약물의 공통적 적응증인 불안, 우울 외에도 alprazolam은 공황장애에 사용되며 diazepam은 근이완 작용이 있어 발작의 보조치료, 골격근 경련에 사용됩니다.
- Alprazolam은 18세 이하에 안전성 및 유효성이 확립되어 있지 않고 diazepam은 6개월 이하인 영아에게 금기입니다.
- 자몽주스는 두 약물의 혈중 농도를 증가시킵니다. 흡연은 alprazolam의 농도를 감소시키며, 음식과 함께 복용 시 diazepam의 혈중농도가 증가될 수 있으므로 주의해야 합니다.

알프라졸람 Alprazolam VS. 토피소팜 Tofisopam

김예지

	Alprazolam (자낙스정)	Tofisopam (그란닥신정)
효능 효과	0.25mg: 항불안제, 우울증, 수면장애 0.5mg, 1mg, 2mg: 공황장애	항불안제
용법, 용량	개인에 따라 용량 다름 – 처음: 저용량으로 시작 　(항불안제: 0.25mg, 전신신체장애: 0.4mg, 　공황장애: 0.5mg) – 최대용량: 항불안제: 4mg, 　전신신체장애: 2.4mg	50mg, 1일 3회
작용기전	염소 이온의 세포막 투과성 증가로 GABA의 억제효과 증진	
CYP 450 대사	CYP3A4(major)	CYP2C9(minor), CYP3A4(minor)
해독제	Flumazenil	Flumazenil

두 약물은 어떤 질환에 사용됩니까?

두 약물은 벤조다이아제핀계 약물로 항불안제로 사용합니다.

Alprazolam은 속효성제제로 용량에 따라 승인적응증이 조금 다릅니다. 0.25mg은 불안장애의 치료 및 불안증상의 단기완화, 우울증에 수반하는 불안, 위·십이지장 궤양, 과민성대장증후군, 자율신경 실조증에서의 불안·긴장·우울, 수면장애에 사용합니다. 반면 0.5mg, 1mg, 2mg은 공황장애에 승인되었습니다. 그 외 미승인 적응증으로 수술전 60~90분 전 불안증상을 완화할 목적으로 사용하기도 하고, 우울증, 화학요법제로 인한 오심·구토, 이명에 사용하기도 합니다.

Tofisopam은 자율신경불균형, 두부·경부 손상, 갱년기장애·난소기능상실 증상으로 인한 두통, 두중감, 권태감, 심계항진, 발한 등의 자율신경 증상에 적응증이 있으며 알코올 금단 증상에 사용하기도 합니다.

두 약물의 기전은 어떻게 다릅니까?

대부분의 벤조다이아제핀과 같이 Lorazepam은 N기의 위치가 벤젠의 모핵 구조에 1,4에 위치해 주로 대뇌변연계에 작용하며, GABA수용체와 결합함으로써 항불안작용뿐만 아니라 진정, 수면 유도와 항경련, 근육이완 등의 특성을 가지며 의존성이 있습니다.

하지만 Tofisopam은 N기가 벤젠의 2, 3 위치에 있어, PDE-4A, PDE-10A1, PDE-3, PDE-2A3 같은 phosphodiesterases(PDEs) isoenzyme을 선택적으로 차단합니다. 주로 시상하부에 작용함으로써 자율신경계의 긴장 불균형을 개선하고, 장기 사용으로 인한 내성과 의존성이 적을 뿐만 아니라 진정, 수면, 근이완작용 등이 미약하다고 합니다. 또한 정신운동 및 인지기능의 장애가 적다는 연구들도 있습니다. 아직 FDA 승인은 받지 못했지만 유럽, 일본, 남미 등에서 널리 쓰이고 있고 이성질체인 dextofisopam은 현재 미국에서 과민성 대장증후군 치료제 2상 임상시험 중에 있습니다.

용법 용량은 어떻게 다릅니까?

Alprazolam은 개인에 따라 용량이 달라지며, 상용량보다 높은 용량을 사용하는 경우에는 천천히 증량해야 부작용을 줄일 수 있습니다. 상용량은 적응증에 따라 다르며 처음에는 저용량(항불안제: 0.25mg, 전신 신체장애: 0.4mg, 공황장애: 0.5mg)으로 시작하며, 최대용량은(항불안제: 4mg, 전신신체 장애: 2.4mg)이지만 이보다 고용량 사용 시 신중히 사용해야 합니다. ER제제는 하루 한 번 아침에 복용합니다.
Tofisopam은 50mg을 하루 3번 복용합니다.

이상반응은 무엇입니까?

두 약물의 공통적 이상반응은 졸음, 어지러움, 구갈, 식욕부진 변비, 두통 등입니다.
Alprazolam은 언어장애, 시야흐림, 성욕이상, 기억장애, 체중변화, 과다수면 등이 있습니다. 급격히 용량을 줄이거나, 투약을 중단할 경우 경증의 불쾌감, 불면증, 구역, 구토, 발한, 떨림, 근경련 등 금단증상이 나타날 수 있습니다.

Tofisopam의 이상반응은 구역, 구토, 권태, 발진 등이 나타날 수 있으며 드물게 발열, 얼굴 부종, 간수치(AST, ALT) 상승, 월경이상이 일어날 수 있습니다.

어떤 약물 상호작용이 일어날 수 있나요?

두 약물은 중추신경억제제와 마약성 진통제, 술과 함께 복용 시 작용이 증강되어 진정, 호흡억제, 혼수상태, 심한 경우 사망에 이를 수도 있으므로 주의해야 합니다. 과량투여 시 해독제로 flumazenil을 사용합니다.

Alprazolam은 CYP3A4로 주로 대사되므로 CYP3A4 저해제나 유도제를 병용할 때 주의해야 합니다. 특히 ketoconazole, itraconazole은 DUR 병용 금기입니다. 또한 과량의 자몽주스는 약효에 영향을 주므로 피하도록 합니다. 그 외 마크로라이드(macrolid)계 항생제, cimetidine, fluvoxamine, nefazodone과 병용 시에는 용량 감소를 고려해야 합니다.

Tofisopam은 tacrolimus 병용 시 tacrolimus의 혈중농도 상승하는 경우가 있으므로, 모니터링해서 감량하거나 중단하도록 합니다.

금기사항과 주의해야 할 점은 무엇인가요?

Alprazolam은 급성 폐쇄각 녹내장 환자, 케토코나졸, 이트라코나졸을 투여 중인 환자, 중증 근무력증, 호흡부전, 간부전 환자, 우울증, 양극성장애, 수면 무호흡증 환자, 알코올 또는 약물의존성 환자, 임신 후기에는 투여하지 않도록 합니다. 졸음이나 어지러움증을 일으킬 수 있으므로 자리에서 일어날 때 천천히 일어나며 넘어지지 않도록 조심해야 합니다.

Tofisopam은 급성 폐쇄각 녹내장 환자, 중증 근무력증 환자, 뇌의 기질적 장애가 있는 환자, 중등도 또는 중증 호흡부전이 있는 환자, 고령자는 신중히 투여해야 합니다.

불안증에 사용하는 약물에는 어떤 것들이 있습니까?

약물 사용으로 불안을 완전히 해소하지는 않지만 불안의 정도를 경감시키고 이에 따른 신체반응을 줄여 증상을 완화합니다. 약물치료와 인지 행동치료를 함께하는 것이 효과적인데, 여기에 쓰는 약물은 항우울제, 항불안제를 주로 사용합니다.

- 항우울제로는 선택적 세로토닌 재흡수 저해제(escitalopram, paroxetine, sertraline, fluoxetine, fluvoxamine 등), SNRI(duloxetine, venlafaxine, desvenlafaxine), 삼환계 항우울제

(imipramine, clomipramine), mirtazapine를 사용합니다.
- 항불안제로는 벤조다이아제핀과 부스피론이 있습니다. 벤조다이아제핀은 효과가 빨리 나타나므로 항우울제나 부스피론 사용 시 그 약물의 효과가 나타날 때까지 약에 따라 다르지만 몇 주 정도 걸리기도 합니다. 이러한 경우 빠른 효과를 보기 위해 벤조다이아제핀을 bridge요법으로 사용하기도 합니다.
- 그 외 빈맥이 있는 경우 베타차단제를 사용합니다.

증상이 좋아지면 약을 끊어도 됩니까?

증상이 좋아졌다고 바로 약을 끊지 말고, 완전히 회복되고 재발되지 않기 위해선 상당 기간 유지요법이 필요합니다. 충분히 치료되지 않은 상황에서 약물을 갑자기 중단하는 경우, 때로는 금단 증상이나 재발이 일어날 수 있으므로 의사 선생님과 상의 후 결정하도록 합니다.

불안 증상이 있을 때만 복용해도 될까요?

항우울제도 불안증에 효과가 있어 많이 사용하는데, 이러한 경우 꾸준히 약을 복용해야 효과가 있습니다. 알프라졸람과 같은 벤조다이아제핀의 경우 필요할 때만 먹을 수 있지만, 이런 경우 의존성과 중독성이 더 높아질 수 있다고 합니다. 하지만 베타 차단제의 경우에는 증상이 있을 때만 복용해도 됩니다.

이것만은 꼭 기억하세요!

- Alprazolam, tofisopam은 벤조다이아제핀계 항불안제로서 alprazolam은 의존성이 있지만, tofisopam은 의존성이 보고되어 있지 않습니다.
- 두 약물 모두 술, 중추신경 억제제와 병용하지 않도록 합니다.
- Tofisopam은 다른 벤조다이아제핀보다 진정, 수면, 근이완작용, 정신운동 및 인지기능의 장애가 적다는 연구들이 있습니다.

에스시탈로프람 Escitalopram vs. 벤라팍신 Venlafaxine

정경인

	Escitalopram (렉사프로정)	Venlafaxine (이팩사엑스알서방캡슐)
효능효과	주요우울장애, 공황장애, 사회불안장애, 범불안장애, 강박장애	우울증, 범불안장애, 사회공포증, 공황장애
작용기전	선택적 세로토닌 재흡수 저해제 (selective sorotonin reuptake inhibitor, SSRI)	선택적 노르에피네프린 재흡수 저해제(serotonin norepinephrine reuptake inhibitor, SNRI)
1일 용량	5~10mg, 최대 20mg	75mg, 최대 225mg

Escitalopram과 venlafaxine은 어떻게 항우울작용을 나타냅니까?

Escitalopram은 기분조절에 관여하는 세로토닌(5-HT)의 재흡수를 억제하여 그 활성을 높이는 선택적 세로토닌 재흡수 저해제(selective sorotonin reuptake inhibitor, SSRI)입니다. 2004년 국내에 허가되어 현재 SSRI 항우울제 중 가장 많이 처방되고 있습니다. Escitalopram은 citalopram의 S-이성질체입니다. R-이성질체는 S-이성질체의 세로토닌 증강 효과를 방해하기 때문에 S-이성질체만으로 조성된 escitalopram이 R-, S-이성질체가 함께 있는 citalopram에 비해 우수한 효과를 나타냅니다.

Venlafaxine은 5-HT와 노르에피네프린(norepinephrine, NE)의 재흡수를 억제하는 선택적 노르에피네프린 재흡수 저해제(serotonin norepinephrine reuptake inhibitor, SNRI) 항우울제의 대표적인 약물입니다. 삼환계항우울제(amitriptyline, imipramine 등)도 5-HT와 NE 재흡수를 둘 다 억제하지만 다른 수용체에도 작용해 부작용이 많은데 비해, SNRI는 수용체 선택성을 높임으로서 TCA와 효과는 유사하고 부작용 위험은 낮춘 약제로 개발되었습니다.

Escitalopram과 Venlafaxine은 어떤 질환에 사용됩니까?

Escitalopram은 주요우울장애뿐 아니라 공황장애, 사회불안장애, 강박장애와 같은 불안장애에도 사용됩니다.
Venlafaxine 역시 주요우울장애 치료제이면서 사회공포증, 공황장애 등의 불안장애에 적응증을 갖습니다.

Escitalopram과 Venlafaxine의 우울증 치료 효과는 어떻습니까?

SSRI와 SNRI와 같은 2세대 항우울제의 치료 반응율은 60~70% 정도입니다. 항우울제는 약제별로 효능·효과가 유사하여, escitalopram과 venlafaxine의 치료 반응성도 이와 같은 수준입니다. SNRI가 SSRI보다 증상완화율이 다소 높다는 일부 보고가 있고, 5-HT와 NE 재흡수 둘 다를 억제하는 이중작용 때문으로 설명하기도 하지만, 임상 실제에서 유의한 차이는 확인되지 않았습니다.

우울증은 악화와 재발이 반복되어 만성화되기 쉬운 질환인데, 성공적인 치료를 위해서는 약물치료 기간을 지키는 것이 매우 중요합니다. 우울증 치료는 급성기, 지속투여기, 유지기와 같이 3단계로 나뉠 수 있고, 3단계 치료에 걸리는 기간은 약 1년 정도입니다. 항우울제 치료를 6개월~1년 이내 중단 시 재발률은 50% 이상이지만, 1년 이상 투여 후 중단하면 재발률이 10%대로 크게 떨어집니다. 약물치료에 대한 편견과 환자의 임의중단 등으로 치료에 실패하지 않도록 약사의 모니터링과 각별한 복약지도가 필요합니다.

Phase	Period	Goal
급성기(Acute)	6~12주	우울증의 관해, 소멸
지속투여기(Continued)	16~20주	재악화(relapse)* 예방
유지기(Maintenance)	6개월~1년 이상	재발(recurrence)** 예방

* Relapse: 급성기 또는 지속투여기 동안 우울증상이 재발한 경우로, 이전과 동일한 우울증상의 일부
** Recurrence: 유지기에서의 재발을 일컬으며, 새롭게 발생한 별개의 증상으로 간주됨

Escitalopram과 Venlafaxine 같은 항우울제의 효과는 언제부터 나타납니까?

Escitalopram과 venlafaxine을 포함한 대부분의 항우울제는 반응속도가 유사해 최소 2주,

> **여기서 잠깐! "조현병과 양극성장애는 어떻게 다른가?"**
>
> 조현병(구. 정신분열증)은 망상, 환청, 와해된 언어, 정서적 둔감 등의 증상과 함께 사회적 장애를 일으킬 수 있는 질환입니다. 조현이란 사전적인 의미로 현악기로 줄을 고른다는 뜻으로 조현병 환자의 모습이 마치 현악기가 조율되지 못했을 때처럼 혼란스러운 상태를 보이는 것과 같다는 데서 비롯되었습니다.
> 망상은 피해망상, 과대망상부터 신체적 망사에 이르기까지 다양하고, 환각의 가장 흔한 유형은 환청이다. 충동조절에 문제가 있을 수 있고 치료받지 않은 환자는 흔히 공격적인 행동을 보입니다. 또한 자살시도가 많습니다.
> 양극성장애는 조증 또는 우울증의 양극단의 기분 변화를 보이는 기간과 정상적인 기분을 보이는 기간이 번갈아 나타나는 질환으로 조울병이라고도 합니다. 사람에 따라 조증삽화(에피소드) 또는 우울삽화로 처음 발병한다. 양극성장애의 유병률은 전 세계적으로 1~2.5명이고 성별 차이는 없는 것으로 알려져 있습니다.

통상 6주 후에야 효과가 나타납니다.

충분한 용량으로 4주간 투약 후에도 증상이 개선되지 않으면 약물 교체나 추가를 고려할 수 있습니다. Venlafaxine 등 SNRI도 일차선택약으로 사용할 수 있지만, 우울증 처음 치료 시 선호되는 약제는 escitalopram과 같은 SSRI입니다. SSRI 단독요법으로 저용량부터 시작해 우울증이 소멸(관해, remission)될 때까지 증량합니다. 증량으로도 관해에 도달 못하면 통상 다른 계열의 항우울제(non-SSRI)로 교체하거나 추가합니다. 우울증 환자는 불면과 불안증상을 호소하므로 벤조디아제핀 병용 처방도 흔합니다. 벤조디아제핀의 진정작용과 인지기능 저하 가능성, 의존성, 습관성 등의 부작용에 대해서도 함께 모니터링과 복약지도가 필요하겠습니다.

Escitalopram과 venlafaxine는 어떻게 복용합니까?

Escitalopram의 주요우울증에서의 상용량은 1일 1회 10mg입니다. 1일 최대 20mg까지 증량할 수 있으며, 최소 1주일 이상 간격을 두고 증량합니다. 아침 또는 저녁에 식사와 관계없이 복용할 수 있습니다.

Venlafaxine은 1일 1회 75mg 복용하며, 최대 225mg까지 증량할 수 있습니다. 증량은 1일 75mg 이하로 하고, 최소 4일 이상 간격을 두고 합니다. 음식과 함께 복용하며, 현재 시판되는 venlafaxine은 모두 서방형 제제이므로 분할·분쇄하거나 캡슐을 물에 녹이면 안 됩니다.

Escitalopram과 venlafaxine의 장단점은 무엇입니까?

Escitalopram은 SSRI 중에서 5-HT 선택성이 가장 높아 약물순응도와 상호작용 면에서 우수한 편입니다. 항우울제 변경 시 고려할 점 중의 하나는 약물 중단/금단 증상인데 이러한 증상도 적은 것도 escitalopram의 장점입니다.

대부분의 항우울제는 치료반응이 나타나기까지 2주 이상 기다려야 하는데, venlafaxine은 투여 1주 내에 나타나기도 해서 작용시작이 대체로 빠른 것이 장점입니다. 그러나 약물 순응도 면에서는 5-HT 관련 부작용(오심, 성기능 장애, 금단 증상)과 용량의존적 혈압상승 등의 위험이 비교적 높은 점이 단점입니다.

Escitalopram과 venlafaxine에서 나타날 수 있는 이상반응에는 어떤 것이 있습니까?

1세대로 불리는 TCA 항우울제와 SSRI, SNRI 등의 2세대 항우울제 간에, 그리고 같은 세대의 항우울제 사이에도 효능은 유사하지만, 부작용에서는 상당한 차이가 있습니다. SSRI 등 2세대가 1세대에 비해 선호되는 이유는 부작용 프로파일이 우수하기 때문입니다.

Escitalopram은 다른 SSRI 약물과 마찬가지로 구역($\geq$10%), 구토/설사/변비(각각 1~10%), 식욕부진(1~10%), 불면(1~10%), 성기능부전(1~10%), 피로(1~10%) 등이 나타날 수 있습니다. 그러나 다른 SSRI(fluoxetine, paroxetine)에 비하면 약물상호작용이 적고 약물순응도가 우수한 편입니다.

Venlafaxine의 매우 흔한 부작용($\geq$10%)으로는 구역, 어지러움, 발한, 졸음, 불면증, 구갈, 신경과민, 비정상 사정(남성)이 있고, 흔한 부작용(1~10%)으로 무력증, 고혈압, 식욕감퇴, 구토, 체중감소, 변비, 성기능부전, 불면, 빈맥 등이 있습니다. 특히 구역 증상은 발현율이 31%나 되어 매우 높습니다. Venlafaxine은 과다용량에 의한 사망 위험이 다소 높고, 증량 과정에서 부정맥이나 고혈압을 악화시킬 수 있음에 주의해야 합니다.

같이 복용하면 안 되는 약물이나 음식이 있습니까?

두 약물 모두 모노아민 산화효소 저해제(monoamine oxide inhibitor, MAOI)와 같이 복용 시 세로토닌증후군(고혈압, 고열, 간대성 근경련, 정신상태 변화 등의 세로토닌성 증상)에 의한 치명적인 부작용이 나타날 수 있습니다. 두 약물 모두 MAOI 투여와의 시간 간격이 14일 이상 되어야 합니다.

이것만은 꼭 기억하세요!

- Escitalopram은 SSRI, venlafaxine는 SNRI 계열의 항우울제입니다.
- 우울증의 성공적인 치료를 위해서는 escitalopram, venlafaxine 등의 항우울제는 최소 수개월 이상의 치료 기간이 필요합니다.
- Escitalopram은 세로토닌 수용체 선택성이 높아 약물순응도와 상호작용 측면에서 비교적 우수한 편입니다.
- Venlafaxine은 비교적 치료반응이 빠른 장점이 있지만, 세로토닌성 부작용, 혈압상승 부작용 발현이 높음에 주의합니다.

로라제팜 vs. 클로나제팜
Lorazepam vs. Clonazepam

성새암

	Lorazepam (아티반정)	Clonazepam (리보트릴정)
효능효과	불안, 긴장, 우울, 마취전 투약	간질, 공황장애
작용기전	γ-aminobutyric acid(GABA)의 억제	GABA의 억제
반감기	14시간(중간-지속형)	30~40시간(장기-지속형)
사용 연령	성인(12세 이하 소아 투여 금기)	간질: 성인 및 유·소아 공황장애: 성인(18세 이상)

두 약물은 어떤 질환에 사용되나요?

Lorazepam과 clonazepam은 둘 다 벤조디아제핀계(benzodiazepines, BDZs) 약물이지만 국내 허가 적응증에 차이가 있습니다.

Lorazepam은 주로 불안 증상의 단기간 완화를 목적으로 사용됩니다. 국내 허가사항을 보면 신경증 또는 정신신체장애에서의 불안, 긴장, 우울 치료에 허가되어 있습니다. 또한 마취전 투약에도 허가되어 수술 또는 검사 전에 불안을 감소시키고 진정을 유도하며 관련사항에 대한 기억을 감소시킵니다. 경구투여가 불가능하거나 보다 신속한 효과가 필요한 경우 주사제를 사용할 수 있습니다. 단 우울증이나 우울성 불안에 사용할 경우 벤조디아제핀계 단독으로 사용하면 자살경향이 증가할 수 있기 때문에 보통 단독으로 사용하지 않습니다. 또한 항불안 목적으로 사용할 경우 단기간(예: 2~4주) 투여해야 하며, 가급적 4~12주를 넘지 않도록 해야 합니다.

Clonazepam은 성인 및 유·소아에서 다양한 유형의 간질 치료에 허가되어 있습니다. 또한 불안장애의 일종인 공황장애(panic disorder)에도 허가를 받았는데, 단독 치료보다는 주로 선택적 세로토닌 재흡수 저해제(selective serotonin reuptake inhibitor, SSRI)의 보조치료제로서 병용투여합니다.

두 약물의 작용기전은 무엇인가요?

Lorazepam과 clonazepam은 모두 벤조디아제핀계(benzodiazepines, BDZs) 약물입니다. 벤조디아제핀계 약물은 γ-aminobutyric acid(GABA) 수용체 중 하나인 벤조디아제핀 수용체에 작용하여 GABA의 중추신경 억제 작용을 증가시킵니다. 벤조디아제핀 수용체는 다양한 아형이 있으며, 어느 아형에 작용하는지에 따라 수면, 진정, 항불안, 항경련, 근이완 등 다양한 약리작용을 나타냅니다.

다른 벤조디아제핀계 약물에 대해 알아볼까요?

벤조디아제핀계 약물은 다양한 종류가 있으며, 약물마다 약동학적 특징 및 주로 사용되는 질환이 다릅니다(표 10-5).

표 10-5 벤조디아제핀계 약물의 종류

	성분명(제품 예)	주로 사용되는 질환
Short-acting (반감기: 1~8시간)	Midazolam(미다컴주)	불안, 전신마취, 마취전 투약
	Triazolam(할시온정)	불면증
Intermediate-acting (반감기: 8~40시간)	Alprazolam(자낙스정)	불안, 공황장애
	Lorazepam(아티반정)	불안, 마취전 투약
	Chlordiazepoxide(리버티정)	불안, 알코올 금단증상
Long-acting (반감기: 40~200시간)	Clonazepam(리보트릴정)	간질, 공황장애
	Diazepam(바리움정)	불안, 간질, 마취전 투약, 알코올 금단증상
	Flurazepam(달마돔정)	불면증
	Flunitrazepam(라제팜정)	불면증

각 성분의 용법·용량은 어떻게 됩니까?

Lorazepam은 성인의 경우 1일 1~4mg을 2~3회 분할 복용합니다. 신경증 및 정신신체장애의 경우 최대 1일 10mg까지 투여 가능합니다.

Clonazepam은 간질의 경우 투여 초기 부작용 발현을 방지하기 위해 서서히 증량하여 2~4주 이내에 유지용량에 도달하도록 하며 연령에 따라 다음과 같이 투여합니다.

- 성인: 초회량 1일 1.5mg 이내로 3회 분할 복용하며, 3일 간격으로 0.5mg씩 증량하여 유지량은 1일 1회 3~6mg입니다.
- 소아(10~16세): 초회량 1일 1~1.5mg을 2~3회 분할 복용하며, 3일 간격으로 0.25~0.5mg씩 증량하여 유지량은 1일 3~6mg입니다.
- 유·소아(10세 이하 또는 체중 30kg 이하): 초회량 1일 0.01~0.03mg/kg을 2~3회 분할 복용하며, 3일 간격으로 0.25~0.5mg씩 증량하여 유지량은 1일 0.1mg/kg(최대 0.2mg/kg)입니다.

공황장애의 경우 성인에서 초회량 1일 0.5mg을 2회 분할 복용하며, 3일 간격으로 0.25~0.5mg씩 증량하여 목표용량은 1일 1mg(최대 1일 4mg)입니다.

두 약물의 이상반응은 무엇입니까?

- 벤조디아제핀계 약물의 공통적인 부작용으로 졸음, 어지럼증, 기억장애 등이 나타날 수 있습니다. 따라서 약물 복용 중에는 집중을 요하는 업무나 운전, 위험한 기계 조작 등을 하지 않아야 합니다.
- 벤조디아제핀계 약물 복용 시 알코올(술)이나 다른 중추신경 저해제를 함께 복용하지 않도록 해야 합니다. 함께 복용 시 과도한 진정작용을 비롯해 호흡억제 등의 증상이 나타날 수 있습니다. 또한 마약류와 벤조디아제핀계 약물을 병용 시 진정, 호흡억제,

표 10-6 Lorazepam과 Clonazepam의 약동학적 특성

	Lorazepam	Clonazepam
최대 혈중농도 도달시간	2시간	1~4시간
반감기	14시간	30~40시간
흡수	빠름	빠름
생체이용률	90%	90%
단백결합률	약 85%	약 85%
배설	소변(88%), 대변(7%)	소변(50~70%), 대변(10~30%)

- 혼수상태 및 사망을 초래할 수 있으므로 각별한 주의가 필요하며 대체 치료가 없는 경우에 한하여 사용되어야 합니다.
- 벤조디아제핀계 약물은 장기간 복용하면 의존성이 생길 수 있으며, 갑자기 중단할 경우 불안, 불면, 정신혼란, 두통, 심계항진 등의 금단증상이 나타날 수 있습니다. 사용 중단 후 몇 주 후에 발작이 나타나는 사례도 보고된 바 있습니다. 따라서 임의로 복용량을 줄이거나 복용을 중단하면 안 되며, 수 주간에 걸쳐 서서히 용량을 줄여야 합니다.
- 벤조디아제핀계 약물은 태아에게 유해한 영향(기형아 등)을 미칠 수 있으므로 임신을 계획 중이라면 의사와 상의해야 하며, 이미 임신한 상태라면 즉시 담당 의사에게 알리도록 해야 합니다. 모유 중으로도 약물이 이행하여 아기에게 영향(졸음증, 체중감소 등)을 줄 수 있으므로 약물 복용 중에는 수유를 중단해야 합니다.
- 벤조디아제핀계 약물은 고령자에게 사용 시 운동실조(균형감각 상실), 과도한 진정 등이 나타날 가능성이 높으므로 소량부터 신중하게 투여해야 합니다. 특히 clonazepam은 반감기가 길기 때문에 고령자에 대한 위험이 더 높습니다.
- 두 약물 모두 중증 간장애 환자에게 투여 시 간성뇌증(간성혼수) 증상을 악화시킬 수 있으므로 투여 금기이며, 경증~중등도 간장애 환자는 신중히 투여해야 합니다.
- Lorazepam은 약물의 대부분이 신장으로 배설되므로 중증 신장애 환자는 투여 금기입니다.
- Clonazepam의 경우 자살충동 또는 자살행동 위험에 특별히 주의하도록 경고 조치가 되어 있습니다. 항간질약을 복용하는 환자에서 자살충동 또는 자살행동을 보이는 위험성이 증가되는 것으로 알려져 있으므로 관련된 변화나 증상이 나타나는지 모니터링이 필요합니다.

이것만은 꼭 기억하세요!

- 두 약물은 모두 벤조디아제핀계 약물이지만 lorazepam은 주로 불안장애에, clonazepam은 간질 및 공황장애에 사용됩니다.
- 갑자기 복용을 중단할 경우 금단증상이 나타날 수 있으므로 임의로 복용량을 줄이거나 복용을 중단하지 않도록 안내해 주세요.
- Clonazepam은 반감기가 긴 약물이므로 고령자에게 사용 시 특별히 주의가 필요합니다.

부프로피온 Bupropion VS. 부스피론 Buspirone

전보명

	Bupropion (웰부트린서방정)	Buspirone (보령부스파정)
적응증	우울증, 금연보조요법	불안장애
작용기전	도파민(dopamine)과 노르에피네프린(norepinephrine) 재흡수 억제	세로토닌(serotonin, 5-HT$_{1A}$) 수용체 효능제
주의사항	자살충동(소아·청소년, 젊은 성인) 경련발작 위험성(용량 의존성) 단가아민산화효소 저해제(monoamine oxidase inhibitor, MAOI)와 병용금기	중증 간·신장애, 중증 근무력증 환자에게 사용금기 MAOI와 병용금기
이상반응	자살충동이나 행동, 경련발작, 고혈압, 불면, 빈맥	어지럼증, 구역감, 두통, 신경질, 흥분, 안압상승, 근무력증

두 약물은 어떤 질환에 사용됩니까?

Bupropion은 우울증과 금연보조요법에 사용되고, buspirone은 불안장애에 사용되는 약물입니다. Bupropion과 buspirone은 이름이 비슷한데다 두 약물 모두 정신신경계 질환에 사용되는 약물이다 보니 쉽게 혼동될 수 있습니다. 이렇게 성분명의 철자나 발음이 비슷한 경우에는 실제 의료현장에서 잘못 처방·조제·투약되는 등의 메디케이션 오류(medication error) 위험성이 높아지므로 좀 더 꼼꼼히 살피는 주의가 필요합니다. 필자의 경우 두 약물을 구분하기 위해 버스(bus)에 타면 교통사고 걱정과 같은 온갖 불안이 몰려온다는 것과 연관지어 'bus'로 시작하는 'buspirone'은 항불안제라고 외우기도 하였습니다.

우울증과 불안장애는 어떻게 다릅니까?

우울증은 흔히들 기분이 저하된 상태라고 알고 있으나, 단순히 기분이 저하된 상태는 정상적인 일상생활에서도 일시적으로 나타날 수 있기에 이를 우울증이라고 하지는 않습니다. 의욕이나 동기, 관심, 활력, 생각, 수면 등 전반적인 정신기능이 저하된 상태가 자주 또는 지속되는 경우 우울증이라고 합니다.

우울증은 이별이나 실직 같은 생활환경의 변화, 경제적인 어려움에 따른 걱정, 스트레스 등의 심리적 요인, 신경전달물질 불균형에 의한 생물학적 요인, 약물이나 기저질환에 의한 요인 등 다양한 원인에 의해 설명되고 있습니다. 그중에서도 기분이나 감정에 영향을 미치는 생물학적 요인이 우울증의 중요한 원인으로 주목되면서 신경전달물질의 약리활성을 이용한 항우울제가 개발되어 왔습니다. 특히 세로토닌(serotonin), 노르에피네프린(norepinephrine), 도파민(dopamine)이 우울증에 중요한 신경전달물질로 알려져 있으며 대부분의 항우울제들은 이들 신경전달물질의 뇌 활성을 증가시키는 역할을 합니다. 선택적 세로토닌 재흡수 저해제(selective serotonin reuptake inhibitor, SSRI)나 삼환계 항우울제(tricyclic antidepressant, TCA)가 대표적인 예라고 할 수 있습니다. 그러나 한 가지 신경전달물질이 특정 작용을 일으키는 것이 아니라 수많은 신경전달물질들이 서로 영향을 주고 받기 때문에 몇 가지의 신경전달물질만으로는 우울증을 설명하기 어렵고 우울증 치료에 여러 가지 약물이 복합적으로 사용되는 이유이기도 합니다.

불안증은 어떤 일이나 자극에 대해 긴장하거나 두려움을 느끼는 상태라고 할 수 있습니다. 일상생활에서 불안은 누구나 느낄 수 있는 감정인데요. 정상적인 불안은 위협적인 상황에서 자신을 보호하거나 앞으로 일어날 일에 대해 효과적으로 대비할 수 있도록 하는 좋은 증상이라고 합니다. 그러나 사소한 일에도 안절부절하며 크게 걱정하거나 최악의 상황만을 상상하는 등 어떤 자극에 대한 반응의 강도, 기간, 빈도가 부적절하거나 불안증상이 일상생활에 지장을 주는 경우에는 병적인 상태, 즉 불안장애라고 합니다.

불안증의 원인은 심리학적·생물학적으로 매우 다양하게 설명되고 있습니다. 중추신경계에서 세로토닌, 노르에피네프린, GABA(gamma-aminobutyric acid), 히스타민 등의 작용부위 및 활성이 불안과 연관성이 있는 것으로 연구되었고 불안장애에 대한 약물치료로 항우울제와 항불안제가 주로 사용됩니다. 벤조디아제핀계 약물(예: diazepam, alprazolam 등)과 buspirone이 항불안제에 속합니다.

우울증은 현재와 과거 측면에 대한 반응인 반면에 불안은 미래 측면에 대한 반응이라는 점에서 증상의 차이점이 있지만, 우울증 환자에서 긴장, 분노, 두려움 등의 불안 증상이 나타나기도 하고 불안장애 환자에서도 우울 증상이 보이기도 함에 따라 두 질환을 정확히 감별하기란 매우 어려운 일입니다. 또한 두 질환 모두 여러 증상이 복합적으로 나타나다 보니 여러 가지 약물이 혼용되기도 합니다.

두 약물의 약리작용은 어떻게 다릅니까?

Bupropion은 도파민과 노르에피네프린의 재흡수를 억제하여 우울증상을 호전시킵니다. 그러나 단가아민산화효소(MAO) 또는 세로토닌 재흡수를 억제하지는 못합니다. 금연에 대한 작용기전은 명확하지는 않지만 노르아드레날린성 및 도파민성 효과에 의한 것으로 추정됩니다.

Buspirone은 세로토닌($5-HT_{1A}$) 수용체에 작용하여 불안증상을 완화시킵니다. 그 외 뇌의 도파민(D_2) 수용체에도 작용하는 것으로 보이며, 다른 신경전달물질에 간접적인 영향을 미치는 것으로도 연구되었습니다. 그러나 중추신경계의 주요 억제물질인 GABA의 활성을 높이는 벤조디아제핀계 약물과는 달리 Buspirone은 GABA 수용체에 효과를 나타내지 않아 항경련 효과나 근이완 작용이 없고 강한 진정효과도 나타내지 않습니다.

두 약물의 용법을 비교해 보겠습니다.

Bupropion은 우울증 치료를 위해 처음 최소 4일간 150mg을 1일 1회(오전) 투여한 후 반응에 따라 150mg씩 1일 2회로 증량합니다. 항우울 효과는 약 4주 이상 후에 나타날 수 있으므로 수 주간 300mg/일의 용량에도 반응이 충분치 않다면 1일 최대 400mg까지 증량할 수 있습니다. Bupropion 서방형 제제(SR, XL)는 부수거나 깨지 않고 그대로 복용하여야 합니다.

Bupropion은 금연보조요법으로도 사용되는 약이므로 만약 우울증 치료를 위해 bupropion을 복용 중인 경우에는 반드시 의사·약사에게 해당 사실을 알려 금연보조제로 이 약을 중복 사용하지 않도록 해야 합니다.

Buspirone은 불안장애에 초회 용량으로 5mg씩 1일 3회 복용합니다. 반응에 따라 서서히 증량하여 최적 용량을 맞추되 1일 60mg을 넘지 않도록 합니다.

두 약물은 특별히 주의해야 할 환자가 있습니까?

Bupropion은 경련발작을 일으킬 위험성이 있으므로 경련발작이 있는 환자에게는 사용 금기입니다. 발작 위험성은 Bupropion의 투여량과 관련성이 있으므로 1일 총 투여량이 400mg을 넘지 않도록 하고 용량 증량은 천천히 단계적으로 이루어져야 합니다. 또한 발작 역치를 낮출 수 있는 약물(예: 항정신병약물, 삼환계 항우울제 등)과 함께 복용하거나 저혈당 상태, 식욕감퇴제 사용, 벤조디아제핀이나 진정제 사용 시 발작 위험성은 더 높아질 수 있으므로 주의해야 합니다.

다른 항우울제와 마찬가지로 소아, 청소년, 젊은 성인에서 bupropion 복용 시 자살충동 위험성이 증가할 수 있으므로 각별한 주의가 필요합니다.

Buspirone은 간에서 대사되고 신장으로 배설되므로 중증의 간·신장애환자에게 사용해서는 안 됩니다. 또한 MAOI(예: moclobemide, selegiline)와 함께 투여하면 혈압상승의 위험이 있으므로 MAOI 투여 중단 후 최소 14일 이내에 투여해서는 안 되며, buspirone 복용 중단 후 MAOI를 14일 이내에 복용해서도 안 됩니다. 이는 도파민과 노르에피네프린의 재흡수 저해제인 bupropion의 경우에도 마찬가지입니다.

두 약물의 이상반응은 어떻게 다릅니까?

Bupropion 복용 시 식욕부진, 구강건조, 홍반, 땀흘림, 떨림, 불면, 빈맥 등이 흔하게 나타날 수 있습니다. 자살충동이나 경련발작, 고혈압, 조증, 정신병증 같은 다른 정신신경계 질환 등의 이상반응에 대해서는 보다 세심한 주의가 필요합니다.

Buspirone의 경우에는 어지럼증, 구역감, 두통, 신경질, 흥분 등의 이상반응이 흔하게 나타날 수 있습니다. 그 외 드물게 안압 상승, 근무력증이 나타날 수도 있습니다.

이것만은 꼭 기억하세요!

- Bupropion은 우울증 치료, 금연 보조요법으로 사용됩니다.
- Buspirone은 불안장애에 사용됩니다.
- Bupropion은 자살충동, 경련발작의 위험성이 있으므로 주의해야 합니다.
- Bupropion, bupirone 모두 MAOI와 함께 투여해서는 안 됩니다.

리스페리돈 Risperidone vs. 쿠에티아핀 Quetiapine

김예지

	Risperidone (리스페달정)	Quetiapine (쎄로퀠정)
효능 효과	조현병 알츠하이머 환자의 초조·공격성·정신병증상 양극성장애의 조증 부가요법 행동장애와 기타 파탄적 행동장애 치료	조현병 양극성장애 - 1형 관련 조증삽화 급성 치료 - 우울삽화의 급성 치료 - 재발 방지
작용기전	세로토닌(serotonin, 5-HT$_{2A}$)a 길항제, 도파민(dopamine, D$_2$) 길항제	
간대사	CYP2D6	CYP3A4
특징	D$_2$수용체 친화력↑(양성 증상에도 효과적)	파킨슨 환자의 조현병
이상반응	고프로락틴혈증, 추체외로증상 유발	백내장 유발
제형	정제, 구강붕해정, 주사제(2주에 한 번)	서방형 제제

두 약물은 어떤 질환에 사용됩니까?

두 약물은 요즘 여러 범죄에서 언급되는 조현병, 즉 정신분열증에 사용되는 비정형(atypical) 항정신병 약물입니다. 망상, 환각, 공격성, 적대감 등의 양성증상과, 무욕, 무쾌감, 무관심 등의 음성 증상에 모두 효과적입니다. Risperidone은 비정형 항정신병 약물 중 D2수용체 친화력이 크므로 양성 증상에도 큰 효과를 나타냅니다. 승인된 적응증은 위의 표와 같으며 미승인 적응증은 뚜렛(tourette syndrome)과 외상후스트레스장애(Post-traumatic stress disorder, PTSD)에 쓰이기도 합니다.

Quetiapine은 조현병과 양극성 장애의 치료와 이 약의 투여로 호전을 보인 양극성 장애 환자의 재발 방지에 사용됩니다. 서방정은 이 적응증 외에 주요 우울장애의 보조요법이 추가되었습니다. 특히 추체외로 부작용이 적어 도파민이 저하된 파킨슨 환자의 조현병에 선택약물로 사용되고 있습니다. 미승인 적응증은 알코올 의존증, 불면증, 강박장애(Obcessive Compulsive Disorder, OCD) 환자의 우울증약(선택적 세로토닌 재흡수 저해제, selective serotonin reuptake inhibitor, SSRI) 치료 보조제로 사용됩니다.

두 약물의 작용기전은 어떻게 다르나요?

조현병은 뇌 미상핵의 도파민의 신경 전달 과정 이상으로 인한 도파민의 과활성화로 일어나는 양성 증상과, 전두엽 피질에 있는 도파민 수용체의 기능저하와 세로토닌으로 인한 음성증상이 있습니다.

Risperidone은 항우울작용을 나타내는 중요한 부위로 생각되는 세로토닌($5-HT_{2A}$), 항정신병 약물의 치료 효과를 주로 매개하는 수용체이며 추체외로 부작용을 나타내는 도파민(D_2), 그 외 히스타민(H_1), 아드레날린성(α_2) 수용체의 길항제입니다.

Quetiapine은 세로토닌($5-HT_2$, $5-HT_6$), 도파민(D_1, D_2), 히스타민(H_1), 아드레날린성(α_1, α_2) 수용체의 길항제입니다. $5-HT_{2A}$ 수용체에 친화도가 높아 지속 투여 시에도 추체외로 증상의 이상반응이 적다고 합니다. 또한 대사체인 norquetiapine은 buspirone과 유사한 $5-HT_{1A}$ 수용체 작용 효과로 항불안 효과가 있으며, 노르에피네프린 재흡수 억제 효과로 항우울, 항불안 효과가 있다고 합니다.

 여기서 잠깐! "Risperidone과 Quetiapine의 약물 수용체의 친화력은?"

Risperidone과 Quetiapine의 대표적 조현병 약물 수용체의 친화력은 다음의 표를 통해 확인할 수 있습니다.

수용체	Dopamine D_2	Serotonin		adrenergic $\alpha 1$	Muscarinic M_1	Histamine H_1	5HT/NE reuptake
		$5-HT_{1A}$	$5HT_{2A}$				
작용	약물 치료 효과, EPS	항불안	항우울	진정, 기립성 저혈압	항콜린작용	진정, 저혈압 체중증가	항우울 항불안
Risperidone	++++	+	+++	++++	−	++	−
Quetiapine	+	+	++	++	++	++++	−5−HT+NE

약동학은 어떻게 다른가요?

Risperidone은 간대사 효소인 CYP2D6에 의해 paliperidone으로 대사되며, 최고 혈중농도에 도달하는 시간은 3~17시간, 반감기는 3~24시간으로 개인차가 큽니다. 음식물은 이 약의 흡수에 영향을 미치지 않습니다.

Quetiapine은 간에서 CYP3A4에 의해 대사되며, 속방정은 최고 혈중 농도는 1.5시간(서방형 제제: 6시간), 반감기는 6시간(서방형 제제: 7시간)입니다.

속방정은 음식과 관계없이 하루 두 번 복용합니다. 하지만 서방정은 음식과 복용 시 최고농도(Cmax)가 20~44% 증가하고 고지방 음식과 함께 투여하면 AUC는 22~52%로 증가하므로 하루 한 번 저녁에 복용하며 음식과 복용하는 것을 피하거나 저지방식이(약 300cal)와 함께 투여합니다.

두 약물은 간에서 대사되며 대부분 신장으로 배설되므로, 신장애, 간장애 환자는 초기용량과 유지용량을 절반으로 하고 용량 조절을 서서히 하며 주의 깊게 투여해야 합니다.

이상반응은 무엇인가요?

두 약물은 공통적 이상반응은 체중 증가, 졸림, 대사이상, 경련, 기립성 저혈압, QT연장, 두통 등이 있습니다. 고령의 치매 환자에서 사망률과 뇌혈관 이상반응의 위험이 높고, 청소년 자살 위험성도 증가할 수 있으므로 주의를 요합니다.

Risperidone은 흔한 이상반응은 졸림, 불면, 피로, 안절부절이며 D2 수용체 점유율이 높아 저용량(2~5mg/일)에서도 추체외로증상이 나타날 수 있고 고프로락틴혈증이 나타나기도 합니다. 유즙이 분비될 정도로 이상반응이 심하면 다른 약물로 변경을 고려해야 합니다.

 여기서 잠깐! "추체외로증상(Extrapyramidal Symptoms, EPS)이란?"

추체외로란 골격근의 근 긴장 및 운동을 반사적으로 지배하는 신경로(路)의 총칭입니다.
이 추체외로계에 장애가 발생하면 파킨슨병에서 볼 수 있는 근긴장과 진전, 무도병, 일정한 방향이 없는 움직임, 근긴장이상, 간대성 근경련 등 불수의운동을 일으킵니다.
추체외로증상을 유발하는 대표적인 약물로는 haloperidole, fluphenazine 등 도파민 D_2 수용체를 길항하는 정형 항정신병 약물(Typical antipsychotics)이 있습니다. 이 외에 항도파민성 약물인 metoclopramide나 duloxetine, sertraline, fluoxetine 등의 항우울제에서도 추체외로증상이 나타나는 것으로 알려져 있습니다.

표 10-7 항정신병 약물들의 이상반응

	성분(제품 예)	졸림	추체외로 증상	항콜린	기립성 저혈압	체중증가	고프로락틴 혈증
1세대 항정신병 약물(Typical)	Chloropromazine	++++	+++	+++	++++	++	+++
	Haloperidol(페리돌정)	+	++++	+	+	+	++++
비정형 항정신병 약물 (Atypical)	Clozapine(클로자릴정)	++++	+	++++	++++	++++	+
	Olanzapine(자이프렉스정)	++	++	++	++	++++	+
	Risperidone(리스페달정)	+	++	+	++	++	++++
	Quetiapine(쎄로켈정)	++	+	+	++	++	+
	Paliperidone(인베가서방정)	+	++	+	++	++	++++
	Ziprasidone(젤독스캡슐)	++	++	+	+	+	+
	Aripiprazole(아빌리파이정)	+	+	+	+	+	+

Quetiapine의 흔한 이상반응은 졸림, 어지러움, 구강건조, 경미한 무력증, 변비, 빈맥, 소화불량 등입니다. 백내장이 발생할 수 있으므로 정기적인 안과검진을 하도록 합니다. 심각한 이상반응인 경련 위험은 용량에 비례하여 높아지므로 주의를 요합니다. 기립성 저혈압을 예방하기 위하여 약물을 소량부터 시작하여 서서히 증량해야 합니다.

두 약물의 약물 상호 작용은?

공통적으로 알코올, 중추 신경 억제제(항히스타민제, 벤조다이아제핀계, 삼환계 항우울제)와 병용 시 약효가 증강됩니다. 전해질 불균형 및 QT 간격을 연장시키는 것으로 알려진 약물과 병용투여 시 주의해야 합니다.

Risperidone은 CYP2D6에 의해 대사되므로 간대사효소 유도제와의 병용은 약물 대사를 빠르게 하여 혈중 농도를 저하시키게 됩니다. 반면 간대사효소 저해제와의 병용은 대사를 저해하여 약물농도가 증가되어 부작용을 증가시킵니다. 항고혈압제의 병용 시 임상적으로 유의한 저혈압이 관찰되었으므로 주의해야 합니다.

Quetiapine은 CYP3A4에 의해 대사되므로 간대사 효소 유도 약물과 억제 약물과의 병용은 약효에 영향을 미칩니다. 또한 자몽주스와의 병용은 이상반응을 증가시키므로 피하도록 합니다.

조현병(Schizophrenia) 약물 치료의 알고리즘은?

조현병은 최초 치료제 선택이 중요합니다. 일반적으로 clozapine을 제외한 조현병약 중 1개를 선택하여 반응할 경우 1일 최대용량 범위 내에서 용량조절하며 치료합니다. 3~4주간 복용 후 치료 반응 없으면 다음 단계의 치료를 시작하는데, 이때 유의할 점은 복약 순응도를 살펴봐야 합니다. 복약 순응도가 나쁜 경우 주사제 사용을 고려해야 합니다(haloperidol decanoate, risperidone, paliperidone palmitate 등 IM). 각 단계의 항정신병 약물로 변경할 경우 기존 치료에서 사용하지 않았던 약물을 사용해야 하며 기존의 약을 1~2주에 걸쳐 서서히 중단(overlap)합니다.

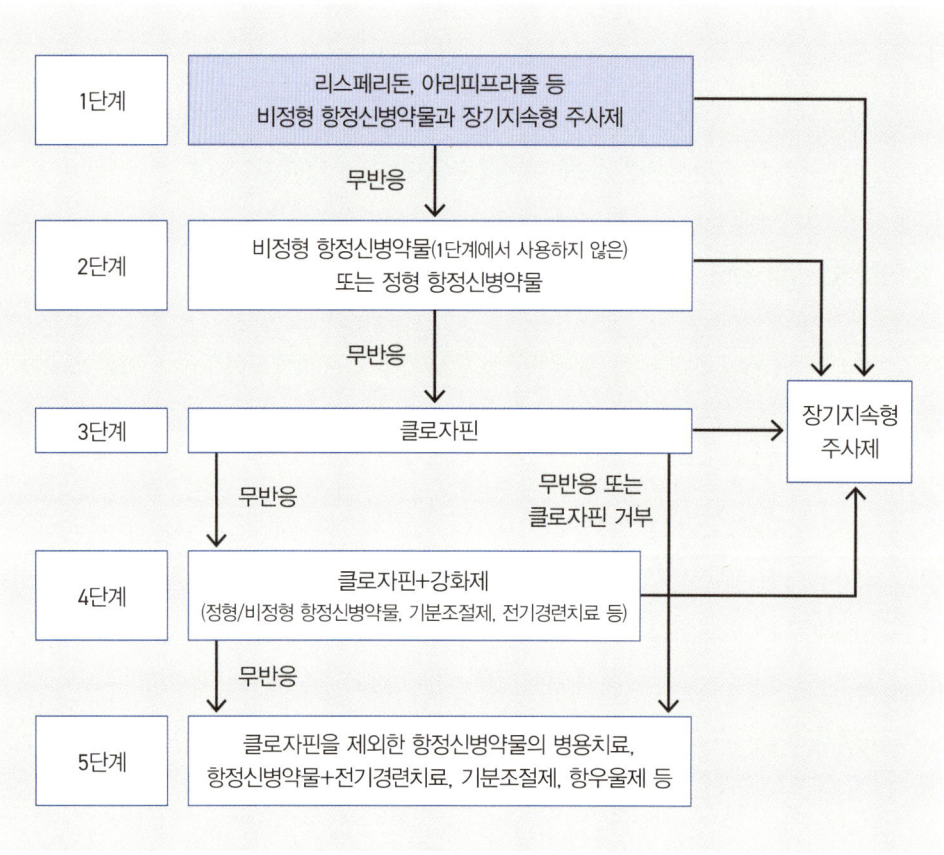

그림 10-3 **조현병 치료 알고리즘(대한조현병학회, 2019)**

이것만은 꼭 기억하세요!

- 2세대 항정신병 약물인 Risperidone은 D2수용체 길항 작용으로 추체외로증후군과 고프로락틴혈증의 이상반응이 일어날 수 있습니다.
- Quetiapine은 도파민 수용체에 대한 작용이 적어, 파킨슨환자의 조현병에 사용하며 백내장 발생 위험이 있으므로 정기적인 안과검진을 하도록 합니다.
- Quetiapine서방형제제는 음식에 의해 최고 혈중농도가 높아지므로, 음식과 복용하는 것을 피하거나 저지방식이(약 300cal)와 함께 투여합니다.
- 조현병약은 각 단계 실패 시 다음 단계에는 그 전에 사용하지 않은 약물을 사용해야 합니다.

올란자핀 Olanzapine VS. 클로자핀 Clozapine

정연주

	Olanzapine (자이프렉사정)	Clozapine (클로자릴정)
효능효과	조현병 양극성장애	다른 치료제에 반응을 나타내지 않는 조현병 치료
작용기전	도파민(dopamine), 세로토닌(serotonin, 5-HT2) 길항제	도파민, 세로토닌 길항제
계열	비전형 항정신병 약물 티에노벤조디아제핀(thienobenzodiazepine) 계열	비전형 항정신병 약물 디벤조디아제핀(dibenzodiazepine) 계열
용법용량	상용량: 5~10mg 최대량: 20mg/일	상용량: 100~200mg 3회 투여 최대용량: 900mg/일
특징		환자관리시스템: 심각한 이상반응(무과립구증 등) 대비

두 약물은 어떤 질환에 사용됩니까?

두 약물은 조현병(정신분열증) 치료제입니다.

Olanzapine은 국내와 미국 FDA에서 조현병과 양극성장애 치료에 승인되었습니다. FDA 미승인 적응증으로는 치매로 인한 급성 흥분(agitation), 섬망, 정신병으로 인한 심한 우울증 등이 있습니다. Olanzapine은 조현병에 1차 또는 2차 치료제로 쓸 수 있으며, 특히 항암요법에 따른 오심·구토에 대한 예방 및 치료에 미승인 적응증으로 사용할 수 있는 특징이 있습니다.

Clozapine은 다른 치료제에 반응을 나타내지 않는 조현병 환자, 추체외로 부작용(extrapyramidal symptom, EPS)이 심한 환자, 자살 행동 위험이 있는 환자에게 승인된 약물입니다.

Clozapine은 olanzapine과 달리 무과립구증이라는 심각한 이상반응의 우려 때문에 1차 치료제로 사용되지 않고 다른 약제에 반응을 나타내지 않는 경우에만 사용할 수 있으며 추체외로 부작용이 적어 파킨슨병 환자의 정신질환에도 FDA 미승인 적응증으로 사용됩니다.

두 약물은 작용기전이 어떻게 다른가요?

두 약물은 비전형 항정신병 약물(atypical antipsychotics)로 구조적으로 유사하고 도파민과 세로토닌을 길항하는 약물학적 활성도 유사합니다.

비전형 항정신병 약물은 haloperidol 등의 전형 항정신병 약물(typical antipsychotics)에 비해 추체외로 부작용과 지연성 운동장애(tardive dyskinesia) 위험이 적으며 조현병의 음성 증상 개선 효과가 크다고 알려져 있습니다. 반면 체중증가, 당뇨, 이상지질혈증 등의 대사성증후군이 발생할 수 있고 비용이 높다는 단점이 있습니다.

Olanzapine은 thienobenzodiazepine 계열의 비전형 항정신병 약물로 도파민과 세로토닌(5-HT)에 대해 길항작용을 나타내는데 D1, D2, D4와 5-HT2A, 5-HT2C에 결합력이 큽니다. Clozapine은 dibenzodiazepine 계열의 비전형 항정신병 약물로 D1, D3, D5 receptor를 약하게 차단하는 반면 D2, 5-HT2A receptor를 강력히 차단합니다. 선조체(neostriatum)보다는 변연계(limbic region)에서 도파민 차단 작용을 나타내므로 추체외로 부작용이 적고 다른 치료제에 비해 조현병의 음성 증상에 더 효과가 크다고 합니다.

표 10-8 **Olanzapine과 Clozapine의 용법 비교**

	Olanzapine	Clozapine
함량	2.5mg, 5mg, 10mg	25mg, 100mg
상용량	1일 1회 5~10mg으로 시작, 수일에 걸쳐 10mg으로 증량, 환자의 반응을 살피며 주마다 5mg씩 증감하며 유지 치료	12.5mg씩 1~2회로 시작, 매일 25~50mg씩 서서히 증량, 450mg/일 초과 시 이상반응 고려, 감량 시: 1~2주에 걸쳐 점진적 감량
최대량	20mg/일	900mg/일
고령자, 간·신장애	5mg 이하로 시작	12.5mg으로 시작
연령	국내 18세, FDA 13세 이상 사용	18세 이상 사용

두 약물의 약동학적 특성을 알려주세요.

Olanzapine은 음식물에 영향을 받지 않고 위장관에서 빠르게 흡수되며 경구 복용 시 최고 혈중농도 도달 시간은 6시간이며 초회통과효과(first pass effect)가 큰 약물로 간에서 CYP1A2, 2D6에 의해 대사되며 반감기는 약 30시간(22~54시간)입니다.

Clozapine은 경구 복용 시 2.5시간 후에 최고 혈중농도에 도달하며 생체이용률은 50~60%입니다. 단백결합률은 97%이며 초회통과효과가 크고 간에서 CYP1A2, 2D6, 3A4에 의해 대사되며 반감기는 12시간입니다.

두 약물의 이상반응과 주의사항은 무엇인가요?

Olanzapine은 흔한 이상반응으로 졸음, 어지러움, 불면, 체중증가, 구강건조증, 호산구증가증, 프로락틴, 콜레스테롤, 혈당 및 중성지방 수치 상승, 식욕 증가, 정좌불능증, 파킨슨증, 운동이상증, 기립성저혈압, 부종 등이 있습니다. 또한 심각한 이상반응으로는 대사성증후군, 백혈구감소증, 췌장염 등이 있습니다.

Clozapine은 흔한 이상반응으로 졸음, 두통, 어지러움, 저혈압, 빈맥, 체중증가, 변비, 오심, 구강건조증, 시각이상, 발한 등이 있습니다. 또한 심각한 이상반응으로는 무과립구증 등의 혈액학적 이상반응, QT 간격 지연 등의 심혈관계질환, 당뇨 등의 대사성증후군, 스티븐존슨증후군, 발작 등이 있습니다.

두 약물의 이상반응 중 공통점은 졸리고 대사성증후군(체중증가, 당뇨, 이상지질혈증) 등이 높게 나타날 수 있다는 점이고 차이점은 clozapine의 경우 무과립구증 등의 혈액학적 이상반응이 심각하다는 점입니다. 따라서 clozapine은 특수한 환자관리프로그램에 등록하여 철저한 관리 하에 사용해야 합니다. 백혈구 수치(3,500cells/mm^3 이상)와 호중구 수치(2,000cells/mm^3 이상)가 정상인 환자에게 투여될 수 있도록 지속적으로 모니터링해야 합니다.

두 약물은 어떤 상호작용이 있나요?

두 약물은 공통적으로 CYP1A2, 2D6에 의해 대사되므로 CYP1A2를 유도하는 경우(흡연, carbamazepine 등 병용)에 약물의 대사를 유도하여 혈중농도를 감소시켜 효과가 적어질 수 있고 CYP1A2 저해제(fluvoxamine 등)와 병용 시에는 약물의 약효가 증가될 수 있습니다다. 또한 두 약물은 알코올 및 다른 중추신경억제제와 병용 시 중추신경계 억제 작용이 증가하여 진정 효과 등의 이상반응이 증가될 수 있으므로 주의해야 합니다.

Clozapine은 CYP3A4의 기질이기도 하여 CYP3A4를 유도하는 약물(carbamazepine, phenytoin, rifampicin)과 병용하면 clozapine의 혈중농도를 감소시킬 수 있습니다. 반면에 카페인 섭취에 의해 clozapine의 혈중농도가 증가할 수 있습니다.

두 약물은 임부 또는 수유부가 복용 가능한가요?

Olanzapine은 임부에 대한 적절한 연구가 없으므로 유익성이 위험성을 상회한다고 판단되는 경우에만 투여하도록 합니다.

Olanzapine은 건강한 여성에 대한 시험에서 모유를 통해 이행되었고 clozapine은 동물 시험에서 모유를 통해 분비된다고 알려져 있으므로 약물 투여 중에는 수유를 중지합니다.

이것만은 꼭 기억하세요!

- 두 약물은 비전형 항정신병 약물로 전형 항정신병 약물에 비해 추체외로 부작용이 적으며 조현병의 음성 증상 개선 효과가 큽니다.
- Clozapine은 무과립구증 등의 심각한 이상반응의 우려 때문에 1차 치료제로 사용되지 않으며 다른 약제에 반응을 나타내지 않는 경우에 사용되고 환자관리프로그램의 관리를 받습니다.
- 두 약물은 공통적으로 졸림, 대사성증후군(체중증가, 당뇨, 이상지질혈증) 등의 이상반응이 나타날 수 있습니다.
- 두 약물은 간 대사를 받으므로 간대사효소(CYP450) 유도 및 억제 약물과 병용 시 상호작용이 나타날 수 있습니다.

불면증 Insomnia

정경인

불면증

잠들기 어렵거나 자는 도중에 자주 깨는 것 또는 너무 일찍 잠에서 깨어나는 증상으로 이러한 증상이 3개월 이상, 일주일에 적어도 3일 이상 발생할 때 만성 불면증으로 분류됨.

불면증의 치료 약물

일반의약품

1) 항히스타민제

    디펜히드라민(diphenhydramine, 디펙타민), 독시라민(doxylamine, 아론)

2) 생약제제

    길초근+호프(dried Hop+dried Valerian root, 레돌민)

전문의약품

1) 벤조디아제핀계

    트리아졸람(trizolam, 할시온), 플루라제팜(flurazepam, 달마돔), 플루니트라제팜(flunitrazepam, 라제팜)

2) 이미다조피리딘계, γ-aminobutyric acid A (GABA) 수용체 효능제

    졸피뎀(zolpidem, 스틸녹스), 에스조피클론(eszopiclone, 조피스타)

3) 삼환계 항우울제

    독세핀(doxepin, 사일레노)

4) 바르비탈류

    펜토바르비탈(pentobarbital, 엔토발), 페노바르비탈(phenobarbital, 페노바르비탈)

5) 클로랄유도체

   포수클로랄(chloral hydrate, 포크랄)

6) 멜라토닌(melatonin, 서카딘)

디펜히드라민 Diphenhydramine VS. 독실아민 Doxylamine

정경혜

	Diphenhydramine HCl (쿨드림연질캡슐)	Doxylamine succinate (아졸정)
효능효과	일시적 불면증 완화	불면증 보조치료 및 진정
작용기전	항히스타민제(히스타민 수용체 차단)	항히스타민제(히스타민 수용체 차단)
용법용량	50mg(1캡슐) 자기 전	25mg(1정) 자기 30분 전

Diphenhydramine과 Doxylamine은 어떤 약입니까?

두 약물은 에탄올아민(ethanolamine) 유도체로 1세대 항히스타민제이며 수면유도제로 사용되는 일반의약품입니다.

Diphenhydramine은 불면뿐 아니라 알레르기비염, 감기, 멀미, 아나필락시스 보조, 파킨슨병에 사용되며 특히 가려움증에 많이 사용됩니다. 그러므로 벌레 물리거나 가려움증에 사용되는 약제와 파스 복합제제에 함유되어 있습니다. 수면유도를 위해서는 50mg을 자기 전에 복용합니다. 그러나 진정작용이 심할 경우에는 25mg을 복용합니다.

Doxylamine은 수면을 유도하기 위해 25mg을 자기 30분 전에 복용합니다. Doxylamine은 알레르기비염과 임부 구역구토 예방에 사용됩니다. 임부의 구역구토 예방을 위해 pyridoxin(비타민B_6) 10mg과 doxylamine 10mg 복합제제인 디클렉틴장용정이 처방됩니다.

Diphenhydramine과 Doxylamine의 약리기전은 무엇입니까?

두 약물은 항히스타민제로 기전이 동일합니다. 히스타민(histamine-1, H_1) 수용체에서 히스타민과 경쟁적으로 작용해 히스타민 작용을 감소시킵니다. 다른 항히스타민제보다 뇌 안의 H_1-수용체에 친화력이 높아 졸음을 많이 유발하는 약물이므로 불면증에 쓰입니다. 항히스타민제이므로 콧물이나 알레르기질환, 가려움증 치료에도 효과가 있습니다.

화학수용체자극대(Chemoreceptor trigger zone)와 전정계의 H_1-수용체를 차단하며 중추신경계 항콜린 활성을 통해 미로(labyrinthine) 기능을 억제해 멀미·구역·구토에도 사용합니다.

Diphenhydramine과 doxylamine 복합제제는 어떤 약이 있습니까?

Diphenhydramine
- 감기약: 시노코프캡슐과 같은 기침약에도 들어 있고 감기약인 래피콜데이앤나잇연질캡슐에는 야간용에만 함유되어 감기 증상 완화와 더불어 수면에 도움이 됩니다.
- 벌레 물린 데, 가려움증: 물린디액, 버물리에스액, 계안겔, 써머쿨크림, 쎄레마일드연고
- 파스: 제놀쿨카타플라스마, 에어신신파스, 신신파스에이

Doxylamine
- 임부 구역, 구토: 디클렉틴장용정(pyridoxine과 복합제제)

두 약물은 약동학적으로 어떤 차이가 있습니까?

Diphenhydramine은 복용 후 1시간 내 효과가 나타나고 지속시간은 4~6시간입니다. 2시간에 최고 혈중농도에 도달하며 성인에서 반감기는 9시간(7~12시간)이며 노인 환자는 반감기가 13. 5시간(9~18시간)으로 증가합니다.

Doxylamine은 복용한 후 1시간 내 약효가 나타나며 지속시간은 3~6시간입니다. 복용 후 약 2~4시간 후에 최고 혈중농도에 도달합니다. 반감기는 10~12시간입니다. 노인은 12.5~15.5시간으로 늘어납니다.

이상반응과 주의할 점은 무엇입니까?

두 약물의 이상반응과 주의할 점은 유사합니다.
- 시야장애, 입마름, 빈맥, 변비, 소변저류, 인지력 저하 등의 항콜린 부작용이 나타납니다.
- 노인 환자에서 배설이 감소되고 항콜린 부작용이 강하게 나타날 수 있으므로 노인은 이 약물을 피하거나 꼭 필요할 경우에는 주의해서 사용하도록 권고합니다.

- 폐기종, 만성기관지염, 천식 발작 등의 호흡곤란 환자, 녹내장 환자, 증상이 있는 전립선 비대 환자는 복용하지 않는 것이 좋습니다.
- 음주 후에 복용하지 않습니다.
- 낮에도 졸린 현상이 나타날 수 있습니다. 복용 다음날까지 졸음이 계속되고 나른함을 느끼는 경우에는 이러한 증상이 사라질 때까지 운전 또는 기계 조작을 하지 않습니다.
- 복용한 다음날 아침에 기분이 좋지 않고 머리가 무겁고 잠이 덜 깬, 멍한 현상이 나타날 수 있습니다.
- 수면유도제로 3~7일 동안 지속적으로 복용 시에는 내성(tolerance)이 생겨 약효가 감소합니다.
- 이 약을 복용하는 동안 다른 최면진정제, 중추신경저해제, 단가아민산화효소 저해제(monoamine oxidase inhibitor, MAOI)를 복용하지 않습니다.

약물상호작용에 관해 알려주세요.

- 항콜린제(fesoterodine 토비에즈서방정)나 항콜린 부작용이 있는 약물과 함께 복용하면 부작용이 증가합니다.
- 아세틸콜린에스테라제(acetylcholinesterase) 저해제(donepezil 아리셉트정, rivastigmine 엑셀론캡슐, galantamine 레미닐정)의 효과를 감소시킵니다.
- Diphenhydramine은 cytochrome P450 2D6(CYP2D6) 중등도 저해제입니다. 그러므로 CYP2D6의 기질인 nebivolol(네비레트정)과 복용 시에 저혈압 발생 위험이 증가합니다.
- Tramadol과 병용할 경우에 현기증, 집중력 저하, 졸림이 증가할 수 있으므로 모니터링이 필요합니다.

불면증을 일으키는 약물은 무엇인가요?

불면을 일으키는 약물은 pseudoephedrine(슈다페드정), modafinil(프로비질정), bupropion(웰부트린서방정), selegiline(마오비정), fluoxetine(푸로작정), theophylline, 교감신경흥분제, 갑상선호르몬 제제, 스테로이드, 이뇨제, 도파민 효능제(bromocriptine, levodopa, pramipexole) 등이 있으며, 인삼, 광귤도 불면을 유발합니다. 수면유도제를 복용하기 전에 불면을 일으키는 약물을 복용하는지 확인합니다.

불면증에 도움이 되는 생활요법은 무엇인가요?

불면증 치료를 위해서는 가장 먼저 인지행동요법을 시행합니다. 불면증에 도움이 되는 행동요법인 자극조절과정은 다음과 같습니다.

- 잠자리에 누워 있는 시간을 일정하게 유지하고 졸릴 때만 잠자리로 갑니다.
- 침대는 오로지 잠을 자기 위해서만 사용하고 다른 일을 하거나 생각을 하기 위하여 침대에 눕는 것을 피합니다. 즉 잠자리에서 책을 읽거나 TV를 보지 않습니다.
- 잠을 억지로 자려고 하지 않습니다. 20~30분 내로 잠이 들지 않으면 일어나서 단순 작업을 합니다.
- 필요한 만큼만 자고 낮잠을 피합니다. 밤에 못 잤을 때도 낮잠을 자지 않습니다.
- 걱정할 일이 있으면 낮에 걱정할 시간을 만들어 합니다. 잠자리까지 걱정거리를 가져가지 않습니다.

아래와 같은 수면 위생도 도움이 됩니다.

- 매일 규칙적으로 운동을 합니다. 1주일에 적어도 3~4회 합니다.
- 잠자리에 들기 6시간 전에 운동을 마칩니다. 불면이 더 악화될 수 있으므로 자기 직전 운동은 피합니다.
- 편안한 수면 환경을 조성합니다. 적절한 온도를 유지하고 시끄러운 소리나 조명 장식이 있는 시계를 피합니다.
- 수면을 방해하는 물질, 즉 담배, 커피, 홍차, 콜라, 술 등을 피합니다. 또한 밤에 물이나 음료를 많이 마시지 않고 저녁에 과식하지 않습니다.
- 자기 전에 긴장을 풀고 즐거운 일을 합니다.

이것만은 꼭 기억하세요!

- 불면 치료를 위해 먼저 인지행동요법을 시행합니다.
- 두 약물은 항콜린 부작용(입마름, 시야이상, 빈맥, 변비, 소변저류)이 발생할 수 있습니다.
- 연속해서 복용하면 효과가 감소합니다.
- 음주 후에 복용하지 않습니다.

에스조피클론 Eszopiclone 졸피뎀 Zolpidem

정경혜

	Eszopiclone (조피스타정)	Zolpidem tartrate (스틸녹스정, 스틸녹스CR정)
효능효과	불면증	10mg: 성인에서의 불면증의 단기 치료 서방정: 잠들기 어렵거나 숙면 유지가 어려운 성인에서의 불면증의 단기 치료
작용기전	γ-aminobutyric acid A(GABA$_A$) Cl 수용체 복합체에 작용	γ-aminobutyric acid A(GABA$_A$) Cl 수용체 복합체에 작용
함량·제형	1mg, 2mg, 3mg 정제	10mg 정제 서방정: 6.25mg, 12.5mg
용법용량	1mg 취침 직전, 최대: 3mg	1정 취침 직전, 최대: 12.5mg

에스조피클론(Eszopiclone)과 졸피뎀(Zolpidem)은 어떤 약입니까?

두 약물은 γ-aminobutyric acid A(GABA$_A$) Cl 수용체 복합체에 작용해 염소 통로(chloride channel)를 열어 염소의 세포내 유입을 증가시켜 과분극을 억제하는 작용으로 불면 치료에 사용합니다. 향정신성의약품입니다. 벤조디아제핀(benzodiazepine)과 작용기전이 유사하나 여러 수용체에 작용하는 벤조디아제핀과 달리 수면과 관계 있는 $α_1$-subunit에 친화력이 높아 오용, 금단, 내성 위험이 상대적으로 적으며, 신경안정, 근육이완, 항경련 효과를 나타내지 않습니다. 또한 수면구조(sleep architecture)에 영향이 적어 정상 수면 형태와 가까운 수면을 유지하는 장점이 있습니다.

FDA에서는 eszopiclone과 zolpidem 서방정을 만성 불면증에 6개월까지 사용할 수 있도록 승인했습니다.

어떻게 복용합니까?

효과적인 가장 저용량을 복용합니다.

Eszopiclone의 시작 용량은 1회 1mg이며 최대 용량은 1일 3mg입니다. 노인이나 심한 간 기능 이상자는 1일 최대 2mg까지만 복용합니다. 고지방이나 열량이 높은 식사를 하면 eszopiclone의 흡수가 느려 약효가 늦게 나타나므로 식사 중이나 식후 즉시 복용하지 않습니다. Zolpidem의 성인 1일 권장량 및 최대 용량은 10mg입니다. 노인이나 쇠약한 환자인 경우는 5mg을 복용합니다. 서방형제제(스틸녹스CR정)는 성인 1일 1회 12.5mg이 권장 용량이며 최대 용량입니다. 65세 이상 성인 및 간부전환자는 6.25mg을 투여합니다. 치료 기간은 가능한 짧아야 하며 4주를 넘지 않도록 합니다. 식사 중이나 식후 바로 복용하면 효과가 늦어질 수 있으므로 공복에 복용합니다. 서방형제제(스틸녹스CR정)는 분할 또는 분쇄해서는 안 되며, 씹어서 복용하지 않도록 합니다.

FDA에서는 시작용량으로 남성은 5mg, 10mg, 6.25mg, 12.5mg 모든 용량을 권고하나, 여성은 5mg 또는 6.25mg을 권고합니다.

두 약물은 약동학적으로 어떤 차이가 있습니까?

두 약물의 작용 발현 시간은 15~30분으로 유사하며 반감기는 eszopiclone은 6시간, zolpidem은 2.5~2.6시간입니다.

Eszopiclone은 흡수되어 1시간내 최고 혈중농도에 도달하며 고지방 식사를 하면 1시간 지연됩니다. 65세 이상 노인인 경우 반감기가 약 9시간으로 늘어납니다. 간에서 CYP3A4, CYP2E1에 의해 대사되며 활성 대사체는 (S)-zopiclone-N-oxide입니다.

Zolpidem은 흡수된 후 속방형은 1.6시간, 서방형은 1.5~2시간에 최고 혈중 농도에 도달하며 음식과 복용하면 작용 발현시간이 지연됩니다. 반감기는 속방형은 2.5~2.6시간이며 서방형 제제의 반감기는 2.8시간으로 큰 차이는 없습니다. 간에서 CYP3A4에 의해 대사됩니다.

이상반응은 무엇입니까?

Eszopiclone의 흔한 이상반응은 미각이상과 두통입니다. 가슴통증, 말초부종, 기관지염, 발진, 입마름, 어지러움, 우울, 불안, 감염, 혼동, 복합적 수면이상행동이 발생합니다.

Zolpidem의 흔한 이상반응은 두통, 어지러움, 졸음입니다. 그 외 가슴통증, 피로, 설사, 변비, 오심, 시야 이상, 불안, 환각, 복합적 수면이상행동입니다.

주의할 점은 무엇입니까?

두 약물의 주의할 점은 유사합니다.
- 작용 발현이 빠르므로 자기 직전에 복용하며 식사 중이나 식후에 복용하지 않습니다.
- 어지러움, 정신 혼동이 나타나고 특히 노인이나 몸이 약한 환자에게 낙상 위험을 증가시키므로 약이 몸에 어떤 영향을 주는지 알 때까지 정신집중이 필요한 일이나 조정이 필요한 일을 피합니다.
- 복합적수면이상행동(complex sleep behaviors)을 일으킵니다. 이것은 약을 복용 후에 완전히 깨지 않은 상태에서 운전을 하거나 음식 섭취, 전화하기 등의 행동을 하고 기억하지 못하는 현상입니다. 환자나 보호자에게 이런 행동이 발생하면 즉시 약물 복용을 중단하고 알려 달라고 합니다. 특히 권장 용량 이상을 복용하거나 술이나 다른 중추신경억제제와 함께 복용했을 때 위험이 증가합니다.
- 술이나 신경안정제 등의 중추신경억제제와 함께 복용하지 않습니다.
- 약을 복용한 다음날 운전이나 정신 집중이 필요한 일에 장애를 일으킬 수 있습니다. 그러므로 약을 취침 직전에 복용하고 복용 후 기상 전까지 최소 7~8시간의 간격을 둡니다. 즉 약을 복용한 후 적어도 7~8시간 후에 일상생활을 시작합니다.
- 드물지만 혀, 후두 등에 혈관부종이 발생할 수 있습니다. 만일 발생하면 다시는 이 약을 복용해서는 안 됩니다.
- 우울증 환자에서 자살 생각 등 우울증상이 악화될 수 있으므로 주의합니다. 불면은 우울증의 한 증상일 수 있으므로 약을 복용한 후에도 불면이 지속될 경우 다시 진단이 필요합니다.
- 7~14일 동안 약물을 복용해도 불면증이 개선되지 않는다면, 불면증 이외에 다른 질환을 의심해 볼 수 있습니다.

함께 복용할 때 주의해야 한 약물이 있습니까?

두 약물은 CYP3A4에 의해 대사됩니다.
- CYP3A4 저해제와 복용하면 두 약물의 혈중 농도가 증가합니다. CYP3A4 저해제

(itraconazole, clarithromycin, troleandomycin, ritonavir, nelfinavir)와 에스조피클론을 병용하는 경우 에스조피클론의 최대용량은 1일 2mg입니다.
- CYP3A4 유도제(rifampicin, 세인트존스워트)와 복용하면 두 약물의 효과가 감소합니다.

수면제 선택할 때 어떤 점을 고려해야 할까요?

수면제는 불면증상을 일시적으로 완화시킬 뿐 불면을 완전히 치료하는 약이 아닙니다. 그러므로 수면제에 의지하기보다는 인지행동 요법이나 수면 위생 등의 비약물학적인 방법을 먼저 시행합니다. 불면은 잠이 들기 어려운 경우(difficulty falling asleep, DFA), 수면 유지가 어려운 경우(difficulty maintaining sleep, DMS), 너무 일찍 기상(early-morning awakening, EMA)을 하는 경우로 평가할 수 있습니다. 또한 이런 증상이 혼합되어 있는 경우도 많습니다. 잠이 들기 어려운 경우는 작용 발현이 빠른 약물을 선택합니다. Eszopiclone이나 zolpidem은 모두 이런 목적으로 선택할 수 있습니다. 수면 유지가 어려운 경우는 eszopiclone과 zolpidem 서방정을 선택할 수 있습니다. 너무 일찍 깨는 것이 문제가 된다면 작용이 긴 수면제를 선택합니다.

불면에 사용되는 약물 중 향정신성의약품이 아닌 약물이 있나요?

전문의약품으로 doxepin(사일레노정), melatonin(서카딘서방정)이 있습니다. 일반의약품으로는 diphenhydramine(쿨드림캡슐), doxylamine(아졸정), valerian(레돌민정)이 있습니다.

수면에 도움이 되는 수면 위생(sleep hygiene)은 어떤 것이 있을까요?

미국 질병관리본부(centers for disease control and prevention, CDC)에서는 수면을 돕기 위해 다음과 같이 수면위생을 권고합니다.
- 주중뿐만 아니라 주말에도 같은 시간에 잠자리에 들고 같은 시간에 일어납니다.
- 침실은 어둡고 조용하며, 편안한 환경을 조성하고 적절한 온도를 유지합니다.
- TV, 컴퓨터, 스마트폰 등 전기기구를 침실에서 치웁니다.
- 자기 전에 과식을 피하고 카페인이나 술 섭취를 피합니다.
- 운동을 합니다. 낮에 운동을 하면 밤에 잠들기 쉽습니다.

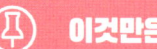 **이것만은 꼭 기억하세요!**

- 수면제는 가장 효과적인 최소 용량으로 필요시에만 복용합니다.
- Eszopiclone이나 zolpidem은 식후에 복용하지 마세요.
- 자기 직전에 복용하고 약을 복용한 후 적어도 7~8시간 후에 일상생활을 시작합니다.
- Eszopiclone이나 zolpidem을 복용하는 동안 수면보행, 수면 음식 섭취 등 수면 이상 증상이 나타날 수 있습니다.

멜라토닌 서방정 졸피뎀 CR정
Melatonin vs. Zolpidem

제남경

	Melatonin 서방정 (서카딘서방정)	Zolpidem CR정 (스틸녹스CR정)
효능효과	수면의 질이 저하된 55세 이상의 불면증 환자의 단기치료	잠들기 어렵거나 숙면유지가 어려운 성인에서의 불면증의 단기치료
작용기전	Melatonin 수용체에 결합	Benzodiazepine 수용체에 결합
용법용량	1일 1회 1정(2mg)을 취침 1~2시간 전에 투여	1일 1회 1정(12.5 또는 6.25mg)을 취침 바로 직전에 투여
사용연령	55세 이상	18세 이상
최대투여기간	13주	28일

두 약물은 어떤 질환에 사용합니까?

두 약물은 불면증(insomnia) 치료에 사용합니다. 국제수면장애분류(International Classification of Sleep Disorders, ICSD) 3판에 따르면 불면증이란 환경적 요인이나 수면 기회의 제한이 없음에도 불구하고 잠들기 어렵거나 잠은 들었지만 유지가 어려운 경우, 또는 원하는 시간보다 일찍 일어나는 것으로 이로 인해 낮 동안 피로감, 집중력 감퇴, 정서변화 등의 어려움을 겪는 질환입니다.

두 약물의 작용기전은 무엇입니까?

Melatonin 서방정은 뇌의 송과선(pineal gland)에서 분비되는 멜라토닌(melatonin)이라는 호르몬과 같은 화학 구조를 가진 약물로 서서히 방출되도록 제제화한 것입니다. 생체 내 melatonin은 밤에 분비가 증가하는데 수면의 개시, 유지에 도움을 주고 생체리듬을 조절하는 작용을 합니다. 나이가 들면 생체 내 melatonin 분비가 감소하는 경향이 있습니다. Zolpidem은 benzodiazepine(BZD) 수용체 효능제입니다. Zolpidem이 BZD 수용체에 결합하면 억제성 신경전달물질인 γ-aminobutyric acid(GABA)의 작용을 더욱 증강시키게 됩니다. GABA의 작용이 강화되면 수면 개시와 유지에 도움이 됩니다.

두 약물의 용법과 용량은 무엇입니까?

Melatonin 서방정은 1정(2mg)을 취침 1~2시간 전에 복용합니다. 음식과 함께 복용하고 서방정이기 때문에 씹거나 부수지 않고 통째로 복용합니다. Zolpidem 서방정은 복용 즉시 효과가 나타나기 때문에 취침 바로 직전에 투여합니다. 음식과 같이 복용하거나 식후에 바로 복용하는 것은 권장되지 않는데 그 이유는 음식에 의해 작용 개시가 늦어지기 때문입니다. 이 약도 서방정이므로 분할 또는 분쇄해서는 안 되며, 씹어서 복용하지 않도록 합니다. Zolpidem의 작용은 성별에 따른 차이가 있는데 여성의 경우 더욱 더 민감하게 반응합니다. 남성은 1정(12.5mg)을 복용하고 여성은 그 절반에 해당하는 용량인 6.25mg을 복용합니다. 65세 이상 성인과 간기능 부전환자도 6.25mg을 복용합니다. 중증의 간부전에는 사용을 피합니다. 미국노인병학회(American Geriatrics Society, AGS)에서 2019년 개정한 'Beers Criteria'라는 노인주의약물리스트에 zolpidem은 65세 이상 노인이 피해야 할 약물로 등재되어 있습니다. 두 약물 모두 하루에 정해진 용량을 정해진 기간만큼 사용하도록 합니다. Melatonin 서방정은 최대 13주까지 투여할 수 있으나 zolpidem 서방정은 최대 투여 기간이 28일입니다.

두 약물을 복용 시 주의사항과 다른 약물과의 대표적인 약물상호작용에는 어떤 것들이 있을까요?

두 약물 모두 중추신경 억제작용을 유발하므로 운전이나 기계 조작 등 각성이 요구되는 경우 주의가 요구됩니다. 또한 두 약물 모두 알코올을 포함하여 중추신경억제 작용이 있는 약물과 함께 복용하면 위험하므로 병용을 피합니다. Melatonin은 CYP1A2의 기질로 강력한 CYP1A2 저해제(예: fluvoxamine)와 함께 복용하는 경우 혈중농도가 급격히 상승하게 되어 위험하므로 병용을 피합니다. Zolpidem은 CYP3A4의 기질로 CYP3A4 저해제와 함께 복용하면 혈중농도가 올라가고 CYP3A4 유도제와 함께 복용하면 혈중농도가 떨어져 효과가 제대로 나타나지 않을 수 있어 주의해야 합니다.

두 약물의 대표적인 이상반응에는 어떤 것들이 있을까요?

두 약물 모두 졸음과 어지럼증 같은 중추신경억제 이상반응이 일어날 수 있습니다. Melatonin 서방정의 그 외 이상반응으로 두통, 비인두염, 요통, 관절통이 있습니다. Zolpidem은 수면 중 걷거나 먹거나 운전하는 등의 이상행동을 나타내는 복합수면행동(complex sleep behaviors)을 야기할 수 있습니다. 이러한 이상행동은 치명적인 부상을 가져올 수 있기 때문에 2019년 FDA는 zolpidem의 'Black Boxed Warning'에 이 이상반응을 추가하였습니다.

식약처에서 불면증 적응증을 승인받은 약물로 melatonin과 zolpidem 외에 어떤 어떤 약물이 있나요?

Benzodiazepine, BZD 수용체 효능제, 삼환계 항우울제, 항히스타민제 등이 불면증 치료에 사용됩니다(표 10-9).

표 10-9 불면증 치료에 사용되는 약물

구분	성분명	제품 예	효능	일반/전문
벤조디아제핀	flunitrazepam	라제팜정	수면개시 및 유지	전문약
	flurazepam	달마돔정	수면개시 및 유지	전문약
	triazolam	할시온정	수면개시	전문약
BZD 수용체 효능제	eszopiclone	조피스타정	수면개시 및 유지	전문약
	zolpidem IR	스틸녹스정	수면개시 및 유지	전문약
삼환계 항우울제	Doxepin	사일레노정	수면유지	전문약
항히스타민제	Diphenhydramine	디펙타민연질캡슐 슬리펠정	수면개시 및 유지	일반약
	doxylamine	아론정	수면개시	일반약

불면증 치료를 위한 비약물요법에는 어떤 것들이 있습니까?

불면증 치료의 비약물요법으로 가장 효과적인 것은 불면증 인지행동치료(cognitive behavior therapy for insomnia, CBT-I)입니다. 2017년 발간된 유럽 수면의학회와 미국 수면의학회 치료지침은 불면증의 1차 치료로 약물치료보다는 CBT-I를 우선 권고하고 있습니다. CBT-I는 수면에 대한 바른 지식과 습관을 가지게 하는 치료법으로 치료 효과가 오래 지속되고 약물치료에 비해 부작용이 적기 때문에 1차 치료로 권고되고 있습니다. 이들 치료지침에서는 CBT-I가 효과가 없거나 불가능할 때만 약물치료를 하도록 권고합니다.

> **여기서 잠깐!** "불면증 인지행동치료(CBT-I)란?"
>
> CBT-I는 인지치료(cognitive therapy), 자극조절(stimulus control therapy), 수면제한(sleep restriction therapy), 이완요법(relaxation training), 수면위생교육(sleep hygiene education) 등으로 구성됩니다.
> 1. 인지치료는 수면에 대한 잘못된 인식과 왜곡된 생각을 바로잡고 수정해가는 상담치료입니다.
> 2. 자극조절은 잠자리에서 수면과 성생활 외 다른 활동을 못 하게 하는 방법으로 잠자리에 들면 잠에 빠지는 자연스러운 자극-반응 관계를 구축하는 것이 목적입니다. 환자는 잠이 올 때만 잠자리에 들고 누웠으나 15~20분 동안 잠들지 못하면 다시 잠자리를 벗어나는 과정을 반복합니다.
> 3. 수면제한은 일부러 안 자려고 노력하는 방법입니다. 수면제한은 잠을 줄이라는 뜻보다는 '잠자리에 있는 시간'을 줄임으로써 수면 효율, 즉 수면의 질을 향상시키는 방법입니다.
> 4. 이완요법은 근육이나 호흡의 이완을 통해 진정을 유도하고 잠이 잘 오도록 하는 방법입니다.
> 5. 수면위생교육은 술, 담배, 카페인, 낮잠 등 수면에 영향을 미치는 생활 및 환경 요인들을 점검하고 교정하는 방법입니다. 잠들기 전 술 섭취를 줄이고 과격한 운동을 피하는 것 등이 예가 됩니다.

> **이것만은 꼭 기억하세요!**
>
> - Melatonin 서방정은 취침 1~2시간 전에 복용하고 zolpidem 서방정은 취침 직전에 복용합니다.
> - Melatonin 서방정은 음식과 같이 복용하고 zolpidem 서방정은 공복에 복용합니다.
> - Melatonin 서방정은 55세 이상 불면증 환자에게 투여하고 zolpidem 서방정은 18세 이상 불면증 환자에게 투여합니다.

독세핀 vs. 멜라토닌
Doxepin vs. Melatonin

황미경

	Doxepin (사일레노정)	Melatonin (서카딘서방정)
효능효과	수면 유지가 어려운 불면증의 단기 치료	수면의 질이 저하된 55세 이상 불면증 환자의 단기 치료
작용기전	히스타민1(histamin1, H1) 수용체 길항제	멜라토닌(melatonin(MT1, MT2)) 수용체에 작용
약물군	삼환계 항우울제	멜라토닌(신경호르몬)
용법·용량	1일 1회 3~6mg 취침 전 30분 이내 복용	1일 1회 1정(2mg) 식사 후 취침 1~2시간 전에 복용 13주까지 투여 가능
약동학적 특성	Tmax(최고혈중농도 도달시간): 3.5시간 음식의 영향: AUC(곡선하면적, area under the curve) 41% 증가, Cmax(최고혈중농도) 15% 증가, Tmax 지연됨	Tmax: 2~4시간 음식에 크게 영향 받지 않음

두 약물은 어떤 질환에 사용하나요?

두 약물은 비향정신성 수면제로 불면증에 사용됩니다. 불면증은 가장 흔한 수면장애로 밤에 잠이 들기 어렵거나, 자주 깨서 잠을 유지하기 힘들거나, 새벽에 너무 일찍 깨서 다시 잠들지 못하는 경우 등으로 수면의 양이나 질이 만족스럽지 못한 경우입니다. 피로감, 주간 졸음, 집중하기 어려움 등 정신 기능과 행동 수행에 문제를 일으키며 이로 인해 사회적 직업적으로 고통이나 장애를 일으키게 됩니다. 나이가 들어감에 따라 수면 패턴도 변하게 되는데 노인의 경우 델타수면(N3)과 렘수면, 총 수면시간이 줄어들게 되며, 이로 인해 야간에 깨는 횟수가 잦아 지고 밤에 깨어 있는 시간이 늘어나게 됩니다. 불면증이 있는 경우에도 깊은 잠인 N3수면과 렘수면이 줄어들게 됩니다.

> **여기서 잠깐!** "수면의 단계와 단계별 특징은 무엇인가요?"
>
> 수면은 비렘수면(Non-REM)과 렘수면(REM) 수면으로 나누어지며, 비렘수면은 깊이에 따라 N1, N2, N3로 나눕니다. 비렘수면(N1, N2, N3)과 렘수면이 하나의 수면주기를 이루며, 이 수면주기가 하루 밤에 4~6회 반복됩니다. N1(stage1) 동안에는 외부환경에 대한 의식적 인식이 점차 사라지고 뇌파가 느려져 세타파가 우세하게 되며, 자극이 가해질 때 반응은 없으나 쉽게 깨어날 수 있습니다. N2(stage2) 동안에는 각성이 완전히 소실되고 뇌파 상 수면방추파(sleep spindle)와 K-복합체가 나타납니다. N3(stage3~4)는 가장 깊은 수면으로 델타수면이라고도 합니다. 이어지는 렘수면 동안에는 근육 활성은 거의 없으며 뇌파의 진폭이 낮아지고 안구의 움직임이 빨라져 REM(rapid eye movement)수면이라고 불립니다. 이시기에 80~90%가 꿈을 꾸게 됩니다.

두 약물의 작용방식은 어떤 차이가 있나요?

Doxepin은 삼환계 항우울제로서 우울증 치료에 사용되었던 용량이 100~200mg이었던 것에 비해 불면증 치료제로서는 3~6mg 용량으로 허가된 제품입니다. 이 용량에서는 주로 히스타민(histamin 1, H1) 수용체에 선택적으로 작용하여 항우울제 용량에서 나타나는 항콜린, 항세로토닌, 항아드레날린성 이상반응 없이 진정수면효과를 나타냅니다. 수면 중 깨는 횟수를 감소시켜 수면의 효율성과 총 수면시간을 증가시킵니다.

Melatonin은 뇌의 송과체에서 야간에 분비되는 생체리듬조절 호르몬으로 정상적인 취침시간에 높은 혈중농도를 보이고 깨어 있는 동안에는 낮은 농도가 유지됩니다. 노인의 경우 멜라토닌 수치가 떨어져 불면증을 호소하는 경우가 많으며 이러한 경우 멜라토닌 투여가 수면에 이르기까지 걸리는 시간, 총 수면 시간, 수면의 질 등을 향상시킵니다.

수면과 각성의 조절은 어떻게 이루어지나요?

사람이 잠들고 깨는 것에 대한 스위치 역할을 하는 곳 중의 하나가 시상하부(hypothalamus)입니다. 전방 시상하부에 위치한 VLPO(ventrolateral preoptic nucleus, 배쪽외측시각전핵)의 신경은 가바(γ-aminobutyric acid, GABA), 갈라닌(galanin)과 같은 억제성(수면유발) 신경전달물질을 분비하고, 수면을 유도하는 아데노신(adenosine) 등에 의해 활성화됩니다. 반면 후방 시상하부의 결절유두체핵(tuberomammillary nucleus)은 히스타민을 분비하며, 각성을 촉진하는 주요 영역입니다. 이 외 주로 각성에 관여하는 신경전달물질은 노르에피네프린(norepi-

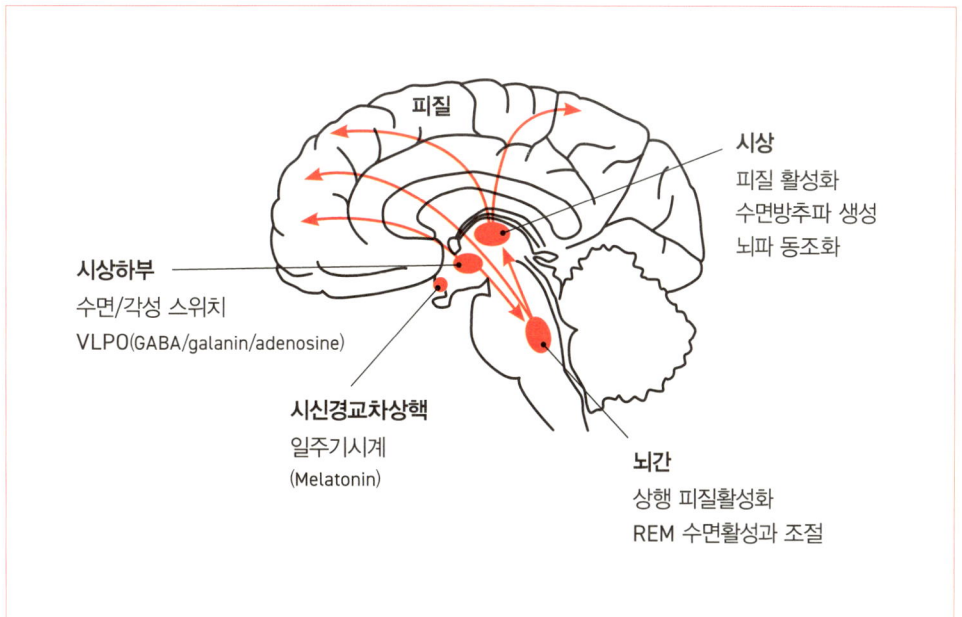

그림 10-4 수면과 각성의 조절

nephrine), 세로토닌(serotonin), 도파민(dopamine), 오렉신(orexin) 등이 있습니다. 한편 시신경교차상핵(suprachiasmatic nucleus)은 낮 동안 망막을 통해 받는 빛의 신호와 밤 동안 송과체에서 분비되는 멜라토닌(melatonin)에 의해, 각성과 수면의 일주기(circadian) 리듬을 조절하는 역할을 하게 됩니다.

두 약물의 용법·용량과 복용 시 주의해야 할 점은 무엇인가요?

Doxepin: 1일 1회 3~6mg
- 취침 전 30분 이내 복용하도록 하고, 다음날 미치는 영향을 최소화하기 위해 식사 후 3시간 이내에는 복용하지 않도록 합니다(공복에 복용하도록 합니다).
- 수면 유지가 어려운 불면증의 단기 치료에 사용됩니다.
- 고령자의 경우 혼돈 및 진정 과다가 유발될 수 있으며, 권장시작용량은 3mg입니다.
- 수면운전과 같은 비정상적인 행동 변화가 있는지 여부를 관찰할 필요가 있고, 자살 행동 등에 대한 위험도증가가 있을 수 있습니다.

Melatonin: 1일 1회 1정(2mg)
- 식사 후 취침 1~2시간 전에 복용합니다.

- 55세 이상 불면증환자의 단기 치료(13주까지 사용 가능)에 사용합니다.
- 해외에서 식품 등으로 판매되는 멜라토닌 제제와 달리 서방형 제제이므로 씹거나 부수지 않고 통째로 복용하도록 합니다.
- 알코올은 이 약의 수면효과를 감소시키므로 함께 복용하지 않도록 합니다.
- 와파린, 아스피린, 비스테로이드성 소염진통제, 항혈소판제(clopidogrel, dipyridamole)와 병용 시 출혈 경향이 증가될 수 있습니다.

불면증에 사용되는 비벤조디아제핀 약물과 불면을 일으킬 수 있는 약물에 대해 알려주세요.

표 10-10 불면증에 사용되는 비벤조디아제핀(Non-benzodiazepine) 약물

성분명	반감기($T_{1/2}$, 시간)	취침 전 투여시간	적응증 수면유도	적응증 수면유지	제품명
Doxepin	Doxepin: 15.3 Nordoxepin: 31 (활성대사체)	30분		V	사일레노정 등
Zolpidem	1	직전	V	V(CR only)	*스틸녹스정 *스틸녹스CR정 등
Melatonin (CR)	3.5~4	1~2시간	멜라토닌 부족으로 인한 경우에만 효과		서카딘서방정

* 향정신성의약품 / CR: controlled release

표 10-11 불면을 유발하는 약물

분류	약물
항우울제	bupropion, citalopram, fluoxetine, paroxetine, venlafaxine
심혈관계	알파효능제, 알파차단제, 베타차단제, 이뇨제
호르몬제	경구피임제, 갑상선호르몬제
호흡기계	베타효능약, ipratropium, theophylline
각성제	amphetamine, caffeine, 비충혈제거제, methylphenidate
기타	항경련제, corticosteroid, nicotine

> **이것만은 꼭 기억하세요!**
>
> - Doxepin정은 취침 전 30분 이내에 복용하고, 공복에 복용하도록 합니다.
> - Melatonin정은 취침 1~2시간 전에 복용하고, 서방형 제제이므로 씹거나 부수지 않도록 합니다.
> - 알코올은 melatonin의 수면 효과를 감소시키므로 같이 복용하지 않도록 합니다.

멜라토닌 Melatonin VS. 아고멜라틴 Agomelatine

구현지

	Melatonin (서카딘서방정)	Agomelatine (아고틴정)
효능효과	55세 이상의 불면증 환자의 단기치료	주요 우울증
작용기전	멜라토닌 수용체 MT1, MT2, MT3 효능제	멜라토닌 수용체 MT1, MT2 효능제 세로토닌 2C길항작용
복용시간	취침 1~2시간 전	취침 전
약물상호작용	약효를 증가시키는 약물: fluvoxamine, ciprofloxacin, ethinyl estradiol 약효를 감소시키는 약물: carbamazepine, rifampicin, 흡연	약효를 증가시키는 약물: fluvoxamine, ciprofloxacin, ethinyl estradiol 약효를 감소시키는 약물: carbamazepine, rifampicin, 흡연 병용 금기: fluvoxamine, ciprofloxacin

두 약물은 어떤 질환에 사용하나요?

두 약물은 모두 멜라토닌 수용체에 작용하는 약물이지만 melatonin 성분의 서카딘서방정은 55세 이상의 불면증 환자의 단기치료에 허가된 약물이고, agomelatine은 주요 우울증 치료에 허가된 약물입니다.

두 약물의 작용기전은 무엇인가요?

Melatonin은 멜라토닌 수용체인 MT1, MT2, MT3에 결합하는데, MT1과 MT2가 일주기 리듬과 수면을 조절합니다. 경구 멜라토닌의 장기간 투여는 수면-각성주기 같은 일주기 리듬을 동기화(resynchronization)하는 효과를 유도하여 불면증 환자의 치료에 이용됩니다.

> **여기서 잠깐!** "멜라토닌(melatonin)이란?"
>
> 멜라토닌은 우리 몸의 송과샘에서 분비되는 지용성 호르몬입니다. 트립토판 아미노산으로부터 합성된 멜라토닌은 혈액과 뇌척수액으로 방출되어 혈액-뇌 장벽을 통과하여 시각교차상핵(SCN, suprachiasmatic nucleus)의 멜라토닌 수용체에 결합하여 수면 및 각성주기를 조절하게 됩니다. 멜라토닌은 밤에 생산되며 그 생산 및 분비 기간은 밤의 길이에 따라 달라집니다. 우리 몸에서 분비되는 melatonin은 오후 11시에서 오전 3시 사이에 정점에 이르며, 야간 수준은 낮보다 약 10배 높습니다. 낮에는 급격히 감소하여 거의 감지할 수 없습니다. 내인성 멜라토닌 양의 증가와 감소가 일주기 리듬으로 알려진 각성 및 수면 시간을 조절하는 신호가 됩니다.
> 멜라토닌은 다면발현적인 작용을 가지고 있습니다. 잠을 자고 깨어나는 일주기 리듬뿐만 아니라 계절에 따른 생체 리듬을 조절하고, 면역자극 조절제 및 세포보호작용도 가지고 있습니다.
> 멜라토닌은 시차증후군(jet lag)의 치료에 사용되기 시작하였으며, 잠이 드는데 걸리는 시간(수면잠복기, sleep latency)을 줄여주며, 일주기 리듬이 망가져서 생기는 수면을 개선하는 작용을 합니다.

Agomelatine은 최초의 멜라토닌성 항우울제입니다. 우울증 상태에서는 일주기 리듬의 조절이 종종 깨어집니다. Agomelatine은 멜라토닌 수용체 MT1과 MT2의 효능제 및 세로토닌-2C($5-HT_{2C}$)차단제로 작용하여 일주기 리듬의 동기화하고 전두엽 피질에서의 도파민 및 아드레날린 분비 증가시킵니다. 멜라토닌 효능작용과 $5-HT_{2C}$ 수용체 길항작용은 우울증 상태를 개선하는데, 상호 보완적이고 조화롭게 작용해 불안한 증상을 개선하고 수면의 질 및 낮 시간의 활동 기능을 개선합니다. 그리고 성기능 감소에는 적은 영향을 미치는 장점을 가집니다.

약물 동력학적인 면에서는 어떤 차이가 있나요?

Melatonin은 경구로 복용 시 2시간 후에 효과가 나타나며, 공복 복용 시에는 복용 후 45분에, 식후 복용 시에는 복용 3시간 후에 최고 혈중농도에 이릅니다. 음식에 의해서 최고혈중농도에 이르는 시간이 지연되며, 최고 혈중 농도도 감소됩니다. 간에서 CYP1A1, CYP1A2, CYP2C19에 의해 대사되며, 대사체 형태로 89%가 신장으로 배설됩니다. 반감기는 3.5~4시간입니다.

Agomelatine은 경구로 복용 시 1~2시간 후에 최고 혈중농도에 이릅니다. 경구로 복용 시 흡수가 잘 되지만(80% 이상) 생체이용률은 낮은 편(5% 미만)입니다. 남성보다 여성에서 생체이용률이 더 높으며, 음식에 의한 영향은 없습니다. 95%가 단백결합을 하며, CY-

P1A2(90%)에 의해 대부분 대사되며 CYP2C9, CYP2C19으로도 일부 대사됩니다. 대사체 형태로 80%가 소변으로 배설되며 반감기는 1~2시간입니다.

두 약물의 용법·용량을 알려주세요.

Melatonin은 1일 1회 2mg을 식후 취침 1~2시간 전에 경구 투여하며, 서카딘서방정은 씹거나 부수지 않고 통째로 복용해야 합니다.

Agomelatine은 1일 1회 25mg을 취침 시에 투여합니다. 2주 후에도 증상이 없는 경우는 50mg 1일 1회로 증량할 수 있습니다. 치료 기간은 우울증 환자의 경우 증상의 소실을 위하여 최소한 6개월 이상의 충분한 기간 동안 치료받도록 해야 합니다.

이상반응 및 약물상호작용은 무엇입니까?

이상반응

Melatnoin의 가장 흔한 이상반응은 두통, 비인두염, 요통, 관절통이며, 일시적인 우울감, 야뇨증, 현기증, 악몽 및 과도한 주간 졸음 등도 나타날 수 있습니다. 드물지만 빈맥, 협심증도 나타날 수 있습니다. 어지러움은 약 복용 후 30분 안에 나타나기 시작하여 1시간 정도 지속됩니다.

Agomelatine의 가장 흔한 이상반응은 구역과 어지러움입니다. 그 밖에도 간수치 상승, 다한증, 가려움증, 하지불안증후군 등이 나타날 수 있습니다.

약물상호 작용

두 약물 모두 CYP1A 효소에 의해 대사되므로, CYP1A2 저해제인 fluvoxamine, 에스트로겐(피임제나 호르몬 대체요법), 퀴놀론계 항생제는 두 약물의 혈중농도는 증가시킬 수 있으며, carbamazepine, rifampicin, 흡연은 CYP1A2를 유도하여 두 약물의 혈중 농도를 감소시킬 수 있습니다.

두 약물 복용 시 주의할 점이 있나요?

Melatonin은 알코올과 병용 시 수면효과를 감소시키므로 함께 복용하지 않도록 합니다. Zolpidem, zopiclone 및 벤조디아제핀 약물과는 수면제의 진정작용은 향상시킬 수 있으나, 주의력, 기억력의 손상 또한 높일 수 있으므로 주의해야 합니다.

Agomelatine은 간장애 환자 또는 트랜스아미나제가 정상치의 3배를 초과하는 경우는 금기이며 강력한 CYP1A2 저해제인 fluvoxamine과 ciprofloxacin과 병용하여서도 안 됩니다.

> **이것만은 꼭 기억하세요!**
>
> - Melatonin과 agomelatine은 멜라토닌 수용체에 작용하지만, melatonin은 불면증 치료에, agomelatine은 우울증 치료에 사용됩니다.
> - Melatonin은 취침 1~2시간 전에 복용합니다.
> - Agomelatine은 fluvoxamine, ciprofloxacin과 병용금기이며, 간장애 환자도 사용하여서는 안 됩니다.

트리아졸람 Triazolam VS. 졸피뎀 Zolpidem

성새암

	Triazolam (할시온정)	Zolpidem (스틸녹스정)
효능효과	불면증의 단기간 치료	불면증의 단기간 치료
작용기전	Benzodiazepine계	비-Benzodiazepine계
식사와의 관계	공복에 복용	식사 중 또는 식사 직후에 복용하지 말 것
임부 안전성	DUR 임부금기 1등급	DUR 임부금기 2등급

두 약물은 어떤 질환에 사용되나요?

Triazolam은 벤조디아제핀(benzodiazepine, BZD)계 수면제로서 국내와 미국 FDA에서 성인 불면증의 단기간 치료에 승인되었습니다.

Zolpidem은 triazolam과 달리 비-BZD계 수면제입니다. 국내와 미국 FDA에서 성인의 불면증 치료에 승인되었습니다.

Triazolam과 zolpidem 속효성(IR) 제제는 작용 발현이 빠르고 반감기가 짧기 때문에 주로 잠들기 어려운 불면증에 사용되며, zolpidem 서방형(CR) 제제는 잠들기 어렵거나 수면 유지가 어려운 불면증에 사용됩니다.

두 약물의 약물학적 기전은 무엇입니까?

Triazolam은 BZD계 수면제로서, 다른 BZD계 약물들과 유사한 약물학적 특징을 나타냅니다. BZD계 약물은 GABA-A 복합수용체에 있는 벤조디아제핀 수용체에 결합하여 활성화시킴으로써 진정, 수면, 기억상실, 항불안, 근이완, 항경련 효과를 나타냅니다. GA-

BA-A 수용체에 대한 작용의 차이에 따라 약물마다 효과가 달라지며, 수면제로 사용되는 BZD계 약물은 보통 빠르게 작용하고 작용시간이 짧은 특징을 가지고 있습니다.

벤조디아제핀 수용체는 중추성(1형과 2형)과 말초성(3형)으로 나눌 수 있는데, 1형은 주로 수면과 관련이 있으며 2형은 근이완작용, 항경련효과와 관련이 있습니다. 3형은 전신에 분포하여 금단증상이나 내성과 관련이 있습니다. BZD계 약물은 이 모든 수용체에 효능제(agonist)로 작용하는 반면, zolpidem은 1형 수용체에만 작용하는 것이 두 약물의 큰 차이점이라고 볼 수 있습니다.

Triazolam은 잠들기까지의 시간(sleep latency)을 줄여주고 총 수면시간을 증가시켜 불면증 치료에 효과를 보입니다. BZD계 약물 중 수면제로 쓰이는 또 다른 약물로는 flurazepam(달마돔)이 있습니다.

Zolpidem은 비-BZD계 수면제입니다. BZD계 수면제와 화학적 구조가 다르지만 작용부위는 동일하게 GABA의 벤조디아제핀 수용체로서 BZD계 수면제와 유사한 효과를 나타냅니다. 그러나 벤조디아제핀 수용체에 비선택적으로 결합하고 모든 벤조디아제핀 수용체를 활성화시키는 BZD계 약물과 달리, zolpidem은 뇌의 1형 수용체에 선택적으로 작용하

표 10-12 Triazolam과 Zolpidem의 용법·용량

	Triazolam	Zolpidem
제품 예	• 할시온정 0.125mg, 0.25mg	• 스틸녹스정 10mg • 스틸녹스CR정 6.25mg, 12.5mg

용법·용량	• 치료 기간: 보통 7~10일; 최대 2~3주
	• 성인: 0.125~0.25mg 취침 전 투여(최대용량: 1일 0.25mg)
		• 치료 기간: 보통 수일~2주; 최대 4주
		• 성인
		  – IR: 10mg 취침 바로 직전 투여
		    (최대용량: 1일 10mg)
		  – CR: 12.5mg 취침 바로 직전 투여(최대용량: 1일 12.5mg)
		• CR정은 분할/분쇄해서는 안 되며, 씹어서 복용하지 않아야 함

식사와의 관계	공복에 복용; 음식에 의해 흡수율 감소	식사 중 또는 식사 직후에 복용하지 말 것; 음식에 의해 작용 발현시간(onset) 지연 가능
고령자	초회량 0.125mg; 1일 최대 0.25mg	• IR: 권장량 5mg; 1일 최대 10mg • CR: 6.25mg
간장애	–	• IR: 초회량 5mg • CR: 6.25mg

기 때문에 근이완작용과 항경련효과는 나타내지 않습니다. 또한 zolpidem은 BZD계 약물에 비해 낮 시간 진정(daytime sedation), 기억상실증, 의존성, 반동성 불면증, 금단증상과 같은 이상반응 발생률이 더 낮습니다. Zolpidem도 잠들기까지의 시간을 줄여주고 총 수면시간을 증가시키는 효과를 나타냅니다.

두 약물의 이상반응은 무엇인가요?

Triazolam은 흔한 이상반응으로 오심 및 구토(4.6%), 기억상실, 운동실조(4.6%), 현기증(7.8%), 신경과민(5.2%), 두통(9.7%), 운동장애(4.6%), 약한 어지러움(4.9%), 졸음(14%), 다행감(euphoria), 피로 등이 있습니다. 또한 심각한 이상반응으로는 간독성, 아나필락시스(드묾), 복합수면행동(완전히 깨지 않은 상태에서 수면 운전, 요리 및 식사 등의 행동을 하고 이를 기억하지 못함), 우울증 악화, 혈관부종(드묾) 등이 있습니다.

Triazolam은 벤조디아제핀계 약물로서 급격하게 중단할 경우 금단증상(경련, 진전, 복부 및 근육경련, 구토, 발한, 불쾌감, 감각장애, 불면증)이 나타날 수 있습니다. 어떤 경우에는 투여 중에도 금단증상(낮 동안의 불안, 격양)이 나타날 수 있습니다. 갑자기 투여를 중단해서는 안 되며, 수 주 이상 동안 최소 용량 이상으로 투여한 경우 점진적으로 감량해야 합니다.

Zolpidem은 흔한 이상반응으로 설사(1~3%), 오심(1~7%), 알레르기 반응(4%), 어지러움(1~23.5%), 완전히 깨지 못한 상태(3%), 두통(1~19%), 졸음(2~15%), 시각 장애(3%), 피로(0.1~3%) 등이 있습니다. 또한 심각한 이상반응으로는 흉통(1%), 빈맥(0.1~1%), 아나필락시스(드묾), 간성뇌병증, 복합수면행동, 우울증 악화, 자살생각, 혈관부종(드묾) 등이 있습니다. 복합수면행동의 경우 첫 복용 혹은 재복용 후에 나타날 수 있으며, 권장용량으로 이 약 단독 복용 시를 비롯해 알코올 또는 다른 중추신경 억제제와 병용 시에도 나타날 수 있습니다. 환자가 복합수면행동을 경험하는 경우 약물 투여를 즉시 중단해야 합니다. Zolpidem도 갑자기 중단하거나 빠르게 감량하는 경우 중증 금단증상이 나타날 수 있습니다.

두 약물의 임부 및 수유부에 대한 안전성을 알려주세요.

Triazolam은 DUR 임부금기 1등급으로서 원칙적 사용금기에 해당합니다. BDZ계 약물은 태아 독성을 나타낼 수 있으므로 임부에게 투여해서는 안 됩니다. 또한 다른 BDZ계 약물(diazepam)의 경우 모유 중으로 이행되어 신생아에게 졸음, 체중감소 등을 일으킨다는 사실이 보고된 바 있으므로 triazolam도 수유부에게 투여하지 않는 것이 바람직하며, 부득이한

표 10-13 Triazolam과 Zolpidem의 약동학적 특성

	Triazolam	Zolpidem
작용 발현시간(Onset)	15~30분	30분
최대효과 발현시간(Tmax)	0.7~2시간	IR: 1.6~2.9시간; CR: 1.5~2시간
반감기	1.5~5.5시간	IR: 2.5~2.6시간; CR: 2.8시간
대사	간 대사(CYP3A)	간 대사(CYP3A4 [major]; 1A2, 2D6 [minor])

경우 수유를 중단해야 합니다.

Zolpidem은 DUR 임부금기 2등급으로서 명확한 임상적 근거 또는 사유가 있는 경우 부득이하게 사용합니다. 동물실험에서 최기형성 또는 태아독성이 관찰되지 않았으나 임부에 대한 안전성이 확립된 것은 아니므로 임신 중, 특히 임신 초기 3개월간은 투여를 피해야 합니다. 또한 모유에서 소량의 약물이 발견되었으므로 수유부에게 사용하지 않아야 합니다.

두 약물은 어떤 상호작용이 있나요?

Triazolam의 주요 상호작용을 요약하면 다음과 같습니다.

- [금기] ketoconazole, itraconazole, fluconazole, erythromycin, 일부 HIV protease inhibitor(예: indinavir, lopinavir, ritonavir, efavirenz): 이 약의 간 대사를 억제하여 약물 농도 및 활성을 증가시킬 수 있습니다.
- Rifampicin: 강력한 CYP3A4 유도제로서 이 약의 대사를 촉진하여 혈중 농도를 저하시킬 수 있습니다.
- 자몽 주스: CYP3A 저해제로서 이 약의 대사를 억제하여 약물 농도 및 활성을 증가시킬 수 있습니다.

Zolpidem의 주요 상호작용을 요약하면 다음과 같습니다.

- Fluvoxamine(CYP3A4, 2C9, 1A2 억제), ciprofloxacin(CYP3A4, 1A2 억제), 아졸계(ketoconazole, itraconazole): 이 약의 간 대사를 억제하여 혈중 농도를 증가시킬 수 있습니다.
- Carbamazepine(CYP3A4, 2C9, 1A2 유도), rifampicin(CYP3A 유도): 이 약의 간 대사를 촉진하여 혈중 농도를 저하시킬 수 있습니다.

또한 두 약물 모두 알코올 및 다른 중추신경 저해제(항히스타민제, 진경제, 다른 향정신성 약

물)와 병용 시 약물의 중추신경계 억제 작용이 증가하여 이상반응이 증가할 수 있으므로 병용해서는 안 됩니다.

> **📌 이것만은 꼭 기억하세요!**
>
> - 두 약물 모두 onset이 빠르고 반감기가 짧기 때문에 잠들기 어려운 불면증에 쓰입니다.
> - 두 약물 모두 술이나 다른 중추신경계 저해제와 병용할 경우 진정작용 및 이상반응이 증가할 수 있으므로 병용해서는 안 됩니다.
> - Zolpidem CR정은 분할 또는 분쇄해서는 안 되며, 씹어서 복용하지 않도록 합니다.
> - Triazolam은 DUR 임부금기 1등급으로 임부에서 사용 금기입니다.

주의력결핍 과잉행동장애
Attention Deficit Hyperactivity Disorder, ADHD

정경인

주의력결핍 과잉행동장애

주의력 결핍, 과잉행동, 충동적 행동 같은 증상들을 나타내는 정신과적 질환으로 학교를 가기 시작하는 등의 환경 변화 시에 증상이 더욱 두드러지며, 대부분의 경우 6~12세에 진단됨. 뇌에 신경해부학적, 기능적 변화가 관찰되며 ADHD 환자의 뇌에는 도파민과 노르에피네프린이 부족한 것으로 밝혀짐.

ADHD의 치료 약물

정신자극제(stimulants)
도파민 수송체를 차단하여 시냅스에서 도파민 농도 증가
- 메틸페니데이트(methylphenidate, 페니드)

비-정신자극제(non-stimulants)
1) 선택적 노르에피네프린 재흡수 차단제(SNRI)
   아토목세틴(atomoxetine, 스트라테라)
2) 알파2-효능제(시냅스 후 알파2-효능제 자극이 전두엽 피질 하부의 활성을 조절)
   클로니딘(clonidine, 켑베이)

메틸페니데이트 Methylphenidate VS. 아토목세틴 Atomoxetine

성새암

	Methylphenidate (페니드정)	Atomoxetine (스트라테라캡슐)
효능효과	주의력결핍 과잉행동장애(ADHD) 치료 (제형 및 제품에 따라 사용 연령 다름) 수면발작(성인)(속방형 제제에 한함)	주의력결핍 과잉행동장애(ADHD) 치료 (6세 이상 소아 및 성인)
작용기전	정신자극제(stimulant): 도파민 수송체 차단으로 시냅스에서 도파민 농도 증가	비-정신자극제(non-stimulant): 선택적 노르에피네프린 재흡수 차단
주요 부작용	약물의존성(오남용 가능), 식욕저하로 인한 성장장애, 불면증, 심혈관계 부작용 등	자살 관련 행동, 간손상, 식욕저하로 인한 성장장애, 심혈관계 부작용 등

두 약물은 어떤 질환에 사용되나요?

Methylphenidate와 atomoxetine은 주의력결핍 과잉행동장애(attention deficit hyperactivity disorder, ADHD) 치료에 사용되는 대표적인 약물입니다.

국내에 승인된 methylphenidate 제형은 속방형 제제(페니드정)와 서방형 제제(비스펜틴조절방출캡슐, 메디키넷리타드캡슐, 콘서타OROS서방정)가 있습니다. 모두 6세 이상 소아의 ADHD 치료에 사용 가능하며, 이 중에서 콘서타OROS서방정과 메디키넷리타드캡슐은 성인 ADHD 치료에도 승인되었습니다. Atomoxetine은 6세 이상 소아 및 성인 모두에서 승인되었습니다.

Methylphenidate는 속방형 제제에 한해 성인의 수면발작 치료에도 추가적인 적응증을 가지고 있습니다. 수면발작이란 밤에 충분한 수면을 취했음에도 갑자기 참을 수 없는 졸음이 오는 것으로 흔히 아는 기면증의 특징적 증상 중 하나입니다.

> **여기서 잠깐!** **"ADHD 치료에 대해서 알아볼까요?"**
>
> ADHD 치료는 비약물요법과 약물요법을 통해 이루어집니다. 증상이 심하지 않거나 약물요법을 실시하기 어려울 경우 인지-행동요법을 시행하며, 비약물요법 단독보다 약물요법과 병용했을 때 효과가 훨씬 좋습니다. 약물요법은 ADHD 아동의 약 70~80%에서 매우 효과가 좋습니다. ADHD의 발생 원인은 정확히 밝혀지지 않았으나, 신경학적 요인이 주된 원인인 것으로 알려져 있으며, 뇌에서 주의집중력을 조절하는 신경전달물질인 도파민과 노르에피네프린 부족이 원인으로 밝혀져 있습니다. 따라서 약물요법은 뇌에서 도파민과 노르에피네프린을 증가시키는 약물이 사용되며, 크게 정신자극제(stimulants)와 비-정신자극제(non-stimulants)로 나누어집니다. 정신자극제가 ADHD의 일차 치료제이며, 적절히 사용될 경우 80%까지 증상을 감소시킬 수 있습니다. 비-정신자극제로는 대표적으로 atomoxetine과 clonidine이 있으며, 최근 연구에서는 bupropion과 venlafaxine도 효과가 있을 수 있는 것으로 보고되고 있습니다. 또한 최근 기면증 치료제인 modafinil(프로비질정)도 소아 ADHD 치료에 효과가 있다고 보고된 바 있습니다.

두 약물의 기전은 무엇인가요?

Methylphenidate는 정신자극제(stimulants)로서 도파민 수송체(dopamine transporter)를 차단하여 시냅스에서 도파민 농도를 증가시킴으로써 도파민 작용을 증가시키는 기전을 가지고 있습니다.

Atomoxetine은 대표적인 비-정신자극제(non-stimulants)로서 선택적 노르에피네프린 재흡수 차단제(serotonin norepinephrine reuptake inhibitor, SNRI)입니다. 전반적인 효과가 정신자극제만큼 강하지 않기 때문에 ADHD 치료의 2차 선택 약제이지만, 비-정신자극제라는 분류상 일부 소아 및 성인 환자에서는 일차 치료제로 사용될 수도 있습니다.

Methylphenidate의 다양한 제형에 따른 특성을 알아봅시다.

- 서방형 제제는 속방형(IR)과 서방형(ER)이 혼합되어 있으며, 혼합 비율에 따라 작용 지속시간, 복용법 등 특성이 달라집니다.
- 서방형 캡슐은 음료수와 함께 그대로 복용하거나, 캡슐을 열어 내용물을 소량(1 큰술가락)의 애플소스 위에 뿌려서 즉시 복용 후 물 등의 음료수를 마시도록 복약 지도합니다. 미리 뿌려서 저장해서는 안 됩니다. 또한 캡슐 및 내용물은 부수거나 씹어서는 안 됩니다.

- OROS서방정 또한 씹거나 자르거나 분쇄해서는 안 됩니다. 대변에서 약의 형태가 보일 수 있으나 이미 약물은 빠져 나온 상태이며 문제가 있는 것이 아니므로 안심해도 됩니다.

표 10-14 Methylphenidate와 Atomoxetine의 용법·용량

	Methylphenidate [향정신성의약품]	Atomoxetine
제품	페니드정 5mg, 10mg 비스펜틴조절방출캡슐 10mg, 30mg, 50mg, 60mg 메디키넷리타드캡슐 5mg, 10mg, 20mg, 30mg, 40mg 콘서타OROS서방정 18mg, 27mg, 36mg, 54mg	스트라테라캡슐 10mg, 18mg, 25mg, 40mg, 60mg, 80mg

용법·용량
(ADHD 기준)
	[페니드정]
	• 6세 이상 소아: 1회 5mg, 1일 2회(아침/점심 식전); 1주 간격 5~10mg씩 증량; 최대 60mg/일
	[비스펜틴조절방출캡슐]
	• 1회 10~20mg, 1일 1회(아침); 1주 간격 10mg씩 증량; 최대 60mg/일
	[메디키넷리타드캡슐]
	• 6세 이상 소아: 1회 5mg, 1일 1회(아침) 또는 2회(아침/점심); 1주 간격 5~10mg씩 증량; 최대 60mg/일
	• 성인: 1회 5mg, 1일 2회(아침/점심); 1주 간격 10mg씩 증량; 최대 1mg/kg/일 또는 80mg/일
	• 식사와 함께 또는 식후 즉시 투여
	[콘서타OROS서방정]
	• 1일 1회(오전, 식사 무관); 1주 간격으로 18mg씩 증량
	  - 소아(6~12세): 18mg/일; 최대 54mg/일
	  - 청소년(13~17세): 18mg/일; 최대 72mg/일 또는 2mg/kg/일
	  - 성인(18~65세): 18mg 또는 36mg/일; 최대 72mg/일
		• 1일 1회(오전, 식사 무관)
		• 1일 1회로 효과 부족 시 1일 2회 (오전/늦은 오후)로 분복 가능
		[소아(~70kg)]
		• 초회량: 0.5mg/kg/일(최소 7일 유지)
		• 유지량: 1.2mg/kg/일
		• 최대 1.4mg/kg/일 또는 100mg/일
		[성인 또는 소아(>70kg)]
		• 초회량: 40mg/일(최소 7일 유지)
		• 유지량: 80mg/일
		• 2~4주 후 최대 1일 100mg까지 증량 가능

간장애	용량 조절 필요하지 않음	중등도(Child-Pugh Class B): 상용량의 50% 중증(Child-Pugh Class C): 상용량의 25%

두 약물의 이상반응은 무엇인가요?

Methylphenidate는 식욕저하와 불면증이 가장 흔한 이상반응이며, 불면증은 오후 또는 저녁 복용을 피함으로써 어느 정도 조절할 수 있습니다. 그 밖에 두통, 혈압상승, 빈맥, 복통, 체중감소, 기분변화(우울, 과민), 시력장애(시야 혼탁) 등이 있습니다. 또한 이미 틱 장애를 가지고 있는 소아에서 틱 증상을 악화시킬 수 있습니다.

Atomoxetine의 가장 흔한 이상반응은 소아 및 청소년의 경우 오심, 구토, 피로, 식욕감소, 복통, 졸림 등이 있으며, 성인의 경우 변비, 구강건조, 오심, 피로, 식욕감소, 불면증, 발기부전, 요저류/배뇨장애, 월경곤란, 열감 등이 있습니다. 또한 황달 또는 다른 간손상 징후가 있는 경우 투여를 중단해야 합니다.

두 약물 모두 식욕저하 부작용으로 인해 소아의 성장을 지연시킬 가능성이 있으므로 치료하는 동안 성장과 관련된 부분을 관찰하는 것이 필요하며, 기대만큼 성장이 이뤄지지 않는 경우 치료 중단이 필요할 수 있습니다.

두 약물의 주의사항은 무엇인가요?

공통 주의사항

두 약물은 모두 녹내장 환자에서 금기이며, 고혈압 및 다른 심혈관계 질환이 있는 환자에서 돌연사, 뇌졸중, 심근경색 등이 보고된 바 있으므로 금기입니다. 또한 모노아민 산화효소 저해제(monoamine oxidase inhibitor, MAOI) 투여 환자의 경우 MAOI 투여 중 또는 중단 후 최소 14일 내에는 복용 금기입니다.

Methylphenidate

향정신성 약물로서 약물의존성을 나타낼 수 있습니다. 따라서 약물의존성 병력이나 알코올 중독 병력이 있는 환자에서는 주의하여 사용해야 합니다. 약물을 중단할 때 심각한 우울증이 발생할 수 있으므로 면밀한 감독하에 이루어져야 합니다.

Atomoxetine

소아 및 청소년에서 자살과 관련된 행동(자살 시도 및 자살 관념)이 보고되었습니다. 따라서 자살과 관련된 행동의 발현 또는 악화에 대해 신중하게 관찰되어야 합니다. 또한 atomoxetine은 CYP2D6에 의해 대사되므로 강력한 CYP2D6 저해제(paroxetine, fluoxetine 등)와 병용 시 용량조절이 필요합니다.

이것만은 꼭 기억하세요!

- Methylphenidate는 도파민 작용을 증가시키는 정신자극제이며, atomoxetine은 노르에피네프린 작용을 증가시키는 비-정신자극입니다.
- Methylphenidate는 불면증을 일으킬 수 있으므로 가능한 아침 또는 아침/점심에 복용하는 것이 좋습니다.
- Methylphenidate OROS서방정의 경우 대변에서 약의 형태가 보일 수 있으나 이미 약물은 빠져나온 상태이며 문제가 있는 것이 아니므로 안심해도 됩니다.

참고문헌

1. 김석주. "불면증의 약물치료." 대한의사협회지 52.7 (2009): 719-726.
2. 김영식, 조정진. "일차의료에서 우울증의 약물치료." 가정의학 2.1 (2012): 24-29.
3. 국가 건강정보포털 [internet] 질병관리청 Available from: https://health.cdc.go.kr/healthinfo
4. 대한조현병학회. 2019 한국형 조현병 약물치료 지침서. 2019; p10
5. 서울대학교병원 강박증 클리닉 [internet]. 서울대학교병원. Available from: http://ocd.snu.ac.kr
6. 식품 의약품 안전처[Internet]. 서울.[cited 2020. Jan 2]. Available from http://www.nifds.go.kr
7. 채정호. 내과 의사가 알아야 할 신경안정제와 정신과 약물의 A-Z -항불안제 및 항우울제를 중심으로. 대한내과학회지. 제73권 부록 2호. 2007.
8. 최희연, and 임원정. "불면증 치료의 최신지견." The Ewha Medical Journal 36.2 (2013): 84-92.
9. 한국임상약학회. 조현병. 약물치료하제 3개정 2014;1315~1334
10. 함병주, 정인과. "우울증의 최신 약물요법." 대한의사협회지 52.5 (2009): 518-524.
11. ACCP Updates in Therapeutics 2015: Pharmacotherapy Preparatory Review and Recertification Course
12. Althof, Stanley E., et al. "An update of the International Society of Sexual Medicine's guidelines for the diagnosis and treatment of premature ejaculation (PE)." The journal of sexual medicine 11.6 (2014): 1392-1422.
13. American Geriatrics Society 2015 Beers Criteria Update Expert Panel: American Geriatrics Society 2015 Updated Beers Criteria for Potentially Inappropriate Medication Use in Older Adults. J Am Geriatr Soc 2015; 63(11):2227-2246.
14. Bahn, Geon-Ho. "NEW DRUG THERAPY IN CHILD AND ADOLESCENT PSYCHIATRY ATYPICAL ANTIPSYCHOTICS." Journal of the Korean Academy of Child and Adolescent Psychiatry 14.1 (2003): 26-35.
15. Bisserbe, J. C., et al. "A double-blind comparison of sertraline and clomipramine in outpatients with obsessive-compulsive disorder." European Psychiatry 12.2 (1997): 82-93.
16. CDC (centers for disease control and prevention). Tips for Better Sleep. Available from: https://www.cdc.gov/sleep/about_sleep/sleep_hygiene.html.
17. Chung, Seockhoon, and Soyoung Youn. "The optimizing strategies for prescription of sleeping pills for insomnia patients." Sleep Medicine Research 8.1 (2017): 8-16.
18. Cipolla-Neto, José, and Fernanda Gaspar do Amaral. "Melatonin as a hormone: new physiological and clinical insights." Endocrine reviews 39.6 (2018): 990-1028.
19. Dailymed [internet]. U.S. National Library of Medicine. Available from: https://dailymed.nlm.nih.gov
20. Dailymed [internet]. U.S. NATIONAL LIBRARY OF MEDICINE. Available from: https://dailymed.nlm.nih.gov
21. De Bodinat, Christian, et al. "Agomelatine, the first melatonergic antidepressant: discovery, characterization and development." Nature reviews Drug discovery 9.8 (2010): 628-642.
22. Dipiro, Joseph, Talbert, Robert L. Yee, Gary C, et al. Pharmacotherapy: a pathophysiologic approach. 10th ed.: McGraw-Hill; 2017.
23. Domecq, Juan Pablo, et al. "Drugs commonly associated with weight change: a systematic review and meta-analysis." The Journal of Clinical Endocrinology & Metabolism 100.2 (2015): 363-370.
24. Drugbank [internet]. OMx Personal Health Analytics Inc. Available from: https://go.drugbank.com
25. Drugs.com [database on the Internet]. Available from: Drugs.com | Prescription Drug Information, Interac-

tions & Side Effects

26. Drugs@FDA, Available from: https://www.accessdata.fda.gov/scripts/cder/daf/.
27. Embizas EM, Dimitropoulos E, Self-Care Options for Insomnia, US Pharm. 2015;40(11):12-15.
28. Gorevski, Elizabeth, et al. "Utilization, spending, and price trends for benzodiazepines in the US Medicaid program: 1991–2009." Annals of Pharmacotherapy 46.4 (2012): 503–512.
29. Kornstein, Susan G., and Katherine C. Smith. "Antidepressant treatment of premenstrual syndrome and premenstrual dysphoric disorder." Primary Psychiatry 11.12 (2004): 53–57.
30. Lee, Min Soo, Yong-Ku Kim, and Dong-Il Kwak. "An Open-label, Randomized, Comparative Assessment of the Efficacy and Safety between Tofisopam and Lorazepam in Anxiety Disorder." Korean Journal of Biological Psychiatry 4.2 (1997): 265–271.
31. Mayoclinic [internet] Available from; http://www.mayoclinic.org/diseases-conditions/generalized-anxiety-disorder/basics/definition/con-20024562
32. Medscape [database on the Internet]. WebMD LLC.; 2021. Available from: https://medscape.com.
33. Montgomery, Stuart A., and Henning F. Andersen. "Escitalopram versus venlafaxine XR in the treatment of depression." International Clinical Psychopharmacology 21.5 (2006): 297–309.
34. Nischal, Anil, et al. "Suicide and antidepressants: what current evidence indicates." Mens sana monographs 10.1 (2012): 33.
35. Pharmacotherapy Preparatory Review and Recertification Course. ACCP 2019(vol.1);569-575
36. PSYCOM [internet]. Remedy Health Media, LLC. Available from: https://www.psycom.net
37. Riemann, Dieter, et al. "European guideline for the diagnosis and treatment of insomnia." Journal of sleep research 26.6 (2017): 675–700.
38. Rxlist [internet]. RxList Inc. Available from: https://www.rxlist.com
39. Sanger, David J., and Henri Depoortere. "The pharmacology and mechanism of action of zolpidem." CNS drug reviews 4 (1998): 323–340.
40. Sateia, Michael J., et al. "Clinical practice guideline for the pharmacologic treatment of chronic insomnia in adults: an American Academy of Sleep Medicine clinical practice guideline." Journal of Clinical Sleep Medicine 13.2 (2017): 307–349.
41. Schwartz, Jonathan RL, and Thomas Roth. "Neurophysiology of sleep and wakefulness: basic science and clinical implications." Current neuropharmacology 6.4 (2008): 367–378.
42. Smeraldi, Enrico, and Dario Delmonte. "Agomelatine in depression." Expert opinion on drug safety 12.6 (2013): 873–880.
43. Stacy Eon, PharmD, Jennifer Durham. Schizophrenia: A Review of Pharmacologic and Nonpharmacologic Treatments. US Pharm. 2009;34(11):2~9.
44. US Pharmacist [internet]. Jobson Medical Information LLC. Available from: https://www.uspharmacist.com
45. Wade, Alan G., et al. "Efficacy of prolonged release melatonin in insomnia patients aged 55-80 years: quality of sleep and next-day alertness outcomes." Current medical research and opinion 23.10 (2007): 2597–2605.
46. WebMD [internet] WebMD LLC. Available from:http://www.webmd.com/anxiety-panic/guide/anxiety-disorders#1-2
47. Woo, Young Sup, and Won-Myong Bahk. "Recent advances in the pharmacotherapy of psychiatric disorders." Journal of the Korean Medical Association/Taehan Uisa Hyophoe Chi 54.10 (2011).
48. Woo, Young Sup, and Won-Myong Bahk. "Recent advances in the pharmacotherapy of psychiatric disor-

ders." Journal of the Korean Medical Association/Taehan Uisa Hyophoe Chi 54.10 (2011).
49. Woo, Young Sup, et al. "Paroxetine versus venlafaxine and escitalopram in Korean patients with major depressive disorder: A randomized, rater-blinded, six-week study." Clinical Psychopharmacology and Neuroscience 15.4 (2017): 391.
50. Young, Lloyd Yee, et al., eds. Applied therapeutics: the clinical use of drugs. Vancouver, WA: Applied therapeutics, 1995.
51. Zeind CS, Carvalho MG. Applied therapeutics: the clinical use of drugs. 11th ed. Wolters Kluwer; 2018.

Serotonin Dual-Action
뉴프람® 정
Escitalopram oxalate

5mg 10mg 15mg 20mg

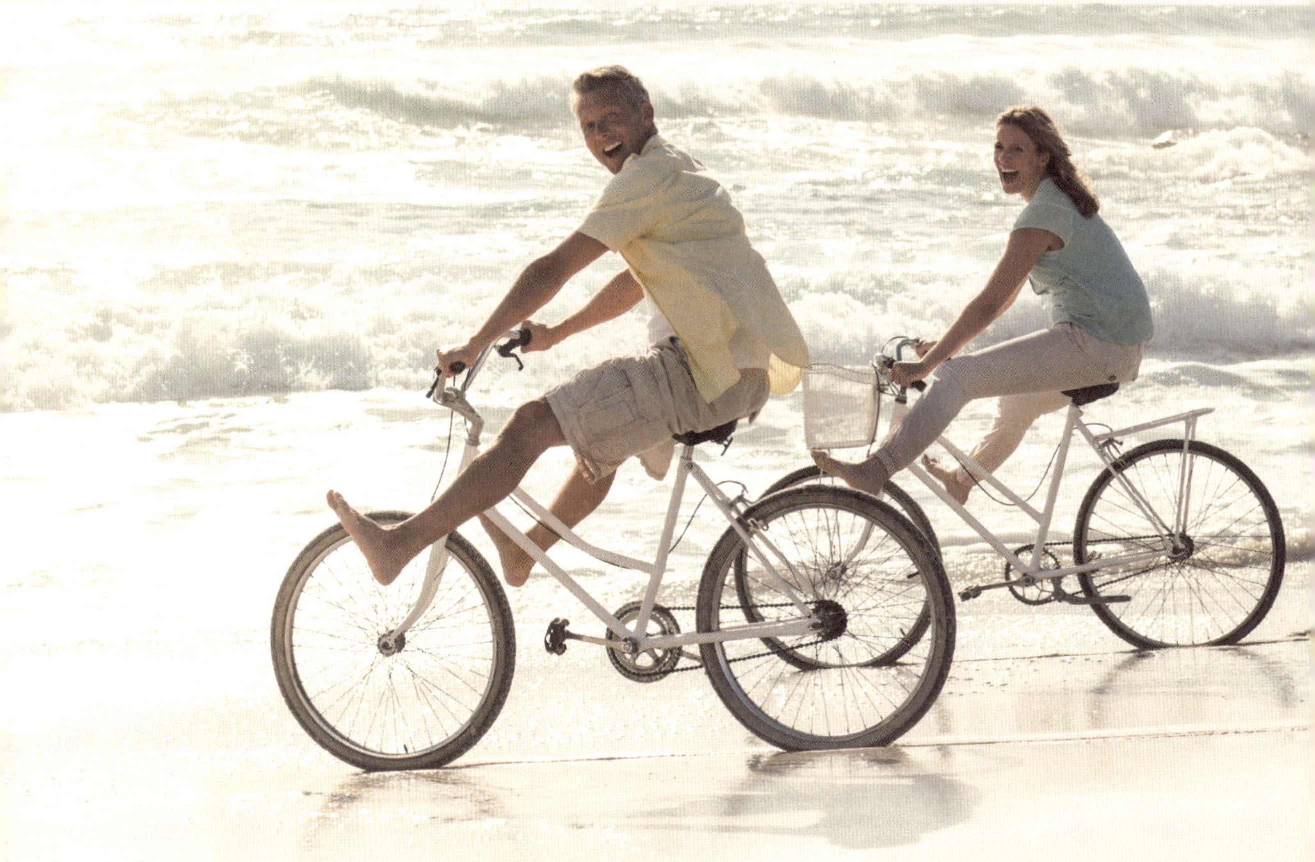

- Serotonin Dual-Action을 통해 세로토닌 재흡수를 보다 **강력하게 억제합니다.**
- **항우울 효과가 우수하고, 내약성이 좋은 우울증의 1차 선택제입니다.**
- 다른 SSRI나 SNRI와 동등 또는 **그 이상의 효과를 나타냅니다.**
- 효과적인 유지요법제로서 **우울증의 재발을 억제합니다.**

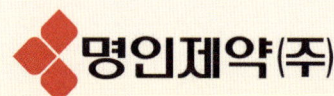

Reasonable approach to schizophrenia,
bipolar disorder and MDD

큐로켈® 정 / 서방정

Quetiapine fumarate

Q-Rokel Tab. / 25mg, 50mg, 100mg, 200mg, 300mg
Q-Rokel XR Tab. / 50mg, 150mg, 200mg, 300mg, 400mg

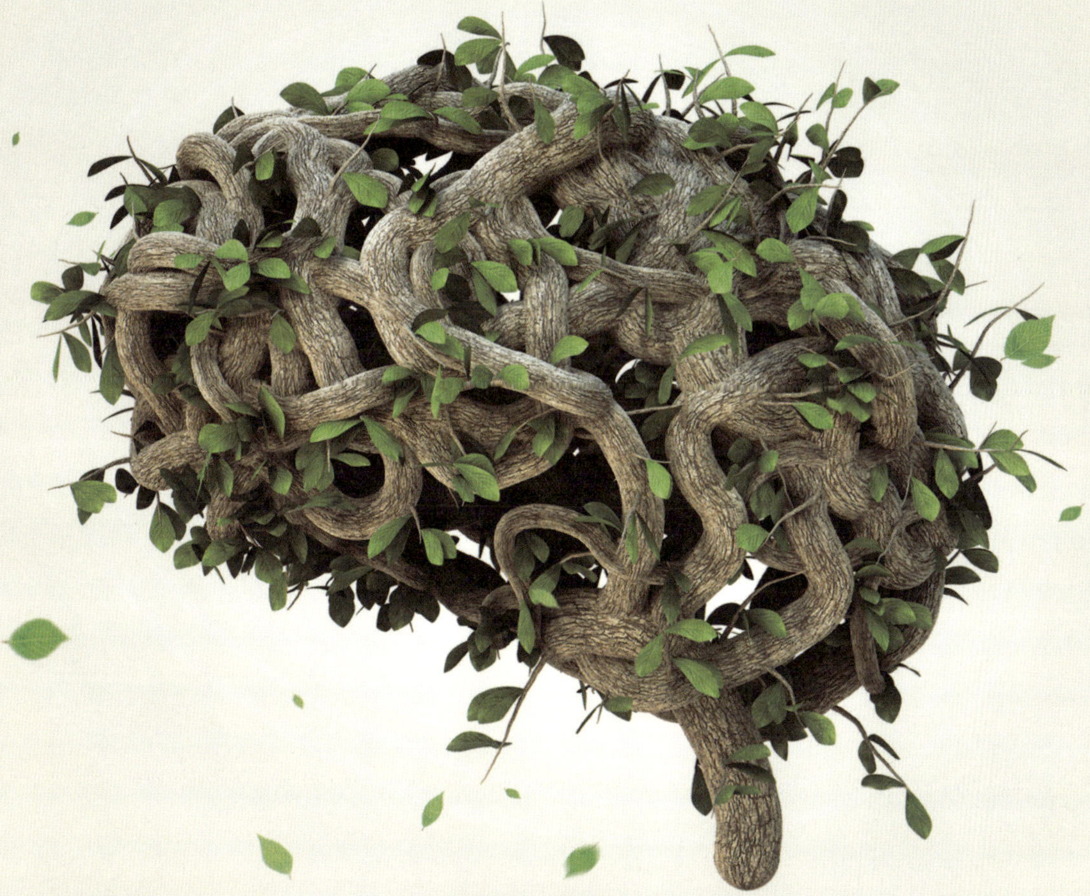

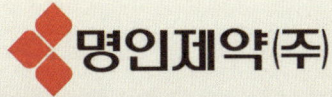
명인제약(주)

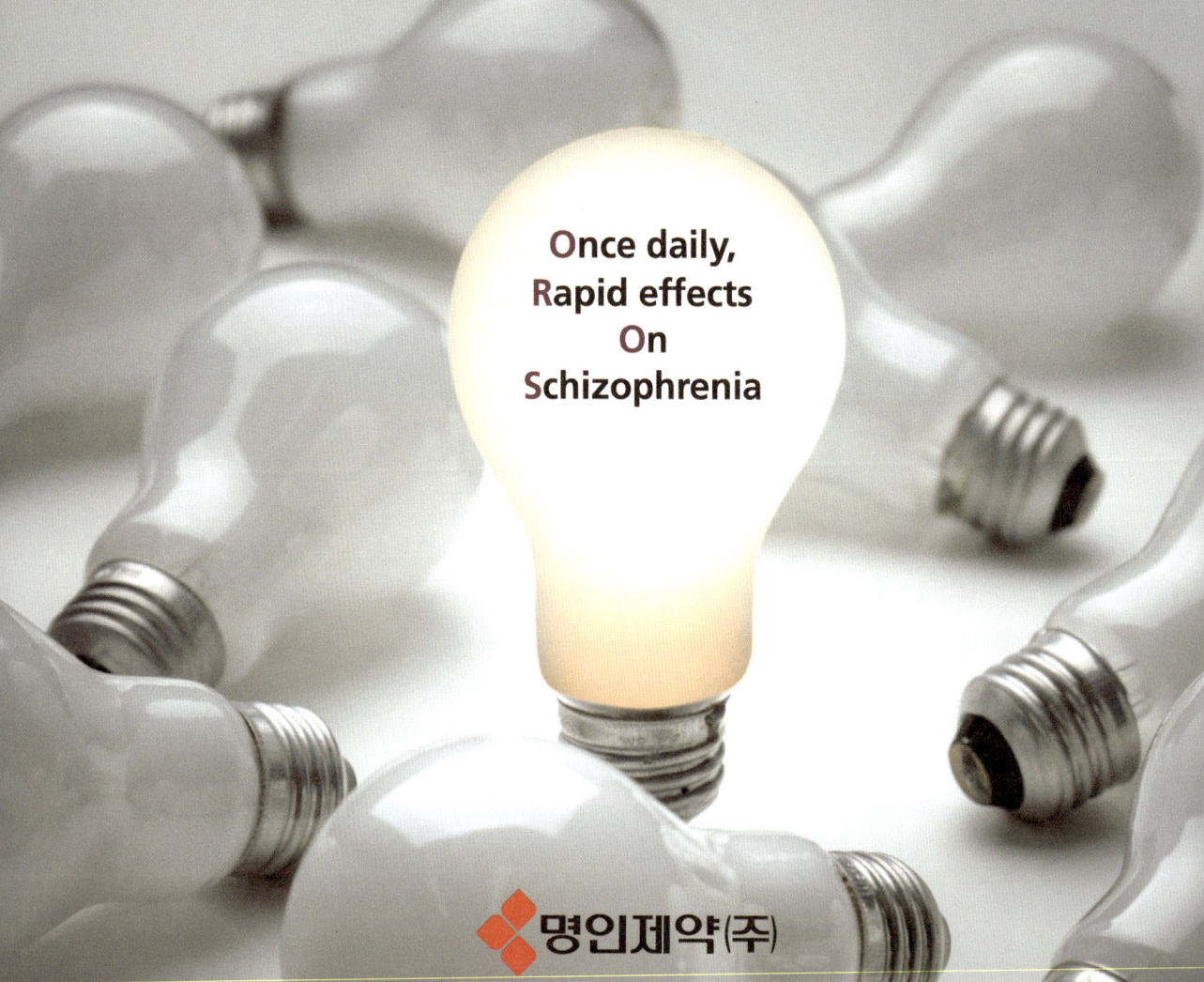

11

신경 질환

두통 Headache

제남경

정의와 종류

두통은 머리에 통증이 발생한 것으로 긴장형두통(tension headaches), 편두통(migraines), 군발두통(cluster headaches)과 같이 특별한 원인 없이 발생하는 일차두통(원발두통)과 다른 기저질환(외상, 뇌졸중, 뇌수막염 등)에 의해 발생하는 이차두통으로 나눌 수 있음

치료약물

긴장형두통의 치료약물

아세트아미노펜(acetaminophen, 타이레놀정), 아스피린(aspirin, 바이엘아스피린정), NSAIDs, 아편계 마약성 진통제(opioids)

편두통의 치료약물

1) 급성기 치료약물
   - 편두통 비특이적 진통제
     - 단일성분제품: 아세트아미노펜(acetaminophen, 타이레놀정), 아스피린(aspirin, 바이엘아스피린정), NSAIDs, 아편계 마약성 진통제
     - 복합성분제품: 아세트아미노펜/디클로랄페나존/이소메텝텐뮤케이트(isomethepteneacetaminophen/isometheptene/dichloralphenazone, 마이드린캡슐, 미가펜캡슐)
   - 편두통 특이적 진통제
     - 세로토닌(5-HT1) 효능제: 알모트립탄(almotriptan, 알모그란정), 프로바트립탄(frovatriptan, 미가드정), 나라트립탄(naratriptan, 나라믹정), 졸미트립탄(zolmitriptan, 조믹정)

- 맥각알칼로이드: 에르고타민(ergotamine, 크래밍정의 한 성분)

2) 예방 치료약물

프로프라놀롤(propranolol, 인데놀정), 메토프롤롤(metoprolol, 베타록정), 토피라메이트(topiramate, 토파맥스정), 디발프로엑스(divalproex, 데파코트서방정), 플루나리진(flunarizine, 씨베리움캡슐), 아미트리프틸린(amitriptyline, 에트라빌정), 벤라팍신(venlafaxine, 이팩사엑스알서방캡슐), 클로스트리듐 보툴리눔 독소A형(Clostridium botulinum toxin type A, Botox), 갈카네주맙(galcanezumab, 앰겔러티)

군발두통의 치료약물

1) 급성기 치료약물

주사용 또는 비강분무형 triptans

2) 예방 치료약물

베라파밀(verapamil, 일성이솝틴정, 일성이솝틴서방정)

프로프라놀롤 Propranolol vs. 토피라메이트 Topiramate

정경혜

	Propranolol (인데놀정)	Topiramate (토파맥스정·스프링클캡슐)
효능효과	고혈압, 협심증 부정맥(빈맥성심방세동, 발작성심방세동, 동빈맥, 기외수축, 발작성빈맥의 예방) 비후성대동맥판하협착증 크롬친화세포종 갑상샘중독증의 보조요법	뇌전증 편두통 예방
작용기전	비선택적으로 β-수용체 차단	나트륨, 칼슘 채널 차단 글루탐산염 전달 감소 GABA 작용 증가 탄산탈수효소억제제 저해
미승인 적응증	편두통 예방 떨림 불안장애 식도정맥 출혈 예방	떨림 군발두통 예방 비만 식이 장애 알코올 남용 및 의존

프로프라놀롤(propranolol)과 토피라메이트(topiramate)는 어떤 약입니까?

두 약물은 모두 편두통 예방을 위해 첫 번째로 사용되는 약물입니다. 국내에서는 topiramate만 승인받았으나 FDA에서는 두 약물 모두 편두통 예방 용도로 승인되었습니다.

Propranolol은 비선택적 β 수용체 차단제로 다양한 용도로 사용되고, 허혈성 심장질환, 고혈압, 부정맥 등의 심혈관 질환의 주요 치료제입니다. 또한 떨림, 갑상샘중독증으로 인한 떨림, 불안장애, 가슴 두근거림 등 대부분의 떨림과 가슴 뛰는 증상 경감에 사용됩니다. 간경변으로 인한 식도정맥 출혈을 예방하기 위해서도 쓰입니다.

Topiramate는 D-fructose에서 유도된 단당류로 뇌전증 치료 약물로 개발되었습니다. 그 후 편두통 예방으로 승인되었으며 펜터민(phentermine)과 복합제제(큐시미아캡슐)로 비만 치료에 승인되었습니다. 승인되지는 않았으나 식이장애와 떨림, 비만, 알코올 남용 및 의존 치료료도 쓰입니다.

프로프라놀롤(propranolol)과 토피라메이트(topiramate)의 편두통 예방 약리기전은 무엇입니까?

두 약물의 편두통 예방에 대한 정확한 작용기전은 알려지지 않습니다. Propranolol은 β-수용체 차단 작용으로 노르에피네프린 방출과 타이로신수산화효소(tyrosine hydroxylase)를 차단하며 청반에서 교감신경의 활동 빈도를 감소시킵니다. 또한 세로토닌 수용체를 차단하는 작용으로 편두통 역치를 증가시키는 것으로 알려져 있습니다. 복용 환자의 약 50~80%에서 효과가 있습니다.

Topiramate는 나트륨 채널과 칼슘 채널을 차단하고 흥분성 신경전달물질(glutamate)을 감소시키고 억제성 신경전달물질(GABA)을 증가시키며, 탄산탈수효소억제제(carbonic anhydrase) 저해작용을 합니다. 치료 시작 한 달내에 편두통 빈도를 감소시킵니다.

두 약물은 약동학적으로 어떤 차이가 있습니까?

Propranolol은 지용성 약물이며 복용 후 1~4시간에 최고 혈중농도에 도달합니다. 생체이용률(bioavailability)은 30~70%이며 단백질이 풍부한 음식과 복용하면 생체이용은 증가하나 최고 혈중 농도에 도달하는 시간, 반감기는 변화하지 않습니다. 반감기는 3~6시간입니다.

Topiramate는 복용 후 약 2시간에 최대 혈중농도에 도달합니다. 생체이용률은 81~95%이며 음식에 의해 영향을 받지 않습니다. Topiramate의 반감기는 19~25시간입니다.

편두통 예방에 사용되는 용법용량은 무엇입니까?

Propranolol은 1회 20mg 1일 2~3회로 시작하여 일주일 간격으로 증량 가능하며 40~160mg을 1일 2~4회 분할투여합니다.

Topiramate는 처음 1주일은 25mg 1정을 저녁에 투여합니다. 1주일 간격으로 25mg씩 증량하며 권장용량은 50mg 1일 2회이나 환자에 따라 용량 조절이 가능합니다. 편두통 치료에 사용되는 일반 용량은 50~200mg입니다.

이상반응과 주의할 점은 무엇입니까?

Propranolol의 이상반응은 졸음, 피로, 서맥, 저혈압입니다. 심박출량 저하로 심부전 증상이 나타날 수 있습니다. 또한 기관지 수축, 말초혈관 수축 등의 부작용이 있으므로 천식환자나 말초혈관 질환자는 피합니다.

Topiramate는 처음 복용 시 피부를 바늘로 찌르는 것 같은 감각이상 증상이 나타날 수 있으나 계속 복용하면 점차 그런 증상은 줄어듭니다. 체중이 감소하며 언어선택 장애를 유발할 수 있습니다. 또한 땀 분비 감소로 체온이 증가하기 때문에 더운 날씨에 야외 활동할 때 주의가 필요하며 충분한 수분을 섭취하는 것이 좋습니다. 시각이상, 복시, 안구통증 등 눈에 이상 증상이 발생하면 중단합니다. 대사산증을 유발할 수 있으며 신결석 위험이 증가합니다. 신결석을 예방하기 위해 충분한 양의 물을 마시는 것이 좋습니다.

편두통 예방약으로 사용되는 약물은 무엇인가요?

효과가 인정되어(established efficacy) 편두통 예방에 추천되는 약물은 propranolol(인데놀정), metoprolol(베타록정), topiramate(토파맥스정), flunarizine(씨베리움캡슐), divalproex sodium(데파코트서방정)/sodium valproate(데파킨크로노정)입니다. 이 중 propranolol, metoprolol, sodium valproate는 국내에서 편두통 예방약으로 승인되지 않았습니다. 효과가 있을 가능성(probable efficacy)이 있는 약물은 amitriptyline(에트라빌정), venlafaxine(이팩사엑스알서방캡슐)입니다. Botulinum toxin type A(Botox) 주사는 만성 편두통이 있는 환자의 두통 예방약으로 FDA에 승인되었습니다.

1일 400~800mg의 마그네슘을 복용하면 전조증상이 있는 편두통과 생리와 관련된 편두통에 도움이 된다는 연구 결과가 있으며, 비타민 B_2(riboflavin) 1일 400mg을 3개월 복용 후에 편두통 예방효과가 있었다는 연구 결과가 있습니다. 또한 butterbur(머위)나 feverfew(피버퓨)도 편두통 예방에 효과가 있다고 알려져 있습니다.

편두통 예방약은 어떤 경우에 복용하나요?

편두통이 자주 발생하며 일상생활에 지장을 초래할 경우, 또는 편두통 치료제(예: sumatriptan, 이미그란정)가 금기이거나 복용해도 효과가 없거나 부작용이 발생하는 경우에 복용합니다. 편두통 예방약은 편두통 발생을 감소시키기 위해 규칙적으로 복용해야 합니다. 치료 기간은 다양하나 보통 4~6개월 치료하고 안정된 후 중단을 고려하나 임상가에 따라서는 적어도 6개월 이상 조절된 후 중단하는 것을 추천합니다.

이것만은 꼭 기억하세요!

- Propranolol은 편두통 예방, 심혈관 질환, 떨림, 가슴 두근거림 등의 증상 경감, 식도정맥 출혈을 예방하기 위해 사용됩니다.
- Topiramate는 뇌전증, 편두통 예방, 식이장애, 떨림, 비만, 알코올 남용 및 의존(alcoholism) 치료로 사용됩니다.
- Propranolol은 서맥, 천식, 말초혈관질환자는 복용하지 않는 것이 좋습니다.
- Topiramate를 복용할 때는 충분한 양의 물을 마시는 것이 좋습니다.

뇌전증 Epilepsy

제남경

정의

뇌에서 신경세포의 일시적이고 불규칙적인 이상흥분에 의해 발생하는 질환으로 운동, 감각, 인지, 행동의 변화가 나타남.

치료약물

기전에 따른 분류

1) **나트륨통로(Sodium channels)에 작용**

   카르바마제핀(carbamazepine, 테그레톨정),
   에슬리카르바제핀(eslicarbazepine, 제비닉스정), 라코사미드(lacosamide, 빔스크정),
   라모트리진(lamotrigine, 라믹탈정), 옥스카르바제핀(oxcarbazepine, 트리렙탈필름코팅정),
   페니토인(phenytoin, 히단토인정)

2) **칼슘통로(Calcium channels)에 작용**

   에토숙시미드(ethosuximide, 자론티연질캡슐), 가바펜틴(gabapentin, 뉴론틴캡슐),
   프레가발린(pregabalin, 리리카캡슐)

3) **가바(GABA) 활성(activity)에 작용**

   클로바잠(clobazam, 센틸정), 발프로산나트륨(sodium valproate, 데파킨 크로노정),
   페노바르비탈(phenobarbital, 페노바르비탈정), 비가바트린(vigabatrin, 사브릴정)

4) **글루탐산염(Glutamate) 수용체에 작용**

   페람파넬(perampanel, 파이콤파정), 토피라메이트(topiramate, 토파맥스정)

5) **기타**

   레비티라세탐(levetiracetam, 케프라정), 브리바라세탐(brivaracetam, 브리비액트정)

치료범위(therapeutic spectrum)에 따른 분류

협범위 뇌전증 치료제는 주로 국소발생발작(focal onset seizures)과 전신발생발작(generalized onset seizures) 중 강직간대발작(tonic clonicseizures)에 작용하고 광범위 뇌전증 치료제는 대부분의 발작에 효과가 있는 약물임.

1) 협범위 1세대

   카르바마제핀(carbamazepine, 테그레톨정),

   페니토인(phenytoin, 히단토인정),

   페노바르비탈(phenobarbital, 페노바르비탈정),

   에토숙시미드(ethosuximide, 자론티연질캡슐)

2) 협범위 2세대

   가바펜틴(gabapentin, 뉴론틴캡슐),

   옥스카르바제핀(oxcarbazepine, 트리렙탈필름코팅정)

3) 협범위 3세대

   에슬리카르바제핀(eslicarbazepine, 제비닉스정),

   라코사미드(lacosamide, 빔스크정),

   프레가발린(pregabalin, 리리카캡슐),

   비가바트린(vigabatrin, 사브릴정)

4) 광범위 1세대

   발프로산나트륨(sodium valproate, 데파킨크로노정)

5) 광범위 2세대

   라모트리진(lamotrigine, 라믹탈정),

   레비티라세탐(levetiracetam, 케프라정),

   토피라메이트(topiramate, 토파맥스정),

   조니사미드(zonisamide, 엑세그란정)

6) 광범위 3세대

   브리바라세탐(brivaracetam, 브리비액트정),

   클로바잠(clobazam, 센틸정),

   페람파넬(perampanel, 파이콤파정),

   루피나미드(rufinamide, 이노베론필름코팅정)

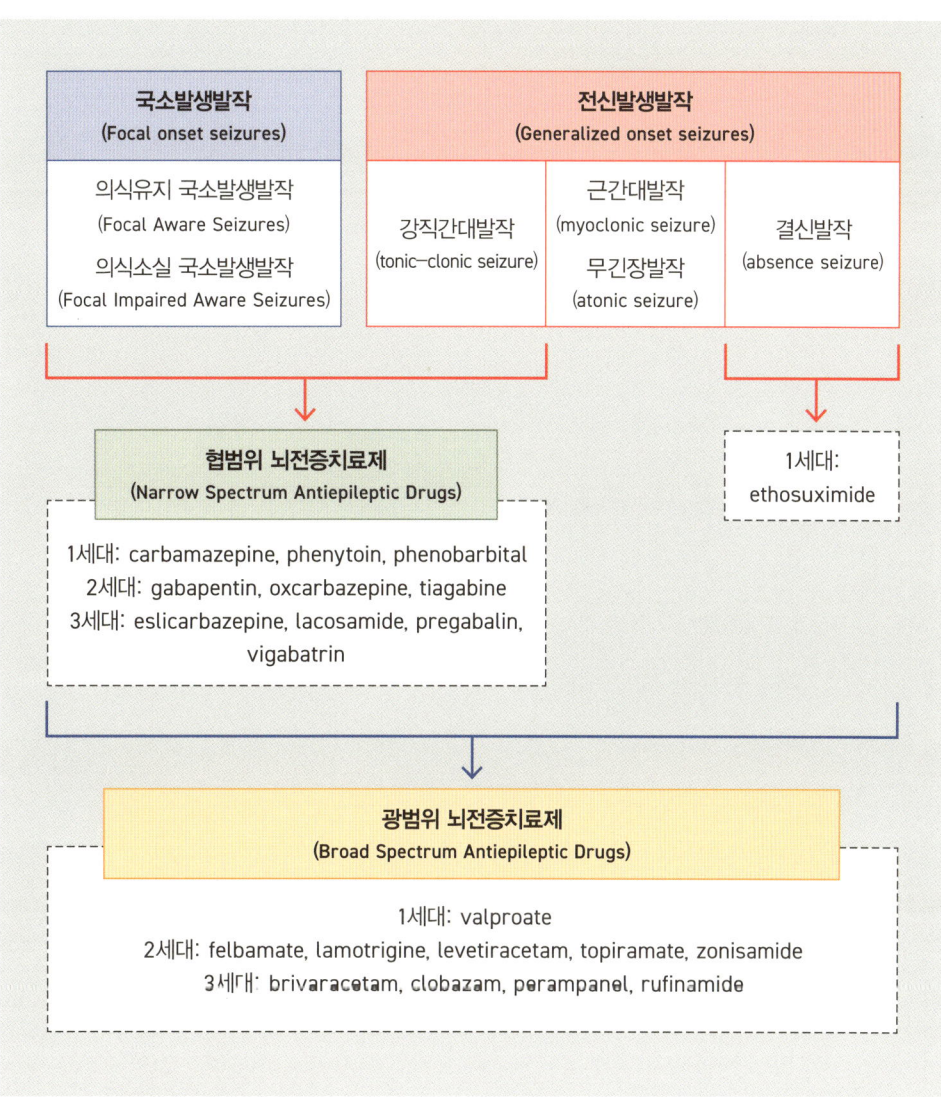

그림 11-1 뇌전증치료제의 스펙트럼

발프로산나트륨 Sodium valproate VS. 라모트리진 Lamotrigine

제남경

	Sodium valproate (데파킨크로노정)	Lamotrigine (라믹탈정)
효능효과	뇌전증, 양극성장애, 편두통 예방	뇌전증, 양극성장애
작용기전	GABA 작용 증강	Na 채널 억제, glutamate 유리억제
제형	정제, 서방정제, 시럽제, 주사제	정제
분류	1세대 광범위(broad) 뇌전증치료제	2세대 광범위(broad) 뇌전증치료제
주의사항	최기성	발진

두 약물은 어떤 질환에 사용합니까?

두 약물은 모두 뇌전증치료제입니다. 뇌전증은 과거 '간질'로 불리던 질환으로 2009년 당시 대한간질학회(현 대한뇌전증학회)는 이 질환에 대한 선입견을 해소하고 일반인의 인식제고를 위해 '뇌에 전기적인 과흥분이 발생해서(방전) 생기는 질병'이라는 의미로 질명의 명칭을 '腦電症(뇌전증)'으로 개명하였고 치료약물도 뇌전증치료제로 부르게 되었습니다. 뇌전증치료제는 뇌에서 전기적인 과흥분이 일어나지 않도록 하여 발작을 억제합니다.

두 약물의 작용기전은 어떻게 다른가요?

Valproate는 GABA의 작용을 증강시키는 작용을 통해 뇌의 흥분 전기신호를 억제합니다. 반면 lamotrigine은 여러 가지 작용기전을 가지고 있는데 먼저 뇌신경세포의 막에 있는 나트륨 채널과 칼슘 채널을 차단하여 막전위를 안정화시키고 흥분성 신경전달물질인 glutamate의 유리를 억제합니다.

> **여기서 잠깐! "뇌전증의 종류"**
>
> 뇌전증은 비유발성 발작이 24시간이 넘는 시간 간격을 두고 2회 이상 발생할 때 진단할 수 있으며 크게 전신발생발작(generalized onset seizures)과 국소발생발작(focal onset seizures)으로 나눌 수 있습니다. 전신발생발작은 대뇌 양쪽반구의 광범위한 부분에서 방전이 시작되는 반면 국소발생발작은 뇌의 국소에서 전기적 과흥분이 일어납니다.
> 전신발생발작에는 강직간대발작(tonic-clonic seizure), 근간대발작(myoclonic seizure), 무긴장발작(atonic seizure), 결신발작(absence seizure)이 있습니다. 국소발생발작은 의식이 유지되는 경우(의식유지 국소발생발작)와 변화가 있는 경우(의식소실 국소발생발작)가 있습니다. 이전에는 의식유지 국소발생발작을 단순부분발작, 의식소실 국소발생발작을 복합부분발작이라고 불렀습니다. 어떤 뇌전증인지에 대한 진단은 임상증상 외에도 뇌파 소견, 병력, 기타 검사결과를 종합하여 이루어집니다.
>
> - 강직간대발작: 과거 대발작이라고 부르던 것으로 근육의 지속적인 수축(tonic)과 팔다리가 떨리는 간대발작(clonic)이 번갈아 나타납니다.
> - 근간대발작: 빠르고 순간적인 근육의 수축이 팔다리와 몸통에 1회성으로 또는 반복해서 나타납니다.
> - 무긴장발작: 순간적인 의식 소실과 함께 전신의 근육에서 힘이 빠지면서 넘어지는 형태로 나타납니다.
> - 결신발작: 과거 소발작으로 부르던 것으로 잠깐 동안 행동이 멈추고 눈동자가 고정되며 의식이 없어졌다가 바로 정신이 돌아 오는 형태로 나타납니다.
> - 의식유지 국소발생발작: 뇌의 어느 부분에서 전기적 과흥분이 나타났느냐에 따라 증상이 달라집니다.
> - 의식손실 국소발생발작: 갑자기 멍해지며 하던 행동을 중지하고 눈동자가 한 곳으로 고정되어 마치 꿈꾸는 것처럼 보입니다. 자동증이 동반되기도 하며 수초에서 수분간 지속됩니다.

두 약물 모두 뇌전증치료제로 사용하는데 차이점은 무엇인가요?

두 약물은 모두 광범위 뇌전증치료제로 국소발생발작과 전신발생발작에 모두 사용할 수 있습니다. 대부분의 2세대 항뇌전증제는 부가요법(adjunctive therapy)으로 사용되는 데 반해 lamotrigine은 단독요법으로도 사용됩니다. 국내 승인된 적응증은 valproate의 경우 결신발작, 부분발작(=국소발생발작), 강직간대발작, 간대성발작이고, lamotrigine은 부분발작(=국소발생발작)과 강직강대발작입니다.

두 약물의 사용방법은 무엇인가요?

Valproate의 용량은 발작의 종류에 따라 다릅니다. 권장 용량으로 시작해서 서서히 증량합니다.

Lamotrigine은 단독요법으로 사용하는 경우와 부가요법으로 사용하는 경우에 따라 용량이 다르고, 부가요법의 경우 병용약물 중 lamotrigine의 대사를 억제하거나(예: valproate), 촉진하는 약물이 포함되어 있는 경우 시작 용량이 달라집니다. Lamotrigine도 권장 용량에서 시작해서 서서히 용량을 올립니다. 고용량에서 시작하고 빠르게 증량하는 경우 발진 발생의 위험이 더 높기 때문입니다.

두 약물의 이상반응으로 무엇이 있나요?

뇌전증치료제는 모두 중추신경억제작용이 있습니다. 두 약물 모두 공통적으로 어지럼증(dizziness), 진전(tremor), 복시(diplopia)와 같은 이상반응이 나타날 수 있습니다.

Valproate의 흔한 이상반응으로 오심, 구토, 체중증가가 있습니다. 드물지만 심각한 부작용으로 무과립구증, 재생불량성빈혈, 급성췌장염, 급성간부전 등이 있습니다.

Lamotrigine의 대표적인 이상반응은 발진입니다. 발진은 심각한 경우 스티븐슨존슨 증후군으로 발전할 수 있습니다. 모든 뇌전증치료제는 다른 계열의 약물과 비교하여 발진의 발생 위험이 높지만 그중에서도 특히 lamotrigine이 그런 경향이 더 심하고 다른 뇌전증치료제와 같이 복용 시 그 위험성은 더욱 커집니다. 이 약을 복용하는 중에 발진이 나타나면 복용을 중단합니다.

뇌전증치료제는 약물상호작용이 많은 약물로 알려져 있습니다. 두 약물은 어떤가요?

일반적으로 뇌전증치료제는 간대사효소를 유도하여 기질이 되는 약물의 대사를 촉진하여 약효를 떨어뜨리는 것으로 알려져 있습니다. 여기에 해당하는 약물로 carbamazepine, phenytoin, phenobarbital이 있습니다. 반면 valproate는 간대사 효소를 억제하여 기질이 되

 여기서 잠깐! "스티븐슨존슨 증후군이란?"

약물이나 감염에 대해 피부 또는 점막 조직이 이상반응을 일으킨 경우로 처음에는 독감증상처럼 시작하지만 차차 발진이 생기고 물집이 잡히면서 점막이 벗겨지는 심각한 상태로 발전하게 되고 심하면 사망에 이르게 됩니다. 스티븐슨존슨 증후군의 이상반응 발생 위험이 높은 약물로 소염진통제, 항생제, 뇌전증치료제, allopurinol이 있습니다.

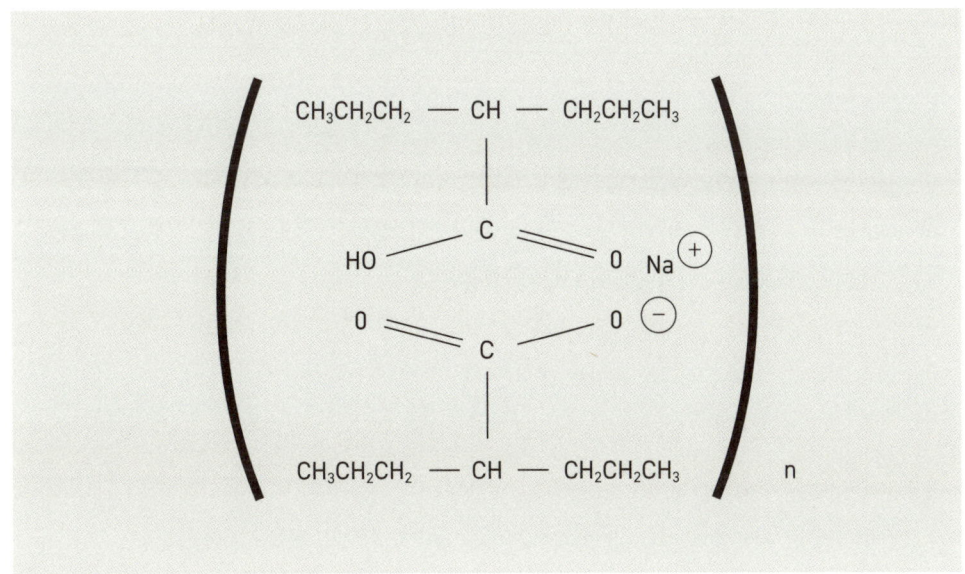

그림 11-2 Divalproex sodium의 구조

는 약물의 혈중농도를 높일 수 있습니다.

Lamotrigine의 경우 간대사 효소를 저해하지도 않고 억제하지도 않기 때문에 약물상호작용이 거의 발생하지 않습니다.

Valproate는 어떤 제형이 시판되고 있나요?

Valproate는 정제·서방정제·시럽제·주사제의 다양한 제형이 있습니다. 정제는 하루 투여 용량을 분할투여하고 서방정제는 하루에 한 번 투여합니다. 시럽제는 적절한 용량을 투여하기 편리하고 주사제는 효과가 빠르게 나타납니다. Divalproex sodium은 sodium valproate와 valproic acid가 1:1로 결합한 형태로 화학구조는 〈그림 11-2〉와 같습니다. Divalproex sodium의 제형으로 정제·서방정제·스프링클 캡슐제가 있습니다. 스프링클 캡슐제는 통째로 삼켜서 복용할 수도 있고 열어서 애플소스나 푸딩 같은 부드러운 음식 위에 뿌려 먹을 수도 있습니다.

시판되는 valproate 정제로 데파킨 크로노정, 발폰정, 에필람정이 있고 서방정제로 오르필 서방정이 있습니다. 시판되는 divalproex sodium 정제로 데파코트정, 서방정제로 데파코트 서방정이 있습니다.

두 약물은 모두 뇌전증치료 외에 다른 적응증이 있는 것으로 알려져 있습니다. 어떤 질환에 사용하나요?

Valproate와 lamotrigine 모두 양극성장애의 기분조절제(mood stabilizer)로 사용됩니다. Valproate는 또한 편두통 예방약물로 사용이 되는데 편두통 환자가 기저질환으로 뇌전증이나 양극성 장애가 있다면 추천되는 약물입니다.

> **이것만은 꼭 기억하세요!**
>
> - Valproate와 lamotrigine은 모두 광범위 뇌전증치료제로 다양한 발작에 사용됩니다.
> - Valproate는 최기성이 있으므로 꼭 필요한 경우가 아니라면 임신한 여성이나 가임기 여성은 사용을 피합니다.
> - Lamotrigine은 발진의 위험이 있으므로 권장용량으로 시작해서 서서히 증량하며 발진이 나타나면 약의 복용을 중단합니다.

카르바마제핀 Carbamazepine 옥스카르바제핀 Oxcabazepine

전보명

	Carbamazepine (테그레톨정)	Oxcarbazepine (트리렙탈필름코팅정)
효능효과	뇌전증 삼차신경통 조병, 조울병의 조상태, 정신분열증의 흥분상태	뇌전증(부분발작, 전신 강직간대발작)

약물
상호작용
	CYP3A4 저해제와 병용투여 시, carbamazepine 혈중농도 증가
	CYP3A4 유도제와 병용투여 시, carbamazepine 혈중농도 감소
		CYP2C19의 저해제
		  (phenytoin의 혈중농도 상승)
		CYP3A4의 약한 유도제
		  (carbamazepine의 혈중농도 감소)

이상반응 (경고)	자살충동 중증 피부반응	자살충동 중증 피부반응 저나트륨혈증

두 약물은 어떤 질환에 사용됩니까?

두 약물은 모두 뇌전증(seizure) 치료에 사용되는 약입니다. 뇌전증은 뇌의 일부 또는 전체에서 신경세포의 갑작스러운 이상 흥분 상태에 의해 일어나는 질환으로 의식이 없어지거나 발작, 행동의 변화 등이 나타나게 됩니다.

대뇌에서는 신경세포들이 서로 연결되어 있어 미세한 전기적 신호를 통해 정보를 주고 받는데 이러한 전기적 신호가 비정상적으로 잘못 방출되어 발작이 일어나게 됩니다. 뇌전증의 원인은 아직도 정확히 밝혀지지 않은 경우도 많지만, 선천성 기형이나 감염, 종양, 뇌혈관 질환, 외상 등 다양한 원인에 의해 발생할 수 있습니다.

뇌전증은 일반적으로 크게 전신발생발작, 국소발생발작, 혼합형으로 구분할 수 있습니다. 전신발생발작은 임상적 양상이나 뇌파검사 상 발작 파의 국소적인 발생을 증명할 수 없는 경우를 말하며, 국소발생발작은 발작성 뇌파가 뇌의 일부분에서 시작되는 경우를 말하는 것으로 대부분 대뇌반구 한쪽에서 발생하여 발작동안 뇌의 다른 부위로 퍼져나가게 됩니다. 뇌전증의 증상으로는 흔히들 많이 알고 있는 운동성 경련발작이지만 그 외에도 여러 가지 형태로 나타날 수 있습니다. 뇌의 어느 영역에서 발작 증상이 나타나느냐에 따라 한쪽 팔만 떠는 정도의 증상이 생길 수도 있고 잠깐 의식을 잃는 증상이 나타날 수도 있으며, 온 몸이 뻣뻣해지고 경련을 일으키는 전신 대발작이 생길 수도 있습니다.

뇌전증의 치료는 약물치료를 우선으로 하고, 약물치료가 되지 않는 경우에 수술치료를 하게 됩니다. 약물치료는 뇌전증발작의 종류와 증상, 나이, 동반질환이나 함께 복용 중인 약물과의 상호작용, 항경련제의 부작용 등을 고려하여 치료초기에는 보통 한가지 약제를 선택하여 치료하게 됩니다.

Oxcarbazepine은 뇌전증(국소발생발작, 전신 강직간대발작)에 사용되며, carbamazepine은 뇌전증뿐 아니라 삼차신경통과 조증 치료에도 사용됩니다.

Oxcarbazepine은 carbamazepine의 부작용 원인이 되는 대사체의 생성을 피하기 위해 carbamazepine의 화학적 구조를 변형하여 개발되었습니다.

Carbamazepine의 약리기전은 알려져 있지 않으나 동물실험에서 시냅스 후 반응(postsynaptic response)을 감소시킴으로써 발작을 예방하는 것으로 나타났습니다. Oxcarbazepine은 주로 약리적 활성대사체인 MHD(10-monohydroxy derivative)에 의해 약효가 나타나는데, 이 MHD는 신경전달과정에서 Na^+ 통로를 억제하여 과흥분된 신경막을 안정시키고 시냅스에서 전기 자극 전파를 억제합니다.

두 약물의 용법을 비교해 볼까요?

뇌전증 치료 시 두 약물 모두 초기에는 저용량에서 시작하여 최적의 효과를 보일 때까지 천천히 증량해야 합니다. 용량 조절은 개별 환자의 증상에 따라 조절되게 됩니다.

Carbamazepine은 성인의 경우 보통 처음에 1일 200~400mg을 1~2회에 분할하여 복용하다가 증상에 따라 1일 최고 1,200mg까지 증량할 수 있습니다.

Oxcarbazepine은 성인의 경우 보통 처음에 1일 600mg을 2회로 분할하여 투여하고 2~4주에 걸쳐 최고 용량에 도달하도록 합니다.

뇌전증 치료제의 경우 갑작스러운 약 투여 중단으로 인해 오히려 뇌전증 발작을 촉진시킬 수 있으므로 필요한 경우에는 6개월 이상 기간 동안 서서히 중단해야 합니다. 만약에 갑자기 중단해야 하는 경우에는 디아제팜이나 페니토인 정맥 주사 등 적절한 약물을 사용하면서 새로운 뇌전증치료제로 전환해야 합니다.

두 약물은 특별히 주의해야 할 환자가 있나요?

두 약물 모두 각 성분에 과민반응이 있는 환자에게는 금기입니다. Oxcarbazepine의 경우 carbamazepine에 대해 과민반응이 있었던 환자에서 교차 과민반응이 25~30% 정도 나타날 수 있다고 알려져 있습니다.

Carbamazepine은 드물지만 무과립구증이나 재생불량성 빈혈 등 혈액장애를 일으킬 수 있어 중증의 혈액장애 환자에게는 사용하지 말아야 합니다. 심부전 등 심장질환 병력이 있거나 갑상선기능저하 환자에게는 신중히 투여해야 합니다.

Oxcarbazepine은 혈청 나트륨 수치를 감소시켜 저나트륨혈증을 유발할 수 있습니다. 따라서, 혈청 나트륨 수치를 낮출 수 있는 이뇨제나 데스모프레신, 소염진통제 등을 투여 받고 있는 환자, 또는 구역이나 두통, 졸음증, 둔감, 발작 빈도의 증가 등 저나트륨혈증 증상을 보이는 환자에게는 특별한 주의가 요구됩니다. 또한 부정맥 등 심장 전도 장애가 있는 환자에서도 주의 깊은 모니터링이 필요하며 방실차단 환자에게는 투여해서는 안 됩니다.

두 약물은 특별히 주의해야 할 약물상호작용이 있나요?

두 약물 모두 삼환계 항우울제와 구조적으로 관련이 있어 MAO 억제제와는 함께 복용해서는 안 됩니다. 따라서 MAO 억제제를 투여 받고 있다면 이 약을 사용하기 전에 최소한 2주 전에는 MAO 억제제 투여를 중지해야 합니다.

Carbamazepine은 주로 간 대사효소 중 CYP3A4에 의해 대사가 되므로 만약에 CYP3A4 억제제를 함께 투여하면 carbamazepine의 혈중 농도가 상승하여 어지러움, 졸림 등 이상반응의 위험성이 높아지게 됩니다. 반대로 CYP3A4 유도제와 병용하면 카르바마제핀의 혈중 농도가 낮아져 약효가 떨어질 수 있습니다.

Oxcarbazepine은 간 대사효소 중 CYP2C19을 억제하므로 고용량의 oxcarbazepine은 페니토인과 함께 복용 시 페니토인의 혈장 농도를 증가시킬 수 있습니다. 반면에 CYP3A4에 대해선 약한 유도제로 작용하여 경구용 피임제와 carbamazepine과 같이 CYP3A4에 의해 대사되는 약물의 혈중 농도를 감소시킬 수 있습니다.

두 약물 모두 알코올 섭취로 인해 진정작용이 증가할 수 있으므로 음주는 삼갑니다.

두 약물의 이상반응은 어떻게 다를까요?

Carbamazepine은 특히 투여 초기에 또는 초회 용량이 높은 경우에 어지러움, 두통, 졸음 등의 중추신경계 이상반응과 구역, 구토 같은 위장관계 이상반응이 흔하게 나타날 수 있습니다. 그러나 이러한 용량의존적 이상반응은 자연적으로 없어지거나 용량 감소 후 나아지게 됩니다.

Oxcarbazepine의 가장 흔한 이상반응은 졸음, 두통, 어지러움, 구역, 구토, 피로감으로 주로 치료 초기에 발생하고 일과성으로 나타났습니다.

두 약물의 중대한 이상반응으로 중증의 피부반응이 발생할 수 있다고 경고하고 있습니다. 스티븐스-존슨 증후군 및 독성 표피 괴사융해 등 중증의 피부반응이 보고되고 있어 주의할 필요가 있습니다. 특히 아시아 국가에서 이러한 피부반응 발생 위험성이 약 10배나 더 높은 것으로 추정되고 있습니다. 이러한 피부 부작용은 유전학적으로 HLA-B*1502와의 연관성이 강한 것으로 알려져 있고, 이 HLA-B*1502는 아시아인에서 많이 발견되는데, 한국인 및 일본인의 1% 미만에서 존재합니다. 이에 따라 위험군의 인종 환자에서는 이 약을 처음으로 투여하기 전에 HLA-B*1502를 검사하여 스크리닝할 것이 권장되며, 이 검사에서 양성으로 나타난 환자는 치료상 이익이 위험성보다 클 때를 제외하고는 이 약을 투여하지 않도록 합니다. 또한 이러한 스크리닝검사에서 음성으로 나온 경우에도 여전히 중증의 피부반응은 나타날 수 있다는 점도 명심해야 합니다.

스티븐스-존슨 증후군, 독성 표피 괴사융해 같은 중중의 피부반응은 드물게 나타나지만 때로는 치명적일 수 있으므로 약물 복용 중 발진의 첫 번째 증후가 나타나면, 이 발진이 약물과 관련이 없다는 것이 명백하지 않는 한 이 약의 복용을 중단해야 합니다.

Carbamazepine 복용 중 반점성 발진 등 가벼운 피부 반응도 발생할 수 있는데, 이러한 이상반응은 대부분 일시적으로 나타났다가 없어지게 됩니다. 그러나 이러한 경미한 피부반응과 중증의 피부반응 초기 증상을 구별하는 것이 어려울 수 있기 때문에 발진이 악화되면 즉시 약물 투여 중단을 고려하고 모니터링을 해야 합니다.

이 외에도 뇌전증치료제를 복용한 환자에서 자살충동의 위험성이 증가한다는 보고가 있어 우울증의 악화나 기분과 행동의 비정상적 변화 등에 대해 세심한 주의가 필요합니다.

이것만은 꼭 기억하세요!

- Carbamazepine은 뇌전증뿐 아니라 삼차신경통, 조증에도 사용됩니다.
- Oxcarbazepine은 뇌전증(부분발작, 전신 강직간대발작)에 사용됩니다.
- 두 약물 모두 초기에는 저용량으로 시작하여 점차적으로 용량을 증가시키고, 약물 복용을 중단해야 하는 경우에는 서서히 감량해야 합니다.
- 두 약물 모두 드물지만 심각한 중증의 피부반응(스티븐슨-존슨 증후군 등)이 나타날 수 있으므로 발진이 나타나면 즉시 의료진에게 알려야 합니다.

라코사미드 vs. 페람파넬
Lacosamide Perampanel

구현지

	Lacosamide (빔스크정)	Perampanel (파이콤파정)
효능효과	이차성 전신발작을 동반하거나 동반하지 않는 부분 발작 치료의 부가요법(16세 이상)	이차성 전신발작을 동반하거나 동반하지 않는 부분발작 치료의 단독 또는 부가요법 (만 4세 이상) 일차성 전신강직-간대발작: 특발성 전신성 뇌전증 환자의 일차성 전신 강직-간대발작의 치료(만 7세 이상)
작용기전	선택적 나트륨채널 불활성화 (slow inactivation) CRMP-2*와 결합	선택적 비경쟁적 AMPA**-glutamate 수용체 길항제
이상반응	어지러움, 두통, 구역, 복시 등 PR 간격 연장	어지러움, 보행장애, 평형장애 등 공격적이고 적대적인 행동

* CRMP-2: collapsin response mediator protein 2
** AMPA: alpha-amino-3-hydroxy-5-methyl-4-isoxazolepropionic acid

두 약물은 어떤 질환에 사용됩니까?

Lacosamide와 perampanel은 모두 뇌전증 치료제로 사용되는 약물입니다. Lacosamide는 16세 이상에서, perampanel은 4세 이상에서 이차성 전신발작을 동반하거나 동반하지 않는 부분 발작(=국소발생발작)의 치료의 부가요법으로 허가되었습니다. 그 외에도 perampanel은 4세 이상에서 전신발작을 동반하거나 동반하지 않는 부분발작(=국소발생발작)의 단독요법와 7세 이상에서 일차성 전신 강직-간대발작의 부가요법에도 허가되어 있습니다. 국소발생발작은 신경세포의 과흥분이 대뇌 반구의 한쪽이나 국소에서 시작되는 경우를 말하며, 영향을 받는 뇌의 위치에 따라 운동신경이나 정신적 이상현상이 다르게 나타날 수 있습니다. 전신 강직간대발작의 증상은 전신발생발작 도중에 가장 흔히 볼 수 있는 발작 형태로 발작초기 갑자기 정신을 잃고 호흡곤란, 청색증, 고함 등이 나타나면서 전신이 뻣뻣해지고 눈동자와 고개가 한쪽으로 돌아가는 강직현상이 나타나고, 강직이 일정시간 지속된 후 팔다리가 규칙적으로 떨리는 간대성 운동, 발작 후에는 깊은 수면이 나타나고, 일시적인 의식장애가 나타나기도 합니다.

두 약물의 작용기전은 무엇입니까?

Lacosamide는 두 가지 작용기전을 가집니다. 첫 번째는 신경세포 과다흥분에 관여하는 나트륨채널에 선택적으로 작용하여 천천히 불활성화(slow inactivation)시키는 작용을 합니다. 기존의 나트륨채널 차단제인 carbamazepine, oxcarbazepine, phenytoin, topiramate가 나트륨채널을 빠르게 불활성화(fast inactivation)시켰던 것과 차이가 있습니다. 두 번째는 lacosamide가 CRMP-2(collapsin response mediator protein 2)와 결합하여 CRMP-2의 작용을 변화시키는 것입니다. CRMP는 신경계에서 뉴런의 발달에 관여하는 단백질입니다. 특히 CRMP-2는 뉴런의 분화, 분극(polarization), 축색돌기의 성장(axonal outgrowth)을 조절하는 작용을 하며 글루탐산염(glutamate)이나 뇌전증 지속상태로 인한 손상으로부터 신경을 보호하고 신경을 조절하는데 관여합니다. 아직 lacosamide와 CRMP-2의 관계가 연구 중이며 lacosamide가 축색돌기의 성장에 관여하는 CRMP-2를 조절하는 작용을 하는 것으로 여겨지고 있습니다.

Perampanel은 가장 최근에 개발된 새로운 기전의 뇌전증 약물로 AMPA(alpha-amino-3-hydroxy-5-methyl-4-isoxazolepropionic acid) glutamate 수용체 길항제입니다. AMPA 수용체는 중추신경계의 시냅스후부에 위치하며 흥분성 물질인 글루탐산염의 수용체입니다. Perampanel은 선택적·비경쟁적으로 AMPA glutamate수용체를 차단하여 신경흥분을 감소시켜 항경련 효과를 나타냅니다.

약물 동력학적인 면에서는 어떤 차이가 있나요?

Lacosamide는 경구로 100% 흡수되며 음식의 영향을 받지 않습니다. 단백결합률은 15% 정도이고 95%가 신장으로 배설됩니다. 반감기는 성인의 경우 13시간입니다.

Perampanel은 경구로 빠르게 흡수되며 0.5~2.5시간에 최고 혈중 농도에 도달합니다. 음식에 의해서 영향을 받는데 전체 흡수량은 동일하지만 최고 혈중농도가 11~40% 정도 감소하고 최고 혈중농도에 이르는 시간도 1~3시간으로 지연됩니다. 단백결합률이 높은 약물로 알부민과 α-1-acid glycoprotein에 95~96% 결합합니다. 간에서 CYP3A4, CYP3A5로 대사되며 CYP3A4, CYP3A5, CYP1A2, CYP2B6의 기질로 작용합니다. 48%가 대변으로, 22%가 신장으로 배설되며 반감기는 105시간입니다.

두 약물의 용법과 용량은 어떻게 되나요?

Lacosamide의 경우 국소발생발작의 부가요법으로 사용 시는 1일 2회 1회 50mg으로 시작하여 1주일 단위로 1일 100mg씩 증량 가능합니다. 최대용량은 1일 2회 200mg(400mg/일)입니다. 크레아티닌 청소율(creatinine clearance, CrCl)이 30ml/min 미만인 중증 신장애 환자와 말기 신질환 환자, 경증 또는 중등도의 간장애 환자에서는 1일 최대용량이 300mg이며, 혈액투석 환자는 혈액투석 직후 1회 투여량의 최대 50%까지 추가용량 투여가 권장됩니다. 미국의 경우 국소발생발작의 단독요법으로 사용 시는 1일 2회 100mg으로 시작하여 1주일에 100mg씩 증량하도록 하고 있습니다.

Perampanel은 1일 1회 취침 전에 2mg으로 시작하여 2주 간격으로 2mg씩 증량하여 국소발생발작의 단독요법으로는 1일 8mg까지 증량할 수 있으며, 국소발생발작의 부가요법 또는 일차성 전신 강직간대발작에서는 1일 8mg까지, 필요시에는 1일 12mg까지 증량 가능합니다. 그러나 perampanel의 반감기를 감소시키는 phenytoin, carbamazepine, oxcarbazepine 등과 병용 시에는 1주 간격으로 2mg씩 증량합니다. 반감기의 5배 이상의 기간 동안 복용하지 않은 경우에는 초기 용량부터 다시 시작해야 하는데 반감기의 5배에 해당하는 기간은 반감기를 감소시키는 약물을 복용하지 않는 경우는 3주, 반감기를 감소시키는 약물을 복용하는 경우는 1주입니다. 중등도의 신장애 환자에게는 권장되지 않으며 경증의 간장애 환자는 최대 1일 6mg, 중등도의 간장애 환자는 1일 4mg까지 복용가능 합니다.

이상반응 및 주의사항에는 어떤 것이 있습니까?

Lacosamide의 흔한 이상반응으로는 어지러움(16~53%), 두통(11~16%), 구역(~24%), 복시(9~11%) 등이 있습니다. 심각한 이상반응으로는 PR간격 연장이 나타날 수 있습니다. 전도장애 환자, 심근경색, 심부전과 같은 중증의 심장 질환 환자에게는 신중하게 사용되어야 하는데 투여 전에 심전도(ECG)를 관찰 한 후 용량 조절을 하도록 권고하며, 환자에게도 느리거나 불규칙한 맥박, 어지러움, 기절 등과 같은 2도이상의 방실 차단의 증상이나 두근거림, 빠르거나 불규칙한 맥박, 짧은 호흡과 같은 심방세동 또는 조동의 증상이 나타나면 즉

시 보고하도록 해야 합니다. 그리고 이상행복감(euphoria)의 이상반응이 나타날 수 있어 정신적 의존성에 주의해야 합니다.

Permapanel의 가장 흔한 이상반응으로는 어지러움(16~43%)이며 그 밖에 보행장애(1~16%), 두통(11~13%), 운동실조(1~8%), 평형장애(3~5%), 피로(8~15%), 체중증가 등이 나타날 수 있습니다. 심각한 이상반응으로는 공격적이고 적대적인 행동을 보이는 것입니다. 용량이 증가함에 따라 공격성, 분노, 과민성이 더 자주 보고되는데 자연스럽게 용량조절로 회복되는 경우도 있지만 일부에서는 타인을 해하려는 생각, 신체적 폭력, 위협적인 행위가 나타날 수 있으므로 환자와 보호자는 기분이나 행동 양상에서 현저한 변화가 감지될 경우 즉시 의사와 상의해야 합니다. Perampanel도 고용량(24mg 및 36mg)에서 이상행복감(euphoria)이 보고되어서 남용 가능성에 주의해야 합니다.

두 약물 모두 자살 충동과 자살행동을 보이는 위험성이 증가할 수 있으므로 자살 충동, 자살행동, 우울증의 발현과 악화, 기분과 행동의 비정상적인 변화에 대하여 면밀히 관찰해야 합니다.

함께 복용 시 주의해야 할 약물에는 어떤 것이 있나요?

Lacosamide는 carbamazepiene, lamotrigine, pregabalin과 같이 PR 연장과 관련된 약물, class1 항부정맥 약물과 병용 시 주의해야 합니다. 와파린, 경구피임제에는 영향을 미치지 않습니다.

Perampanel은 효소 유도 약물인 carbamazepine, phenytoin, oxcarbazepine, topiramate, rifampicin, 성요한 풀과 병용 시 perampanel의 혈중 농도를 감소시킬 수 있습니다. 경구피

표 11-1 Lacosamide와 perampanel 제품

	제품명
Lacosamide	빔스크정(50mg, 100mg, 150mg, 200mg) 네오팻정 라코정 라코팻정 빔코사정 라사로틴정
Perampanel	파이콤파필름코팅정

임제의 경우 perampanel 12mg과 병용 시 경구피임제의 효과가 감소될 가능성이 있으므로 다른 피임법을 추가 사용해야 하며 perampanel 4mg 또는 8mg 복용 시에는 영향을 미치지 않았습니다. 알코올섭취를 피해야 하는데, 알코올이 현저히 감정 변화를 악화시키고 분노를 증가시키기 때문입니다.

이것만은 꼭 기억하세요!

- 두 약물 모두 뇌전증 치료약물로 전신발작을 동반하거나 동반하지 않는 국소발생 발작 치료의 부가요법에 사용됩니다.
- Lacosamide는 어지러움, 두통, 구역, 복시 등이 흔하게 나타날 수 있으며 PR 간격 연장이 나타날 수 있어서 느리거나 불규칙한 맥박, 어지러움, 기절, 두근거림, 빠르거나 불규칙한 맥박, 짧은 호흡과 같은 증상이 나타나면 즉시 보고하도록 해야 합니다.
- Perampanel은 어지러움, 보행장애, 평형장애, 체중증가가 나타날 수 있으며, 타인을 해하려는 생각, 신체적 폭력, 위협적인 행위와 같은 공격적이고 적대적인 행동이 나타날 수 있으므로 환자와 보호자는 기분이나 행동 양상에서 현저한 변화가 감지될 경우 즉시 의사와 상의해야 합니다.

알츠하이머병 Alzheimer's Disease

제남경

정의

치매의 가장 흔한 형태로 아밀로이드 베타 단백질, 타우 단백질과 같은 이상단백질이 뇌 속에 쌓이면서 뇌 신경세포가 서서히 죽어가는 퇴행성 신경 질환

작용기전

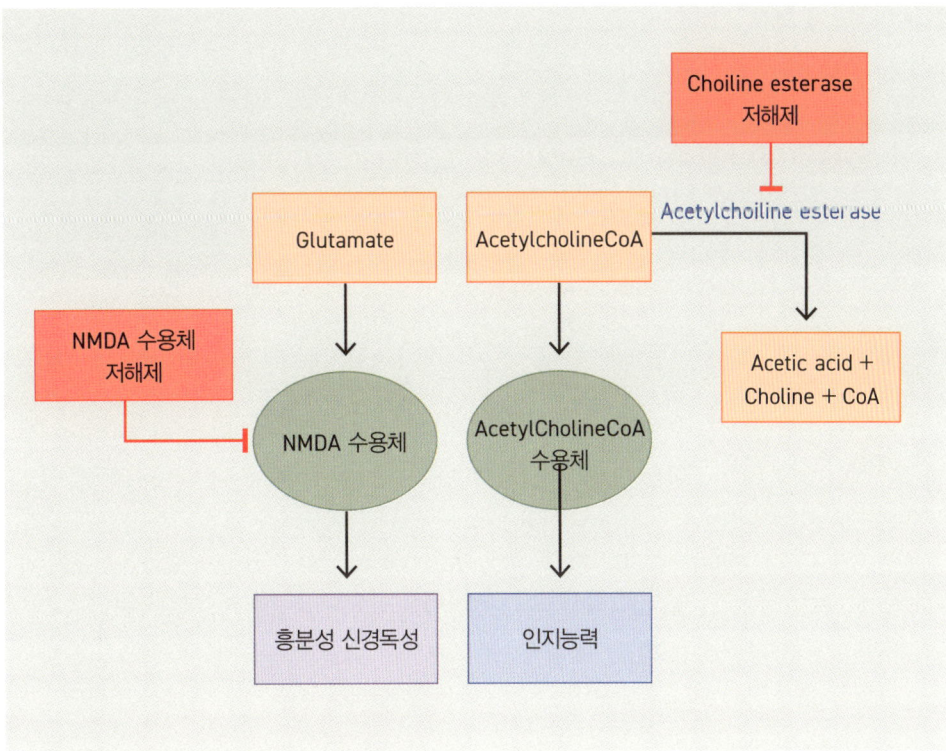

그림 11-3 **알츠하이머병 치료제의 작용기전**

치료약물

콜린에스터분해효소(Choline esterase) 저해제
도네페질(donepezil, 아리셉트정), 리바스티그민(rivastigmine, 엑셀론캡슐, 엑셀론패취), 갈란타민(galantamine, 레미닐피알서방캡슐)

N-methyl-D-aspartate(NMDA) 수용체 저해제
메만틴(memantine, 에빅사정)

도네페질 Donepezil VS. 메만틴 Memantine

김예지

	Donepezil (아리셉트정)	Memantine (에빅사정)
효능효과	알츠하이머 형태의 경증, 중등도, 중증 치매증상의 치료	중등도에서 중증의 알츠하이머병 치료
작용기전	Acetylcholinesterase 저해제	NMDA(N-methyl-D-aspartate)수용체 저해제
금기	Piperidine유도체 과민반응 환자 임부, 수유부	중증 신장애(CrCl<5ml/min) 중증 간장애
대사	CYP2D6, CYP3A4	간대사(대사 저하 유도체 아님)

두 약물은 어떤 질환에 사용됩니까?

두 약물은 알츠하이머병(Alzheimer's disease, AD) 치료에 사용하는 약입니다.

Donepezil은 비교적 경미한 초기증상 시 일차선택약으로 사용하며 경증·중등도·중증 환자에게 FDA 승인된 약물입니다. Donepezil의 미승인 적응증은 알츠하이머 형태의 경등도 인지손상의 예방, 다운 증후군·다발성 경화증·파킨슨 질환으로 인한 인지력 장애, 다발경

 여기서 잠깐! "MMSE DS(mini mental status exam)란?"

한국어판 치매 초기 선별과정에 보건소에서 활용하는 간이 정신 상태 검사지로 "오늘은 며칠입니까?" "어디에 사시나요?" "100에서 7을 빼면 얼마인가요?" 등의 간단한 질문을 하여 모두 맞추면 30점이 되는 검사법입니다. 결과는 나라에 따라 조금씩 다르지만, NICE에 따르면 21~26점은 경등도, 10~20점은 중등도, 9점 이하는 중증 AD입니다.

색성 치매, 외상성의 뇌손상입니다. 우리나라의 경우 MMSE 26점 이하일 때 보험급여가 가능합니다.

Memantine은 콜린에스터분해효소(cholinesterase) 저해제를 사용해도 뚜렷한 증상의 개선이 없는 경우 중등도 이상의 AD에서 단독 또는 콜린효능약과 병용하여 사용하며 MMSE 20점 이하일 때 보험급여가 가능합니다.

6~12개월 간격으로 재평가하여 계속 약물 투여 여부를 결정하는데, 10점 미만 시에는 6~36개월 간격으로 재평가하며, 장기요양등급 1등급의 경우는 평가없이 계속 투여 여부를 결정할 수 있습니다.

두 약물의 작용기전은 어떻게 다르나요?

Donepezil은 AD 환자의 뇌에서 콜린성 신경이 많이 파괴되어 아세틸콜린(acetylcholine)이 낮다는 것에 착안하여 개발한 약으로, 중추에서 선택적으로 아세틸콜린에스터분해효소(acetylcholinesterase)를 가역적·비경쟁적으로 저해하여 시냅스에서 아세틸콜린의 농도를 증가시키는 약물입니다. 혈액뇌관문(blood-brain barrier, BBB)을 쉽게 통과하여 중추신경계에 잘 분포됩니다.

Glutamate는 NMDA(N-methyl-D-aspartat)수용체에 결합하여 흥분적으로 작용하는 전달물질로써 학습과 기억에 중요한 역할을 하지만 지나치게 많이 분비되면 신경독성을 야기하여 AD를 유발합니다.

Memantine의 작용기전은 비경쟁적 NMDA 길항제로써 흥분성 아미노산인 glutamate의 전달체계를 억제함으로써 치매의 경과를 늦추는 효과를 가집니다. 하지만 학습과 기억에 필요한 수준의 glutamate의 생리적 작용을 방해하지는 않습니다.

용법은 어떻게 다른가요?

Donepezil 초기 용량은 5mg이며 부작용의 빈도를 낮추기 위해 서서히 4주의 간격을 두고 10mg으로 증량하며, 필요시 적어도 3개월 이상 10mg을 하루 한 번 복용한 환자에게 23mg으로 증량 가능합니다. 반감기가 길어(70시간) 하루 한 번 식사와 관계없이 복용 가능하며, 어지러울 수 있으므로 취침 전에 복용하지만 불면증이 심한 경우에는 아침에 복용하도록 합니다. 위장 장애가 심한 경우에는 식사와 함께 복용하거나 용량을 일시적으로 감량하였다 증량하기도 합니다.

Memantine 초기용량은 5mg을 하루 한 번 7일간 투여하고, 둘째 주에는 하루 두 번으로 늘이고 서서히 일주일 간격으로 용량을 조절하여 넷째 주부터 10mg씩 1일 2회 유지 용량으로 투여합니다. 중증 신장애(CrCl<50ml/min시) 시 용량을 하루 10mg으로 줄이고, CrCl이 5ml/min시 금기입니다.

약동학과 약물 상호작용은 어떻게 다른가요?

Donepezil은 CYP3A4, CYP2D6 효소계에 의해 대사되므로 병용약물과의 상호작용에 유의해야 합니다. 약물 투여 후 최대 용량에 이르는 시간은 3~5시간이며, 96%가 혈장단백질과 결합하고 주로 간에서 대사됩니다.

Memantine은 간으로 대사되지만 약물 상호 작용은 거의 없고, 반감기는 60~80시간입니다. 단백 대부분(74%)의 약물이 신장으로 배설됩니다. 그러므로 중등도 이하의 신장애 시 용량 조절이 필요합니다. 동일한 NMDA수용체에 작용하는 amantadine, ketamine, dextrometrophan과의 약물과 병용 시 중추신경계 관련 부작용이 증가할 수 있으므로 병용하지 않도록 합니다.

이상반응은 무엇인가요?

일반적으로 일어날 수 있는 donepezil의 흔한 이상반응은 불면증, 오심, 설사, 감염, 두통, 피로, 근육 경련 등입니다.

Donepezil은 이 계열의 다른 약물인 rivastigmine, galantamine보다 오심, 구토, 설사 등의 부작용이 적고, 4~6주 지나면 이상반응이 저절로 소실되므로, 장기복용 시 복약순응도와 약물 이상반응에서 유리합니다. 하지만 심각한 이상반응은 심질환 환자에게서는 미주신경 자극 작용으로 서맥과 부정맥을 일으킬 수 있으며, 소염진통제 투여 환자와 소화성궤양이 있는 환자는 위장장애가 더 악화될 수 있습니다.

Memantine의 흔한 이상반응은 두통, 어지러움, 혼돈, 변비, 고혈압 등입니다. 심각한 이상반응은 뇌졸중, 경련, 급성 신부전 등입니다.

두 약물 모두 발작 기왕력자에게는 발작 위험을 높이므로 주의해야 합니다.

주의해야 할 점은 무엇인가요?

Donepezil
- Piperidine 유도체 과민 반응 환자, 임부는 금기입니다.
- 체중감소와 식욕부진이 있는지 관찰하도록 합니다.

Memantine
- 신장으로 배설되기 때문에 신기능이 CrCl 40~60ml/min인 경우에는 1일 10mg으로 용량을 조절하고, CrCl 40ml/min 이하인 경우에는 memantine을 사용하지 않도록 하며 CrCl < 5mL/min 이하는 금기입니다.
- 약의 일부는 세뇨관분비에 의해 배설되므로 요의 pH를 증가시킬 수 있는 요인이 있는 환자는 주의해야 합니다(예:육식에서 채식으로의 급격한 식이 변경, 알칼리성 음료의 대량 섭취, 신세뇨관성산증(renal tubulary acidosis, RTA), 세균에 의한 심한 요로 감염 환자).

치매를 악화시키는 약물은 어떤 게 있나요?

항콜린계약물, 벤조디아제핀계 약물, 일부의 항전간제(phenobarbital, primidone, clonazepam)·항파킨슨제제(levodopa, pergolide) 등은 치매를 악화시킬 수도 있습니다. 한 연구에 의하면 노인의 약 절반이 치매를 악화시킬 수 있는 약을 처방받고 있는데 우울증, 불안장애에 사용하는 벤조디아제핀이 제일 많고 그 뒤를 이어 우울증, 조현병, 요실금 치료제로 사용하는 항콜린제제, 위장약 H2 차단제, 수면제 졸피뎀 순으로 나타났다고 합니다. 특히 항콜린 약물들은 진정 작용으로 혼란, 섬망, 환각증상을 일으킬 수 있고, 노인들의 가려움증과 불면증에 도움주는 약인 디펜히드라민 또는 클로르페니라민 등도 항콜린 작용을 나타냅니다. 이와는 반대로 비타민 B_{12}와 엽산 부족도 기억력 감퇴 등 인지장애 일으켜 일으켜 치매 유사 증상을 유발하기도 합니다. 그러므로 노인들이 치매 유사 증상을 나타낼 때

 여기서 잠깐! "Piperidine 계열에는 어떤 약물이 있나요?"

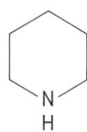

SSRI(paroxetine), 흥분제(methylphenidate), SERM(raloxifene), 혈관확장제(minoxidil), 항정신병약(risperidone, thioridazine, haloperidol), opioids(fentanyl, morphine, meperidine), loperamide 등이 있습니다.

는 약 때문에 일어난 증상이 아닌지 확인해 볼 필요가 있습니다.

치매에 사용하는 약물은 어떤 게 있나요?

아세틸콜린분해효소 저해제인 donepezil, rivastigmine, galantamine과 NMDA수용체 저해제인 memantine이 있습니다. 약물의 자세한 사항은 〈표 11-2〉과 같습니다. 그 외 아세틸-L-카르니틴(니세틸정)과 은행잎 추출물인 Ginkgo Biloba(기넥신에프), 항산화 비타민도 뇌기능 개선을 위해 함께 사용하기도 합니다.

표 11-2 치매에 사용하는 약물

	Donapezil (아리셉트®)	Rivastigmine (엑셀론®)	Galantamine (레미닐피알®)	Memantine (에빅사®)
기전	아세틸콜린 분해효소억제제	아세틸콜린 분해효소억제제	아세틸콜린 분해효소억제제	NMDA수용체 저해제
적응증	경증~중증	경구제: 경증, 중등도 패취: 경증~중증	경증, 중등도	중등도, 중증
복용법	하루 1번	경구: 하루 2번 패취: 하루 1번	ER: 하루 1번	하루 2번
대사	CYP2D6, CYP3A4	간대사	CYP2D6, CYP3A4	간대사
이상반응	오심, **구토**, 두통, 설사, 피로, 어지러움, 체중감소	오심, **구토**, **두통**, 설사, 피로, 어지러움, 체중감소	오심, **구토**, 두통, 설사, 피로, 어지러움, 체중감소	어지러움, 혼돈, 두통, 변비, 고혈압
	불면, 근육경축, 감염	안절부절, 근육약화, 진전	요로감염, 체중감소	

치매와 알츠하이머병은 어떻게 다르며 원인은 무엇인가요?

치매는 알츠하이머병, 혈관성치매, 파킨슨치매, 루이체치매, 전두측두치매 등을 포함하는 포괄적 의미입니다. 치매는 원인 미상의 신경퇴행성 질환인 알츠하이머병이 50~60% 정도이고, 뇌의 혈액순환장애로 뇌세포가 죽어서 생기는 혈관성치매가 20~30%를 차지합니다. 로빈 윌리엄스의 자살 원인으로 유명해진 망가져 가는 신경세포 안에서 발견되는 단백

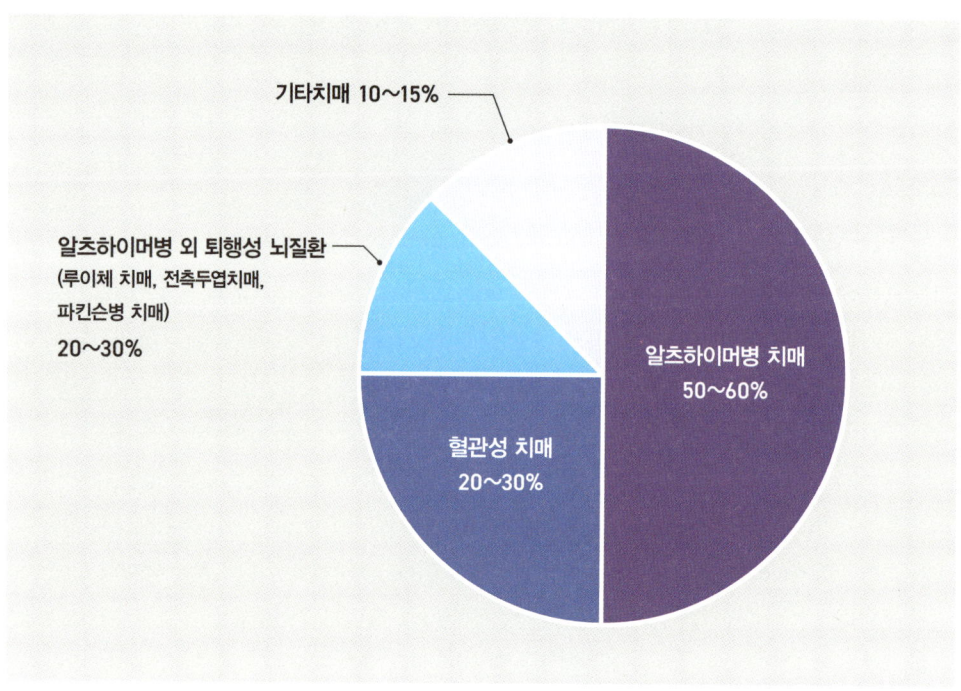

그림 11-4 **치매의 유형**

질 덩어리인 루이체로 인한 루이체치매, 전두측두치매, 파킨슨치매, 그 외 10~15%는 다른 질환으로 인한 이차성치매(우울증, 내분비 장애, 대사성 장애, 영양결핍, 약물독성, 정상뇌압수두증)로 인한 치매가 있습니다.

이것만은 꼭 기억하세요!

- Donepezil은 piperidine계열 약물(paroxetine, raloxifene등)에 과민 반응 있는 환자에게는 금기입니다.
- Donepezil은 CYP2D6, 3A4에 의해 대사되므로 약물 상호 작용에 주의합니다.
- Donepezil은 아세틸콜린에스터분해효소 저해제이고 memantine은 NMDA 수용체 차단제입니다.

파킨슨병 Parkinson's Disease

제남경

정의

뇌흑질(substantia nigra)의 dopamine계 신경이 파괴되어 뇌에 dopamine이 고갈되고 이로 인해 떨림, 경직, 서동, 자세 불안정을 특징으로 하는 운동장애가 나타나는 퇴행성 신경질환

작용기전

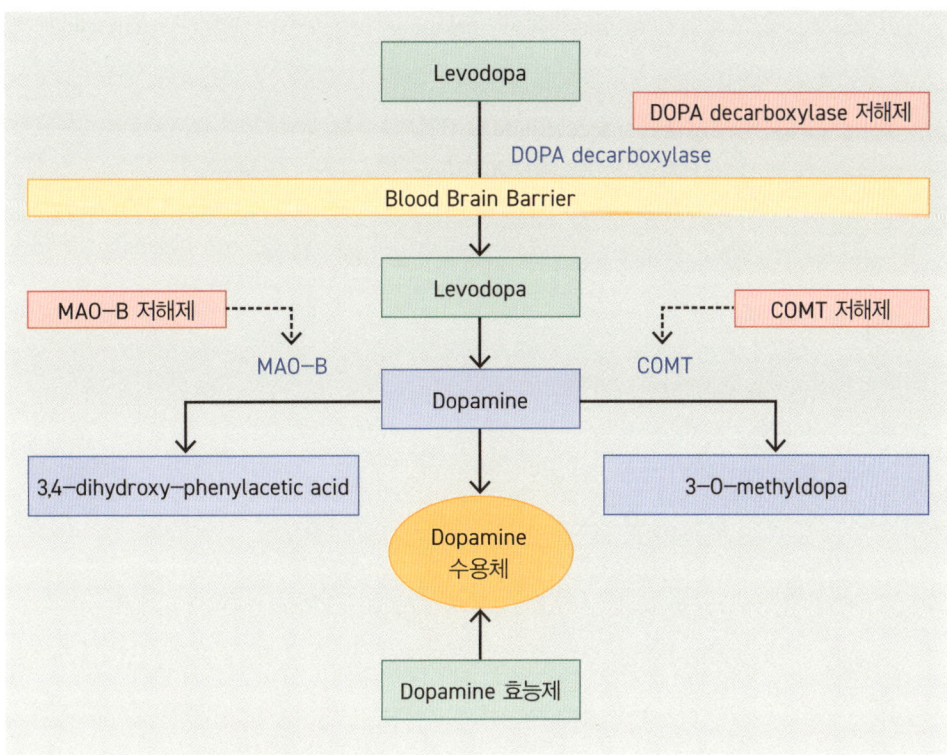

그림 11-5 **파킨슨병 치료제의 작용기전**

치료약물

Dopamine 수용체를 자극하는 약물

1) 레보도파(levodopa, 시네메트정, 시네메트씨알정의 한 성분)
   DOPA decarboxylase 저해제와 병용하여 사용
2) Dopamine 효능제
   브로모크립틴(bromocriptine, 팔로델정), 카베르골린(cabergoline, 카버락틴정), 프라미펙솔(pramipexole, 미라펙스정, 미라펙스서방정), 로피니롤(ropinirole, 리큅정), 로티고틴(rotigotine, 뉴프로패취)

Dopamine의 대사에 영향을 미치는 약물

1) DOPA decarboxylase 저해제
   벤세라지드(benserazide, 마도파정의 한 성분), 카르비도파(carbidopa, 시네메트정, 시네메트씨알정의 한 성분)
2) Monoamine oxidase B(MAO-B) 저해제
   라사길린(rasagiline, 아질렉트정), 셀레길린(selegiline, 마오비정), 사피나미드(safinamide, 에퀴피나필름코팅정)
3) Catechol-O-methyltransferase(COMT) 저해제
   엔타카폰(entacapone, 콤탄정, 스타레보필름코팅정의 한 성분), 오피카폰(opicapone, 온젠티스캡슐)

항콜린제

트리헥시페니딜(trihexyphenidyl, 트리헥신정)

기타

아만타딘(amantadine, 피케이멜즈정)

레보도파/카르비도파 vs. 로피니롤
Levodopa/Carbidopa vs. Ropinirole

정연주

	Levodopa/carbidopa (시네메트정)	Ropinirole (리큅정)
효능효과	파킨슨병	파킨슨병 하지불안증후군(Restless Legs Syndrome)
작용기전	Levodopa: Dopamine 전구체 Carbidopa: Decarboxylase Inhibitor	Dopamine 효능제
용법용량	200~250mg씩 3회, 1일 최대량 1,500mg	파킨슨병: 0.25~3mg씩 3회, 1일 최대량 24mg 하지불안증후군: 0.25~4mg 취침 1~3시간 전 1회 복용, 1일 최대량 4mg

두 약물은 어떤 질환에 사용됩니까?

두 약물은 파킨슨병 치료제로 성인에게만 적용할 수 있습니다. 두 약물은 하지불안증후군에도 사용하기도 하는데 levodopa/carbidopa는 FDA 미승인 적응증이고, ropinirole의 경우 immediate-release 제형만 FDA 승인되었습니다.

Levodopa/carbidopa에 대한 FDA 미승인 적응증으로 약시(amblyopia)가 있습니다. Ropinirole은 단독요법으로도 사용 가능하고 levodopa 투여 시 병용하면 on-off 현상을 줄이고 levodopa의 투여량을 줄일 수 있습니다.

두 약물은 작용기전이 어떻게 다른가요?

파킨슨병은 뇌흑질의 dopamine계 신경이 파괴되어 뇌에 dopamine이 고갈되는 질환입니다. Dopamine은 뇌 기저핵에 작용하여 몸을 정교하게 움직일 수 있도록 하는 신경전달물질로 부족하게 되면 떨림, 경직, 서동, 자세 불안정, 보행이상 등의 장애가 나타납니다. Levodopa는 뇌혈관장벽(blood-brain barrier)을 통과하여 중추에서 DOPA decarboxylase에 의해 dopamine으로 전환되어 뇌 기저핵에서 고갈된 dopamine을 공급해주는 역할을 합니다. Carbidopa는 뇌혈관장벽을 통과하지 못하여 말초에서 DOPA decarboxylase를 억제함으로써 말초에서 levodopa가 dopamine으로 전환되는 양을 줄이고 중추에서 dopamine으로 전환될 수 있는 levodopa의 양을 늘리며 dopamine의 말초 부작용을 감소시킵니다.

반면 ropinirole은 dopamine 2 수용체에 대한 nonergoline dopamine 효능제입니다. Dopamine 2 수용체의 subtype인 D2A, D2B, D2C에 모두 결합하며 중추와 말초에서 효과를 나타냅니다.

두 약물의 용법을 비교해 볼까요?

Levodopa/carbidopa는 levodopa 양을 기준으로 1회 100~125mg, 1일 100~300mg으로 시작하여 매일 또는 격일로 100~125mg씩 증량합니다. Levodopa의 표준 유지량은 1회

표 11-3 **Levodopa/carbidopa와 Ropinirole의 제형별 비교**

	Levodopa/carbidopa	Ropinirole
일반정	250mg/25mg: 시네메트정 100mg/25mg: 시네메트정25/100	리큅정 0.25mg, 1mg, 2mg
서방정	200mg/50mg: 시네메트씨알정	리큅피디정 2mg, 4mg, 8mg (단, 하지불안증후군 적응증 없음)

표 11-4 **Ropinirole의 적응증별 용법**

	파킨슨병	하지불안증후군
용법	3회	1회 취침 전
초기요법	0.25mg씩 1일 3회 복용	D1~2: 0.25mg 1회 D3~7: 0.5mg 1회까지 증량 가능
유지요법	1주일 간격으로 1일 3mg까지 증량 가능	매주 0.5mg씩 증량하여 1일 4mg까지 증량 가능
1일 최대량	24mg	4mg

200~250mg, 1일 3회이고 1일 최대량은 1,500mg입니다. Levodopa:carbidopa의 함량비는 4:1 또는 10:1이며 최적의 용량을 투여하기 위해 두 가지를 함께 투여할 수도 있습니다(표 11-3).

Ropinirole은 파킨슨병의 경우 1일 3회 복용하고 하지불안증후군에는 취침 전 1회만 복용합니다. Ropinirole 복용을 중단할 때에는 1주일에 걸쳐 매일 투여 횟수를 줄이면서 서서히 감량해야 합니다(표 11-4).

약물동력학적으로 차이가 있나요?

Levodopa/carbidopa는 고단백 식이와 함께 복용 시 흡수가 감소됩니다. 분포 시 분포용적은 0.6L/kg입니다. Levodopa는 간·장·신장에서 집중적으로 decarboxylation되어 대사되고, carbidopa는 미변화체 및 대사체로 빠르게 신배설됩니다. Levodopa의 반감기는 50분, carbidopa와 병용 시 반감기는 1.5시간입니다.

Ropinirole은 immediate-release의 경우 음식으로 인해 흡수에 영향을 미치지 않지만 고지방 식이와 함께 복용 시 최고 혈중농도 도달 시간이 길어지고 최고 혈중농도가 25% 가량 감소됩니다. Extended-release 제형은 고지방식이로 인한 영향이 없습니다. 분포용적은 7.5L/kg이고 CYP1A2에 의해 간에서 대사되고 반감기는 6시간가량 됩니다.

두 약물의 이상반응은 무엇인가요?

Levodopa/carbidopa

- 일반적인 이상반응: 오심(5.5~5.7%), 혼동(2.3~2.9%), 두통(1.9~2%)
- 심각한 이상반응: 운동이상(12.2~16.5%), 환각(3.2~3.9%), 우울증(1.3~2.2%), 자살 생각, 흑색종, 심근경색, 신경이완성 악성증후군(neuroleptic malignant syndrome)
- 빈번히 나타나는 이상반응인 운동이상(무도병, 근육 긴장, 불수의 운동 등) 및 오심은 dopamine의 중추신경 약리작용에 의한 것으로 대부분 용량 감량 시 줄어듭니다. 근육 수축이나 눈꺼풀 연축은 용량 감량을 고려해야 하는 초기 신호로 볼 수 있습니다.

Ropinirole

- 일반적인 이상반응: 저혈압(2~25%), 기립성 저혈압(~23%), 복통(6~7%), 변비(4~5%), 오심(11~60%), 구토(7~12%), 어지러움(파킨슨병, 6~40%; 하지불안증후군, 11%), 운동이상(13~34%), 두통(6%), 졸림(파킨슨병, 7~40%; 하지불안증후군, 12%), 피로(8~11%)

- 심각한 이상반응: 실신(파킨슨병, 1~12%; 하지불안증후군, 1%), 졸음, 환각(5~10%)

두 약물 복용 시 주의사항은 무엇인가요?

두 약물의 경우 드물게 극도의 졸음이나 갑작스러운 수면을 유발할 수 있는데, 이를 환자에게 미리 알려주고 운전이나 기계 조작 시 주의하도록 하며 감량 등의 조치를 취할 수 있습니다. 두 약물 복용 시 충동조절장애가 나타날 수 있으므로 모니터링하도록 합니다.

Levodopa/carbidopa는 협우각 녹내장, 흑색종 등의 피부병변 시 복용하면 안 됩니다. Levodopa/carbidopa를 장기 투여할 때 발생되는 현상과 적절한 처치는 다음과 같습니다.

- Wearing-off 현상: 다음 투여 이전에 파킨슨병 증상이 재발되는 것으로 1일 용량의 범위 내에서 투여 횟수를 늘리거나 기타 파킨슨병 치료제를 추가할 수 있습니다.
- On-off 현상: 투약 간격과 상관없이 증상이 예측되지 않게 재발되는 것으로 유지량을 점차 감량하거나 휴약합니다. 증상이 악화되면 기타 파킨슨병 치료제를 병용합니다.

Ropinirole 치료 시 하지불안증후군 증상이 악화(증상이 더 이른 발현이나 강도 증가 또는 증상이 없었던 사지로의 증상 확산, 이른 아침에 증상 재발)될 수도 있는데 용량 조절 및 치료 중단을 고려할 수 있습니다.

함께 복용 시 주의해야 할 약물이 있나요?

Levodopa/carbidopa
- 삼환계 항우울제: 고혈압 및 운동이상 모니터링 필요
- 철분염: 킬레이트 형성, 이 약의 생체이용률 저하, 철분 포함한 종합비타민 병용 시 주의
- 고단백 식이: levodopa와 일부 아미노산과의 길항작용으로 흡수 저해

Ropinirole
- Warfarin: INR 증가
- CYP1A2 저해제(cimetidine, ciprofloxacin, enoxacin 등): ropinirole 대사 저해하여 농도 증가
- 흡연: CYP1A2를 유도하므로 효과 감소

> **이것만은 꼭 기억하세요!**
>
> - 파킨슨병 치료 시 levodopa/carbidopa는 200~250mg씩 3회 복용하고 ropinirole은 0.25~3mg씩 3회 복용합니다.
> - 하지불안증후군에 FDA 적응증이 있는 ropinirole은 취침 1~3시간 전에 0.25~4mg 1회 복용합니다.
> - 두 약물은 극도의 졸음이나 갑작스러운 수면을 발생시킬 수 있으므로 미리 환자에게 알려주고 운전이나 기계 조작 시 주의하도록 합니다.

셀레길린 Selegiline VS. 엔타카폰 Entacapone

정연주

	Selegiline (마오비정)	Entacapone (콤탄정)
효능효과	파킨슨병 – 단독요법 가능 – Levodopa 병용요법 가능	파킨슨병 – 단독요법 불가 – Levodopa/DOPA decarboxylase 억제제와 병용요법 가능
작용기전	Monoamine oxidase type B(MAO-B) 저해제	Catechol-O-methyl transferase(COMT) 저해제
용법용량	5~10mg/일, 2회 분복(아침, 점심) 1일 최대량: 10mg	200mg 1회 1일 최대량: 1,600mg

두 약물은 어떤 질환에 사용됩니까?

두 약물은 파킨슨병 치료제로 성인에게 투여할 수 있습니다.

Selegiline은 단독요법과 levodopa 병용요법 모두 가능합니다. 국내에 시판되고 있지 않은 selegiline 패치 제형은 FDA에 승인되어 주요 우울장애(major depressive disorder)에 사용되기도 합니다.

Entacapone은 levodopa/DOPA decarboxylase 억제제(levodopa/carbidopa 씨네메트정 등, Levodopa/benserazide 마도파정 등)와 병용 시에만 파킨슨병 치료 효과가 나타납니다. 이 약 자체만의 단독 투여로는 효과가 없습니다.

두 약물은 작용기전이 어떻게 다른가요?

파킨슨병은 퇴행성 신경질환으로 뇌 흑질(substantia nigra)의 dopamine계 신경이 파괴되어 뇌에 dopamine이 고갈되는 질환입니다.

Dopamine은 뇌 기저핵에 작용하여 몸을 정교하게 움직일 수 있도록 하는 신경전달물질로 부족하게 되면 떨림, 경직, 서동, 자세 불안정, 보행이상 등의 장애가 나타납니다.

Selegiline은 비가역적이고 선택적인 monoamine oxidase type B(MAO-B) 저해제입니다. 이 약은 신경세포에서 내인성 및 외인성 dopamine이 MAO-B 효소에 의해 대사되는 것을 선택적으로 억제합니다. 이로 인해 뇌 흑질 내 dopamine 농도를 증가시켜 치료 효과를 나타냅니다.

Entacapone은 가역적이고 선택적인 Catechol-O-methyl transferase(COMT) 저해제입니다. Levodopa와 병용투여 시 COMT의 levodopa 대사를 저해하여 levodopa의 혈중 농도를 증가시킵니다. 이로 인해 뇌혈관장벽(blood-brain barrier)을 통과한 levodopa는 중추신경계에서 dopamine으로 전환하게 되고 dopamine의 양이 증가되어 치료 효과를 나타냅니다. 따라서 entacapone이 치료 효과를 나타내기 위해서는 levodopa/DOPA decarboxylase 억제제가 꼭 필요합니다. 세 가지 성분의 복합 제제도 시판되고 있습니다.

두 약물의 용법을 비교해 볼까요?

Selegiline은 5mg 1일 2회 분복(아침과 점심)합니다. 파킨슨병 초기에는 단독으로 투여하여 levodopa 치료 시작 시기를 늦추기도 합니다. Levodopa와 병용투여 시에는 levodopa 효과

표 11-5 **Selegiline과 Entacapone의 약동학적 특징**

	Selegiline	Entacapone
최대효과발현시간	1시간	1시간
작용지속시간	24~72시간	6~8시간
생체이용률	–	35%(식사와 관련없음)
분포	단백결합 90%	단백결합 98%, Vd: 20L
대사	간대사 Amphetamine, methamphetamine으로 대사 CYP2B6, 2C9, 3A4/5의 기질	간대사 Glucuronidation
반감기	18~25시간	0.4~2.4시간

를 증가시키므로 levodopa를 감량하기도 합니다. Selegiline은 증상에 따라 적절히 증감할 수 있지만 1일 최대 10mg을 초과하지 않습니다. 10mg을 초과할 경우 MAO-B에 대한 선택성이 줄어들어 이상반응이 나타날 수 있습니다.

Entacapone은 levodopa/carbidopa를 복용할 때 200mg 1정을 함께 복용합니다. 하루 최대량은 1,600mg입니다. 투여를 중단할 경우에는 서서히 감량해야 합니다. Entacapone 복용을 시작하면 환자 상태에 따라 levodopa 용량을 줄이거나 복용 간격을 늘리게 됩니다.

고령자의 경우 selegiline은 환자 상태를 모니터링하면서 주의하여 투여해야 하지만, entacapone은 고령자에 대한 용량 조절이 필요하진 않습니다.

두 약물의 이상반응은 무엇인가요?

Selegiline의 일반적인 이상반응은 오심, 환각, 기립성 저혈압, 불면(amphetamine으로 대사) 등이 있습니다. 불면 때문에 1일 2회 복용 시 아침, 저녁이 아니고 아침, 점심에 복용합니다.

Entacapone으로 인한 이상반응은 운동장애와 같은 도파민성 작용 증가와 관련된 것으로 투여 초기에 일반적으로 발생합니다. Levodopa 감량으로 이상반응의 정도와 빈도를 줄일 수 있습니다. 자주 나타나는 이상반응은 운동이상(27%), 구역(11%), 설사(8%), 복통(7%), 구갈(4.2%) 등입니다.

두 약물 복용 시 주의사항은 무엇인가요?

MAO-B 저해제인 selegiline은 상용량에서는 티라민을 풍부하게 함유한 음식(치즈, 적포도주, 닭의 간, 청어피클, 된장 등)과의 상호작용이 없지만 고용량 복용 시 MAO-A까지 저해하여 고혈압 발생 위험이 커집니다.

Entacapone은 치료 초기에 오심이 발생하기 쉽고 기립성 저혈압이 나타날 수 있으므로 누워 있다가 갑자기 일어나지 않도록 합니다. 소변 색이 오렌지색으로 변색될 수 있습니다.

함께 복용 시 상호작용이 나타나는 약물이 있나요?

Selegiline
Selegiline을 투여 시작하기 이전에 일정 기간 병용금기 약물(예: carbamazepine, SSRIs, SN-

RIs, clomipramine, imipramine, meperidine, tramadol, methadone, pentazocine 등)을 중단해야 합니다. 그 기간은 반감기의 4~5배에 해당하는데 보통 1주일 정도입니다. 특히 fluoxetine은 반감기가 길기 때문에 적어도 5주 후에 selegiline을 투여할 수 있습니다. Fluoxetine 투여는 selegiline 투여 중단 후 14일째에 시작할 수 있습니다. 다음은 병용금기 약물입니다.

- Pethidine 병용 시 고도 흥분, 정신착란 등 유발 위험
- Tramadol 병용 시 세로토닌증후군(중추 흥분, 설사, 땀, 진전, 혼동, 혼수 등) 위험
- 선택적 세로토닌 재흡수 억제제(SSRI), 세로토닌/노르아드레날린 재흡수 억제제(SNRI, venlafaxine), 교감신경흥분제 투여 환자
- 삼환계 항우울제(TCA) 투여 중지 후 14일 이내 환자
- 세로토닌 효능제(sumatriptan 등) 병용 시 동맥고혈압, 관상동맥수축의 위험
- Fluoxetine 병용 시 초조, 고혈압, 경련, 운동실조, 환각 등 위험

Entacapone

Entacapone은 비선택적 MAO 저해제와 상호작용이 있을 수 있지만 선택적인 MAO-B 저해제와는 상호작용이 없습니다.

- 담즙분비, glucuronidation, 장관내 β-glucuronidase 방해약물(ampicillin, ampicillin/sulbactam, rifampin 등): 설사, 운동장애 이상반응 증가 위험
- COMT에 의해 대사되는 약물(dobutamine, dopamine, epinephrine, norepinephrine, isoproterenol 등): 빈맥, 고혈압, 부정맥 위험 증가
- 철 제제 병용 시 위장관에서 철과 킬레이트 형성되지 않도록 2~3시간 간격 두고 투여하도록 함

> **이것만은 꼭 기억하세요!**
> - Selegiline은 비가역적이고 선택적인 monoamine oxidase type B(MAO-B) inhibitor로 허가용량을 벗어난 고용량 복용 시 tyramine이 풍부한 음식(치즈 등)과 상호작용으로 고혈압 발생 위험이 커질 수 있습니다.
> - Entacapone은 가역적이고 선택적인 catechol-O-methyl transferase(COMT) inhibitor로 levodopa/DOPA decarboxylase 억제제와 병용해야 합니다.
> - Selegiline은 1일 5~10mg을 2회 분복(아침과 점심)합니다.
> - Selegiline은 약물상호작용이 많으므로 병용 약물의 투여 및 중단 시기를 유의하여야 합니다.

프라미펙솔 Pramipexole vs. 아만타딘 Amantadine

황미경

	Pramipexole (미라펙스정)	Amantadine (피케이멜즈정)
효능효과	특발성 파킨슨증 특발성 하지불안 증후군	파킨슨증후군
작용기전	도파민(dopamine) 효능제	도파민과 NMDA*에 미확인 효과
용법·용량	특발성파킨슨증 　0.375~4.5mg 1일 3회 분복 특발성 하지불안증후군 　0.125~0.5mg 　1일 1회 취침 2~3시간 전 복용	100~200mg 1일 1회~2회 분복
반감기(시간)	8(건강한 성인), 12(노인)	16~17(건강한 성인), 29(노인)

* NMDA: N-methyl-D-aspartate

두 약물은 어떤 질환에 사용하나요?

두 약물은 파킨슨병의 증상에 사용되는 약입니다. 파킨슨병은 운동장애를 특징으로 하는 신경 퇴행성 질환으로 알츠하이머병, 뇌졸중과 함께 흔한 신경 질환입니다. 파킨슨병은 적절한 치료를 받지 않으면 운동장애가 서서히 진행되어 걸음을 걷기가 어렵게 되고 점차 일상생활 수행에 막대한 지장을 주게 됩니다. 평균 발병 나이는 60세이고, 남성이 여성보다 더 많습니다. 병의 발병원인이 뚜렷하지 않을 때 특발성(idiopathic)이라고 표현하는데, 파킨슨병의 대부분이 특발성파킨슨병에 해당됩니다.

> ✋ **여기서 잠깐!** "파킨슨병의 징후와 증상은 어떤 것이 있나요?"
>
> 파킨슨병의 3가지 특징적 증상은 떨림(tremor), 뻣뻣함(rigidity), 동작의 느려짐(bradykinesia)이며 이 외에도 다양한 증상을 가지고 있습니다. 파킨슨병에서 보이는 떨림은 환자가 쉬고 있을 때 나타나며, 자발적인 운동을 하는 동안에는 떨림이 감소하는 안정 시 떨림의 양상을 보입니다. 파킨슨병은 서서히 시작되고 조금씩 진행되어 언제 시작되었는지 정확히 알기 어려우며, 걸음 걸이, 자세가 불안정하게 되고, 얼굴의 표정이 감소하여, 점점 감정의 표현이 없는 가면안이라 불리는 얼굴 모양을 가지게 됩니다. 파킨슨병은 운동 증상뿐 아니라 다양한 비운동성 증상들을 나타내게 되는데, 우울, 불안, 환각이나 망상과 같은 정신 증상과 인지 기능의 장애, 수면장애, 배변이나 배뇨의 불편감 등 자율신경계 이상 증상과 여러 가지 감각 증상을 나타내게 됩니다.

두 약물의 작용기전은 무엇인가요?

Pramipexole

도파민(dopamine) 수용체를 직접 자극하는 약으로 D2 수용체에 특이성을 가지고 있습니다. 선조체(striatum)와 흑질(substantia nigra) 신경에 대한 도파민 활성을 자극하는 것으로 생각됩니다.

Amantadine

원래 항바이러스제로 개발된 약물이었으나 도파민의 합성과 방출의 증가, 도파민 재흡수를 감소시키는 것으로 생각되며, 정확한 작용 방식은 밝혀져 있지 않습니다. NMDA 수용체 길항작용을 가지고 있습니다.

두 약물은 사용상 어떤 차이점이 있나요?

Pramipexole은 비맥각(non-ergot)계로 분류되는 도파민 효능제로 도파민 자체는 아니나 도파민 수용체에 대한 자극작용으로 항파킨슨 작용을 나타냅니다. 레보도파(levodopa)보다 긴 반감기로 인해 약물로 유발되는 운동이상증의 발생 빈도가 적으며, 도파민 제제의 장기 치료에 따른 이상반응 발생을 지연시킬 수 있습니다. 도파민 효능제는 경증인 경우나 중등도 이상의 젊은 환자(65세 미만)의 경우 선호됩니다. 참고로 연령이 높고(65세 이상) 인지기능 장애나 비교적 심한 기능장애가 있는 경우 레보도파(levodopa) 제제가 선호되며, 약물관리는 개인의 임상상황(증상, 동반질환, 다약제 위험 등)을 고려하여 결정하게 됩니다.

Amantadine은 도파민 분비작용과 NMDA 수용체 길항작용과 함께 항콜린 작용도 있는 것으로 알려져 있습니다. 경증 파킨슨 증상에 개선 효과가 있으며, 진행된 질환에서는 레보도파와 병용요법으로 사용될 수 있습니다. 장기간의 도파민성 치료로 인한 운동이상증(dyskinesia) 치료에 효과적입니다.

두 약물의 용법·용량을 알려주세요.

Pramipexole
- 특발성파킨슨증

    과도한 부작용과 기립성저혈압을 피하기 위해 저용량부터 시작
    - 개시용법: 0.375mg/일을 1일 3회 분복하고 주단위로 단계적 증량
    - 유지용법: 1.5~4.5mg/을 1일 3회 분복. 단독투여 또는 레보도파(약 800mg/일)와 병용
    - 신기능장애 환자: 크레아티닌 청소율 50ml/min 이하 시 감량
    - 투여중단: 1일 용량이 0.75mg으로 될 때까지 0.75mg/일씩 감량하고, 이후 0.375mg/일씩 감량
- 특발성 하지불안증후군
    - 0.125mg을 1일 1회 취침 2~3시간 전에 복용하고, 추가적인 증상완화 필요시 4~7일마다 0.25mg과 0.5mg으로 단계적 증량
    - 신기능장애 환자: 크레아티닌 청소율 20~60ml/min 인 경우 14일마다 증량

Amantadine
- 정제: 유지량 200mg/일을 1일 2회 분복
    - 다른 항파킨슨제를 투여하는 경우 초기량으로 100mg/일을 1일 1회 복용하고 1~수 주 후 유지량으로 증량
- 주사제: 200mg(500ml)을 1일 1~2회 정맥내 점주. 신기능 장애 시 감량

파킨슨병의 증상에 쓰이는 약물은 무엇인가요?

파킨슨병의 증상에 사용되는 약물은 〈표 11-6〉에 정리되어 있습니다. 운동증상이 있는 경우 약물 관리는, 운동증상이 삶의 질에 영향을 미치지 않는 초기파킨슨병 환자의 경우 도파민 효능제, 레보도파, MAO-B 저해제를 우선 고려하게 됩니다. 운

표 11-6 파킨슨병의 증상 치료에 사용되는 약제

성분명	제품명	1일 용량	이상반응	비고
항콜린제(anticholinergic)				
Benztropine	명인벤즈트로핀메실산염정 1mg, 2mg	0.5~4mg	혼란, 입마름, 변비, 시야몽롱, 빈맥, 뇨저류	• 떨림에 효과 • 65~70세 이상 환자의 경우 내약성이 좋지 않음
Trihexyphenidyl	트리헥신정 2mg	1~6mg		
도파민과 NMDA에 대한 미확인 효과(unknown effects on dopamine and NMDA)				
Amantadine	피케이멜즈정 100mg	100~200mg (1일 2회)	기립성저혈압, 실신, 말초부종, 불면, 망상피반	• 운동이상증(dyskinesia)에 가장 효과적 • 신기능에 따른 용량조절 필요 - 환각이 생길 수 있음 • 이 약 복용 시 생독감백신은 추천되지 않음
	피케이멜즈인퓨전주 200mg/500ml	200~400mg		
도파민 전구체(dopamine precursor)				
Levodopa/ carbidopa	시네메트정 250/25mg, 100/25mg 시네메트씨알정 200/50mg	levodopa로서 300~1000mg (1일 수회)	구역, 구토, 환각, 착란, 실신, 부정맥, 부종, 저혈압	• 파킨슨병의 운동증상에 효과적 • 고단백음식은 levodopa의 흡수를 지연시킴
Levodopa/ benserazide	마도파정 200/50mg 마도파정, 마도파확산정, 마도파에취비에스캡슐 100/25mg			
도파민 효능제(dopamine agonist)				
Pramipexole	미라펙스정 0.125, 0.25, 0.5, 1mg 미라펙스서방정 0.375, 0.75, 1.5mg	0.375~4.5mg	구역, 구토, 환각, 졸음, 체위성저혈압, 어지러움, 혼란, 부종, 운동이상증, 강박행동, 충동조절장애	• 임상적으로 levodopa만큼 효과적이지 않으나, 장기적으로 운동합병증이 더 적고, levodopa 보다 반감기가 길어 지속적인 dopamine 자극측면에서 유리
Ropinirole	리큅정 0.25, 1, 2, 5mg 리큅피디정 2, 4, 8mg	0.75~24mg		

성분명	제품명	1일 용량	이상반응	비고
COMT* 저해제(COMT inhibitor)				
Entacapone	콤탄정 200mg 스타레보필름코팅정 (Levodopa/carbidopa/ entacapone) 50/12.5/200mg 75/18.75/200mg 100/25/200mg 125/31.25/200mg 150/37.5/200mg 200/50/200mg	200~1600mg	구역, 운동이상증, 체위성저혈압, 설사, 복통, 요 변색(갈색~ 오렌지), 운동과잉증	• 단독요법으로는 사용되지 않음 (levodopa와 복합제로 사용)
Opicapone	온젠티스캡슐 50mg	50mg	구역, 운동이상증, 주간 졸림, 기립성저혈압, 변비	
MAO**-B 저해제(MAO-B inhibitor)				
Selegiline	마오비정 5mg	5~10mg	두통, 불면, 환각, 어지러움	• 권장용량에서 티라민 반응의 위험성은 매우 낮음
Rasagiline	아질렉트정 0.5, 1mg	0.5~1mg	체위성저혈압, 운동이상증, 두통, 구역, 체중감소	• 권장용량에서 티라민 반응의 위험성은 매우 낮음 • Ciprofloxacin 같은 CYP1A2억제제와 같이 복용 시 0.5mg/일로 감량해야 함
Safinamide	에퀴피나필름코팅정 50mg	50~100mg	구역, 운동이상증, 환각, 충동조절장애	• 권장용량에서 세로토닌신드롬과 티라민반응이 임상적으로 유의하게 나타날 가능성은 낮음.

* COMT: catechol-O-methyltransferase
** MAO: monoamine oxidase

동증상이 삶의 질에 영향을 미치는 초기파킨슨병 환자의 경우 레보도파를 1차 치료제로 고려합니다.

두 약물 복용 시 주의할 점이 있나요?

Pramipexole
레보도파 투여 환자에 추가할 경우 구역, 환각, 운동장애 등과 같은 도파민성 이상반응을 줄이기 위해 레보도파의 용량을 감량할 필요가 있습니다.

Amantadine
부작용은 경미한 편이나 하지에 그물망 형태의 피반(livedo reticularis)이 특이적으로 발생할 수 있으며, 항콜린성 이상반응인 구갈, 혼란 등이 있을 수 있습니다.

이것만은 꼭 기억하세요!

- Pramipexole과 같은 도파민효능약은 레보도파보다 약물 유발 운동이상증의 발생 빈도가 적고, 도파민 장기 치료의 부작용 발생을 지연시킬 수 있는 약입니다.
- Amantadine은 진행성 파킨슨 환자의 운동이상증의 정도와 시간을 감소시킬 수 있는 약입니다. 망상피반(livedo reticularis)이 특이적으로 발생할 수 있습니다.
- Pramipexole은 특발성 하지불안 증후군에 사용할 수 있습니다.

참고문헌

1. 뇌전증, 서울대학교병원 N의학정보[Internet]. Seoul Available from: http://www.snuh.org/health/nMedInfo/nView.do?category=DIS&medid=AA000198
2. 드럭인포 [Internet]. 비트컴퓨터 드럭인포. Available from: http://www.druginfo.co.kr
3. 대한뇌전증학회 홈페이지 [Internet]. Available from: http://www.kes.or.kr/sub04/sub01.html
4. 대한노인정신의학회 [Internet]. Available from: https://www.kagp.or.kr:8009/ko/
5. 대한치매학회 [Internet]. Available from: https://www.dementia.or.kr/
6. 약학정보원 [internet]. Korean Pharmaceutical Information Center. Available from: www.health.kr
7. 의약품안전나라 [database on the Internet]. 식품의약품안전처; 2021. Available from: https://nedrug.mfds.go.kr.
8. 질병관리본부 국가정보포털 [Internet]. Osong. Available from: https://kdca.go.kr/index.es?sid=a2
9. KIMS의약정보센터 [Internet]. 킴스온라인. Available from: https://www.kimsonline.co.kr/
10. 한국임상약학회, 약물치료학 제4개정, 신일북스(2017)
11. ACCP Updates in Therapeutics 2019: Pharmacotherapy Preparatory Review and Recertification Course. ACCP 2019.
12. Antiseizure Medication Disorder | PSNet. [cited 2021 Feb]. Available from: https://psnet.ahrq.gov/webmm/antiseizure-medication-disorder
13. Beydoun, Ahmad, et al. "Lacosamide: pharmacology, mechanisms of action and pooled efficacy and safety data in partial-onset seizures." *Expert Rev Neurother* 9.1 (2009): 33-42.
14. Brian K. Alldredge, Robin L. Corelli, Michael E. Ernst et al. Koda-Kimble and Young's applied therapeutics: the clinical use of drugs. 10th ed. Philadelphia: Lippincott Williams & Wilkins; 2012. P. 1387-1418.
15. Confer J, Tzintzun KM, Alzheimer's Disease Overview and Pharmacologic Treatment. US Pharmacist. 2015. http://www.uspharmacist.com/continuing_education/ceviewtest/lessonid/110876/
16. Dipiro JT, Yee GC, Posey LM, et al. Pharmacotherapy: a pathophysiologic approach. 11th ed. McGraw Hill education; 2020
17. Drugs.com [database on the Internet]. Drugsite Trust. Available from: https://www.drugs.com/
18. Galletti, Francesca, et al. "Pathophysiological basis of migraine prophylaxis." Prog Neurobiol 89.2 (2009): 176-192.
19. Hahn, Soo-Jung, and Nam-Jong Paik. "Pharmacological treatment of dementia." Brain Neurorehabil 8.1 (2015): 19-23.
20. J. Mark Ruscin. The Ambulatory care pharmacotheraphy preparatory review course: ACCP; 2014 p 293~324
21. Johnston, Mollie M., and Alan M. Rapoport. "Triptans for the management of migraine." Drugs 70.12 (2010): 1505-1518.
22. Kellinghaus, Christoph. "Lacosamide as treatment for partial epilepsy: mechanisms of action, pharmacology, effects, and safety." *Ther Clin Risk Manag* 5 (2009): 757-766.
23. Lee, Dong Woo, Yoon Seok Huh, and Ki Woong Kim. "Evidence-based treatment of Alzheimer's disease." *J Korean Med Sci* 52.4 (2009): 417-425.
24. Lee, Jae Jung. "Pharmacological treatment in Parkinson's disease." *J Korean Neurol Assoc* 37.4 (2019): 335-344.

25. Lee, Kwang Soo. "The diagnosis and most-updated therapy of migraine." *J Korean Med Assoc* 52.5 (2009): 500-506.
26. Lexi-drugs online [database on the Internet]. Lexicomp Inc. Available from: http://online.lexi.com.
27. Linde, Mattias, et al. "Topiramate for the prophylaxis of episodic migraine in adults." *Cochrane Database Syst. Rev* 6 (2013).
28. Loder, Elizabeth, Rebecca Burch, and Paul Rizzoli. "The 2012 AHS/AAN guidelines for prevention of episodic migraine: a summary and comparison with other recent clinical practice guidelines." *Headache* 52.6 (2012): 930-945.
29. MAYOCLINIC [URL: https://www.mayoclinic.org/diseases-conditions/parkinsons-disease/symptoms-causes/syc-20376055]
30. MICROMEDEX DRUGDEX [database on the Internet]. IBM Corporation; 2021. Available from: www.micromedexsolutions.com.
31. Medscape online [database on the Internet]. WebMD LLC; Available from: https://reference.medscape.com
32. O'Dell, Katharine K., and Lisa C. Labin. "Common problems of urination in nonpregnant women: Causes, current management, and prevention strategies." *J Midwifery Womens Health* 51.3 (2006): 159-173.
33. Stevens-Johnson syndrome - Symptoms and causes. [cited 2021 Feb]. Available from: http://www.mayoclinic.org/diseases-conditions/stevens-johnson-syndrome/basics/definition/con-20029623
34. Singh, Sanjay P., Ram Sankaraneni, and Arun R. Antony. "Evidence-based guidelines for the management of epilepsy." *Neurol India* 65.7 (2017): S6-S11.
35. Suh, Guk Hee. "Drug therapy for Alzheimer's disease." *J Korean Med Sci* 50.4 (2007): 369-374.
36. Update in Therapeutics: The Ambulatory Care Pharmacotherapy Preparatory Review Course 2019, ACCP: 950-971
37. Zeind CS, Carvalho MG. Applied therapeutics: the clinical use of drugs. 11th ed. Wolters Kluwer; 2018.

12 감염 질환

세균 감염 Bacterial Infection

김형은

정의

세균에 의한 인체 감염

항생제 작용기전

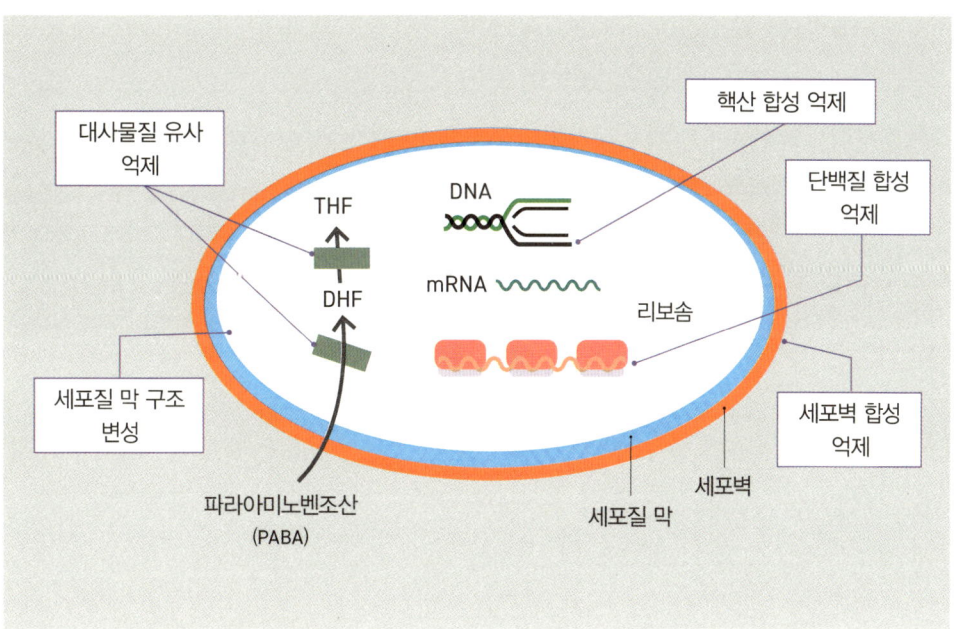

그림 12-1 **항생제의 다양한 작용기전**

치료약물

세포벽 합성 억제제

1) 기전

   세균의 세포벽 합성을 억제하여 내부의 높은 삼투압으로 세균 원형질이 밖으로 빠져 나오게 하여 파괴시킴

2) 종류

   - 페니실린(penicillins) 계열(세대별로 Staphylococci, Klebsiella, Enterobacter 등): 페니실린(pencillin, 한올마이신주), 나프실린(nafcillin, 보령나프실린나트륨주), 암피실린(ampicillin, 앰씰린캡슐), 아목시실린(amoxicillin, 크라목신정), 피페라실린(piperacillin, 아코펙스주)
   - 세팔로스포린(cephalosporins) 계열(세대별로 E. coli, Klebsiella, Proteus mirabilis, H. influenza, Pseudomonas 등 그람양성균, 일부 그람음성균): 세파클러(cefaclor, 유한세파클러캡슐), 세프로질(cefprozil, 세로파질정 등), 세프라딘(cephradine, 세프라딘캡슐 등)
   - 모노박탐(monobactams) 계열(일부 호기성 그람음성 간균, 혐기성균 또는 그람양성 구균): 아즈트레오남(aztreonam, 메작탐주)
   - 카바페넴(carbapenems) 계열(광범위 항균제, 대부분의 호기성, 혐기성 그람양성균, 그람음성균): 이미페넴(뉴페넴주)
   - 사이클로세린(cycloserine) 계열: 시클로세린(cycloserine, 크로세린캡슐)
   - 당펩타이드(glycopeptides) 계열(베타락탐계 저항성 그람양성균(MRSA), 그람음성균): 반코마이신(vancomycin, 반코진캡슐)

단백질 합성 억제제

1) 기전

   세균의 리보솜에 선택적으로 작용하여 단백질의 합성을 저해함

2) 종류

   - 마크롤라이드(macrolides) 계열(광범위 항균제, 그람양성균, 일부 그람음성균, Neisseria, Legionella, Mycoplsma 등): 아지스로마이신(azithromycin, 지스로멕스정), 클래리트로마이신(clarithromycin, 클래리시드필름코팅정)
   - 아미노당화물(aminoglycosides) 계열(Enterobacteriaceae, Pseudomonas, Acinetobacter 등): 겐타마이신(gentamicin, 건일겐타마이신주사)

- 테트라사이클린(tetracyclines) 계열(그람양성균, 일부 그람음성균): 테트라사이클린(tetracycline, 테라싸이클린캡슐), 독시사이클린(doxycycline, 덴티스타캡슐)
- 암페니콜(amphenicols) 계열(광범위 항균제): 클로람페니콜(chloramphenicol, 참클로람페니콜점안액)
- 린코사마이드(lincosamides) 계열(광범위 항균제, 그람양성 구균, 혐기성균): 클린다마이신(clindamycin, 홀그램주)

핵산 합성 억제제

1) 기전

   DNA의 전사 및 RNA 형성을 방해함

2) 종류
   - 퀴놀론(quinolones) 계열(광범위 항균제, 그람양성균, 그람음성균): 시프로플록사신(ciprofloxacin, 씨프러스정), 오플록사신(ofloxacin, 타리비드정), 레보플록사신(levofloxacin, 크라비트정)

3) 리파마이신(rifamycin) 계열

   리팜피신(rifampicin, 리포덱스정)

엽산 합성 억제제

1) 기전

   세균의 엽산 합성 억제

2) 설폰아마이드(sulfonamide) 계열(광범위 항균제, 그람양성균/그람음성균 등)

   설파메톡사졸(sulfamethoxazole, 셉트린정)

기타

1) 나이트로이미다졸(nitroimidazole) 계열
   - 기전: 세균의 핵산 합성을 억제
   - 종류: 메트로니다졸(metronidazole, 후라시닐정)

2) 항결핵제
   - 기전: 세포벽/세포막 합성 억제, RNA 합성 억제 또는 ATP 합성 억제
   - 1세대 종류: 에탐부톨(ethambutol, 튜톨정), 이소니아짓(isoniazid, 유한짓정)
   - 2세대 종류: 베다퀼린(bedaquiline, 서튜러정), 델라마니드(delamanid, 델비타정)

아목시실린 Amoxicillin VS. 세프라딘 Cephradine

정경혜

	Amoxicillin (곰실린캡슐)	Cephradine (메가세프캡슐)
공통 효능효과	호흡기 감염: 인후염, 편도염, 중이염, 기관지염, 폐렴 요로감염: 방광염, 요도염, 신우신염 피부 및 연조직 감염: 종기 및 농양, 농가진, 연조직염	
효능효과	후두염, 부비동염, 림프절염, 발치 후 감염 농흉, 폐농양, 복막염, 간농양 농피증, 창상 및 수술후 2차 감염 골수염, 세균성심내막염 자궁내감염, 임균성요도염 성홍열, 장티푸스	전립선염
작용기전	세포벽 합성 저해 → 살균(bactericidal)	세포벽 합성 저해 → 살균(bactericidal)
분류	Penicillin	1세대 Cephalosporin
유효균종	연쇄구균(Streptococcus) 폐렴연쇄구균(Streptococcus pneumoniae) 포도구균(Staphylococcus) 인플루엔자균(Haemophilus influenza) 대장균(Escherichia coli) 프로테우스 미라빌리스(Proteus mirabilis) 임균(Neisseria gonorrhoeae)	연쇄구균(Streptococcus) 폐렴연쇄구균(Streptococcus pneumoniae) 포도구균(Staphylococcus) 인플루엔자균(Haemophilus influenza) 대장균(Escherichia coli) 프로테우스 미라빌리스(Proteus mirabilis) 클레브시엘라(Klebsiella)

두 약물의 작용기전은 무엇입니까?

두 약물은 항균활성에 필요한 베타락탐(β-lactam) 환 구조를 갖고 있는 베타락탐 항생제로 세포벽 합성 마지막 단계를 차단하여 살균작용(bactericidal)을 합니다. 페니실린 결합 단백질(penicillin-binding proteins)을 불활성화해 세균의 세포벽내 펩타이드글리칸 사이의 교차

결합을 억제하며, 세포벽 자가용해효소(murein hydrase) 억제 작용을 차단하여 세포벽 합성을 저해합니다. 이들 베타락탐 항생제는 펩타이드글리칸 세포벽을 합성하며 활발하게 성장하는 균에 효과적이므로 이런 구조가 없는 마이코박테리아 등에는 효과가 없습니다.

두 약물의 항균범위를 알려주세요.

Amoxicillin은 penicillin G와 유사한 항균범위를 나타내나 penicillin G보다 G(-) 간균에 더 효과적인 광범위 항생제입니다. 그러나 베타락탐분해효소(페니실린분해효소)를 생산하는 균에 의해 베타락탐 환이 가수 분해되면 항균력을 잃게 됩니다. 예를 들면 베타락탐분해효소를 생산하는 *Staphylococcus aureus*에 의한 감염을 치료하고자 할 때는 베타락탐분해효소 차단제인 clavulanate K과 함께 써야 합니다.

Cephradine은 반합성 1세대 cephalosporin입니다. *Streptococci*, 베타락탐분해효소를 생성

> ✋ **여기서 잠깐!** "Amoxicillin과 amoxicillin/clavulanate K의 차이는?"
>
> 박테리아는 베타락탐분해효소를 생산하여 베타락탐 고리를 가수 분해함으로써 베타락탐 항생제의 항균력을 잃게 합니다. Clavulanate K는 베타락탐분해효소 저해제로 베타락탐분해효소의 작용을 억제합니다. 그러므로 amoxicillin/clavulanate K(오구멘틴정, 크목실린정)는 세균이 생성하는 베타락탐분해효소로 인해 amoxicillin의 활성이 감소되는 것을 막아서 항균효과를 유지하게 하는 역할을 합니다. 오구멘틴정 375mg(amoxicillin 250mg/clavulanate K 125mg)의 항생제 용량은 amoxicillin 250mg과 같습니다.

Amoxicillin

Cephradine

Clavulanate K

β-lactam 환

하는 *Streptococci*와 G(−)균인 *Escherichia coli*, *Proteus mirabilis*, *Klebsiella*, *Haemophilus influenza*에 효과적이나, 2세대·3세대 cephalosporin에 비해 G(−)균에 대한 항균력은 제한 적입니다.

G(+)균과 G(−)균의 종류가 무엇입니까?

G(+), G(−)균은 모양에 따라 구균과 간균으로 나누며 그중에서 호기성균은 다음과 같습니다.

- G(+) 구균: *Staphylococcus aureus, Staphylococcus epidermidis, Streptococcus pneumoniae, Streptococcus pyogenes(Group A- β-hemolytic isolates) Streptococcus viridans, Streptococcus agalactiae, Enterococcus faecalis, Enterococcus faecium*
- G(+) 간균: *Corynebacterium diphtheria, Listeria monicytogenes*
- G(−) 구균: *Neisseria gonorrhoeae, Neisseria meningitides, Moraxella catarrhalis*
- G(−) 간균: *Haemophilus influenzae, Escherichia coli, Klebsiella, Proteus mirabilis, Salmonella typhi, Serratia marcescens, Shigella dysenteriae, Helicobacter pylori, Acinetobacter, Sternotrophomonas maltophilia, Pseudomonas aeruginosa*

두 약물은 어떤 질환에 사용됩니까?

감염은 균을 배양하여 정확한 원인균을 알아낸 후 그 균을 없앨 수 있는 항생제를 선택하여 치료하는 것이 가장 좋습니다. 그러나 균의 배양에 시간이 걸리고 감염을 빨리 치료할 필요가 있기 때문에 경험적 치료(empiric therapy)를 합니다. 예를 들면 부비동염의 주요 원인균은 *Streptococcus pneumonia*, *H. influenzae*, *Moraxella catarrhalis*이므로 이 균에 효과가 있는 항생제를 경험적으로 선택해서 사용합니다.

Amoxicillin 용도
- 귀, 코, 인후 감염: 인후염 유발 주요 원인은 *Streptococcous pyogenes*이며, 중이염, 부비동염은 *Streptococcus pneumonia*, *H. influenzae*, *Moraxella catarrhalis*입니다.
- 비뇨생식기계 감염: *E. coli*, *Proteus mirabilis*, *Enterococcus faecalis* 유발 감염에 사용합니다.
- 피부와 피부 구조 감염: *Streptococcus(α-, β-hemolytic isolates)*, *Staphylococcus* 또는 *E.coli* 유발 감염에 사용됩니다. 그러나 베타락탐분해효소 생산 균에는 효과가 없습니다.

- 하부호흡기 감염: *Streptococcus(α-, β-hemolytic isolates)*, *S. pneumoniae*, *Staphylococcus*, *H. influenza* 유발 감염에 사용합니다.
- *Helicobacter pylori* 감염으로 인한 소화성궤양 치료: 다른 항생제(clarithromycin)와 양성자펌프 억제제(Proton pump inhibitors, PPI)와 병용해서 사용합니다.
- 호흡기 질환, 심장판막 이상 환자의 심내막염 예방: 치과 치료 1시간 전에 2g 사용합니다.

Cephradine 용도

- 피부-연조직 감염: 농가진, 단독, 연조직염 등 피부감염의 주요 원인균은 *Staphylococcus aureus*(MSSA*)와 *Streptococcus pyogenes*입니다. Cephradine은 베타락탐 분해효소를 생성하는 균에도 효과적이므로 피부-연조직 감염에 많이 쓰입니다.

  *MSSA: methicillin susceptible Staphylococcus aureus

- 호흡기 감염: *Streptococcus pneumoniae*, *Streptococcus pyogenes*, *Staphylococcus aureus*, *H. influenza*, *Klebsiella*로 인한 감염 치료에 사용합니다.
- 요로감염: *E.coli*, *Proteus mirabilis*, *Klebsiella*에 의한 감염 치료에 사용합니다.
- 전립선염 치료: 500mg 1일 4회 사용합니다.
- 뼈, 관절 감염, 수술 후 감염 예방 등: cephradine 주사제제가 사용됩니다.

표 12-1 Cephalosporin의 종류

	세대	종류
Cephalosporins	1세대	Cefadroxil(듀리세프캡슐·건조시럽), Cephalexin(팔렉신캡슐) Cephradine(메가세프캡슐·주) Cefazolin(유한세파졸린주사), Cephalothin sodium(케스로친주)
	2세대	Cefaclor(유한세파클러캡슐·건조시럽), Cefprozil(프로세질정, 세로파질건조시럽) Cefuroxime axetil(진네트정, 올세프건조시럽), Cefuroxime sodium(신세프주) Cefamandole nafate(만세프주), Cefmetazole sodium(세포타졸주) Cefotetan(세포텐주), Cefoxitin sodium(파세틴주)
	3세대	Cefdinir(옴니세프캡슐·세립), Cefditoren pivoxil(보령메이액트정·세립) Cefixime(동아슈프락스캡슐·산), Cefpodoxime proxetil(바난정·건조시럽) Ceftibuten(세프템캡슐·건조시럽), Cefoperazone(세포박탐주) Cefotaxime sodium(크라포란주사), Ceftazidime(타지세프주) Ceftizoxime sodium(에포세린주), Ceftriaxone sodium hydrate(뉴세프주)
	4세대	Cefepime HCl(보령맥스핌주), Cefpirome(한세롬주)

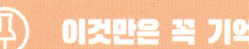 **이것만은 꼭 기억하세요!**

- Amoxicillin은 상기도 감염의 주 치료제이며 요로 감염, 피부 감염뿐 아니라 *H. pylori*에 의한 소화성궤양 치료에도 쓰이는 광범위 항생제입니다.
- 심내막염 예방을 위해서 치과 치료 1시간 전에 amoxicillin 2g을 복용합니다.
- Cephradine은 1세대 cephalosporin으로 *Staphylococcus aureus*(MSSA)와 *Streptococcus pyogenes*에 효과적이므로 피부-연조직 감염에 많이 쓰입니다.

이소니아지드 vs. 리팜피신
Isoniazid vs. Rifampicin

제남경

	Isoniazid (유한짓정)	Rifampicin (리포덱스정)
효능효과	폐결핵 및 기타 결핵증의 치료 및 예방	결핵, 무증후성 수막염균 보균자의 균제거
작용기전	결핵균의 세포벽 합성 억제	결핵균의 RNA 합성 억제
용법용량	성인: 300mg 1일 1회 투여	성인: 450~600mg 1일 1회 투여
특징	피리독신을 고갈시킴	체액을 붉게 만듦

두 약물은 어떤 질환에 사용됩니까?

두 약물은 모두 결핵(tuberculosis) 치료제입니다. 결핵은 결핵균(*Mycobacterium tuberculosis*)이 몸 안에 침범하여 감염을 일으킨 것으로 우리 몸의 어느 부위에서든 감염이 일어날 수 있으나 가장 감염이 가장 많이 일어나는 부위는 폐로 전체 결핵감염의 85%를 차지합니다. 폐 이외 감염 부위로 흉막, 림프절, 복부, 골 및 관절, 중추신경계, 비뇨생식기, 기도, 심낭이 있습니다(폐외결핵).

> **여기서 잠깐!** "비말전파(droplet transmission)와 공기전파(airborne transmission)"
>
> 호흡기에서 방출된 비말 중 크기 5μm 이상의 비교적 큰 입자는 방출된 후 1m 이내의 거리에 낙하하지만 비말 중 수분의 일부 또는 전부가 건조된 비말핵은 작은 입자(5μm 미만)이기 때문에 멀리까지 부유할 수 있습니다. 이와 같은 이유로 비말핵전파(droplet nuclei transmission)를 공기전파라고도 부릅니다. 비말전파로 인한 감염의 예로 수막염, 폐렴, 독감 등이 있고 비말핵전파(공기전파)로 인한 감염의 예로 결핵 외에 홍역, 수두 등이 있습니다.

결핵은 활동성 결핵환자가 기침이나 재채기를 할 때 방출된 비말(침방울)에서 수분이 증발하고 남은 결핵균이 포함된 비말핵(droplet nuclei)이 공기 중에 떠다니다가 다른 사람의 호흡기에 침투하여 감염을 일으키기 때문에 비말핵감염 또는 공기감염이라고 합니다.

두 약물은 언제 사용하나요?

두 약물 모두 결핵의 초치료 시 다른 약물과 함께 집중치료기와 유지치료기에 사용하는 약물입니다. 결핵환자가 이전에 결핵치료를 받은 적이 없거나, 1개월 미만의 결핵치료를 받은 경우 초치료 환자(new patient)로 분류하는데 초치료는 2개월의 집중치료기(initial intensive phase)와 4개월의 유지치료기(maintenance phase)로 나누어 진행합니다. 집중치료기에는 isoniazid, rifampicin, ethambutol, pyrazinamide를 동시에 복용하여 급속히 증식하는 대부분의 결핵균을 신속히 제거합니다. 각 약물은 간단히 영어알파벳 3자 또는 1자로 표시할 수 있는데(표 12-2), 이것을 약어로 나타내면 2HREZ가 됩니다. 앞에 숫자 2는 2개월 동안 치료한다는 의미입니다. 4개월의 유지치료기에는 isoniazid, rifampicin, ethambutol을 동시에 복용, 천천히 간헐적으로 증식하는 결핵균을 제거하여 재발을 예방합니다. 약제감수성 결과 isoniazid 및 rifampicin에 감수성 결핵으로 확인된 경우에는 ethambutol의 중단을 고려할 수 있습니다. 따라서 이것을 약어로 나타내면 4HR(E)가 됩니다. 종합하면 결핵의 초치료 처방을 2HREZ/4HR(E)로 나타낼 수 있습니다. 집중치료기에 pyrazinamide를 사용하지 못하는 경우 나머지 약물 3가지 isoniazid, rifampicin, ethambutol로 9개월 동안 지속적으로 치료할 수 있습니다(9HRE).

표 12-2 초치료에 사용하는 항결핵제

항결핵제	3자 약어	1자 약어
isoniazid	INH	H
rifampicin	RIF	R
ethambutol	EMB	E
pyrazinamide	PZA	Z

> **여기서 잠깐!** *"결핵 치료의 원칙"*
>
> 1. 병합요법으로 치료합니다.
>   한 가지 약제만으로 결핵 환자를 치료할 경우 대부분의 약제에 감수성이 있는 결핵균은 사멸하여 일시적으로 호전을 보이지만 소수의 약제 내성균은 지속적으로 증식하여 결국 치료에 실패하게 됩니다. 결핵균의 내성발현을 예방하기 위해 적어도 3가지 이상의 여러 항결핵제를 함께 사용합니다.
> 2. 정확한 용량을 1일 1회 복용합니다.
>   충분한 항결핵 효과를 얻기 위하여 정확한 용량을 복용해야 하며 초치료에 사용하는 항결핵제의 경우 최고 혈중 농도가 중요하므로 분할투여하지 않고 1일 1회 복용합니다.
> 3. 6개월 이상 장기복용합니다.
>   결핵균은 느리게 증식하고 때로는 간헐적으로 증식합니다. 항 결핵제는 대사를 중단한(증식하지 않는) 결핵균에는 효과가 없으므로 간헐적으로 증식하는 균까지 모두 살균하기 위해서는 6개월 이상 장기간의 치료가 필요합니다.

두 약물의 작용기전은 어떻게 다른가요?

Isoniazid는 세포벽의 구성성분인 미콜산(mycolic acid)의 합성을 억제하여 살균작용을 나타냅니다. Rifampicin은 DNA-의존 RNA 중합효소의 베타 소단위(subunit)에 결합하여 RNA 전사과정을 차단합니다.

두 약물의 용법과 용량은 무엇입니까?

Isoniazid는 성인의 경우 하루 1회 300mg을 복용합니다. Rifampicin은 하루 1회 450~600mg을 복용합니다. 체중이 50kg 이하일 때는 450mg, 체중이 50kg 이상일 때는 600mg을 복용합니다. 두 약물 모두 음식에 의해 흡수가 저해되므로 공복에 복용합니다. 항결핵제는 매일 복용하는 것이 원칙이나 경우에 따라서 1주일에 3번, 2번 또는 1번 복용하는 간헐적 약물치료를 할 수도 있습니다. 이때 복약이행도를 높이기 위해 직접복약확인치료(directly observed therapy, DOT)가 필요합니다. 직접복약확인치료는 의료기관 또는 국가기관 담당자가 환자를 방문하여 약 복용 여부를 확인하는 것입니다. 변형된 방법으로 디지털 약상자를 활용하는 방법, 스마트폰 어플리케이션을 활용하는 방법 등이 있습니다.

두 약물의 대표적인 이상반응에는 어떤 것들이 있을까요?

Isoniazid의 복용은 피리독신(vitamin B_6) 결핍을 초래하여 말초신경병증(peripheral neuropathy)을 일으킬 수 있습니다. 말초신경병증 발생 위험(임신, 영양실조, 알코올 중독, 노인, 간질의 기왕력, 만성 신부전, 당뇨병)이 큰 환자는 예방을 위해 하루 피리독신 10~50mg을 같이 복용합니다. Rifampicin은 체액의 색깔을 붉게 변색시킵니다. 복약상담 시 미리 알려주어 환자가 놀라지 않도록 합니다. 두 약물 모두 공통적으로 간독성을 야기할 수 있습니다. 간염의 기왕력과 증상이 있을 경우 주의해서 사용합니다.

함께 복용 시 주의해야 할 약물이 있습니까?

Rifampicin은 CYP450 여러 효소의 강력한 유도제(enzyme inducer)로 같이 복용하는 약제의 대사를 증가시켜 혈중 농도를 떨어뜨립니다. Rifampicin과 같이 복용 시 주의해야 할 약물로 quinidine, phenytoin, warfarin, glucocorticoids, insulin, sulfonylurea, 경구피임제 등이 있습니다. Rifampicin의 효소유도효과는 이 약을 투여한 지 수일 이내에 나타나며 rifampicin을 중단해도 7~14일가량 지속됩니다. Rifabutin은 rifampicin과 같은 계열의 약제로 rifampicin에 비해 상호작용이 적은 장점이 있어 초강력 항레트로바이러스요법(Highly Active Antiretroviral Therapy, HAART)으로 치료 중인 사람면역결핍바이러스 감염환자의 경우 약제 상호작용이 발생할 위험성을 감소시키기 위하여 rifampicin 대신 사용합니다. Rifampicin도 CYP3A4에 의해 대사되기 때문에 CYP3A4 저해제와 유도제와 병용 시 혈중 농도가 상승 또는 저하할 수 있습니다.

Isoniazid는 CYP2C19 억제제로 CYP2C19에 의해 대사되는 약물(예: phenytoin, fosphenytoin)의 혈중농도를 상승시킬 수 있습니다.

두 약물은 결핵균 이외에 다른 균종에는 효과가 없나요?

Isoniazid는 유효균종에 결핵균만 해당됩니다. 반면 rifampicin은 결핵균 외에 수막구균(*Neisseria meningitidis*)에도 효과가 있어 무증후성 수막구균 보균자의 비인두에 있는 균을 제거하는 치료에 사용됩니다.

이것만은 꼭 기억하세요!

- 결핵은 병합요법으로 6개월 이상 치료합니다.
- Isoniazid와 rifampicin는 모두 결핵 초치료의 집중치료기와 유지치료기에 사용합니다.
- Isoniazid는 pyridoxine 결핍을 초래할 수 있고 rifampicin은 체액의 색깔을 붉게 만듭니다.

베다퀼린 vs. 델라마니드
Bedaquiline vs. Delamanid

제남경

	Bedaquiline (서튜러정)	Delamanid (델비타정)
효능효과	18세 이상 성인의 다제내성 폐결핵에 대한 병용요법	18세 이상 성인의 다제내성 폐결핵에 대한 병용요법
작용기전	결핵균의 ATP 합성 억제	결핵균의 세포벽 합성 억제
분류	다제내성 결핵치료제 A군	다제내성 결핵치료제 C군
복용기간	24주	24주
용법용량	제1~2주: 1일 1회 400mg 제3~24주: 일주일에 3회, 매회 200mg 음식과 함께 복용	1일 2회 100mg 음식과 함께 복용
주의사항	QT 연장	QT 연장

두 약물은 어떤 질환에 사용됩니까?

두 약물은 다제내성 결핵(multidrug-resistant tuberculosis, MDR-TB) 치료에 사용하는 약물입니다. 다제내성 결핵이란 결핵치료에 가장 효과적인 두 가지 약물인 isoniazid와 rifampin(rifampicin으로도 불림)에 동시에 내성이 있는 결핵균에 의해 감염된 결핵입니다. 다제내성 결핵은 감수성결핵에 비해 치료 기간이 길고 치료성공률도 낮습니다. 국내의 경우 다제내성 결핵환자 수는 2012년 1,212명으로 최고점에 도달했다가 이후 점차 감소하여 2019년에는 580명으로 보고되었지만, 한 해 발생하는 다제내성 결핵 환자 수는 OECD 국가 중 가장 많습니다.

2020년 개정된 국내 결핵 진료지침 4판에 의하면 다제내성 결핵 치료에 사용할 수 있는 항결핵제는 3군으로 분류할 수 있는데 bedaquiline은 A군에 속하는 약물이고 delamanid는

> **여기서 잠깐!** "다제내성 결핵치료에 사용되는 항결핵제"
>
> | 분류 | 용도 | 해당 약물 |
> |---|---|---|
> | A군 | 매우 효과적인 약제들로 금기가 없다면 치료처방에 반드시 포함해야 하는 핵심약제 | Levofloxacin, moxifloxacin, bedaquiline, linezolid |
> | B군 | 치료 처방을 구성할 때 A군 다음으로 선택하는 약제 | Cycloserin, clofazimine |
> | C군 | A군과 B군만으로 처방이 구성되지 않을 때 다음 단계로 선택할 수 있는 약제로 C1군과 C2군으로 나눌 수 있음 | C1군: Amikacin (또는 streptomycin), ethambutol, imipenem 또는 meropenem, p-aminosalicylic acid, pyrazinamide
C2군: delamanid |

C군의 속하는 약물입니다.

다제내성 결핵치료 시 두 약물은 어떤 차이가 있나요?

다제내성 결핵 치료는 퀴놀론 내성 여부를 먼저 파악한 후 처방을 구성하며 집중 치료기와 유지 치료기로 나누어 진행합니다.

퀴놀론 감수성 다제내성 결핵의 치료

- 집중치료기: 최소 4가지 효과적인 항결핵제로 치료를 시작합니다. 여기에 포함되는 약물로 A군의 levofloxacin 또는 moxifloxacin 중 1가지, bedaquiline, linezolid 3가지와 B군의 cycloserin과 clofazimine 중 최소 1가지를 포함합니다. 이때 bedaquiline은 6개월 사용을 권고하며 delamanid는 bedaquiline을 대체하여 사용할 수 있습니다.
- 유지치료기: 최소 3가지 효과적인 항결핵제로 치료합니다. 퀴놀론은 치료의 전 기간 동안 포함되도록 합니다.

퀴놀론 내성 다제내성 결핵의 치료

- 집중치료기: 최소 5가지 효과적인 항결핵제로 치료를 시작합니다. 여기에 포함되는 약물로 A군의 bedaquiline, linezolid 2가지와 B군의 cycloserin, clofazimine, C군에서 최소 1가지 이상을 선택합니다. bedaquiline과 delamanid의 동시 사용은 A군, B군, C1군만으로 효과적인 처방구성이 어렵거나 그 외 필요한 경우 전문가위원회 심의를

거쳐 사용할 수 있습니다.
- 유지치료기: 최소 4가지 효과적인 항결핵제로 치료합니다. 유지치료기의 권고 처방은 A군, B군, C1군의 순서로 순차적으로 약제를 선택하여 처방을 구성합니다.

두 약물의 작용기전은 어떻게 다른가요?

항결핵제는 작용기전에 따라 세포벽에 작용하는 약물, RNA 합성을 저해하는 약물, 세포막에 영향을 미치는 약물, ATP 합성을 저해하는 약물이 있습니다.
Bedaquilline은 결핵균의 ATP 합성을 억제하여 작용을 나타내고, delamanid는 결핵균의 세포벽 합성을 저해하여 작용을 나타냅니다.

두 약물의 용법과 용량은 무엇입니까?

Bedaquiline은 첫 1~2주는 400mg을 매일 복용하고 3~24주는 200mg을 일주일에 3회 복용합니다. 음식과 같이 복용하면 흡수가 촉진됩니다.
Delamanid는 100mg을 1일 2회 식사와 함께 복용합니다. 두 약물 모두 직접복약확인치료 (directly observed therapy, DOT)가 요구되는데 bedaquiline의 경우 필수적입니다.

두 약물의 대표적인 이상반응에는 어떤 것들이 있을까요?

Bedaquiline의 흔한 이상반응으로 두통, 어지러움, 소화기계 부작용(오심, 구토, 설사 등), 근골격계 부작용(관절통, 근육통)이 있습니다.
Delamanid의 흔한 이상반응으로 소화기계 부작용(오심, 구토, 설사 등), 근골격계 부작용(관

 여기서 잠깐! "**직접복약확인치료**(directly observed therapy, DOT)**란?**"

결핵의 치료율을 높이기 위해 도입한 방법으로 환자가 치료약을 복용하는지 직접 확인하는 것을 말합니다. 원래는 결핵 치료를 위해 개발되었으나 최근에는 HIV 감염의 약물치료에도 도입이 되었습니다. 통상적인 방법은 의료기관 또는 국가기관 담당자가 환자를 방문하여 약 복용 여부를 확인하는 것입니다. 변형된 방법으로 디지털 약상자를 활용하는 방법, 스마트폰 어플리케이션을 활용하는 방법 등이 있습니다.

절통, 근육통) 그리고 가슴 두근거림이 있습니다.
두 약물 모두 심각한 이상반응으로 QT 연장이 있습니다.

함께 복용 시 주의해야 할 약물이 있습니까?

Bedaquiline과 delamanid는 모두 QT 연장 위험이 있으므로 다른 QT 연장 약물과 함께 복용하지 않습니다.
두 약물 모두 CYP3A4에 의해 대사되기 때문에 CYP3A4 저해제와 유도제와 병용 시 혈중 농도가 상승 또는 저하할 수 있습니다.

두 약물을 임부와 수유부가 복용할 수 있습니까?

두 약물 모두 동물을 대상으로 한 생식발생독성시험의 결과만 있고 임부를 대상으로 한 결과가 없기 때문에 임신 중인 경우에는 이 약물들이 명백하게 필요한 경우에만 사용하도록 합니다.
수유하는 동안 약물이행의 가능성을 배재할 수 없기 때문에 이 약을 복용하는 동안은 수유를 하지 않는 것이 권장됩니다.

이것만은 꼭 기억하세요!

- Bedaquilline과 delamanid는 다제내성 폐결핵 치료에 사용하는 2차 항결핵제입니다.
- 두 약물은 모두 QT를 연장하는 이상반응을 일으킬 수 있습니다.
- 복약이행도를 높이기 위해 직접 복약 확인 치료가 요구되는데, 특히 간헐적 치료가 시행되는 bedaquiline의 경우 필수적입니다.

메트로니다졸 vs. 반코마이신
Metronidazole　　Vancomycin

제남경

	Metronidazole (후라시닐정)	Vancomycin (반코진캡슐)
효능효과	트리코모나스증 혐기성균 감염증 아메바증	포도구균에 의한 소장결장염 클로스트리듐 다이피셀에 의한 항생물질 관련 위막성대장염
작용기전	세균의 DNA 합성 억제	세균의 세포벽 합성 억제
대표 부작용	신경독성	신독성

두 약물은 어떤 질환에 사용됩니까?

두 약물은 *Clostridioides difficile* 감염(*C. difficile* infection, CDI) 치료에 사용하는 약물입니다. CDI는 가장 흔한 병원관련감염(hospital-acquired infections)의 하나로 발병률과 사망률이 점점 증가하고 있습니다. 원인균인 *C. difficile*은 그람양성 포자형성 혐기성세균(Gram-positive spore-forming anaerobic bacillus)으로 성인 중 2~5%의 경우 상재균으로 존재하는 세균이기도 하지만 대부분의 경우 외부에서 세균이 장내로 침범하여 감염을 일으킵니다. *C. difficile* 균주 중 toxin A와 toxin B를 생성하는 균주가 있는데, 이들 독소는 장점막에 염증을 일으켜 설사를 야기합니다.

CDI의 위험 요인으로 항생제 사용이 있습니다. 항생제 사용으로 장의 정상세균총의 균형이 무너지면 새로이 침입한 또는 상재하던 *C. difficile*의 증식이 일어나고 독소에 의해 장에 염증이 발생하게 됩니다. 염증은 환자에 따라 가벼운 경증에서 위막성대장염(pseudomembranous colitis), 심한 경우 전격성대장염(fulminant colitis)까지 발생할 수 있습니다. 모든 항생제가 *C. difficile* 감염을 일으킬 수 있는 잠재적 위험이 있으나 그중에서도 특히 fluoroquinolone, penicillin, clindamycin, cephalosporin 계열의 항생제가 CDI를 잘 일으키는 것으로 알려져 있습니다.

두 약물은 언제 사용하나요?

CDI의 치료에 사용하는 항생제로 metronidazole, vancomycin, fidaxomicin 3가지가 있습니다. 현재 우리나라에 fidaxomicin은 허가되지 않았기 때문에 두 가지 약물이 사용 가능합니다.

CDI 발생 시 가장 먼저 원인이 된 항생제를 중지하도록 권고하고 있습니다. 경우에 따라 기저 감염질환치료가 계속 필요할 수 있는데 그런 경우에는 CDI 발병 위험이 낮은 항생제로 바꾸어 치료합니다.

2018년 개정된 IDSA/SHEA(Infectious Diseases Society of America and Society for Healthcare Epidemiology of America)의 *C. difficile* 감염 치료가이드라인에서는 중증이 아닌 CDI 경우 vancomycin 125mg 경구, 하루 4회 또는 fidaxomicin 200mg 경구, 하루 2회로 10일간 치료하기를 권고합니다. Vancomycin 사용이 가능하지 않는 경우 metronidazole 경구제를 대체약물로 사용할 수 있습니다. 중증 CDI(WBC >15,000cells/mL 또는 혈중 크레아티닌 ≥1.5mg/dL)도 vacomycin 125mg 경구, 하루 4회 10일간 또는 fidaxomicin 200mg 경구, 하루 2회 10일간 치료합니다. 중증의 경우 metronidazole을 대체약물로 권고하지 않습니다.

CDI는 재발이 흔한 질환입니다. 반복해서 재발하는 난치성 CDI의 경우 대변세균총이식(fecal microbiota transplantation)을 고려해 볼 수 있습니다.

 여기서 잠깐! "**대변 세균총 이식**(fecal microbiota transplantation, FMT)**이란?**"

FMT는 건강한 사람(공여자)의 장내 세균총을 포함한 대변을 희석하여 환자의 소화관에 주입하여 CDI를 치료하는 방법입니다. 1958년 Eiseman 등에 의해 대변 관장으로 위막성대장염을 치료한 사례가 처음으로 보고되었습니다. 주입경로는 비위관(nasogastric tube), 상부위장관 내시경, 대장내시경, 관장 등을 통하는 방법이 있으나 어떠한 투여경로가 효과적인지는 아직 명확하지 않습니다. 최근에는 대변을 동결건조하는 방법으로 캡슐을 제조하여 치료에 활용하기도 합니다.

FMT는 CDI 이외에도 염증성대장염, 과민성대장염, 비만, 자폐증 등의 치료에 가능성 있는 치료법의 하나로 주목받고 있습니다.

두 약물의 작용기전은 어떻게 다른가요?

Metronidazole은 세균의 DNA 이중나선 구조를 파괴하여 단백질합성을 억제하고 세균을 사멸시킵니다. Vancomycin은 세균의 세포벽 합성에 필요한 전구물질인 D-alanyl-D-alanine에 결합하여 당펩타이드의 중합(polymerization)을 저해함으로써 세포벽합성을 억제합니다.

두 약물의 용법과 용량은 무엇입니까?

Metronidazole을 *C. difficile*과 같은 혐기성균의 치료에 사용하는 경우 허가된 용량은 성인 기준 500mg씩 1일 3~4회 투여입니다. 위자극이 있으므로 음식과 같이 복용합니다. Vancomycin은 125mg을 하루 4번 10일간 경구투여합니다. CDI 치료를 위해 vancomycin을 투여 시 투여경로는 반드시 경구여야 합니다. 경구로 복용하는 vancomycin은 장점막에서 작용하고 흡수는 거의 되지 않습니다. Vancomycin을 주사로 투여하는 경우 장점막에서 유효농도를 확보하지 못하기 때문에 CDI 치료에 효과가 없습니다.

두 약물의 대표적인 이상반응에는 어떤 것들이 있을까요?

Metronidazole의 흔한 이상반응으로 두통, 오심, 질염이 있습니다. 드물지만 심각한 이상반응으로 감각이상, 착란, 소뇌 실조증, 또한 말초감각신경병증이 있습니다. Metronidazole의 특징적인 이상반응으로 금속성 맛이 느껴지는 것과 같은 미각이상(dysgeusia)이 나타날 수 있습니다.

Vancomycin 경구제의 흔한 이상반응으로 오심, 복통, 미각이상이 있습니다. 보통의 경우 경구로 복용한 vancomycin은 흡수가 되지 않지만 CDI와 같은 염증상태에서는 장점막의 투과성이 증가하여 신독성과 같은 전신이상반응도 발생할 수 있으므로 주의해야 합니다.

함께 복용 시 주의해야 할 약물이 있습니까?

Metronidazole은 술과 같이 복용하면 '다이설피람 유사반응(disulfiram-like reaction)'을 일으킵니다. 이 약을 복용하는 동안 그리고 중단하고 3일 이내에는 금주합니다.
경구로 복용하는 vancomycin은 cholestyramine 수지와 같은 담즙산 결합수지(bile acid se-

> ✋ **여기서 잠깐!** **"다이설피람 유사반응(disulfiram-like reaction)이란?"**
>
> 다이설피람은 현재는 사용하지 않지만 과거 알코올 중독치료제로 사용한 약물입니다. 작용기전은 알코올의 대사체인 aldehyde가 산화되는 것을 저해함으로써 aldehyde에 의한 여러 가지 불편감(오심, 구토, 구갈, 두통, 심계항진 등)을 야기하여 술 섭취를 꺼리게 만드는 것입니다. 약물 중에는 이상반응으로 다이설피람과 같이 aldehyde의 대사를 억제하여 불편감을 야기하는 것이 있는데 이러한 이상반응을 disulfiram-like reaction이라고 합니다.

questrant)에 흡착되어 흡수가 저해될 수 있습니다. 환자가 두 약물을 모두 복용하고 있다면 적어도 2시간 이상의 간격을 두고 복용하도록 합니다.

> 🔔 **이것만은 꼭 기억하세요!**
>
> - Metronidazole과 vancomycin은 모두 *C. difficile*감염에 사용합니다.
> - CDI 치료를 위해 metronidazole은 경구 또는 주사제로 투여하고 vancomycin은 반드시 경구로 투여합니다.
> - Metronidazole은 술과 함께 복용하지 않습니다. Vancomycin을 경구로 복용하는 경우 담즙산 첨가제(bile acid sequestrant)와 2시간 이상의 간격을 두고 투여합니다.

메트로니다졸 vs 독시사이클린
Metronidazole vs Doxycycline

김예지

	Metronidazole (후라시닐정)	Doxycycline (덴티스타캡슐)
효능효과	구강 수술 후 감염 예방, 치주염, 치아농양, 급만성 재발성 구강 감염증	성인 치주염환자의 치주낭 깊이 감소 및 치은의 증진
항균 범위	살균, 혐기성균, 아메바, 트리코모나스	정균, G(+), G(−) 광범위 항생제
작용기전	DNA 합성 억제: DNA 나선구조 파괴	DNA합성 저해: 30S, 50S subunit 결합 억제
임부	임신 초기 3개월 이내 투여 금기	임부 금기
연령	연령 금기 없음 (FDA: 아메바증 외에는 소아 안전성, 효과 자료 없음)	12세 미만 연령 금기 (8세 이상 신중 투여)

두 약물은 어떤 질환에 사용됩니까?

Metronidazole는 치과에서는 구강 수술 후 감염방지, 치주염, 치아농양, 급만성 재발성 구강감염증에 단독으로 또는 spiramycin과의 복합제로 사용하고 있습니다. 그 외 혐기성균에 의한 질환에 사용하며 위막성 대장염(clostrdrium difficile)의 1차 선택약이며, Penicillin 알러지 환자의 H. Pyroli 제균요법, 크론병, 트리코모나스 질염, 아메바 질환 등 다양한 질환에 사용됩니다.

Doxycycline 100mg은 치주염, 20mg은 성인 치주염환자의 치주낭 깊이 감소 및 치은의 증진에 적응증이 있습니다. 그 외 여드름, 요로·장관·안(眼)감염, 임질, 클라미디아 등에 쓰이며, 말라리아 예방, 탄저균, 진드기·이(lice)·편모충에 의한 감염 치료에 사용합니다. 이런 다양한 적응증 중에서 치주 질환에 초점을 맞추어 두 약물을 비교해 보겠습니다.

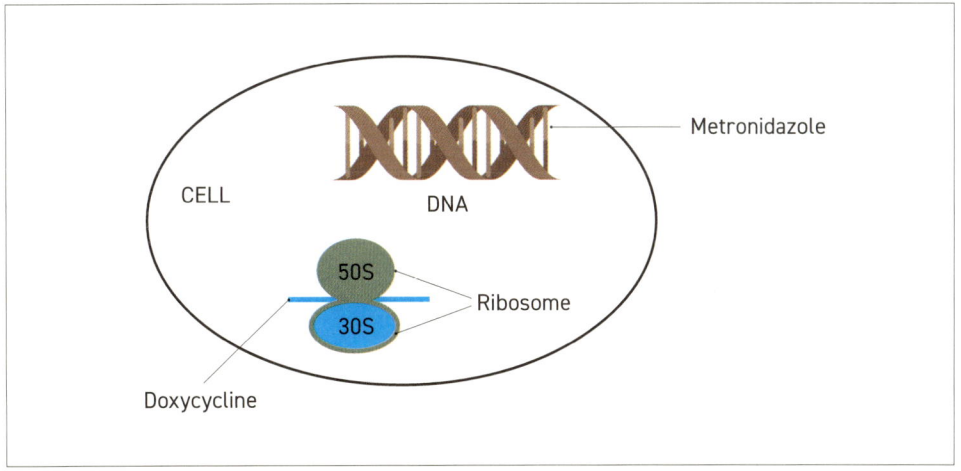

그림 12-2 Doxycycline과 Metronidazole 작용기전

두 약물의 작용기전은 어떻게 다른가요?

두 약물은 DNA 합성을 억제합니다.
Metronidazole은 세균의 DNA 나선구조를 파괴하여 DNA분열과 핵산합성을 방해함으로써 살균 작용을 합니다.
Doxycycline은 박테리아 리보솜의 30S와 50S subunit와 결합해서 세포의 단백질 합성을 저해하여 정균 작용을 합니다. 그 외 치아를 감싸고 있는 결합조직을 파괴하는 matrix metalloproteinases(MMPs)를 차단하므로 잇몸조직 파괴를 막습니다. Doxycycline 20mg은 세균에 영향을 미치기에는 너무 적은 용량이어서 항균 작용은 없고 MMPs차단 작용을 합니다.

치주 질환은 어떻게 발생하나요?

입안은 세균들이 살기에 아주 좋은 환경입니다. 구강위생을 제대로 하지 않으면 프라그(plague)가 쌓여 세균덩어리인 딱딱한 치태, 치석(tartar)을 형성합니다. 이 세균들이 만든 부산물 중에 PGE2, IL-1β, IL-6은 뼈의 파골세포를 활성화시켜 치조골을 용해합니다. 또한 MMPs를 활성화하여 결합조직이 파괴하고, 그로 인해 생긴 치주낭(pocket)속에 수억의 세균덩어리가 살게 됩니다. 이를 방치하게 되면 치주인대 조직이 파괴되고, 염증으로 인해 고름이 나기도 하고 치조골이 소멸되어 치주염으로 진행됩니다. 풍치라고 불리는 이 치주

질환은 2019년 가장 많이 외래 진료를 받은 질환으로써 심장질환, 뇌졸중, 치매 위험도 높일 수 있으므로 소홀히 다루어서는 안 될 질환입니다. 특히 치주질환 환자의 몸속에는 호중구가 많은데, 이는 코로나 감염 시 싸이토카인 폭풍이 일어날 가능성이 높아 위험할 수도 있다고 합니다.

이러한 치주 질환을 일으키는 균들은 다양하며 fusobacterium, bacteroides, streptococcus, peptostreptococcus, prevotella와 actinomycesem 등이 있습니다.

두 약물의 항균 범위는 어떻게 되나요?

Metronidazole은 혐기성균과 원충류에 항균력을 가지며, doxycycline은 광범위 항생제로 항균범위는 〈표 12-3〉과 같습니다.

표 12-3 Metronidazole과 Doxycycline 항균 범위

Metronidazole 항균 범위	
혐기성 G(+)	Clostridium species, Eubacterium species, Peptococcus species, Pepto streptococcus species
혐기성 G(−)	Bacteroides fragilis group(B. fragilis, B. distasonis B. ovatus, B. thetaiotaomicron, B.vulgatus), Fusobacterium species
원충류	Entamoeba histolytica, Trichomonas vaginalis

Doxycycline 항균 범위	
혐기성균	Clostridium species, Fusobacterium fusiform, Propionibacterium acnes
호기성 G(+)균	Bacillus anthracis, Streptococcus pneumoniae
호기성 G(−)균	Acinetobacter, Brucella, Enterobacter aerogenes, Hemophilus*, Vibrio**, Klebsiella species, E. coli, Shigella, N. gonorrhoeae, Yersinia pestis, Bartonella bacilliformis, Francisella tularensis
그 외 박테리아	Nocardia, Actinomyces species, Borrelia recurrentis, Rickettsia, Chlamydophila psittaci, Chlamydia trachomatis, Mycoplasma pneumoniae, Treponema pallidum, Ureaplasma urealyticum
원충류	Balantidium coli, Entamoeba, Plasmodium, falciparum*

* H. ducreyi, influenzae. **V. cholerae, fetus.

두 약물의 용법, 용량은 무엇입니까?

Metronidazole은 혐기성균 감염증 치료에 성인 1회 500mg씩 1일 3~4회 경구 투여하며 1일 최대용량은 4g이며 일반적으로 7~10일간 치료합니다. 또한 amoxicillin, ciprofloxacin과 병용하기도 하는데, amoxicillin 병용하는 경우에는 metronidazole 250~375mg 하루 3번 복용하며 ciprofloxacin 병용 시 metronidazole 500mg 하루 두 번 복용합니다.
Doxycycline 100mg 정제는 만성 치주질환에 하루 한 번 15일간 사용하며, doxycycline 20mg은 만성 치주질환에 하루 두 번 복용하며, 내성의 위험이 적으므로 장기복용(최소 3개월)이 가능합니다.

두 약물 복용 시 주의사항은 어떤 것들이 있을까요?

Metronidazole은 이미다졸계 약물이므로 albendazole, ketoconazole 등에 과민반응이 있는 환자, 혈액질환, 기질적 신경 질환 환자, 임신 첫 3개월 이내의 임부는 금기입니다. Mizolastine 병용하는 경우에 비정상적으로 QT간격이 긴 심실빈맥(torsade de pointes, TdP) 위험이 증가할 수 있으므로 병용하지 않도록 합니다.
Doxycycline은 임부, 수유부, 12세 미만 소아, 신부전환자, 중증 간질환, isotretinoin 제제 투여 환자(두개내 고혈압 가능), 중증 근무력증환자는 금기입니다.
〈표 12-4〉는 간·신장애 환자와 임부·수유부 사용 시 주의사항을 정리하였습니다.

표 12-4 Metronidazole과 Doxycycline 투여 시 주의를 요하는 대상

항생제	간장애	신장애	임부	수유부
Metronidazole	신중투여	신중투여	임신초기 금기	치료중 수유중단
Doxycycline	신중투여 중증 간장애 금기	용량 감소 신부전환자 금기	금기	금기

두 약물의 대표적인 이상반응에는 어떤 것들이 있을까요?

Metronidazole 이상반응은 위장장애, 말초신경장애(손발 저림), 발작, 뇌병증 등이 일어날 수 있습니다. 또한 금속성 입맛(metallic taste), 소변 색깔이 암적색으로 되기도 합니다.

Doxycycline은 오심과 식도궤양, 치아황변, 광과민반응, 캔디다, 빈혈 등이 일어날 수 있고, 심각한 이상반응은 위막성대장염, 간장애, 두개 내압 상승(구토, 두통, 복시) 등이 일어날 수 있습니다.

항생제를 계속 만성적으로 복용해도 되나요?

항생제는 계속적으로 장기 복용하면 내성발현과 이상 반응이 일어날 수 있으므로 단기간 사용해야 합니다. 최근에는 경구용 항생제에 비해 전신 부작용과 내성균의 발현 위험이 적은 치과용 항생제 연고를 직접 치주낭내로 삽입하거나 치주낭 세척술 등을 이용하기도 합니다.
Doxycycline 20mg은 내성과 부작용 위험이 낮아 만성 치주질환에 장기 사용할 수 있습니다.

약 복용만으로 치주질환이 나을 수 있나요?

세균 덩어리인 치태는 세균과 세균이 만들어낸 구조물 등이 부착되는 막이 겹겹이 쌓여 서로 단단하게 되어 약물 침투를 어렵게 합니다. 그러므로 치주질환은 항생제만으로 세균 덩어리를 제거하기 쉽지 않으므로 치주치료와 약물치료를 동시에 하면 효과적입니다. 또한 평소에 구강위생을 철저히 하고 위험 요인을 줄이며 정기적 치석 제거로 사전에 치주질환을 예방하도록 합니다.

치주질환을 일으키는 위험 요인은 무엇인가요?

치주질환을 일으키는 원인은 다양하겠지만 대표적인 것은 다음과 같습니다.
- 불결한 구강위생, 흡연, 노화
- 치아에 잘 붙는 탄수화물 음식(떡, 엿, 사탕, 소다수, 설탕 등): 세균막 형성 용이
- 당뇨병으로 인한 말초혈관 장애, 조직 회복력 저하, 면역기능 저하 등으로 치주조직의 빠른 파괴
- 영양상태 불량
- 임신, 출산, 피임약 복용, 폐경 등으로 인한 호르몬 변화

함께 복용 시 주의해야 할 약물이 있습니까?

두 약물 모두 와파린등의 항응고작용을 증강시킬 수 있으므로 INR을 모니터링해야 합니다.

Metronidazole
- 리튬: 5-FU의 혈중 농도를 증가시켜 이상반응을 증가
- 알코올 병용: 다이설피람 유사반응(disulfiram-like reaction)을 유발하므로 복용 시, 복용 후 3일까지 금주

> 다이설피람 유사반응(disulfiram-like reaction)은 특정 약물을 복용하는 중에 술을 마시게 되면 알코올이 배설되지 못하고 acetaldehyde 상태로 몸에 과량 축적되어 안면 홍조, 오심, 구토, 혈압상승, 복통, 어지러움, 정신혼미, 빠른 심박동 등을 일으키는 현상입니다. 이러한 현상을 유발하는 대표적인 약물은 Metronidazole, 2세대 세파(cefotetan, cefamandole, cefoperazone) 등이 있습니다.

Doxycycline
- 페니실린: 정균작용 약물 병용 시 살균작용을 방해하므로 병용하지 말 것
- 경구용 피임약: 피임약 효과 저하될 수 있으므로 다른 피임법 병용
- 제산제, 무기질: 킬레이트 형성하여 약효 저하, 2시간 이상의 간격두고 투여
- Retinoids(isotretinoin): 두개 내 고혈압 유발 가능
- Digoxin: 세균총 변화로 생체내 이용률 증가하여 디곡신 농도 증가

이것만은 꼭 기억하세요!

- Metronidazole 복용 중이나 복용 중단 3일 후까지 알코올이나 알코올 함유 음료를 섭취하지 않도록 합니다.
- Doxycycline은 무기질과 킬레이트 형성하여 약효가 저하될 수 있으므로, 종합비타민, 제산제, 철분, 칼슘, 유제품 등 무기질은 2시간 정도의 간격을 두고 복용하시기 바랍니다.
- Doxycycline은 광과민 반응을 유발할 수 있으므로, 썬크림을 바르고 직사광선에 오랜 노출은 피하도록 합니다.
- Doxycycline과 isotretinoin 병용 시 두개 내 고혈압을 일으켜 구역, 구토, 시야이상 등을 호소할 수 있으므로 금기입니다.

클래리트로마이신 Clarithromycin vs. 레보플록사신 Levofloxacin

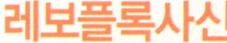
정연주

	Clarithromycin (클래리시드필름코팅정)	Levofloxacin (크라비트정)
효능효과	상·하기도 감염, 피부 감염, 요로 감염, *Helicobacter pylori* 감염	상·하기도 감염, 피부 감염, 요로 감염
작용기전	Macrolide: 단백질 합성 저해	Fluoroquinolone: DNA gyrase 억제
용법용량	1일 2회 250~500mg	1일 1회 250~750mg
소아(국내)	6개월 이상	18세 이상
제형	필름코팅정, 엑스엘서방정, 건조시럽	정제, 주사제

두 약물은 어떤 질환에 사용됩니까?

두 약물은 호흡기감염에 쓰는 항생제입니다. Clarithromycin은 하기도감염증(기관지염, 폐렴 등), 상기도감염증(인두염, 부비동염 등), 피부 및 피부조직의 감염증, Mycobacteria 감염증, 십이지장궤양 환자의 *Helicobacter pylori* 제균요법에 투여할 수 있습니다.

Levofloxacin의 적응증은 지역사회감염 폐렴, 원내감염 폐렴, 만성 기관지염의 급성 세균성 악화, 급성 부비동염, 복합 피부 및 연조직 감염, 경중등도의 비복합성 피부 및 연조직 감염, 만성 세균성 전립선염, 경·중등도의 비복합성 신우신염을 포함한 복합요로감염, 경·중등도의 단순요로감염입니다. 여기에서는 두 약물의 다양한 적응증 중 호흡기감염 치료에 대한 내용을 위주로 살펴볼 예정입니다.

두 약물의 작용기전이 어떻게 다른가요?

Clarithromycin은 erythromycin의 lacton ring 6 위치의 수산기를 O-methylation하여 만든 반합성 macrolide계 항균제입니다. 감수성이 있는 세균의 70S 라이보솜의 50S 라이보솜 아단위에 결합하여 단백질 합성을 억제합니다.

Levofloxacin은 ofloxacin의 S-광학활성체로 세균의 DNA 복제, 전사, 재조합에 필요한 효소인 DNA gyrase를 억제하여 세균의 DNA 복제를 막는 fluoroquinolone계 항생제입니다.

두 약물의 용법과 용량은 무엇입니까?

Clarithromycin은 1일 2회 250~500mg씩 투여합니다. 투여 기간은 보통 7~14일입니다. 신부전환자(CrCl < 30mL/min)의 경우 용량을 절반으로 감량하며 14일 이상 투여하지 않습니다. 6개월 이상 소아는 하루 15mg/kg을 12시간 간격으로 10일간 분할투여합니다. 미코박테리아 감염증에는 1일 2회 500mg씩 투여합니다.

Levofloxacin은 적응증에 따라 다음과 같은 용량으로 1일 1회 경구투여하고 신부전 시 감량합니다.

적응증	용량 및 투여 간격	투여 기간
원내감염 폐렴	750mg 24시간	7~14일
지역사회감염 폐렴	500mg 24시간	7일
만성 기관지염의 급성 세균성 악화	500mg 24시간	7일
급성 부비동염	500mg 24시간	10~14일

두 약물은 약물동력학적으로 어떤 차이가 있을까요?

Clarithromycin은 흡수가 잘 되며 생체이용률이 55%로 음식물에 의해 흡수가 지연될 수 있으나 흡수량은 변화가 없습니다. 부분적으로 항균효과를 지니는 대사체인 14-hydroxyclarithromycin으로 대사됩니다. 주로 신장으로 배설되는데 clarithromycin으로 20~40%, 14-hydroxyclarithromycin으로 10~15%가 신배설됩니다.

Levofloxacin은 빠르게 흡수되며 생체이용률이 99%로 음식물로 인한 영향은 거의 없습니다. 주로 대사되지 않은 미변화체로 신배설(87 %)됩니다.

두 약물의 대표적인 이상반응은 무엇인가요?

두 약물 복용 시 나타날 수 있는 일반적인 이상반응으로는 설사, 오심 등의 위장관계 이상반응과 두통 등의 중추신경계 이상반응이 있습니다.

Clarithromycin의 드물게 나타나는 이상반응으로는 심실 부정맥, torsade de pointes, 간수치 상승, BUN 및 혈중 크레아티닌 상승, 백혈구 감소, 프로트롬빈시간 증가 등이 있습니다.

Levofloxacin의 경우 심계항진, QT 간격 연장, 광과민성, 감각이상, 청각장애, 이명, 불안, 우울, 기침 등이 드물게 나타날 수 있습니다. Levofloxacin은 quinolone계 항균제로 인한 건염, 건파열의 병력이 있는 환자는 투여하지 않도록 합니다. Quinolone계 항균제는 신경 근육 차단 작용이 있어 중증근무력 환자의 경우 증상이 더 심해질 수 있으므로 주의해야 합니다. 경구용 혈당강하제나 인슐린을 복용중인 당뇨환자에서 혈당장애가 나타날 수 있으므로 이런 경우에는 투여를 중지해야 합니다.

함께 복용 시 주의해야 할 약물이 있습니까?

Clarithromycin
- Carbamazepine, cyclosporine, ergotamine, tacrolimus, triazolam: CYP3A4 저해로 혈중농도 증가
- 스타틴계: lovastatin, simvastatin 병용금기, atorvastatin, rosuvastatin 최저 용량으로 감량, fluvastatin, pravastatin 사용 고려
- Theophylline: 혈중농도 증가
- Digoxin: 혈중농도 증가, 모니터링 필요

Levofloxacin
- NSAIDs: 중추신경자극, 경련성 발작 위험 증가
- 알루미늄 또는 마그네슘 함유 제산제, sucralfate, 철분 함유 제제, 칼슘 함유 제제, 아연 또는 철분이 함유된 종합비타민제제: 흡수 저하, 투여 전후 2시간 이내 병용 피함
- Theophylline: 농도 증가, 감량 고려

> **이것만은 꼭 기억하세요!**
>
> - 두 약물은 호흡기감염치료제로 clarithromycin은 베타락탐과 병용하여 투여하고 levofloxacin은 단독으로 투여할 수 있습니다.
> - Clarithromycin은 1일 2회, levofloxacin은 1일 1회 투여하며 신부전환자의 경우 감량합니다.
> - Clarithromycin은 carbamazepine, cyclosporine, ergotamine, statins, tacrolimus, triazolam, digoxin, theophylline 등과 병용 시 약물상호작용에 유의하도록 합니다.

바이러스 감염 Viral Infection

김형은

정의

바이러스에 의한 인체 감염

항바이러스제 작용기전

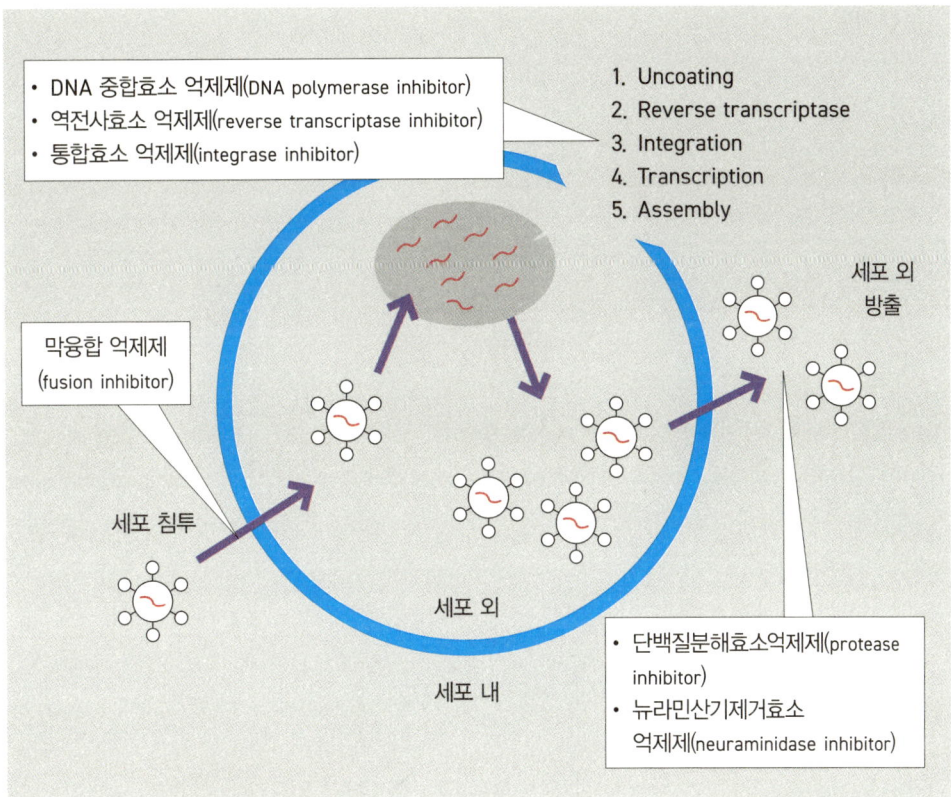

그림 12-3 **항바이러스제의 작용기전**

1) 막융합 억제제(fusion inhibitor)
   바이러스가 인체 세포에 침입하는 초기에 세포막의 융합단계를 차단함
2) DNA 중합효소 억제제(DNA polymerase inhibitor)
   DNA 합성 억제
3) 역전사효소 억제제(reverse transcriptase inhibitor)
   RNA가 DNA로 바꾸는 역전사효소를 억제함
4) 통합효소 억제제(integrase inhibitor)
   새로 생산된 바이러스의 DNA가 염색체 DNA에 끼어들어가는 데 필요한 효소인 통합효소(integrase)를 억제함
5) 단백질분해효소억제제(protease inhibitor)
   미성숙한 단백질이 단백분해효소(protease)에 의해 절단되어 성숙한 단백이 되는데, 이를 차단함
6) 뉴라민산기제거효소 억제제(neuraminidase inhibitor)
   감염된 세포로부터 바이러스 방출을 하는데 작용하는 효소인 뉴라민산기제거효소를 억제함

치료약물

막융합 억제제(fusion inhibitor)

사이클로스포린(cyclosporine, 사이폴주), 마라비록(maraviroc, 셀센트리정)

DNA 중합효소 억제제(DNA polymerase inhibitor)

트리플루리딘(trifluridine, 오큐플리딘점안액), 아시클로버(acyclovir, 바시로바정), 간시클로버(ganciclovir, 싸이메빈정주), 펜시클로버(penciclovir, 펜시버크림), 팜시클로버(famciclovir, 팜시론정), 발라시클로비르(valaciclovir, 발트렉스정), 발간시클로비르(valganciclovir, 비가비르정)

역전사효소 억제제(reverse transcriptase inhibitor)

지도부딘(zidovudine, 하원지도부딘캡슐, 컴비비어정(복합제)), 네비라핀(nevirapine, 바이라문정), 라미부딘(lamivudine, 한미부딘정, 트리멕정(복합제)), 에파비렌즈(efavirenz, 스토크린정), 아데포비어(adefovir, 아세비라정), 아바카비르(abacavir, 지아겐정), 테노포비르(tenofovir, 에스비르

정, 빅타비정(복합제)), 엠트리시타빈(emtricitabine, 데스코비정, 빅타비정(복합제))

통합효소 억제제(integrase inhibitor)

랄테그라빌(raltegravir, 이센트레스정), 돌루테그라비르(dolutegravir, 티비케이정), 빅테그라비르(bictegravir, 빅타비정(복합제))

단백질분해효소억제제(protease inhibitor)

인디나버(indinavir, 크락시반캡슐), 넬피나비르(nelfinavir, 비라셉트필름코팅정), 리토나비르(ritonavir, 노비르정), 아타자나비르(atazanavir, 에보타즈정), 다루나비르(darunavir, 프레지스타정)

뉴라민산기제거효소 억제제(neuraminidase inhibitor)

자나미비르(zanamivir, 리렌자로타디스크), 오셀타미비르(oseltamivir, 타미플루캡슐)

오셀타미비르 Oseltamivir VS. 페라미비르 Peramivir

김형은

	Oseltamivir (타미플루캡슐, 현탁용분말)	Peramivir (페라미플루주)
효능효과	A형 및 B형 인플루엔자 바이러스 감염증의 치료 및 예방	A형 및 B형 인플루엔자 바이러스 감염증의 치료
작용기전	뉴라민산기제거효소 억제제	뉴라민산기제거효소 억제제
투여경로	경구	점적정주(IV infusion)

두 약물은 어떤 질환에 사용됩니까?

Oseltamivir는 A형 및 B형 인플루엔자 바이러스 감염증의 치료 및 예방에 사용됩니다. 감염증 치료의 경우 생후 2주 이상에게 사용 가능하고, 감염증 예방의 경우 1세 이상에서 사용 가능하며 예방접종으로 예방을 기대할 수 없는 경우에 한하여만 사용합니다.

Peramivir는 성인에서의 A형 및 B형 인플루엔자 바이러스 감염증의 치료에 사용하며, 예방요법으로는 사용되지 않습니다.

두 약물의 작용기전은 무엇입니까?

Oseltamivir와 peramivir는 인플루엔자 바이러스의 뉴라민산기제거효소를 억제하는 항바이러스제입니다. 인플루엔자 바이러스의 뉴라민산기제거 효소는 감염된 세포로부터 바이러스입자(virion)를 분비시키고, 호흡기세포 내에 바이러스가 침입하는 것을 도와주며, 호흡기의 면역체계에 의한 바이러스 비활성화를 막아주는 등 여러 가지 경로로 바이러스 확산에 기여합니다. Oseltamivir와 peramivir는 이러한 인플루엔자 바이러스의 뉴라민산기제

> 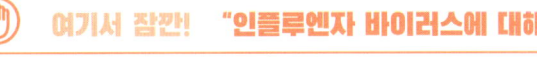 **여기서 잠깐!** "인플루엔자 바이러스에 대해 알아봅시다."
>
> 인플루엔자 바이러스는 A형, B형, C형 이렇게 3가지 바이러스 형으로 구분됩니다.
> A형은 표면 항원인 hemagglutinin(HA)과 neuraminidase(NA)에 의해서
> 아형(subtype)이 결정됩니다. HA는 바이러스가 체세포에 부착하는 역할을 하고,
> NA는 바이러스가 감염된 세포로부터 방출되어 새로운 호흡기 세포로 전파되는 데
> 중요한 역할을 합니다.
> A형은 사람뿐만 아니라 돼지 및 조류도 감염가능합니다. A형 바이러스 아형으로는 H1N1,
> H3N2가 있습니다. B형 인플루엔자는 A형보다 항원 변화가 적고 사람만 감염됩니다.
> B형은 항원형에 따라 B/Victoria와 B/Yamagata 두 가지 계통으로 나누어집니다.
> C형 인플루엔자는 대부분 무증상이고 인플루엔자 유행과 연관이 없습니다.
> 인플루엔자는 크고 작은 항원변이가 일어나는데, 거의 매년 항원변이가 일어나
> 계속적으로 인플루엔자 유행을 일으킵니다. 인플루엔자는 인플루엔자 환자가 기침이나
> 재채기를 할 때 분비되는 호흡기 비말을 통해서 전파됩니다. 잠복기는 1~4일 정도이고,
> 증상발현 1일 전부터 발병 후 약 5~7일 정도까지 전염력이 있습니다.

거효소를 억제함으로써 바이러스 확산을 막게 됩니다.

두 약물의 용법과 용량은 무엇입니까?

Oseltamivir는 치료 및 예방 요법으로 투여 시 용법·용량이 다르고, 연령군에 따라서도 용법·용량이 달라집니다.

먼저 A형 및 B형 인플루엔자 바이러스 감염증에 사용할 경우에는 다음과 같습니다.

연령군	용법, 용량
성인 및 13세 이상의 청소년	75mg을 1일 2회, 5일간 경구투여 합니다. 캡슐을 삼키기 어려운 경우에는 현탁용 분말을 이용하여 투약할 수 있습니다.
1세 이상 12세 이하의 소아	캡슐을 삼킬 수 있는 체중이 40kg을 초과하는 소아 환자는 아래의 현탁액 권장용량 대신 75mg씩 1일 2회 또는 30mg과 45mg씩 1일 2회 복용할 수 있습니다. 그 이외의 소아 환자에게는 체중에 따른 용량표에 따라 투여합니다.
2주 이상 1세 미만 소아	3mg/kg을 1일 2회, 5일간 경구투여 합니다.

A형 및 B형 인플루엔자 바이러스 감염증 예방에 사용할 경우에는 다음과 같습니다.

연령군	용법, 용량
성인 및 13세 이상의 청소년	감염된 사람과 가까운 접촉관계에 있는 경우 75mg을 1일 1회, 10일간 경구투여합니다. 감염된 사람과 접촉한 지 2일 내에 투여를 시작합니다.
1세 이상 12세 이하의 소아	캡슐을 삼킬 수 있는 체중이 40kg을 초과하는 소아 환자는 75mg 캡슐을 1일 1회 또는 30mg 캡슐과 45mg 캡슐을 1일 1회, 10일간 복용할 수 있습니다. 그 이외의 소아 환자에게는 체중에 따른 용량표에 따라 투여합니다.

Peramivir는 성인 환자에서 300mg을 15분 이상 단회 점적정주합니다. 신장기능장애가 있는 환자에서는 높은 혈중 농도가 지속될 우려가 있으므로, 신장 기능의 저하 정도에 따른 투여량 조절이 필요합니다.

Oseltamivir와 peramivir 모두 감염증 치료 시 감염 초기증상 발현 48시간 이내에 투여되어야 합니다.

다른 인플루엔자 바이러스 감염증 치료제로 무엇이 있나요?

Oseltamivir와 peramivir 외에 인플루엔자 바이러스 감염증 치료제로 amantadine(피케이멜즈정)이 있고, zanamivir(리렌자로타디스크)가 있습니다. Zanamivir는 oseltamivir와 peramivir와 같이 뉴라민산기제거효소 억제제로 A형 및 B형 인플루엔자 바이러스 감염증의 예방 및 치료에 사용되며, 경구 흡입하는 제제(diskhaler)입니다. Amantadine은 인플루엔자 A형 바이러스 감염증의 예방 및 치료에 사용됩니다. 인플루엔자 바이러스 A형의 M2 protein에만 억제작용을 나타내고 B형에는 효과가 없습니다.

두 약물의 대표적인 이상반응에는 어떤 것들이 있을까요?

Oseltamivir의 대표적인 이상반응은 구역, 구토 및 두통입니다. 구역, 구토가 심할 경우 음식과 함께 복용하면 이를 완화시켜줄 수 있습니다. 그 외 이상반응으로는 불안정형 협심증, 빈혈, 위막성 대장염, 폐렴, 편도주위농양, 상완골 골절, 환각, 경련, 피부염, 발진, 두드러기, 습진 등이 있습니다. 경고 사항으로는 주로 소아·청소년 환자에서 경련과 섬망과 같은 신경정신계 이상반응과 추락 등의 사고가 보고되었는데, oseltamivir와의 상관관계는 밝혀지지 않았지만 특히 소아와 청소년 환자에서 이러한 이상행동 발현에 대해 주의 깊게 모니터링해야 합니다. Oseltamivir는 임부의 상태를 고려하여, 전문의 판단하에 감염증 치료를 위해 oseltamivir 투여가 필요하다고 판단되는 경우에 투여 가능합니다.

Peramivir의 대표적인 이상반응은 설사, 오심, 호중구 감소, 단백뇨 등이 있고, 임부에서 사용 금기입니다.

Oseltamivir와 perimivir를 포함한 인플루엔자 감염증 치료제는 인플루엔자 예방접종을 대신할 수 없습니다.

> **이것만은 꼭 기억하세요!**
>
> - Oseltamivir는 인플루엔자 바이러스 감염증 치료 및 예방에 사용되고, perimivir는 인플루엔자 바이러스 감염증 치료에만 사용됩니다.
> - Oseltamivir는 감염증 치료 시 5일간, 감염증 예방 시 10일간 경구 투여합니다. Perimivir는 감염증 치료를 위해 단회 점적정주(IV infusion) 합니다.
> - Oseltamivir와 perimivir는 감염증 치료 시 감염 초기증상 발현 48시간 이내에 투여되어야 합니다.

아시클로버 Acyclovir 팜시클로비르 Famciclovir

박재경

	Acyclovir (조비락스정)	Famciclovir (팜비어정)
효능효과	대상포진	대상포진
	단순포진, 수두	생식기포진
작용기전	바이러스 DNA 합성 억제	바이러스 DNA 합성 억제
소아용량	2세 이상 소아는 성인 용량과 같음	소아에 안전성 및 유효성 확립 안 됨
특징	충분한 수분섭취를 권고함	Pro-drug 형태

두 약물은 어떤 질환에 사용됩니까?

두 약물의 공통된 국내 승인 적응증은 대상포진입니다.
이 외에 acyclovir는 단순포진과 2세 이상의 소아의 수두에, famciclovir는 생식기포진에 허가받았습니다. Acyclovir 주사제는 위의 적응증 및 단순포진성 뇌염에도 사용됩니다.

 여기서 잠깐! "대상포진 vs. 단순포진 vs. 생식기 포진이란?"

대상포진과 단순포진, 생식기 포진은 모두 헤르페스 바이러스에 의해 발생하는 질환이지만 대상포진은 수두-대상포진 바이러스(varicella-zoster virus)에 의해, 단순포진은 단순포진 바이러스(Herpes Simplex Virus)에 의해, 생식기 포진은 단순포진 바이러스 중 제2형 바이러스(Herpes Simplex Virus 2)에 의해 발생하는 질환입니다. 따라서 대상포진과 단순포진은 원인이 되는 바이러스의 종류가 다르므로 별개의 질환으로 볼 수 있으며, 생식기포진은 구순 포진과 함께 단순포진에 포함되는 질환입니다.

두 약물의 작용기전은 무엇입니까?

두 약물은 모두 바이러스의 타이미딘 카이네이스(thymidine kinase) 등에 의해 인산화되어 활성화됩니다. 활성형 성분들은 뉴클레오타이드인 dGTP(deoxyGuanosine triphosphate)와 경쟁적으로 바이러스의 DNA 중합효소에 결합하여 바이러스의 DNA에 삽입됨으로써 합성을 억제합니다.

Acyclovir의 활성형 성분은 acyclovir triphosphate입니다. Famciclovir는 약물 전구체(prodrug)로 체내에서 빠르게 penciclovir로 전환된 뒤 인산화되어 penciclovir triphosphate가 약물학적 활성을 갖습니다. DNA의 종결자로서의 역할은 acyclovir triphosphate이 더 강력하며 penciclovir triphosphate는 DNA의 연장을 막는 short-chain terminator의 역할을 담당합니다.

두 약물의 약동학적 특성을 알려주세요.

바이러스에 감염된 세포 내에서의 penciclovir triphosphate의 안정성이 acyclovir triphosphate보다 커서 반감기가 더 긴 특징을 나타냅니다. Acyclovir의 반감기는 2~4시간으로 지속시간이 짧아 1일 4~5회 복용해야 하는 반면 penciclovir triphosphate의 반감기는 10~20시간으로 용량에 따라 1일 1회 또는 3회 복용하게 됩니다.

표 12-5 Acyclovir와 Famciclovir의 용법과 용량

	Acyclovir	Famciclovir
대상포진(7일간)	800mg씩 1일 5회	250mg씩 1일 3회 또는 750mg씩 1일 1회
단순포진(5일간)	200mg씩 1일 5회	[생식기포진] • 초발성: 250mg씩 1일 3회 • 재발성: 125mg(급성)씩 1일 2회, 250mg(재발 억제 시)씩 1일 2회
소아	2세 이상의 단순포진: 성인 용량과 같음 수두: 1회 20mg/kg 1일 4회 5일간	소아에 안전성 및 유효성 확립되지 않음

두 약물을 복용 시 주의사항은 어떤 것들이 있을까요?

두 약물은 수두 생백신 및 대상포진 백신의 효과를 감소시킬 수 있으므로 백신접종 하루

전부터 접종 후 14일까지 복용하지 않아야 합니다.

두 약물 모두 신장애 환자에게 신중하게 투여해야 합니다. 특히 acyclovir 복용 시에는 탈수를 막기 위해 충분한 수분섭취가 필요하며, 간기능이 악화될 수 있으므로 간장애 환자에게도 신중히 투여해야 합니다.

Acyclovir의 전구약물인 valacyclovir와 acyclovir에 과민반응이 있는 사람은 acyclovir를 복용해서는 안 됩니다. 마찬가지로 famciclovir 및 활성 성분인 penciclovir에 과민반응이 있는 사람은 famciclovir를 복용해서는 안 됩니다.

함께 복용 시 주의해야 할 약물이 있습니까?

Probenecid는 두 약물의 배설을 지연시켜 혈중 농도 및 반감기를 증가시킵니다. 또한 acyclovir와 famciclovir는 tenofovir disoproxil fumarate의 농도를 증가시킬 수 있으므로 병용 시 주의 깊게 모니터링해야 합니다.

Acyclovir와 amikacin, amphotericin B deoxycholate, cyclosporine, tacrolimus, tobramycin의 병용은 두 약물 모두의 신독성(nephrotoxicity) 또는 이독성(ototoxicity)을 증가시키므로 주의 깊게 모니터링해야 합니다. Amoxicillin과 acyclovir의 병용은 두 약물 모두의 농도를 증가시키며, mycophenolate는 acyclovir에 의해 농도가 증가되므로 신중히 투여해야 합니다.

Raloxifene은 famciclovir가 penciclovir로 전환되는 것을 방해하므로 병용 시 주의 깊게 관찰해야 합니다.

두 약물의 대표적인 이상반응에는 어떤 것들이 있을까요?

두 약물의 공통적인 이상반응으로 설사, 오심, 구토, 두통 등이 있습니다. Acyclovir의 가장 흔하게 나타나는 이상반응은 권태감(malaise, 11.5%)이며, famciclovir는 위의 공통적 이상반응 외에 복부팽만감(flatulence, 약 5%) 등이 있습니다.

두 약물을 임부 또는 수유부가 복용할 수 있습니까?

두 약물은 호주 ADEC 임부 카테고리에서 모두 B로 분류되어 있습니다. Acyclovir는 모유로 이행되며 famciclovir가 모유로 이행되는지에 대해서는 알려지지 않았습니다.

시판 중인 제품에 대해 알려주세요.

Acyclovir는 다양한 제형으로 판매되고 있으며, 일성조비락스정 400mg(일성신약), 바이버크림(한미약품), 에크로바주(경동제약), 지나시드건조시럽(진양제약) 등이 있습니다. Famciclovir는 팜비어정 250mg, 750mg(일동제약) 등이 시판되고 있습니다.

> **이것만은 꼭 기억하세요!**
>
> - 두 약물의 공통된 적응증은 대상포진이며, 이 외에도 acyclovir는 단순포진 및 수두에, famciclovir는 생식기 포진에 허가받았습니다.
> - 두 약물은 수두 백신 및 대상포진 백신의 효과를 감소시킬 수 있으므로 백신접종 하루 전부터 접종 후 14일까지 복용하지 않아야 합니다.
> - Acyclovir를 복용하는 동안 탈수를 막기 위해 충분히 수분을 섭취하도록 해야 합니다.

오셀타미비르 Oseltamivir VS. 자나미비르 Zanamivir

김예지

	Oseltamivir (타미플루캡슐)	Zanamivir (라렌자로타디스크)
효능효과	인플루엔자 A, B의 예방과 치료	
작용기전	뉴라민산기제거효소 저해(neuraminidase inhibitor)	
용법, 용량	치료: 1일 2회 5일 경구투여 예방: 1일 1회 10일 경구투여	치료: 1일 2회 매회 2번 5일간 흡입 예방: 1일 1회 매회 2번 10일간 흡입
반감기	1~3시간	2.5~5.1시간
제형, 함량	경구제: 30mg, 45mg, 75mg 캡슐 6mg/mL 현탁용 분말	흡입제: 5mg/25mg(1포낭)
연령	치료: 생후 2주 이상 이상 예방: 1세	7세 이상

두 약물은 어떤 질환에 사용됩니까?

Orthomyxovirus에 속하는 RNA 바이러스인 인플루엔자는 항원형에 따라 A, B, C, D 종류로 분류합니다. 그중 C형은 증상이 경미하고, D형은 사람에게는 문제가 되지 않지만, A, B형이 매년 겨울 사람들에게 독감이라는 계절성질환을 일으킵니다. 이 질환에 M2억제제인 amantadine과 rimantadine이 사용되었으나 이는 A형 바이러스에만 효과가 있고 내성 때문에 더 이상 권고되지 않고, 뉴라민산기제거효소억제제인 oseltamivir, zanamivir, peramivir가 항바이러스제로 사용되고 있습니다. Oseltamivir는 2009년 신종플루 시 수요가 급증했고, A형과 B형 인플루엔자의 치료와 예방에 널리 사용되는 경구용 약물입니다. Zanamivir는 건조분말 흡입제로써 Oseltamivir와 동일한 용도로 사용하는 약물입니다.

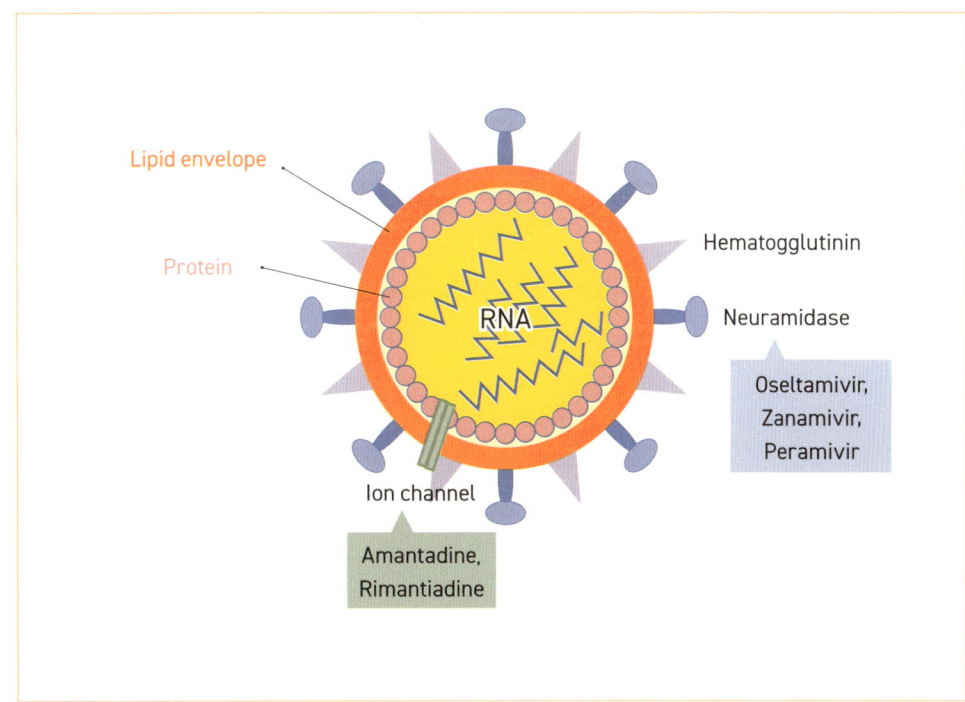

그림 12-4 바이러스 구조와 항바이러스제

두 약물의 작용기전은 무엇입니까?

A 인플루엔자 바이러스 표면에는 당단백질인 18개의 아형(subtype)을 가진 HA항원(적혈구응집소)과 11개의 아형을 가진 NA항원(뉴라민산기제거효소)이 있습니다. 바이러스는 이들의 조합과 변이에 따라 H5N1(조류독감), H1N1(신종플루)등 여러 가지 유행성 독감을 일으킵니다.

적혈구응집소는 바이러스가 세포에 있는 사이알산(N-acetyl neuraminic acid)에 결합되어 숙주세포에 바이러스가 침입합니다. 세포 내에서 복제된 바이러스는 감염시킨 숙주세포에서 나와 옮겨가는 과정에 사이알산 수용체와 적혈구응집소 결합부위를 잘라야 숙주에서 방출됩니다.

뉴라민산기제거효소는 이 결합 고리를 분해하여 비리온들이 숙주로부터 유리되어 확산되도록 하는데 필요한 효소입니다.

Oseltamivir와 zanamivir는 뉴라민산기제거효소 수용체에 결합해 이 효소의 작용을 억제하여 바이러스 증식을 못하게 함으로써 치료 효과를 나타냅니다.

두 약물의 용법과 용량은 어떻게 다른가요?

Oseltamivir

치료를 위한 용량은 아래표와 같으며 증상발현 2일 이내에 하루 2번 5일간 음식물 섭취와 관계없이 복용합니다. 치료는 2주 후 신생아부터 가능하며 1세 미만 소아의 경우 kg당 3mg을 복용이 권장됩니다. 예방은 1세 이상에게 승인되었고, 예방을 위해선 감염된 사람과 접촉 후 2일 이내에 다음의 표에 의한 용량을 하루 한 번 10일간 복용하도록 합니다.

체중	캡슐	현탁액(6mg/mL)
3kg	9mg bid	1.5mL bid
4kg	12mg bid	2.0mL bid
5kg	15mg bid	2.5mL bid
6kg	18mg bid	3.0mL bid
7kg	21mg bid	3.5mL bid
8kg	24mg bid	4.0mL bid
9kg	27mg bid	4.5mL bid
10kg	30mg bid	5.0mL bid
15kg 이하	30mg bid	5.0mL bid
15kg 초과 23kg 이하	45mg bid	7.5mL bid
23kg 초과 40kg 이하	60mg bid	10.0mL bid
40kg 초과	75mg bid	12.5mL bid

Zanamivir

치료는 7세 이상에게 증상발현 48시간 이내에 1일 2회 매회 2번(2×5mg, 하루 용량 20mg)씩 5일간 호흡기계 투여용 디스크할러를 사용하여 흡입합니다. 만약 흡입용 기관지확장제를 병용하고 있다면 병용약을 흡입한 후에 투여합니다.

예방의 경우 하루에 한 번 매회 2번(2×5mg, 하루 용량 10mg)씩 10일간 흡입합니다.

두 약물의 대표적인 이상반응에는 어떤 것들이 있을까요?

Oseltamivir의 대표적 이상반응은 오심과 구토, 두통(10% 이상)이지만 위장장애가 나타나는 경우 음식과 함께 복용하면 도움이 됩니다.

Zanamivir는 흡입제이기 때문에 약물 대부분이 호흡기, 폐에 분포하여 전신으로는 거의 흡수되지 않아 이상반응은 적지만, 구강 및 안면 인두 부종, 발진, 호흡곤란 등이 드물게 보고되기도 합니다.

뉴라민산기제거효소 억제제인 두 약물은 인과관계는 명확하지 않지만 소아청소년에게서 경련, 섬망, 과행동, 초조함, 떨림, 환각 등과 같은 정신신경계 이상반응이 나타날 수 있으며, 이로 인해 추락 등 사고가 보고된 적이 있습니다. 그러므로 소아청소년 환자의 경우 발열 후 이틀 동안은 함께 있도록 배려하며, 창문 베란다, 현관문은 잘 잠그고, 이상행동은 없는지 주의 깊게 살피도록 해야 한다는 점을 복약지도해야 합니다.

두 약물을 복용 시 주의사항은 어떤 것들이 있을까요?

두 약물은 환자 임의대로 복용을 중단하지 말고, 처방된 약을 끝까지 복용하도록 복약지도 합니다. 또한 두 약물은 복용하는 동안에만 예방효과가 있으므로, 인플루엔자 예방접종 대신 사용하지 않도록 합니다.

Oseltamivir는 신장으로 배설되므로 신기능이 나쁜 환자(CrCl 10~30mL/min), 혈액투석, 복막투석 환자의 경우 용량조절이 필요하며, CrCl이 10mL/min 미만인 경우에는 권장되지 않습니다.

Zanamivir는 흡입제이므로 소아의 경우 어른의 감독하에 사용하도록 하며, 기관지 수축을 유발할 수 있으므로 천식, 만성폐쇄성 폐질환(COPD) 환자에게는 사용을 피하도록 합니다.

임부·수유부는 치료상의 유익성이 위험성보다 크다고 여겨지는 경우에 의사와 상의한 후 투여를 고려해야 합니다. 임부는 인플루엔자에 감염되는 경우 합병증 위험이 증가하므로 미리 인플루엔자 백신 예방접종을 하는 것이 권장됩니다.

항바이러스제 복용 중 해열진통제를 함께 복용해도 되나요?

NSAIDs나 acetaminophen은 항인플루엔자 바이러스의 효과에 영향을 미치지 않으므로 병용이 가능합니다. 하지만 어린이가 인플루엔자에 감염되어 열이 나는 경우에 해열제로 아스피린을 사용하는 것은 피해야 합니다. 왜냐하면 바이러스에 감염된 어린이가 아스피린 복용 시 심한 구토, 경련, 급성 뇌증, 지방 변성, 사망에까지 이를 수 있는 라이증후군

(reye's syndrome)을 일으킬 수 있기 때문입니다.

인플루엔자 감염 시 다른 사람에게 전염되는 기간은 어느 정도인가요?

전염되는 기간은 환자의 연령과 면역력에 따라 다르다고 합니다. 성인의 경우 증상이 나타나기 하루 이틀 전부터 전염이 가능하며, 증상 후 4~5일이 전염력이 제일 크다고 합니다. 보통 독감에 걸린 후 3~7일까지 전염력이 있다고 하며, 어린이나 저항력이 약화된 경우(암 환자)에는 더 이상의 기간동안 전염력이 있을 수 있습니다.

이것만은 꼭 기억하세요!

- Oseltamivir와 zanamivir는 치료 시 증상 발현 48시간 이내에 하루 두 번 5일간 투여하고, 예방 시 하루 한 번 10일간 투여합니다.
- 청소년 인플루엔자 환자의 이상행동의 위험이 있을 수 있으므로 치료개시 후 2일간은 보호자가 충분히 관찰하도록 합니다.
- Oseltamivir와 zanamivir는 인플루엔자 예방접종을 대신하지 않습니다.

진균 감염 Fungal Infection

김형은

정의

진균에 의한 감염

치료약물 및 작용기전

폴리엔(polyenes)
진균 세포막의 에르고스테롤에 작용하여 세포막에 구멍을 형성시켜, K$^+$ 등의 이온을 포함한 작은 분자들이 빠져나가게 되면서 세포사멸을 일으킴
- 니스타틴(nystatin, 베날질연질캡슐), 암포테리신-B(amphotericin-B, 훈기존주사)

아졸(azoles)
사이토크롬 P450 억제를 통해 진균 세포막의 구성성분인 스테롤의 합성을 억제함
- 플루코나졸(fluconazole, 네오코날정), 케토코나졸(ketoconazole, 나졸액), 에피나코나졸(efinaconazole, 주블리아외용액), 이트라코나졸(Itraconazole, 스포라녹스캡슐), 보리코나졸(voriconazole, 보리코정), 포사코나졸(posaconazole, 녹사필장용정)

아릴라민(allylamines)
스쿠알렌 에폭사이드를 억제하여 에르고스테롤 합성을 억제함
- 나프티핀(naftifine, 프틴크림), 테르비나핀(terbinafine, 라미실정)

아케노칸딘(echinocandins)
베타글루칸 합성을 억제하여 진균 세포벽 합성을 억제함

- 카스포펀진(caspofungin, 칸시다스주), 미카펀긴(micafungin, 마이카민주사), 아니둘라펀진(anidulafungin)

기타

1) 그리세오풀빈(griseofulvin)
   진균의 핵분열을 억제함
   - 그리세오풀빈(griseofulvin, 홀신포르데정)

2) 톨나프테이트(tolnaftate)
   정확히 밝혀지지는 않았지만 아릴라민 계열과 유사한 기전일 것으로 연구되고 있음
   - 톨나프테이트(tolnaftate)

클로트리마졸 VS. 메트로니다졸
Clotrimazole   Metronidazole

구현지

	Clotrimazole (카네스텐1질정)	Metronidazole (후라시닐정)
효능효과	칸디다성 질염	트리코모나스증 혐기성균 감염증 아메바증
작용기전	진균의 세포막에 있는 인지질에 결합하여 진균의 세포막 투과성 변화시킴	세균의 DNA의 나선형 구조를 파괴하여 단백합성을 억제하는 살균작용
용법·용량	1회 500mg을 취침 시에 질내 삽입 1일간 사용	세균성 질염: 1일 2회 500mg씩 7일간 복용 트리코모나스성 질염: 1일 2회 500mg씩 7일간 복용 또는 2g 1회 복용

두 약물은 어떤 질환에 사용됩니까?

Clotrimazole 질정은 칸디다성 질염과 트리코모나스성 질염에, metronidazole은 세균성 질염과 트리코모나스성 질염에 사용됩니다. 허가된 사항은 혐기성균 감염증과 트리코모나스증, 아메바증입니다. 두 약물 모두 다른 제형으로도 생산되는데 clotrimazole 크림은 피부사상균, 효모곰팡이, 기타 진균에 의한 피부진균증에 사용되며, metronidazole 겔제제는 주사(딸기코), 세균성 질염에 사용됩니다.

질염은 정상적으로 질 내에 살면서 질을 산성으로 유지하는 락토바실리(Lactobacilli)라는 유산균이 없어지고, 대신 혐기성 세균이나 곰팡이균이 증식하면서 발생하는 질 내 감염증입니다. 질 내 감염증이 생기면 분비물의 양이 많아지거나 불쾌한 냄새가 나기도 합니다. 질 분비물은 건강한 여성의 자궁과 질에서는 정상적으로 투명하고 냄새가 없으며, 질이나 외음부의 피부가 외부 마찰로 인해 손상되는 것을 방지하는 역할을 하며, 질 내부에 상재균이 안정적으로 자라서, 질 내부 환경을 산성으로 유지시켜 외부 병원균이 번식하지 못하

여기서 잠깐! "질염의 종류에 따른 증상의 차이점"

	정상	칸디다성	세균성	트리코모나스성
질 분비물의 색	투명 또는 흰색	흰색	흰색에서 회색	노란색에서 초록색
질 분비물의 냄새	없음	없음	생선 냄새	악취
질 분비물의 농도	솜모양	솜모양	균질	균질
질 분비물의 점도	높음	높음	낮음	낮음
질 분비물의 pH	<4.5	4~4.5	>4.5	5~6.0
성교통		있음	없음	있음

도록 하는 역할도 합니다.

칸디다성 질염의 가장 흔한 원인균은 *Candida albicans*로 전체의 80~92%를 차지하며, 약 75%의 여성이 적어도 한 번은 칸디다성 질염을 경험하고 40~45%의 여성은 두 번 이상 겪는다고 합니다. 원인으로는 당뇨, 경구피임약 복용, 항생제 복용, 여성호르몬 감소로 인한 위축성 질염 등이 있습니다.

세균성 질염의 경우 질 내 정상균인 *Lactobacilli*가 *Bacterial vagiosis*와 같은 다른 균들로 대체되면서 생기며, 잦은 질 세척, 살정제(피임약), 복잡한 성관계 등이 원인이 됩니다. 트리코모나스성 질염은 질편모충에 의한 감염으로 대부분 성관계에 의해 발생하고 드물게 목욕타월, 변기 등으로 감염될 수 있습니다.

두 약물의 작용기전은 무엇입니까?

Clotrimazole은 imidazole계 항진균제로 진균의 세포막에 있는 인지질에 결합하여 세포막 합성에 필요한 어고스테롤(ergosterol)과 다른 스테롤의 합성을 억제하여 세포막 투과성을 변화시킵니다. 필수적인 세포 내 물질의 손실을 유발하여 세포를 죽게 합니다.

Metronidazole은 nitroimidazole 구조를 가지고 있으며 metronidazole에 감수성 있는 혐기성 세균의 세포질에서 활성화되는데 페레독신(ferredoxin)과 같은 전자전달 단백질이 전자를 metronidazole의 나이트로기에 전달하여 짧은 시간이지만 나이트로소 활성 산소(free radical)을 형성합니다. 환원된 metronidazole과 활성산소는 DNA와 반응하여 DNA 합성을 억제시켜 세균을 사멸하게 만듭니다.

두 약물의 약동학적 특성을 알려주세요.

Clotrimazole은 경구로 복용 시는 거의 비활성 상태로 배설되며 피부에 바르거나 질 내 사용 시 미량 흡수됩니다. 질정의 경우 최고 혈중 농도에 도달하는데 삽입 후 1~2일이 걸립니다.

Metronidazole의 경우 경구로 복용 시는 1~2시간 후에 최고 혈중 농도에 도달하며 단백결합률은 20% 이하이며 뇌척수액, 타액, 유즙으로도 분포됩니다. 60~80%가 소변으로 배설되며 6~15%는 변으로 배설됩니다.

두 약물의 용법과 용량은 무엇입니까?

Clotrimazole의 경우 카네스텐1질정은 1일 1회 1일간 500mg 1정을 취침 시에 질 내 깊숙이 삽입합니다. Clotrimazole 100mg 질정의 경우 1일 1회 100mg을 6일간 취침 시에 삽입하거나 단기요법으로 1일 1회 200mg을 3일간 연속 취침 시에 삽입하는 방법이 있습니다.

Metronidazole 경우 혐기성균 감염증에는 1회 500mg씩 3~4회, 1일 최대 4g을 초과하지 않도록 7~10일간 복용하고, 트리코모나스증에는 1일 2회 250mg씩 10일간 투여하도록 허가되어 있습니다. 질염의 치료에 관해서 미국 질병통제예방센터(centers for disease control and prevention, CDC) 가이드라인에 따르면 세균성 질염에는 metronidazole을 1일 2회 500mg씩 7일간 복용하거나 metronidazole 0.75% 겔을 5g씩 1일 1회 5일간 질 내 삽입하도록 권고하고 있으며, 트리코모나스성 질염의 치료에는 metronidazole 2g을 1회 복용하거나 1일 2회 500mg씩 7일간 복용하도록 하고 있습니다. 이때 파트너도 같이 치료를 받도록 해야 합니다.

Metronidazole 겔을 주사(딸기코)에 사용할 때는 1일 2회 아침 저녁으로 환부 전체에 얇게 펴 바릅니다.

두 약물의 대표적인 이상반응에는 어떤 것들이 있을까요?

Clotrimazole 질정의 경우 생식기 부분 피부 벗겨짐, 가려움증, 발진, 부종, 홍반, 작열감, 불편감 등이 있을 수 있으며, metronidazole의 경우 자주 나타나는 이상반응으로는 현기증, 두통, 설사, 식욕부진, 구토, 요 색의 짙어짐 등이 있으며 드물게 말초신경염, 발작, 금속 맛 등이 나타나기도 합니다. 겔제형의 경우는 증후성 자궁경부염, 질염, 외음과 질 자극

증상 등이 나타날 수 있습니다.

두 약물을 복용 시 주의사항은 어떤 것들이 있을까요?

Clotrimazole 질정
- 생리기간 중에는 사용하지 않으며, 질정을 사용하는 동안은 탐폰, 질내세척법, 세정제 혹은 기타 질 삽입제품을 사용하지 않도록 합니다.
- 콘돔, 질내 피임용 격막과 같은 라텍스 또는 고무제품을 약화시킬 수 있으므로 주의해야 합니다.

표 12-6 **질염을 치료하는 약물**

	성분	용법·용량	제품명의 예
칸디다성 질염	Clotrimazole	질정 500mg을 1회 삽입	카네스텐1질정
		질정 100mg을 1일 1회 6일간 삽입 질정 200mg을 1일 1회 3일간 삽입	카네스텐질정
	Nystatin	1일 1회 1정(100,000unit)을 12일간 저녁에 질내 삽입	오엔지질연질캡슐 (nystatin 외)
	Sertaconazole	1주 1회 1정(500mg)을 1~2주간 취침 전 질내 삽입	더모픽스질정
	Fluconazole	150mg을 1회 복용	디푸루칸캡슐
세균성 질염	Metronidazole	1일 2회 500mg을 7일간 복용	후라시닐정
		0.75%겔 5g을 1일 1회 5일간 질내 삽입	메로겔
	Clindamycin	2%크림 5g을 1일 1회 3~7일간 질내 삽입	크레오신질크림2%
		1일 2회 300mg을 7일간 복용	훌그램캡슐
	Tinidazole	1일 1회 2g을 2일간 복용	티니다진정
		1일 1회 1g을 5일간 복용	
트리코모나스성 질염	Metronidazole	2g을 1회 복용	후라시닐정
		1일 2회 500mg을 7일간 복용	
	Tinidazole	2g을 1회 복용	티니다진정

- 임신 1기에는 자발적 유산 위험이 높아질 가능성이 있기 때문에 치료 효과가 위험성을 상회하는 경우만 사용하며 임신 2, 3기에는 위험성이 관찰되지 않았습니다. 임신 기간 동안 사용하게 될 경우에는 삽입기구 사용은 피하도록 합니다.
- 치료 시작 후 3일이 지나도 증상의 개선되지 않으면 전문의와 상담하여야 합니다.

Metronidazole

- 알코올과 병용하면 위 경련, 오심, 구토, 두통, 얼굴 달아오름 등(다이설피람 복용 시와 유사한 반응)이 나타날 수 있으므로 metronidazole 사용 중 그리고 사용 후 3일간은 알코올을 복용하지 않도록 합니다.
- Warfarin과 병용 시 warfarin의 항응고 작용이 증가될 수 있습니다.
- 임부에서는 태반벽을 통과하여 태아의 순환계로 흡수되므로 임신 1기에는 사용하지 않습니다.

이것만은 꼭 기억하세요!

- Clotrimazole은 칸디다성 질염, 트리코모나스성 질염에, metronidazole은 세균성 질염, 트리코모나스성 질염에 사용하는 약물입니다.
- 질정은 질 내 머무르는 시간을 증가시키고 질 밖으로 새는 것을 줄이고 불편감을 줄이기 위해 자기전에 사용합니다.
- Metronidazole을 복용하는 기간뿐만 아니라 중단 후 3일간은 알코올을 피하도록 합니다.

이트라코나졸 Itraconazole vs. 테르비나핀 Terbinafine

한혜성

	Itraconazole (스포라녹스캡슐)	Terbinafine (라미실정)
효능효과	칸디다성 질염 및 구강 칸디다증 피부사상균에의한 각종 백선 및 어루러기 손발톱 진균증 진균성 각막염, 전신진균 감염증	성인의 피부사상균에 의한 피부진균증, 손발톱 진균증 소아의 두부백선
작용기전	진균의 cytochrome p-450 효소 체계를 방해하여 세포막 합성 저해	스쿠알렌 에폭사이드를 억제하여 진균 세포막의 에르고스테롤 합성 억제
복용 방법	식후 즉시 혹은 지방식과 함께 복용	음식과 무관

두 약물은 어떤 질환에 사용됩니까?

두 약물은 모두 항진균제입니다. Itraconazole은 경구용으로만 사용되며, 칸디다성 질염, 구강칸디다증, 피부사상균에 의한 체부백선, 고부백선(완선), 족부백선, 수부백선, 손발톱 진균증, 진균성 각막염, 전신성 진균감염증(Aspergillus, Candida, Cryptococcus, Paracoccidioides)에 사용됩니다. Terbinafine은 경구제와 국소도포제형으로 모두 사용되는데, 경구제의 경우 성인의 피부 사상균에 의한 피부 진균증, 즉, 체부백선, 족부백선, 고부백선과 손발톱 진균증에 승인되었으며, 소아(2세 이상)의 두부백선에도 사용됩니다.

두 약물의 작용기전은 어떻게 다른가요?

Itraconazole은 azole계 항진균제로 진균의 사이토크롬 p-450 효소체계를 방해하여 진균 세포막의 필수 성분인 에르고스테롤의 전구체 lanosterol의 14-demethylation을 방해하므로 세포막의 합성을 저해하게 됩니다. Terbinafine은 allylamine계 항진균제로 진균 세포막의 에르고스테롤 생산에 관여하는 스쿠알렌 에폭사이드 효소를 억제하여 항진균효과를 나타내게 됩니다.

두 약물의 용법과 용량은 무엇입니까?

- Itraconazole은 낮은 pH인 위산에서만 이온화되어 흡수되므로 식사 직후에 복용하면 음식에 의해 위산 분비가 촉진되어 생체이용률이 높아집니다. 또한 지용성이 커서 지방식과 함께 복용하면 흡수율을 높일 수 있습니다.
  반면 terbinafine은 식사와 공복상태에 따라 흡수율에 영향을 미치지 않기 때문에 음식물 섭취와 상관없이 투여할 수 있습니다.
- 두 약물은 질환에 따라 용량과 치료 기간이 다릅니다. 공통적인 적응증에 따른 용법, 용량을 정리하면 〈표 12-7〉과 같습니다.

두 약물은 모두 손발톱 진균증에 많이 사용하는데 그 이유는 무엇일까요?

Itraconazole과 terbinafine은 모두 손발톱 진균증에 1차 선택제로 추천되는데, 이는 지질이나 각질 친화성이 커서 각질에 수일 내에 침투하며 또한 축적되는 성질이 우수하기 때문에 국소용 제제보다 더 효과적인 것으로 여겨집니다. Terbinafine의 경우 치료 시작 후 1주일 내에 손발톱에서 검출되며 itraconazole은 손톱의 경우 1주일 후, 발톱의 경우는 2주 후에

표 12-7 Itraconazole과 Terbinafine의 적응증에 따른 용법·용량

	Itraconazole	Terbinafine
체부백선, 고부백선(완선), 수부백선(지간형), 족부백선(지간형)	1일1회 100mg×15일	1일 2회 1회 125mg 혹은, 1일 1회 250mg×2~6주
수부백선(손바닥), 족부백선(발바닥)	1일 1회 100mg×30일 1일 2회, 1회 200mg×7일	
손발톱 진균증	• 주기요법: 1일 2회 1회 200mg, 손톱 2cycle, 발톱 3cycle • 연속요법: 1일 1회 200mg×3개월	1일 1회 250mg×6~12주

> **여기서 잠깐!** "주기 요법(pulse therapy)과 연속요법(continuous therapy)이란?"
>
> 손발톱 진균증 치료의 경우 주기 요법(pulse therapy)과 연속요법(continuous therapy)으로 나눌 수 있는데, 주기요법은 1주간 투여 후 3주간을 휴약하는 방법을 1주기(cycle)로 합니다. 손톱에만 감염된 경우에는 2주기까지, 발톱에 감염된 경우에는 3주기까지 투여합니다. 반면에 연속요법은 1일 1회질환별 치료 기간에 따라 투여하는 방법입니다.
> Terbinafine의 연구 결과에서는 치료율이나 환자의 안전성 면에서 주기 요법이 연속요법보다 이점이 없다는 결론에 따라 연속요법이 더 선호됩니다. 그렇지만 itraconazole의 경우 발톱진균증 치료 시 주기요법이 연속요법에 비해 3~4배 더 효과가 좋을 뿐만 아니라 전체 투약기간 동안 복용하는 약의 분량이 절반이므로 경제적이며 또한 환자의 복약순응도도 높아서 더 선호되는 방법입니다.

검출됩니다. 또한 피부의 각질에서 혈중보다 3~10배의 약물농도를 유지할 수 있어서 약물 투여 종료 후에도 손톱은 3개월, 발톱은 6개월 동안 치료 효과가 지속됩니다.

두 약물의 대표적인 이상반응에는 어떤 것들이 있을까?

두 약물은 모두 위장관계 이상반응(소화불량, 식욕감소 등)과 두통, 피부 발진, 가려움증 등이 주요이상 반응입니다. 또한 두 약물은 모두 드물기는 하지만 간효소 수치 상승 등의 간독성을 일으킬 수 있으므로 간질환자에게는 사용할 수 없습니다. 그 외에 itraconazole의 경우 피로, 성욕 감퇴 등의 이상반응이 나타날 수 있고, terbinafine의 경우 근골격계 이상반응으로 관절통과 근육통을 느끼는 경우도 있으며, 일시적인 림프구 감소증, 홍반성루프스, 건선, 탈모 등을 일으킬 수 있습니다.

함께 복용 시 주의해야 할 약물이 있습니까?

- Itraconazole은 위액의 산도를 높이는 약물, 즉 제산제와 병용 시 itraconazole의 흡수를 방해할 수 있으므로 itraconazole 투여 2시간 후에 제산제를 투여해야 하며, H2 길항제나 프로톤펌프 저해제를 복용하는 환자인 경우에는 itraconazole을 산성음료(콜라, 오렌지 주스)와 함께 복용하는 것이 바람직합니다.
- Itraconazole은 강력한 약물 상호작용 잠재력을 가진 약물입니다. 병용하는 약물이 있는 경우 특히 주의를 기울여야 합니다. Itraconazole은 CYP3A4에 의해 대사되므로

CYP3A4효소 유도제들(carbamazepine, isoniazid, phenytoin, rifampin 등)이나 억제제들(clarithromycin, ciprofloxacin, ritonavir, indinavir 등)과 병용 시 itraconazole의 혈중 농도에 영향을 줄 수 있습니다.

또한 itraconazole은 CYP3A4와 P-glycoprotein 억제제로 작용하므로 병용 시 약물의 혈중 농도 증가로 치명적인 이상반응이 나타날 수 있습니다. 다음의 약물은 itraconazole과 병용금기입니다.

- alprazolam, atorvastatin, caffeine, dabigatran, dihydroergotamine, domperidone, lovastatin, nisoldipine, rivaroxavan, simvastatin, triazolam 등

- Terbinafine은 azole계 약물과는 달리 CYP450 3A4에 대해 억제작용은 없으나 CYP2D6효소 억제제입니다. 그 외에도 amitriptyline 등의 삼환계 항우울제, cyclosporine, caffeine, theophylline 등의 약물과도 유의한 상호작용을 나타내므로 병용 시 주의해야 합니다.

진균증의 치료에 사용되는 그 밖의 경구용 약물은 어떤 약물들이 있을까요?

Azole계 항진균제로 fluconazole이 사용되고 있는데 itraconazole에 비해 약물상호 작용이 적은 이점이 있어 많이 사용되는 약물입니다. 그 밖에 과거에는 griseofulvin, ketoconazole 등의 약물이 사용되었으나 좁은 항균 스펙트럼과 높은 재발률, 심각한 간독성의 위험 때문에 현재 경구용으로는 사용하지 않습니다.

손발톱 진균증환자를 자주 대할 수 있는데 그 원인과 예방법은 어떤 것들이 있을까요?

손발톱진균증은 70% 이상은 *Trichophyton rubrum*이라는 피부사상균이 원인입니다. 그 밖에 5% 정도는 효모균의 일종인 *Candida albicans*에 의해 감염되는 경우도 있는데 발톱보다는 손톱에 발병합니다. 손발톱진균증은 손톱보다는 발톱에 4~19배 정도 자주 발생하며 남성보다는 여성에 발병 가능성이 큽니다. 또한 연령이 증가(40세 이상)할수록 혈액순환이 잘 되지 않고 손발톱이 느리게 성장하며 두꺼워지기 때문에 손발톱 진균 감염의 위험이 높아집니다. 그 외에도 면역체계가 약화된 사람들, 당뇨병, 건선, 흡연자, 가족력이 있는 사람들이 고위험군에 속하는 사람들입니다.

예방법으로는 손발톱을 깨끗하게 유지하여 감염을 방지하는 것이 중요하며 손발톱 주변 피부의 손상을 피해야 합니다. 또한 손을 오랫동안 축축하거나 젖은 상태로 있어야 하는

경우에는 고무장갑을 끼는 것이 좋습니다. 감염된 손발톱을 만진 후에는 꼭 손을 씻고 인조 손발톱 및 매니큐어의 사용을 줄이는 것이 좋습니다.

> **이것만은 꼭 기억하세요!**
>
> - 두 약물은 모두 경구용 항진균제로 감염 부위와 진균의 종류에 따라 복용기간이 다릅니다.
> - Itraconazole은 위산 분비가 많은 식사 직후에 투여하는 것이 흡수율에 도움이 되는 반면, terbinafine은 음식물의 섭취와 관계 없습니다.
> - 두 약물은 모두 간대사 효소의 영향을 받으므로 함께 복용하는 약물과의 상호작용을 반드시 체크해야 합니다.

에피나코나졸 시클로피록스
Efinaconazole VS. Ciclopirox

전보명

	Efinaconazole (주블리아외용액)	Ciclopirox (로푸록스네일라카)
효능효과	피부사상균에 의한 손발톱 무좀	손발톱 무좀, 무좀, 지루성 피부염
작용기전	진균의 라노스테롤 14-α-탈메틸효소(lanosterol 14-α-demethylase)를 억제함으로써 항진균 효과를 나타냄	진균의 성장을 억제하며 피부사상균, 칸디다 등 비교적 광범위하게 항진균 효과를 나타냄
용법용량	1일 1회, 감염된 손발톱 전체에 바름	첫째 달: 이틀에 1번씩, 둘째 달: 적어도 주 2회, 셋째 달 이후: 주 1회 환부에 바름
이상반응	내향성발톱, 적용부위 피부염이나 잔물집 등	피부자극감이나 홍조, 가려움 등
비고	전문의약품 손발톱 무좀 치료에 사용되는 다른 외용제에 비해 효과가 우수함 경구용 항진균제에 비해 부작용이 적음	일반의약품 경구용 항진균제에 비해 효과가 떨어짐 부작용이 적음

* 로푸록스 겔: 무좀, 지루성 피부염(두피)에 사용

두 약물은 어떤 질환에 사용됩니까?

두 약물은 모두 항진균제로 손발톱 무좀 치료를 위한 외용제로 사용되는 약입니다. Efinaconazole은 의사의 처방에 의해서만 사용할 수 있는 전문의약품으로 피부사상균에 의한 손발톱 무좀 치료에 사용되는 반면, Ciclopirox는 일반의약품으로 분류된 약으로 제형에 따라 손발톱 무좀뿐 아니라 손이나 발의 무좀, 지루성 피부염에도 사용됩니다.

손발톱 무좀은 진균, 즉 곰팡이에 의한 감염 질환입니다. 손발톱 무좀을 일으키는 가장 흔한 진균은 피부사상균이며, 이 중에서도 *Trichophyton rubrum*이 가장 주된 원인균종입니

다. 그 외 T. mentagrophytes, T. verrucosum 등이 원인균으로 흔하며, 칸디다 또는 기타 진균에 의해 발생하기도 합니다.

손발톱 무좀은 주로 발에 생긴 무좀이 발톱에 침범하는 경우가 많아 발톱에 더 흔하게 발생하며, 장기적으로 진행되다가 손톱까지 무좀균에 감염되는 경우가 많습니다.

손발톱 무좀의 증상으로 손발톱의 각질이 두꺼워지면서 혼탁해지고 흰색 또는 황색으로 변색이 되면서 껍질이 떨어지다가 더 진행되면 쉽게 부스러져 모양이 변형되기도 합니다. 그러나 손발톱 모양이 변형되었다고 해서 모두 손발톱 무좀은 아니므로 정확한 진단을 받을 필요가 있습니다.

손발톱 무좀은 일반 무좀과 달리 약물 침투가 어려운 케라틴 성분의 단단한 손발톱 조직에 진균이 침범하기 때문에 완치하는 데까지 장시간이 소요됩니다. 치료약물로는 크게 경구용 항진균제와 손발톱에 바르는 외용제가 있습니다. 경구용 항진균제는 외용제에 비해 비교적 치료 효과가 높은 장점은 있지만 간독성이나 신독성 같은 전신 부작용과 약물상호작용이 많은 단점이 있기 때문에 장기간 외용제 사용에도 불구하고 치료가 되지 않거나 재발성 질환 등에 사용하는 것이 좋습니다. 이에 반해 외용제는 전신으로 거의 흡수되지 않으므로 부작용이 적으나 경구용 항진균제보다 손발톱 침투력이 적어 치료 효과가 떨어지는 단점이 있습니다. 손발톱 무좀에 사용되는 경구용 항진균제로는 fluconazole(예: 디푸루칸캡슐), itraconazole(예: 스포라녹스캡슐), terbinafine(예: 라미실정) 등이 있으며, 바르는 외용제로는 efinaconazole(예: 주블리아외용액), ciclopirox(예: 로푸록스네일라카), amorolfine(예: 로세릴네일라카)이 있습니다.

손발톱 무좀은 발가락 및 발바닥 무좀에 의한 감염이 흔하므로 족부 백선에 대한 치료와 예방이 이루어져야 합니다. 그 외 발 위생이 나쁘거나, 수영장이나 공동 체육관 등의 사용, 당뇨병이나 말초순환장애 등의 질환이 위험요소가 될 수 있습니다. 따라서 공동 체육관 등을 이용할 때는 발을 보호할 수 있는 신발 등을 착용하고 발톱은 짧게 깎고 깨끗하게 하며, 샤워 후에는 발을 완전히 말리고, 양말은 면이나 땀흡수가 잘 되는 소재의 양말을 신고 양말이 땀에 젖은 경우 빨리 갈아 신는 등 발위생을 잘 관리하여 손발톱 무좀의 재발을 예방하도록 합니다.

두 약물의 작용기전은 어떻게 다른가요?

Efinaconazole은 아졸계 항진균제로 피부사상균에 의한 손발톱 무좀 치료에 사용됩니다. 이 약은 진균의 세포막 구성성분인 에르고스테롤의 생합성에 관련된 라노스테롤 14-α-

탈메틸효소(lanosterol 14-α-demethylase)를 억제함으로써 결국 진균세포를 사멸시키는 항진균 효과를 나타냅니다.

Ciclopirox는 병원성 피부사상균 등의 진균의 성장을 억제하는 항진균제로 *Trichophyton rubrum*, *Trichophyton mentagrophytes*, *Epidermophyton floccosum*, *Microsporum canis*, *Candida albicans* 등 비교적 광범위에서 항진균 효과를 나타냅니다. 이 약은 손발톱 무좀뿐 아니라 지루성 피부염 치료제로도 사용되며 그 예로 노비프록스액(태극제약(주)), 덴드로프쿨액(신신제약), 시클로케어액(조아제약) 등이 있습니다. 로푸록스겔((주)한독)은 지간형 족부백선(무좀) 및 두피의 지루성 피부염의 국소치료제로 사용됩니다.

두 약물의 용법과 용량은 무엇입니까?

두 약물은 모두 외용제로 손발톱 무좀이 있는 부위에 바르는 약입니다.

Efinaconazole은 하루에 1번, 무좀이 있는 손발톱 전체에 바릅니다. 이 약의 효과를 높이기 위해서는 올바른 사용법을 숙지할 필요가 있습니다. 우선 약을 바르기 전에 손발톱을 깨끗이 씻은 후 완전히 건조시키고 손발톱과 피부가 맞닿아 있는 부분까지 손발톱 전체에 대해 약을 꼼꼼히 바릅니다. 이때 브러시 전체에 약 용액이 잘 스며들게 한 후 바르며, 브러시를 손발톱에 대고 강하게 누르거나 문지르지 않도록 하고 약을 다 바른 후에는 약을 완전히 건조시키도록 합니다. 이 약은 건조된 손발톱에 사용하여야 하므로 손발을 씻거나 샤워를 한 경우에는 적어도 10분 정도 손발톱을 말린 후 이 약을 사용하도록 합니다.

Ciclopirox는 제품에 따라 사용하는 방법이 다르므로 반드시 제품설명서를 확인하고 사용하도록 합니다. '로푸록스네일라카'의 경우에는 처음 사용하는 달에는 이틀에 한 번씩 바르다가 둘째 달에는 적어도 주 2회, 셋째 달부터는 주 1회 바릅니다. 이 약도 효과를 제대로 보기 위해서는 사용하는 방법을 잘 숙지하고 바르도록 합니다. 우선 처음 이 약을 사용하기 전에 손톱깎기 등을 이용해서 손발톱 무좀이 있는 환부를 가능한 많이 제거하고 남아 있는 손발톱 무좀 부위는 약과 함께 동봉되어 있는 손발톱용 사포를 이용하여 거칠게 해주도록 합니다. 또한 매주 1번 정도는 이 약에 첨부된 1회용 광택제거제로 손발톱에 있는 라카막을 전부 벗겨낸 뒤 손발톱용 사포로 처음과 같이 손발톱 무좀 부위를 거칠게 해주고 약을 바르도록 합니다. 앞서 말씀드린 것처럼 ciclopirox는 두피의 지루성 피부염 또는 무좀에도 사용되는 약이며 질환별로 사용하는 제품이 다르므로 그 효능·효과를 확인하고 적합한 제품을 사용하도록 합니다.

두 약물의 대표적인 이상반응은 무엇입니까?

Efinaconazole의 이상반응으로는 내향성발톱, 적용 부위 피부염이나 잔물집 등이 보고되었습니다. 따라서 이 약을 사용 중 적용 부위에 심한 발적이나 부종, 가려움 등이 나타나면 우선 사용을 중단하고 진료의의 조치를 받도록 합니다.

Ciclopirox 이상반응으로는 이 약 네일라카에 접촉된 손발톱 주위의 피부에서 발적이나 비늘이 나타날 수 있으므로 가급적 이 약을 바를 때는 인접 피부에 닿지 않도록 주의하는 것이 좋습니다. 그 외 무좀이나 지루성 피부염에 사용되는 약의 경우 피부자극감이나 홍조, 가려움 등이 발생할 수 있습니다.

두 약물 모두 손발톱 무좀에 사용되는 외용액제입니다. 간혹 손발톱 무좀 치료용 네일라카와 안약을 혼동하여 사용하는 경우가 있으니 주의할 필요가 있습니다. 안약은 제품명에 '점안액'이라는 용어가 기재돼 있는 반면, 무좀약에는 제품명에 '외용액' 또는 '네일라카'라는 용어가 포함되어 있어 약을 사용하기 전에 제품명을 반드시 확인하도록 합니다. 액상형 손발톱용 무좀약은 매니큐어 등 손발톱용 화장품과 비슷한 향을 가지고 있어 향을 맡아보면 무좀약인지 알 수 있으므로, 만약 약의 뚜껑을 열었을 때 매니큐어와 비슷한 향이 있는 경우는 안약이 아니니 눈에 사용해서는 안 됩니다. 또 액상형 무좀약은 손발톱에 바르기 쉽도록 뚜껑에 솔이 달려 있어 안약과 구분되니 절대 눈에 사용하지 않도록 합니다. 만약 안약이 아닌 제품을 눈에 넣었을 때는 즉시 많은 양의 물이나 식염수 등으로 씻어낸 후 반드시 병원을 방문해 안과 전문의의 진료를 받도록 합니다.

이것만은 꼭 기억하세요!

- Efinaconazole은 피부사상균에 의한 손발톱 무좀 치료제로 전문의약품이고, Ciclopirox는 손발톱 무좀뿐 아니라 족부백선, 지루성 피부염 치료에 사용되며 일반의약품입니다.
- Efinaconazole은 진균의 세포막 구성성분인 에르고스테롤의 생합성에 관련된 효소를 억제하여 진균세포를 사멸시키는 항진균 효과를 나타냅니다. Ciclopirox는 진균의 성장을 억제하며 피부사상균, 칸디다 등 비교적 넓은 범위에서 항진균 효과를 나타냅니다.
- 두 약물 모두 손발톱에 바르는 외용제로, 안약과 혼동하여 사용하지 않도록 하며 만약 눈에 사용한 경우는 즉시 많은 양의 물이나 식염수 등으로 씻어낸 후 반드시 안과 전문의의 진료를 받도록 합니다.

기생충감염 및 말라리아
Parasitic infection and malaria

김형은

〈기생충감염〉

정의

인체에 영구적 또는 일시적으로 침입 또는 부착하여 영양물질을 빼앗으며 사는 해충에 의한 감염

치료약물 및 작용기전

약물 계열	작용기전	약물

벤지미다졸
(benzimidazoles)
	• 퓨마르산염 환원효소 억제제
	  (fumarate reductase inhibitor)
	• 포도당 수송체 억제제
	  (glucose transport inhibitor)
	• 미세관 기능 저해
		메벤다졸(mebendazole, 파맥스정)
		알벤다졸(albendazole, 젠텔정400밀리그람 등)
		플루벤다졸(flubendazole, 젤콤정)

테트라히드로피리미딘 (tetrahydropyrimidine)	• 신경근육 작용 저해제 • 퓨마르산염 환원효소 억제제 (fumarate reductase inhibitor)	피란텔파모산염(pyrantel pamoate, 필콤정)

〈말라리아〉

정의

말라리아 원충에 감염되어 발생하는 급성 열성 전염병

치료약물 및 작용기전

성분명	작용기전	제품명 예시
클로로퀸(chloroquine), 히드록시클로로퀸(hydroxylchloroquine)	원충의 헤모글로빈 사용을 억제하고 DNA 및 RNA 중합효소를 억제하여 핵단백 합성을 억제하게 됨	옥시크로린정
메플로퀸(mefloquine)	직접 말라리아 원충의 분열체(schizont)를 파괴하고, 기생충의 적혈구 기(erythrocytic stage)에 작용	라리암정

알벤다졸 vs. 플루벤다졸
Albendazole vs. Flubenazole

김형은

	Albendazole (젠텔정400밀리그람)	Flubendazole (젤콤정)
효능효과	회충, 요충, 십이지장충, 편충, 아메리카구충, 분선충의 감염 및 이들 혼합감염의 치료	회충, 요충, 십이지장충, 편충의 감염 및 이들 혼합감염의 치료
작용기전	Benzimidazole 계열 약물로서 기생충의 미세관 시스템을 차단	Benzimidazole 계열 약물로서 기생충의 미세관 시스템을 차단
용법용량	회충, 요충, 십이지장충, 편충: 400mg을 1회 복용함(유·소아의 요충증의 경우에는, 200mg을 1회 복용하고 7일 후 200mg을 반복 복용 가능). 분선충, 편충의 중증 혼합 감염 시: 1일 1회 400mg을 3일간 복용	500mg을 1회 복용 (현탁액의 경우 500mg/15mL)
허가연령	2세 이상	1세 이상

두 약물은 어떤 질환에 사용됩니까?

두 약물은 회충, 요충, 편충, 십이지장충 등의 감염 및 이들 혼합감염의 치료에 사용됩니다. 기생충 감염으로 인한 질병부담은 저개발국가에서 대체적으로 높고, 도시보다는 농촌 지역에서 더욱 흔히 발생합니다. 한국인의 기생충 감염률은 과거에 비해 많이 감소하였습니다. 하지만 이민자들, 여행에서 돌아온 이들, 또는 면역체계가 약한 사람들에게서 발생할 수 있습니다. 기생충들은 대개 입이나 피부를 통해 신체에 침투하는데, 혈액, 대변, 소변, 담 또는 다른 감염 조직 검체를 채취하여 검사하여 감염 여부를 진단하게 됩니다. 최근에는 해외에서 신종 기생충이 유입되고 있고 감염 원인 기생충의 종류가 다양해지면서, 환자들에게 해당질환과 치료에 대해 전문적인 상담을 제공하는 것이 중요합니다.

두 약물의 작용기전은 어떻게 다른가요?

Albendazole과 flubendazole은 benzimidazole 계열 약물입니다. 이들 약물은 숙주인 인체보다 기생충의 미세관 시스템에 대한 친화력이 높아 기생충에 선택적으로 작용하게 되는데, 기생충의 미세관 시스템을 차단시킴으로써 기생충의 세포 분열에 필요한 단백질 중합을 억제하고 포도당 흡수 및 운반을 저해하게 됩니다. 이는 기생충의 에너지 생성에 영향을 미쳐 결국 사멸시키게 됩니다.

두 약물의 용법과 용량은 무엇입니까?

Albendazole은 2세 이상 복용 가능하고, 회충, 요충, 십이지장충, 편충, 아메리카 구충 감염증의 경우 400mg을 1회 복용합니다. 2세 이상의 소아의 요충증의 경우에는 200mg을 1회 복용하고 7일 후 200mg을 반복 복용할 수 있습니다. 분선충 감염증에는 1일 1회 400mg을 3일간 복용하고, 편충의 중증(심한 증상) 혼합 감염 시에는 1일 1회 400mg을 3일간 복용합니다. 치료 3주 후 검사를 하여 치료되지 않았으면 경우에 따라 2차 복용을 실시할 수 있습니다. Albendazole의 경우 정제를 삼키기 어려운 경우에는 소량의 물과 함께 씹어 복용하거나 가루로 복용 가능합니다. Albendazole은 장내 감염일 경우에는 공복 복용하고, 전신 감염인 경우에는 고지방식과 함께 복용하여 흡수율을 높일 수 있습니다. Flubendazole은 1세 이상 투여 가능하며, 성인 및 소아 모두 500mg을 1회 복용합니다. 정제와 현탁액이 존재하므로, 정제를 삼키기 어려운 경우에는 현탁액 500mg/15mL을 1회 복용합니다.

두 치료제 모두 가족 일원이 기생충 감염증에 걸린 경우 가족 모두가 함께 치료제를 복용하도록 권고합니다.

기생충 감염증에 사용되는 다른 약물들은 무엇이 있나요?

기생충 감염증에 사용되는 다른 약물로 praziquantel(디스토시드정)이 있습니다. Praziquantel은 주혈흡충, 간디스토마, 폐디스토마, 조충 등의 감염의 치료에 사용됩니다. Praziquantel은 위장관에서 80% 정도 흡수되어 혈관 및 조직 감염을 일으키는 기생충을 사멸시키는데, 기생충의 근 경련 및 마비를 일으켜 사멸시키거나 기생충의 형태를 변형시켜 작용합니다. 용량은 치료할 기생충 종류에 따라 praziquantel로서 체중 kg당 20~40mg씩 1일 1회에서 3회까지 투여됩니다. Praziquantel은 조성물질의 맛이 약간 쓰기 때문에 정제를 씹지 않고 신속하게 물과 함께 복용하도록 합니다. 특별히 용량 조절이 필요하여 정제를 분할하여 복용할 경우에는 식후에 복용하는 것이 좋습니다. 현재 시판되는 의약품은 디스토시드정(신풍제약), 프라지정(동인당제약) 등이 있습니다.

기생충 감염증 치료제는 여러 종류의 선충류 치료에 대해 광범위 구충제로 사용되기도 하지만, 감염된 선충류의 종류마다 최소의 부작용과 최선의 효과를 보이는 용량·용법 등이 다르며, 환자 상태나 개인치료 또는 집단치료 등 목적에 따라서도 용량·용법을 달리할 수 있습니다.

두 약물의 약동학적 특성을 알려주세요.

Albendazole은 위장관에서 거의 흡수되지 않지만, 고지방식과 복용 시 흡수율이 4~5배 정도 증가됩니다. 단백질 결합률은 70% 정도이고, 대부분 간으로 대사됩니다. 반감기는

 여기서 잠깐! "기생충(helminth)에 대해 알아봅시다."

기생충은 다른 생물체(숙주) 체내에 기생하면서 영양분을 섭취하면서 사는 동물을 일컫는데, 체내기생충인 원충류(protozoa), 연충(helminths)과 체외기생충(ectoparasites) 등으로 구분할 수 있습니다. 그중 연충에 해당되는 회충(roundworm), 요충(pinworm), 편충(flatworm), 십이지장충(hookworm) 감염의 감염경로와 임상적 특징에 대해 살펴보겠습니다.

회충은 주로 채소를 통해 경구 감염되어 주로 소장에서 기생하는데, 구토, 복통, 식욕 감퇴, 체중감소, 영양 장애, 장폐색 등이 유발될 수 있습니다. 이들은 감염 후 성충이 되기까지 60~75일 정도 소요되고 수명은 1년 정도입니다.

요충은 항문 소양증이 유발되어 긁게 되면 자가 감염이나 가족 간 감염되는 경우가 많은데, 농촌보다 도시에서 많고 소아에서 많습니다. 기생 부위는 맹장, 충수돌기, 결장 등 항문 주위에서 산란하고 부화합니다. 국내 연충류 감염률 중 가장 높은 원인 기생충으로, 유치원, 초등학교 1~2학년에서 가장 감염률이 높습니다. 항문 소양증, 불면증, 소화기 장애, 신경 증상, 정서적 불안, 빈뇨, 야뇨증 등을 유발할 수 있습니다.

편충은 맹장과 대장 상부에 기생하며, 대부분은 특별한 증상이 없으나, 심하면 복통, 구토, 설사, 복부팽창, 탈항 등을 일으킬 수 있습니다. 국내는 한국전쟁 후 80~90% 높은 감염률을 보였으나, 1970년대부터 격감하여 최근에는 거의 찾아볼 수 없습니다.

십이지장충(구충)은 1910년대에는 지역에 따라 감염률이 50~60% 정도였지만, 1960년대 이후 대국민 박멸사업 전개 후 격감하여, 지금은 거의 감염례를 찾기 어렵지만, 십이지장충 감염은 회충보다 건강장애가 심하고 구제가 잘 되지 않기 때문에 감염되지 않는 것이 중요합니다. 십이지장충 감염에 걸리게 되면 흡혈로 인한 혈액 손실로 빈혈, 피부 가려움증, 영양 결핍, 복통, 설사, 신체발육 장애 등이 나타날 수 있습니다.

8~12시간 정도입니다. Flubendazole은 위장관에서 거의 흡수되지 않지 않아 전신 흡수가 거의 이루어지지 않습니다. 흡수된 flubendazole은 보통 간에서 대사되고 대사체는 구충효과가 없습니다.

두 약물의 대표적인 이상반응에는 어떤 것들이 있을까요?

Albendazole은 구역, 구토, 설사, 상복부 또는 복부 통증 등의 위장관 장애, 두통, 어지러움을 일으킬 수 있고, 간효소치 상승이 일어날 수 있으므로 장기복용 시 모니터링이 필요합니다. Flubendazole은 드물게 발진, 두드러기, 혈관부종 등의 과민반응이 일어날 수 있고, 복부경련, 구역, 구토 및 설사가 나타날 수 있습니다.

두 약물 모두 임부에서의 사용을 하지 않도록 주의하고 있고, 수유부의 경우 모유로 이행되는지에 관해서는 알려진 바가 없으나, 수유를 할 경우에는 약 복용 시 수유를 중단하도록 합니다.

이것만은 꼭 기억하세요!

- Albendazole과 flubendazole은 회충, 요충, 편충, 십이지장충 등의 감염 및 이들 혼합감염의 치료에 사용됩니다.
- Albendazole은 2세 이상이 복용 가능하며, flubendazole은 1세 이상이 복용 가능합니다.
- 보통 가족 일원이 기생충 감염증에 걸린 경우 가족 모두가 함께 구충제를 복용하도록 권고합니다.

히드록시클로로퀸 vs. 메플로퀸
Hydroxychloroquine vs. Mefloquine

황미경

	Hydroxychloroquine (옥시크로린정)	Mefloquine (라리암정)
효능효과	말라리아(P. vivax, P. mailariae, P. ovale 및 감수성 P. falciparum)의 치료 및 예방 류마티스관절염, 유년성 류마티스 관절염, 원판성 및 전신홍반루푸스, 광과민성 피부질환	말라리아(P. vivax, 복합말라리아, 다른 약물 내성의 P. falciparum)의 치료, 예방 및 대기치료
말라리아에 대한 작용기전	말라리아의 헴(heme) 중합반응 억제	말라리아원충의 분열체 파괴
성인 말라리아 치료 및 예방 복용법	급성질환치료 시: 　2일 동안 2g 복용(처음 800mg 투여 후 400mg을 6~8시간 간격으로 3회 복용) 예방: 　노출 2주 전부터 1주 1회 6mg/kg(통상 400mg)을 복용	치료 표준요법: 　권장 총 치료 용량은 20~25mg/kg (45kg 이상인 경우 1,250~1,500mg) 　권장 총 치료 용량을 한 번에 복용하거나 2~3회로 나누어 6~8시간마다 복용 예방: 　노출 최소 1주 전에 실시하고, 그렇지 못한 경우 3일간 1일 1회 250mg(45kg 이상인 경우) 투여하고 다음부터 1주 간격으로 1주 1회 250mg 복용 　말라리아 유발 지역을 벗어난 뒤에도 4주 동안 계속 실시
Tmax	2.4~3.7시간	17(6~24)시간

두 약물은 어떤 질환에 사용하나요?

두 약물 모두 말라리아 치료 및 예방에 사용하는 약입니다. 말라리아는 말라리아 원충에 감염된 얼룩날개모기 속(anopheles)의 암컷 모기가 인체를 흡혈하는 과정에서 전파되며, 드물게 수혈이나 주사기 공동 사용 등에 의해 전파되기도 하나 사람 간 직접 전파는 발생하지 않습니다. 우리나라에 주로 발생되는 삼일열 말라리아는 휴전선 인근 지역을 중심으로 현재에도 꾸준히 발생하며 감염추정지역도 넓어지고 있습니다. 여행자의 경우 전 세계적으로 매년 1만 명 이상이 해외여행 중 말라리아에 감염되고 있으며, 우리나라에도 해외를 통한 감염사례가 증가하고 있습니다.

두 약물이 말라리아 치료에 사용되는 작용기전에 대해 설명해 주세요.

Hydroxychloroquine

말라리아에 대한 기전은 정확히 알려져 있지 않으나 말라리아 원충은 새로운 아미노산의 합성 능력이 제한적이어서 숙주에서 섭취한 혈색소 분자에서 유리되는 아미노산에 의존하

> **여기서 잠깐!** "말라리아(Malaria)는 어떤 질환인가요?"
>
> 말라리아는 말라리아 원충(Plasmodium) 속에 속하는 원생동물이 척추동물의 적혈구에 기생하여 발생하는 감염질환으로 이 중 사람에게 감염을 일으키는 말라리아 기생충은 열대열 말라리아(P. falciparum), 삼일열 말라리아(P. vivax), 사일열 말라리아(P. malariae), 난형열 말라리아(P. ovale)와 원숭이열말라리아(P. knowlesi)이며, 제3군 법정감염병입니다. 잠복 기간은 열대열 말라리아가 9~14일, 삼일열 말라리아가 단기로는 7~20일, 장기로 6~12개월이며, 사일열 말라리아 18~40일, 난형열 말라리아 12~18일, 원숭이열 말라리아 11~12일입니다. 열대열 말라리아와 삼일열 말라리아가 전 세계적으로 많이 발생하고 있으며, 열대열 말라리아는 임상적으로 가장 위험하고 사망률과 합병증이 높으며, 삼일열 말라리아는 전 세계적으로 가장 많은 지역에 분포하고 있습니다.
>
> 말라리아 원충에 감염된 암컷 얼룩날개모기가 흡혈 시, 모기의 침샘에 있는 포자소체(sporozoite)가 사람의 몸에 들어오게 되며, 혈류를 따라 순환하는 포자소체는 간세포 내에서 30~60분 이내에 분열을 시작합니다. 이때 일부 삼일열 말라리아는 간세포 내 비활동상태인 수면소체(hypnozoite)로 남아 있다 약 1년 후 다시 분열을 하기도 합니다. 이어 간세포가 파괴되며 혈류로 나온 원충은 바로 적혈구를 침범하고 분열소체(merozoite)가 영양체(trophozoite), 분열체(schizont)로 발육 증식하며, 기존의 적혈구를 터뜨리고 나와 새로운 적혈구를 침범하게 되는데, 이때 몸속의 면역반응으로 인해 열, 오한 등의 임상증상을 보이게 됩니다. 임상증상은 초기 증상은 서서히 발생하는 발열과 권태감이며, 오한, 발열, 발한 후 해열이 반복적으로 나타나는 주기적 발열을 보입니다. 다만 열대열 말라리아의 경우 발열이 주기적이지 않은 경우가 많으며, 오한·기침·설사 등의 증상이 나타납니다. 중증 환자에서는 황달, 혈액응고장애, 신부전, 간부전, 쇼크, 의식 장애나 섬망, 혼수 등의 급성 뇌증이 발생합니다. 국내 삼일열 말라리아의 경우 적절한 치료를 받으면 완치되며 사망하는 경우는 거의 없으나 중증말라리아(대부분 열대열 말라리아)의 경우 성인의 20%, 소아의 10%가 사망합니다.

게 됩니다. 히드록시클로로퀸은 기생충의 산성 소포(acid vesicle)에 농축되어 내부의 pH를 증가시켜 기생충의 성장을 억제하고, 헴(heme)의 중합반응을 억제하여 말라리아의 헴대사 과정을 방해하며, 기생충의 DNA와 결합하여 특정효소를 억제함으로써 효과를 나타내는 것으로 알려져 있습니다.

Mefloquine

직접 말라리아 원충의 분열체(schizont)를 파괴하고, 기생충의 적혈구 기(erythrocytic stage)에 작용을 나타내는 것으로 알려져 있습니다.

두 약물의 차이점은 무엇인가요?

두 약물의 차이점을 정리하면 다음과 같습니다.

표 12-8 Hydroxychloroquine과 Mefloquine의 차이점

특징	Hydroxychloroquine	Mefloquine
대상 말라리아원충	삼일열, 사일열, 난형열 및 감수성 열대열 말라리아	삼일열, 복합말라리아, 다른 약물내성의 열대열 말라리아
흡수	Tmax 2.4~3.7h 흡수율은 30~100%까지 다양	Tmax 17h(6~24h) 음식이 생체이용률을 40% 증가시킴
반감기	1~2개월	2~4주
복용법	음식이나 우유와 함께 복용	음식과 함께 복용 주된 식사와 함께 복용하는 것이 좋음 1컵 이상의 물로 복용
1정당 함량	100, 150, 200, 300, 400mg	250mg

두 약물의 말라리아 치료 및 예방을 위한 용법과 용량은 무엇입니까?

Hydroxychloroquine

- 치료

  성인: 2일 동안 총 2g 복용(처음 800mg 복용 후, 6~8시간 간격으로 400mg 3회 추가 복용). 열대열 원충, 삼일열 원충의 경우 800mg 1회 복용할 수 있음.

  소아: 2일 동안 총 25mg/kg 복용(처음 10mg/kg 복용 후, 6~8시간 간격으로 5mg/kg 3회 추가 복용)

- 예방: 노출 2주 전부터 1주 1회 6mg/kg(통상 1주 400mg)을 복용. 체중이 30~40kg 미만 소아는 복용하지 않는 것이 바람직함.

Mefloquine
- 표준치료: 20~25mg/kg을 복용: 치료 용량을 한 번에 복용하거나 2~3회로 나누어 복용
- 예방요법: 1주 1회 5mg/kg씩 같은 요일 복용: 노출 최소 1주전에 복용(그렇지 못한 경우 3일간 1일 1회 투여). 다음부터 1주 간격으로 주 1회 복용. 말라리아 유발 지역을 벗어난 뒤에도 4주 동안 계속 복용
- 대기치료: 말라리아 감염이 의심되나 즉각적인 의료 처치를 받을 수 없는 여행자 – 15mg/kg으로 시작하고 24시간 이내 전문적인 의료 처치를 받을 수 없는 상태로 중증 이상반응이 발생하지 않은 경우 6~8시간 후 총치료용량의 2차분을 복용

표 12-9 말라리아 예방에 사용되는 약제

성분명(제품명)	용법·용량(예방요법)		복용기간		
	성인	소아	여행 전	여행 중	여행 후
Choroquine (말라클로정)	주 1회 500mg	주 1회(5mg base/kg)	1~2주	여행 기간	4주
Hydroxychloroquine (옥시크로린정)	주 1회(6mg/kg) (성인의 경우 통상 1주에 400mg)				
Mefloquine (라리암정)	주 1회 1정	<20kg 성인용 1/4정	1~2주	여행 기간	4주
		20~30kg 성인용 2/4정			
		30~45kg 성인용 3/4정			
		>40kg 성인용 1정			
Atovaquone+ proguanil (말라론정)	1일 1회 1정	11~20kg 성인용 1/4정	1~2일	여행 기간	7일
		21~30kg 성인용 2/4정			
		31~40kg 성인용 3/4정			
		>40kg 성인용 1정			
Doxycycline (바이브라마이신엔정)	1일 1회 1정 (100mg)	≤45kg 2mg/kg	1~2일	여행 기간	4주
		>45kg 성인용 1정			

말라리아에 대한 예방적 화학요법과 고려해야 할 점은 무엇인가요?

여행 지역이 말라리아 유행 지역이거나 발생 위험 국가인지 항 말라리아제 내성 지역인지를 파악하고, 여행 지역에 유행하는 말라리아 종류를 고려하여 약제를 선정하게 됩니다. 일반적으로 예방약의 효과는 70~95%이며, 실패의 주원인은 지시대로 예방약을 복용하지 않은 경우, 구토 등으로 인한 복용상 문제로 볼 수 있습니다.

두 약물 복용 시 주의사항은 어떤 것들이 있을까요?

Hydroxychloroquine
4-아미노퀴놀린(aminoquinoline) 화합물에 과민증이 있거나, 기존에 황반병증이 있는 사람에게는 투여하지 않도록 합니다.

Mefloquine
정신질환이나 경련의 병력이 있는 사람에게는 투여하지 않도록 합니다.

두 약 모두 말라리아 위험지역에서 예방요법으로 투여 시 규칙적으로 복용하며, 빠지지 않고 복용하도록 해야 합니다. 여행 후에도 4주간 투약을 유지해야합니다. 사람 간 전파는 없으므로 말라리아 환자 및 접촉자 격리는 불필요하나, 수혈 등 혈액을 직접 접촉하는 경우 감염 가능성이 있으므로 혈액 격리는 필요합니다. 환자 및 병력자는 치료 종료 후 3년간 헌혈이 금지됩니다.

이것만은 꼭 기억하세요!

- 두 약물 모두 말라리아 예방목적으로 투여시에도 규칙적으로 복용하고, 빼먹지 않도록 합니다. 여행 후에도 4주간 투약을 유지합니다.
- 여행 지역에 따라 예방약제의 권고 및 선택이 달라지게 됩니다.
- 환자 및 접촉자의 격리는 불필요하나 말라리아 환자 및 병력 자는 치료 종료 후 3년간 헌혈하지 않도록 합니다.

참고문헌

1. 2019년 말라리아 진료가이드, 질병관리본부.
2. 결핵 진료지침 개정위원회. 결핵 진료지침 4판, 질병관리본부와 대한결핵 및 호흡기학회; 2020.
3. 국가 건강정보포털 [database on the Internet]. Korea Disease Control and Prevention Agency; 2021. Available from: https://health.cdc.go.kr/healthinfo.
4. 대한결핵협회 [database on the Internet]. Available from: https://www.knta.or.kr/tbInfo/tbKnow/whatIsTB.asp.
5. 서울대학교병원 N의학정보 [database on the Internet]. SEOUL NATIONAL UNIVERSITY HOSPITAL; 2021. Available from: http://www.snuh.org/health/nMedInfo/nList.do.
6. 약학정보원 [database on the Internet]. Korean Pharmaceutical Information Center. Available from: www.health.kr.
7. 의약품안전나라 [database on the Internet]. 식품의약품안전처. Available from: https://nedrug.mfds.go.kr.
8. 지역사회획득 폐렴 치료지침 제정위원회 등. 지역사회획득 폐렴의 치료지침 권고안. *Infect Chemother* 2009;41:133-153.
9. 질병관리청, 결핵바로알기. [database on the Internet]. 질병관리본부, 보건복지부. Available from: http://tbzero.cdc.go.kr/tbzero/contents.do.
10. 질병관리청 국가건강정보포털 [database on the Internet]. 질병관리본부, 보건복지부. Available from: https://health.cdc.go.kr/healthinfo/biz/health/gnrlzHealthInfo/gnrlzHealthInfo/gnrlzHealthInfoView.do.
11. 채종일. "선충류 감염에 대한 구충제 사용의 최근 진전" *Infect Chemother* 43.1 (2011): 26-35.
12. 킴스온라인 [databse on the Internet]. UBM Medica Korea. Available from: www.kimsonline.co.kr.
13. 한국임상약학회, 약물치료학 제 4개정, 신일북스.
14. ACCP Updates in Therapeutics 2019: Pharmacotherapy Preparatory Review and Recertification Course. ACCP 2019.
15. Bacon, Teresa H., et al. "Herpes simplex virus resistance to acyclovir and penciclovir after two decades of antiviral therapy." *Clinl Microbiol Rev* 16.1 (2003): 114-128.
16. Bokor-Bratić, M., and T. Brkanić. "Clinical use of tetracyclines in the treatment of periodontal diseases." *Medicinski pregled* 53.5-6 (2000): 266-271.
17. CDC Malaria [database on the Internet]. Available from: https://www.cdc.gov/malaria/blood_banks.html.
18. CDC Travelers' Health [database on the Internet]. Available from: https://wwwnc.cdc.gov/travel/yellowbook/2020/travel-related-infectious-diseases/malaria#1939.
19. CDC. Types of Influenza virus. [database on the Internet]. Available from: https://www.cdc.gov/flu/about/viruses/types.htm.
20. Choi, Won-Suk, et al. "Clinical Practice Guideline for Antiviral Treatment and Chemoprophylaxis of Seasonal Influenza." Infect Chemother. 2012 Aug;44(4):233-249
21. Clark MA, Finkel R, Rey JA, Whalen K, Lippincott's illustrated reviews: Pharmacology. Lippincott Williams & Wilkins 5th edition.
22. Clinical Pharmacology [database on the Internet]. Elsevier. Available from: https://www.elsevier.com/solutions/clinical-pharmacology.
23. Drugs.com [database on the Internet]. Auckland: Drugsite Trust; c1996-2018. Available from: https://www.drugs.com/.

24. Earnshaw, D. L., et al. "Mode of antiviral action of penciclovir in MRC−5 cells infected with herpes simplex virus type 1 (HSV−1), HSV−2, and varicella−zoster virus." *Antimicrobial agents and chemotherapy* 36.12 (1992): 2747−2757.
25. for the Meta, The Collaborative Group, et al. "Treatment correlates of successful outcomes in pulmonary multidrug−resistant tuberculosis: an individual patient data meta−analysis." *Lancet* 392.10150 (2018): 821−834.
26. Floyd, Katherine, et al. "The global tuberculosis epidemic and progress in care, prevention, and research: an overview in year 3 of the End TB era." *Lancet Respir Med* 6.4 (2018): 299−314.
27. Golub, L. M., et al. "Tetracyclines inhibit tissue collagenase activity: a new mechanism in the treatment of periodontal disease." *J Periodontal Res* 19.6 (1984): 651−655.
28. Kappagoda et al., Mayo Clin Proc. 2011;86(6):561−583.
29. Koda−Kimble, Mary Anne. *Koda-Kimble and Young's applied therapeutics: the clinical use of drugs*. Lippincott Williams & Wilkins, 2012. 1619−1647.
30. Lexi−drugs online [database on the Internet]. Lexicomp Inc. Available from: http://online.lexi.com.
31. Mayo Clinic. [database on the Internet]. Available from: http://www.mayoclinic.org
32. McDonald, L. Clifford, et al. "Clinical practice guidelines for Clostridium difficile infection in adults and children: 2017 update by the Infectious Diseases Society of America (IDSA) and Society for Healthcare Epidemiology of America (SHEA)." *Clinical Infectious Diseases* 66.7 (2018): e1−e48.
33. Medscape online [database on the Internet]. WebMD LLC; 2020.[cited 2020. Dec 30] Available from: https://reference.medscape.com.
34. MICROMEDEX DRUGDEX [database on the Internet]. IBM Corporation. Available from: www.micromedexsolutions.com.
35. Pharmacotherapy 4th edition: Korea College of Clinical Pharmacy: Shinil books; 2017.
36. Seo, Geom Seog. "Clostridium difficile Infection: Whats New?" *Intest Res* 11.1 (2013): 1−13.
37. STD treatment guideline [database on the Internet]. CDC; c2021 [cited 2021 Feb 27]. Available from: https://www.cdc.gov/std/tg2015/.
38. The Korean Society of Infectious Diseases Korean Society for Chemotherapy and The Korean Society of Clinical Microbiology. "Clinical Guideline for the Diagnosis and Treatment of Gastrointestinal Infections" *Infect Chemother.* 2010 Dec;42(6):323−361. Korean.
39. US CDC. [database on the Internet]. The pink book: Influenza. Available from: https://www.cdc.gov/vaccines/pubs/pinkbook/flu.html
40. US FDA Food and Drug Administration. [database on the Internet]. Available from: https://www.fda.gov/Drugs/DrugSafety/ucm188859.htm.
41. Walter J. Loesche. Microbiology of Dental Decay and Periodontal Disease. University of Texas Medical Branch at Galveston. 1996; chap99. Available from: http://www.ncbi.nlm.nih.gov/books/NBK8259/.
42. World Health Organization. *Companion handbook to the WHO guidelines for the programmatic management of drug-resistant tuberculosis*. World Health Organization, 2014.
43. Yoo, S., D. Lee, and M. Hwan−Chang. "The effect of low−dose doxycycline therapy in chronic meibomian gland dysfunction." *Korean J Ophthalmol* 19.4 (2005): 258−263.

13 암

암 Cancer

정연주

정의

정상세포에 비해 과다한 세포분열로 비정상적으로 성장한 악성 종양 질환

암은 양성 종양과 달리 다른 조직으로 전이될 수 있고, 기능과 구조가 정상세포와 다르게 변형되어 있음

치료약물

세포독성 항암제(cytotoxic agents)

1) 알킬화제(alkylating agents)

   시클로포스파미드(cyclophosphamide, 알키록산정), 이포스파마이드(ifosfamide, 홀록산주), 시스플라틴(cisplatin, 씨스푸란주), 카보플라틴(carboplatin, 카보플라틴주), 옥살리플라틴(oxaliplatin, 엘록사틴주) 등

2) 대사길항제(antimetabolites)

   메토트렉세이트(methotrexate, 메토트렉세이트정), 플루오로우라실(5-fluorouracil, 5에프유주), 테가푸르/우라실(tegafur/uracil, 유에프티캡슐), 젬시타빈(gemcitabine, 젬자주), 플루다라빈(fludarabine, 플루다라주), 페메트렉시드(pemetrexed, 알림타주) 등

3) 항종양항생제(antitumor antibiotics)

   독소루비신(doxorubicin, 에이디엠주), 다우노루비신(daunorubicin, 다우노신주), 이다루비신(idarubicin, 자베도스주), 블레오마이신(bleomycin, 브레오신주), 미토마이신C(mitomycinC, 미토마이신씨교와주) 등

4) 식물 알칼로이드(plant alkaloids)

빈크리스틴(vincristine, 빈크리스틴황산염주), 빈블라스틴(vinblastine, 벨바스틴주), 파클리탁셀(paclitaxel, 탁솔주), 도세탁셀(docetaxel, 탁소텔주) 등

호르몬성 항암제(hormonal agents)

1) 에스트로겐 수용체 차단제(antiestrogens)

   타목시펜(tamoxifen, 놀바덱스정), 토레미펜(toremifene, 화레스톤정), 풀베스트란트(fulvestrant, 파슬로덱스주) 등

2) Aromatase 저해제

   아나스트로졸(anastrozole, 아리미덱스정), 레트로졸(letrozole, 페마라정) 등

3) 항안드로겐제(antiandrogen)

   비칼루타마이드(bicalutamide, 카소덱스정) 등

4) 성선자극호르몬 분비호르몬(GnRH 효능제)

   루프로라이드(leuprolide, 루프린데포주), 고세렐린(goserelin, 졸라덱스데포주사), 트립토렐린(triptorelin, 디페렐린피알주) 등

표적치료항암제(targeted therapies)

1) 단클론항체(monoclonal antibody)

   베바시주맙(bevacizumab, 아바스틴주), 세툭시맙(cetuximab, 얼비툭스주), 라무시루맙(ramucirumab, 사이람자주), 리툭시맙(rituximab, 맙테라주), 트라스투주맙(trastuzumab, 허셉틴주) 등

2) 단백질인산화효소 저해제(protein kinase inhibitor)

   아파티닙(afatinib, 지오트립정), 알렉티닙(alectinib, 알레센자캡슐), 엑시티닙(axitinib, 인라이타정), 크리조티닙(crizotinib, 잴코리캡슐), 다사티닙(dasatinib, 스프라이셀정), 엘로티닙(erlotinib, 타쎄바정), 게피티니브(gefitinib, 이레사정), 이매티닙(imatinib, 글리벡필름코팅정), 라파티닙(lapatinib, 타이커브정), 렌바티닙(lenvatinib, 렌비마캡슐), 닐로티닙(nilotinib, 타시그나캡슐), 오시머티닙(osimertinib, 타그리소정), 라도티닙(radotinib, 슈펙트캡슐), 소라페닙(sorafenib, 넥사바정), 수니티닙(sunitinib, 수텐캡슐) 등

3) PARP 저해제(Poly ADP ribose polymerase inhibitor)

니라파립(niraparib, 제줄라캡슐), 올라파립(olaparib, 린파자캡슐) 등

면역항암제(cancer immunotherapy)

아테졸리주맙(atezolizumab, 티쎈트릭주), 니볼루맙(nivolumab, 옵디보주), 펨브롤리주맙(pembrolizumab, 키트루다주) 등

타목시펜 vs. 레트로졸
Tamoxifen / Letrozole

정경혜

	Tamoxifen (놀바덱스정, 놀바덱스디정)	Letrozole (페마라정)
효능효과	유방암	폐경후 여성의 유방암
작용기전	에스트로겐 수용체 차단제	아로마타제(aromatase) 저해제
미승인 적응증	여성형 유방(gynecomastia) 배란 유도 정자부족증(oligospermia) 성조숙(McCune-Albright syndrome 여성) 유방통증(mastalgia)	다낭난소증후군(polycystic ovarian syndrome) 환자의 불임/배란 유도 재발성 난소(상피)암
제형	정제: 10mg(놀바덱스정) 　　　20mg(놀바덱스디정)	정제: 2.5mg
용량용법	1일 20~40mg 1회 또는 2회 분할	1일 1회 2.5mg

타목시펜(tamoxifen)과 레트로졸(letrozole)은 어떤 질환에 사용하나요?

두 약물은 호르몬 수용체(에스트로겐 또는 프로게스테론 수용체)에 양성 반응을 보이는 유방암 환자의 치료에 사용됩니다.

Tamoxifen은 폐경 전후 유방암 치료에 모두 사용할 수 있으며 수술이나 방사선 요법 후 보조요법(adjuvant therapy), 전이성유방암, 관상피내암(ductal carcinoma insitu) 환자의 침습성 유방암 위험 감소, 고위험 여성의 유방암 발생 감소에 사용됩니다. 20mg 1일 1회 복용합니다. 20mg을 초과할 경우는 1일 2회 복용합니다.

Letrozole은 폐경 이후 여성의 유방암 치료에만 사용합니다. 승인된 효능 효과는 호르몬 수용체 양성반응을 보인 여성의 침습성 조기 유방암에서의 보조요법, 호르몬 수용체가 양성이거나 알려져 있지 않은 국소진행성 유방암 또는 전이성유방암 치료와 폐경 후 여성의 침습성 조기 유방암에서 5년 동안 타목시펜 보조요법 이후 연장 보조요법, 항에스트로겐 요법 후 재발된 진행된 유방암입니다.

타목시펜(tamoxifen)과 레트로졸(letrozole)의 유방암 치료 약리기전은 무엇입니까?

Tamoxifen은 에스트로겐 수용체 길항제로 결합부위에서 에스트로겐과 경쟁적으로 작용하여 에스트로겐 의존적으로 성장하는 유방암세포의 성장을 억제합니다. 비스테로이드 약물로 유방에서는 에스트로겐 길항 작용(estrogen antagonist)을 하고 뼈나 자궁내막 등에서는 에스트로겐 작용제(estrogen agonist) 역할을 하기 때문에 selective estrogen receptor modulator(SERM)로 분류됩니다.

Letrozole은 아로마타제(aromatase)의 헴 그룹에 결합해서 아로마타제를 경쟁적으로 억제해서 에스트로겐 생합성을 억제합니다. 아로마타제는 부신의 안드로겐(androstenedione, testosterone)을 에스트로겐(estrone, estradiol)으로 전환하는데 촉매역할을 하는 효소입니다. 폐경 이전에는 에스트로겐이 주로 난소에서 공급되나 폐경 이후에는 아로마타제에 의해 안드로겐이 에스트로겐으로 전환되어 공급됩니다. 그러므로 letrozole은 폐경 후 유방암 치료에 사용됩니다.

두 약물은 약동학적으로 어떤 차이가 있습니까?

Tamoxifen은 복용 후 잘 흡수되어 유방, 자궁, 자궁내막에 고농도로 분포됩니다. 복용 후 약 5시간에 최고 혈중농도에 도달하며 반감기는 5~7일입니다. CYP3A4/5에 의해 주요 대사체인 N-desmethyl tamoxifen으로 대사되고 CYP2D6에 의해 4-hydroxytamoxifen으로 대사됩니다. 두 대사체는 각각 CYP2D6, CYP3A4/5에 의해 tamoxifen보다 강력한 endoxifen으로 대사됩니다.

Letrozole 또한 복용 후에 빠르게 흡수되며 음식에 의해 영향을 받지 않습니다. 반감기는 2일이며 2~6주 내에 정상상태(steady-state)에 도달합니다. 간에서 CYP3A4와 CYP2A6에 의해서 불활성 carbinol 대사체(4,4'-methanol-bisbenzonitrile)로 대사됩니다.

함께 복용할 때 주의해야 할 약물이 있나요?

Tamoxifen은 CYP2C9, CYP2D6, CYP3A4의 기질이며 CYP2C8, P-glycoprotein 저해

> **여기서 잠깐!** "Cytochrome P450(CYP) 저해제와 유도제"
>
> - CYP3A4 저해제: itraconazole(이트라정), voriconazole(브이펜드정), norfloxacin(뉴사달정), ritonavir(노비르정), clarithromycin(클래리시드엑스엘서방정)
> - CYP3A4 유도제: rifampicin(리포덱스정)
> - CYP2D6 저해제: paroxetine(팍실CR정), fluoxetine(푸로작캡슐), duloxetine(심발타캡슐), bupropion(웰부트린서방정), cinacalcet(레그파라정)

제입니다. CYP2D6를 강하게 저해하는 약물은 tamoxifen이 활성 대사체인 endoxifen으로 전환되는 것을 차단하기 때문에 tamoxifen과의 병용을 피합니다. CYP3A4 저해제 또한 타목시펜의 혈청 농도와 효과를 감소시킬 수 있습니다. Tamoxifen은 warfarin의 간 대사를 억제하여 혈중 농도를 증가시키므로 warfarin과의 병용을 피하는 것이 좋으며 병용해야 할 경우에는 주의해서 용량조절이 필요합니다. Tamoxifen은 letrozole의 혈중 농도를 감소시킵니다.

Letrozole은 CYP2A6와 CYP3A4의 기질이고 CYP2A6의 강력한 저해제이며 CYP-2C19의 중등도 저해제입니다. 그러므로 CYP2A6, CYP3A4를 강력하게 저해하거나 유도하는 약물은 이 약의 혈중 농도를 증가 또는 감소시키므로 주의가 필요합니다. Letrozole은 CYP2A6를 저해하여 tegafur가 활성대사체인 5-fluorouracil로 전환하는 것을 차단하므로 tegafur의 활성을 저하시킵니다.

이상반응과 주의할 점은 무엇입니까?

Tamoxifen 복용 시 10% 이상 발생하는 이상반응은 구역(5~26%), 홍조(33%), 질분비물(13~55%), 질출혈(2~23%), 피부발진(13%), 체액저류(32%)입니다. 또한 피로, 질 건조감, 고콜레스테롤혈증과 정맥혈전증, 자궁내막 증식이 발생할 수 있습니다.

Letrozole 복용 시에 10% 이상 발생하는 이상반응은 홍조(6~50%), 땀분비 증가(≤24%), 관절통(8~25%), 피로(8~13%), 고콜레스테롤혈증(3~52%)입니다. 또한 골다공증(≤5~15%), 골절(10~14%) 발생 위험이 있으므로 골밀도를 주의 깊게 모니터링합니다. Letrozole은 tamoxifen에 비해 혈전색전증 발생 위험이 적고 질 출혈이 적게 발생합니다. Tamoxifen 이후 2차 약제로 사용될 때는 구역, 구토, 안면 홍조가 더 심하게 나타납니다.

두 약물과 유사한 작용을 하는 약물이 있습니까?

Tamoxifen과 유사한 에스트로겐 수용체 차단제인 toremifene(화레스톤정)은 비스테로이드성 triphenylethylene 유도체입니다. 에스트로겐 수용체에 결합해서 에스트로겐 의존적으로 성장하는 종양의 성장을 억제합니다. 폐경기 이후 유방암에 승인되었습니다.

아로마타제 저해제는 letrozole과 유사한 비테로이드성 이미다졸 아로마타제 저해제인 anastrozole(아리미덱스정)과 스테로이드성 비가역적 아로마타제 저해제인 exemestane(아로마신정)이 있습니다.

Tamoxifen처럼 selective estrogen receptor modulator(SERM)로 작용하는 약제가 있습니까?

SERM에 속하는 다른 약물로는 유방암 치료에 사용되는 toremifene(화레스톤정)과 골다공증 치료에 사용하는 raloxifene(에비스타정)과 bazedoxifene(비비안트정)이 있습니다.

Raloxifene은 폐경 후 여성의 골다공증 치료제로 사용되는 약물로 고위험 여성에서 유방암 위험을 감소시킨다고 보고되었으나 유방암 치료에는 효과가 적습니다.

Bazedoxifene은 단독 제제(비비안트정)로 골다공증에 쓰이며, 여성호르몬인 결합형 에스트로겐(conjugated estrogen)과의 복합제(듀아비브정)로 폐경 후 혈관운동증상이나 골다공증 치료로 사용됩니다.

이것만은 꼭 기억하세요!

- Tamoxifen은 에스트로겐 수용체 차단제로 에스트로겐, 프로게스테론 수용체에 양성반응을 나타낸 유방암 치료로 선택되는 약물입니다.
- Letrozole은 아로마타제 저해제로 폐경된 여성의 유방암 치료에 사용합니다.
- Letrozole은 관절통을 유발할 수 있으며, 골다공증, 골절 위험을 증가시키므로 골밀도를 주기적으로 체크합니다.

게피티니브 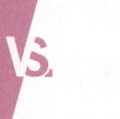 엘로티닙
Gefitinib vs. Erlotinib

정연주

	Gefitinib (이레사정)	Erlotinib (타쎄바정)
효능효과	비소세포폐암	비소세포폐암, 췌장암
작용기전	표피성장인자수용체(epidermal growth factor receptor) 티로신인산화효소 저해제(tyrosine kinase inhibitor)	표피성장인자수용체(epidermal growth factor receptor) 티로신인산화효소 저해제(tyrosine kinase inhibitor)
용법용량	1일 1회 1정 250mg 음식과 상관없이 복용 가능	비소세포폐암: 1일 1회 150mg 췌장암: 1일 1회 100mg 식전 최소 1시간 또는 식후 최소 2시간

두 약물은 어떤 질환에 사용됩니까?

두 약물은 비소세포폐암(non-small cell lung cancer, NSCLC) 치료제입니다.
Gefitinib은 표피성장인자수용체(epidermal growth factor receptor, EGFR) 활성 변이가 있는 국소 진행성 또는 전이성 비소세포폐암 치료에 승인되었습니다.
Erlotinib은 이전 화학요법에 실패한 국소 진행성 또는 전이성 비소세포폐암 치료, 또는 EGFR 활성 변이가 있는 국소 진행성 또는 전이성 비소세포폐암의 1차 치료에 쓸 수 있습니다.
Erlotinib은 비소세포폐암 이외에 췌장암에도 적응증이 있습니다. Gemcitabine과 병용하여 국소 진행성, 수술 불가능 또는 전이성 췌장암의 1차 치료에도 쓸 수 있습니다.
흥미로운 사실은 gefitinib에 대한 반응이 좋은 환자가 주로 아시아인, 여성, 비흡연자, 선암 환자군이라는 점입니다. 이후 연구에 의해 EGFR 유전자 변이가 발견되고 이 유전자 변이가 있는 환자에서 gefitinib에 대한 반응률이 높게 나타난다고 알려졌고 EGFR 유전자 돌연변이가 주로 아시아인, 여성, 비흡연자, 선암 환자에서 높게 보고되어 임상적 특성을 이

> **여기서 잠깐!** "폐암에 대해 알아볼까요?"
>
> **1. 종류**
> 폐암은 조직의 형태에 따라 크게 소세포폐암(small cell lung cancer, SCLC)과 비소세포폐암(non-small cell lung cancer, NSCLC)으로 구분됩니다. 비소세포폐암은 암 발생 부위에 따라서 폐의 선암, 편평상피세포암, 대세포암 등으로 나뉩니다.
>
> **2. 증상**
> 비소세포폐암 중 편평상피세포암은 주로 큰 기관지에서 발생하여 기관지 내강으로 자라고 임상증상은 주로 기관지를 막아 나타납니다. 선암종은 세기관지 상피에서 주로 발생하고 대세포암종은 폐 표면 근처에 주로 발생합니다. 발생 위치는 다르지만 주 증상은 기침, 객혈, 흉통, 호흡곤란 등으로 비슷하며 증상만으로는 종류를 구별하기 어렵습니다. 초기에는 증상이 없는 경우도 많아 이미 진행된 뒤에 병원을 찾는 경우가 많다고 합니다.
>
> **3. 치료**
> 비소세포폐암은 소세포폐암에 비해 비교적 성장 속도가 느리고 주변 조직으로 퍼진 후 나중에 전신으로 전이해 나가므로 초기에는 수술로 완치가 가능하지만 실제 수술이 적용되는 환자는 1/4 이하입니다. 수술적 치료가 가능한 3기 환자는 보조적인 방사선 치료 및 항암화학치료가 권장됩니다. 4기 비소세포폐암의 경우 항암화학치료를 하고 최근에는 생물학적 표적치료 등이 적용됩니다.

해하게 되었다고 합니다.

두 약물은 작용기전은 무엇인가요?

두 약물은 표피성장인자수용체(epidermal growth factor receptor, EGF)에 대한 티로신인산화효소 저해제(tyrosine kinase inhibitor, TKI)입니다. 두 약물은 EGFR의 tyrosine kinase 활성을 억제합니다. EGFR의 자동인산화를 차단하여 EGFR로부터의 신호를 둔화시켜 암세포의 증식을 억제합니다.

두 약물은 EGFR exon 19 deletion이나 exon 21 substitution 변이가 있는 EGFR에 대한 친화도가 wild-type EGFR보다 더 높습니다. 따라서 치료 시작 전에 EGFR 변이 상태를 평가해야 합니다.

두 약물의 용법을 비교해 볼까요?

Gefitinib은 성인 1일 1회 1정(250mg)을 매일 거의 같은 시간에 음식과 상관없이 복용할 수

표 13-1 Gefitinib와 Erlotinib의 약동학적 특성

구 분	Gefitinib	Erlotinib
최대효과발현시간	3~7시간	4시간
생체이용률	60%	60%
대사	간대사 CYP3A4(주요), 2D6, P-gp의 기질 CYP2C19, 2D6 저해제	간대사 CYP3A4, 1A2, 1A1의 기질
반감기	48시간	36.2시간

있습니다. 물과 함께 전체를 삼키거나 전체를 삼킬 수 없는 경우에는 물에 분산시켜 투여할 수 있습니다. 다른 음료는 사용하지 않도록 합니다.

Erlotinib은 비소세포폐암에 1일 1회 150mg을 복용하고, 췌장암에는 1일 1회 100mg을 복용합니다. 음식물로 인해 생체이용률이 증가할 수 있으므로 식전 최소 1시간이나 식후 최소 2시간에 복용합니다. 정제의 용량은 25, 100, 150mg이 있습니다.

두 약물의 이상반응과 주의사항은 무엇인가요?

두 약물 복용 시 공통적으로 나타나는 흔한 이상반응은 설사와 피부반응입니다. 탈수 등의 중증 설사 환자, 중증 피부이상반응 환자는 용량을 감소하거나 일시적으로 투여를 중단할 수 있습니다. 이 외의 공통적인 이상반응으로 위장관 천공, 간독성, 안질환, 호흡기계 이상반응 등이 있습니다.

Gefitinib의 심각한 이상반응으로는 간질성 폐질환 등이 있습니다.

Erlotinib도 호흡곤란, 기침 등의 폐 증상이 급성 발현될 수 있는데, 이때에는 진단 평가가 끝날 때까지 이 약의 투여를 중단해야 합니다. 간부전 또는 위장관 천공이 발생한 경우도 약 복용을 중단합니다. 이 외에도 심근경색 등의 심혈관계 이상반응, 빈혈 등이 나타날 수 있습니다.

두 약물을 복용할 때에는 간기능 검사를 정기적으로 하는 것이 좋습니다. Erlotinib의 경우 탈수 위험이 있는 환자는 신기능 검사와 전해질 검사도 정기적으로 해야 합니다.

두 약물은 어떤 상호작용이 있나요?

Gefitinib의 주요 상호작용

- 프로톤펌프저해제 및 H_2 차단제와 병용 시 위내 pH를 상승시킬 경우 이 약의 혈중농도가 감소될 수 있습니다.
- CYP3A4 저해제(itraconazole, ketoconazole, posaconazole 등 아졸계 진균제, erythromycin, diltiazem, verapamil, 자몽주스 등)와 병용 시 gefitinib의 혈중농도가 증가될 수 있습니다.
- CYP3A4 유도제(phenytoin, carbamazepine, rifampicin, barbiturates, St. John's Wort 등)와 병용 시 gefitinib의 혈중농도가 감소될 수 있습니다.
- 와파린과 병용 시 INR(international normalized ratio)이 증가되어 출혈 위험이 있습니다.

Erlotinib의 주요 상호작용

- 제산제와의 병용을 피해야 합니다.
- H_2 차단제 복용 후 10시간, 복용 전 최소 2시간 간격을 둡니다.
- CYP3A4 저해제 병용 시 중증 이상반응이 발생하면 용량을 감소합니다.
- CYP3A4 유도제 병용 시 CYP3A4 유도효과가 없는 대체 약물로 변경하고 그렇지 못한 경우에는 erlotinib 상용량 이상으로 용량을 증가할 수 있습니다.

표 13-2 **기타 비소세포폐암 경구항암제**

성분명	Afatinib (지오트립정)	Crizotinib (잴코리캡슐)
적응증	비소세포폐암	비소세포폐암
작용기전	표피성장인자수용체 티로신인산화효소 저해제	ALK* 수용체 티로신인산화효소 저해제
용량용법	1일 1회 40mg 식전 최소 1시간/식후 최소 3시간 음식물 없이 투여 물과 함께 통째로 삼켜 복용	1일 250mg 2회 음식과 상관없이 복용 가능 캡슐제를 그대로 삼켜 복용
함량	20mg, 30mg, 40mg	200mg, 250mg
제조사	한국베링거인겔하임	한국화이자

* ALK: Anaplastic Lymphoma Kinase(역형성 림프종 인산화효소)

- 흡연 시 이 약의 노출을 50~60% 감소시키므로 약물 용량을 증가할 수 있습니다.

> **이것만은 꼭 기억하세요!**
>
> - 두 약물은 EGFR tyrosine kinase 저해제로서 비소세포폐암에 쓸 수 있으며, erlotinib은 췌장암에도 쓸 수 있습니다.
> - Gefitinib은 식사와 무관하게 복용할 수 있지만 erlotinib은 공복에 복용합니다.
> - 두 약물은 CYP3A4 등의 기질로서 간에서 대사되므로 이에 따른 상호작용에 주의해야 합니다.

엘로티닙 Erlotinib 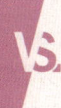 오시머티닙 Osimertinib

제남경

	Erlotinib (타쎄바정)	Osimertinib (타그리소정)
효능효과	비소세포폐암 - 이전 화학요법에 실패한 국소 진행성 또는 전이성 비소세포폐암 - EGFR 활성 변이가 있는 국소진행성 또는 전이성 비소세포폐암의 1차 치료 췌장암 - 젬시타빈과 병용하여 국소 진행성, 수술 불가능 또는 전이성 췌장암의 1차 치료	EGFR 엑손 19 결손 또는 엑손 21(L858R) 치환 변이된 비소세포폐암 환자에서 완전 종양 절제술 후 보조 치료 EGFR 엑손 19 결손 또는 엑손 21(L858R) 치환 변이된 국소 진행성 또는 전이성 비소세포폐암 환자의 1차 치료 이전에 EGFR-TKI로 치료받은 적이 있는 EGFR T790M 변이 양성 국소 진행성 또는 전이성 비소세포폐암 환자의 치료
작용기전	1세대 표피성장인자수용체(Epidermal growth factor receptor) 티로신인산화효소 저해제	3세대 표피성장인자수용체(Epidermal growth factor receptor) 티로신인산화효소 저해제
관련 EGFR 돌연변이	Exon 19 deletion Exon 21 L858R point mutation	Exon 19 deletion Exon 20 T790M point mutation Exon 21 L858R point mutation
복용	공복 시 복용	음식과 상관없이 복용
상호작용	위의 pH를 증가시키는 약물과 병용 시 흡수가 감소	QT 간격을 연장시키는 약물과 병용 시 그 위험이 더 커짐

두 약물은 어떤 질환에 사용합니까?

두 약물은 모두 표피세포성장인자수용체(epidermal growth factor receptor, EGFR) 유전자 활성 돌연변이가 있는 국소 진행성 또는 전이성 비소세포폐암 치료에 사용하는 경구용 항암제입니다. EGFR은 정상세포에도 존재하며, 세포의 성장과 분열에 관여하지만 여기에 돌연변이가 발생하게 되면 이러한 신호전달체계가 활성화되면서 세포의 성장과 분열이 과도하

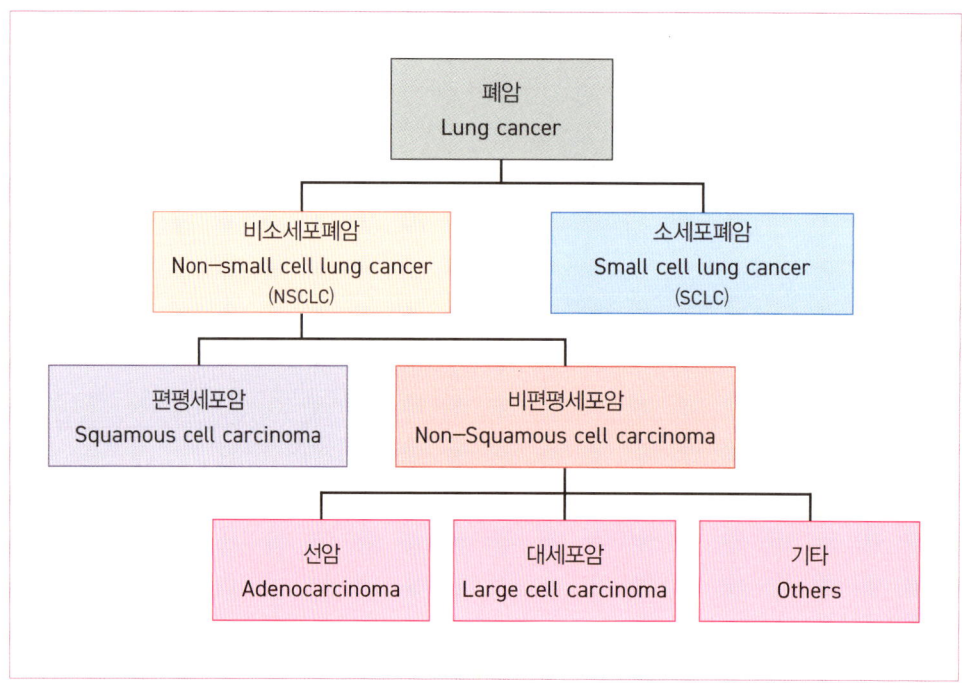

그림 13-1 **폐암의 분류**

게 발생하여 암이 됩니다.

폐암은 국내는 물론 전 세계적으로 암 사망의 주요한 원인으로 알려져 있습니다. 이것은 질환의 초기에 별다른 증상이 없어 조기진단이 어렵고 진단 당시 이미 국소진행성 또는 전이성으로 발전한 경우가 많기 때문입니다.

폐암은 조직학적 특성에 따라 비소세포폐암(non-small cell lung cancer, NSCLC)과 소세포폐암(small cell lung cancer, SCLC)으로 나눌 수 있고 비소세포폐암은 다시 편평세포암(squamous cell carcinoma)과 비편평세포암(non-squamous cell carcinoma)으로 나눌 수 있습니다. EGFR 활성 돌연변이는 이 비편평세포암에서 주로 나타납니다. 비편평세포암에는 선암(adenocarcinoma), 대세포암(large cell lung cancer), 기타 드물게 발생하는 암종이 포함됩니다(그림 13-1).

비소세포폐암의 치료에는 수술, 방사선치료, 약물치료의 세가지 방법이 있는데 암의 병기와 암세포의 조직학적 특성, 환자의 상태에 따라 치료방법을 다르게 적용합니다. 1기와 2기 비소세포폐암의 경우에는 수술이 주된 치료방법으로 완치를 목표로 합니다. 하지만 국소적으로 진행한 경우 또는 다른 장기로 전이가 된 경우(이를 진행성 폐암이라고 함)에는 수술이 불가한 경우가 대부분으로 이 경우에는 약물치료를 주된 치료방법으로 하여 증상

여기서 잠깐! "EGFR이란 무엇입니까?"

EGFR은 세포막 수용체로 세포 바깥 쪽의 ligand 결합 영역과 세포 안쪽 영역으로 이루어져 있습니다. EGFR에 ligand가 결합하면 세포 내 티로신인산화효소 domain이 인산화되어 활성화 신호가 생성되고 이 신호는 신호전달과정을 통해 핵 안으로 전달되고 DNA의 변화를 초래하게 됩니다. DNA의 변화는 세포증식, 세포생존, 혈관신생 및 전이를 일으키게 됩니다.
EGFR 유전자에 돌연변이가 생기면 ligand가 없어도 세포 안쪽에서 인산화가 일어나게 되며 이것은 정상세포가 암세포로 작용하게 만듭니다.

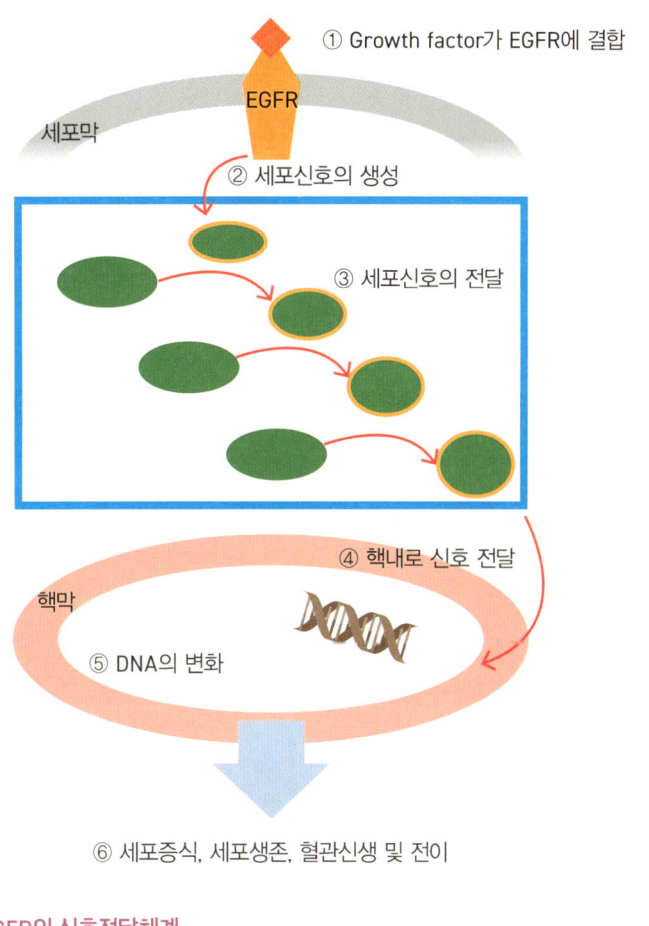

그림 **EGFR의 신호전달체계**

을 경감시키고, 수명을 연장하며 삶의 질을 향상시키는 고식적치료(palliative therapy)를 적용합니다. 이때 사용하는 약물로 1990년대부터 사용되어 온 platinum 기반의 이제요법이 있습니다. 그런데 환자에게 EGFR 활성 돌연변이가 있는 경우에는 신호전달을 차단하는 약물을 항암화학요법보다 먼저 사용할 수 있습니다. 이와 같이 특정 유전자 돌연변이를 표적으로 하여 치료하는 것을 '표적치료(targeted therapy)'라고 합니다. 이 표적치료제에 해당하는 약물이 erlotinib과 osimertinib입니다.

두 약물의 작용기전은 무엇인가요?

EGFR 유전자의 돌연변이에 의해 발생한 과도한 세포신호는 단백질 인산화에 의해 다음 단계로 진행하는데 여기에 관련된 티로신인산화효소(tyrosine kinase)를 억제하는 티로신인산화효소 저해제(tyrosine kinase inhibitor, TKI)가 항암제로 작용하게 됩니다. Erlotinib과 osimertinib 모두 TKI로 EGFR 수용체 tyrosine kinase의 인산화를 억제함으로써 핵의 DNA로 흥분신호가 전달되지 않도록 차단합니다.

두 약물의 다른 점은 무엇인가요?

Erlotinib은 1세대 EGFR TKI이고 osimertinib은 3세대 EGFR TKI입니다. Erlotinib이 EGFR의 kinase domain에 대해 ATP와 가역적으로 경쟁하는 반면, osimertinib은 비가역적으로 결합합니다. 이전 국내 허가사항에서는 erlotinib은 EGFR 엑손 19 결손 또는 엑손 21(L858R) 치환 변이가 있는 경우 1차 약물로 사용하고 osimertinib은 이전에 EGFR TKI로 치료받은 적이 있는 T790M 돌연변이가 있는 환자에게만 사용하도록 하였습니다.

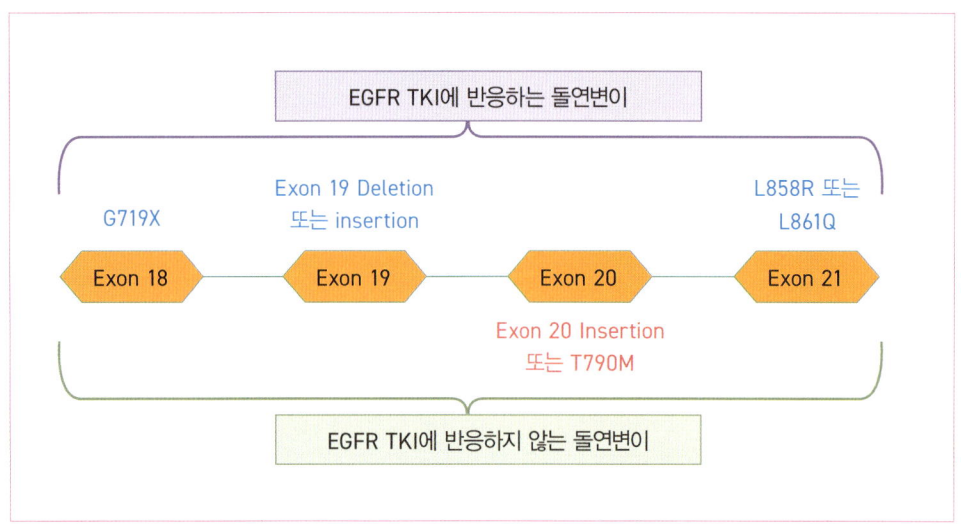

그림 13-2 EGFR 돌연변이 유형

여기서 잠깐! "유전자 돌연변이란 무엇일까요?"

DNA는 염기(nucleotide)로 구성되어 있는데 이들 염기에 치환(substitution), 삽입(insertion), 결실(deletion)이 일어나면 돌연변이가 발생할 수 있습니다. 세 개의 염기가 하나의 codon을 이루고 아미노산을 암호화하기 때문에 염기의 치환보다는 삽입 및 결실에 의한 격자이동(frame shift) 돌연변이가 더 치명적인 결과를 초래하게 됩니다. 돌연변이 전후로 동일한 아미노산을 암호화하는 경우를 침묵돌연변이(silent mutation)라 하고 돌연변이로 인해 다른 아미노산을 만드는 경우를 과오돌연변이(missense mutation), 돌연변이로 나타나는 아미노산이 stop codon이어서 짧은 단백질을 만들어 내는 무의미돌연변이(nonsense mutation)가 있습니다. 과오돌연변이의 경우 아미노산의 변화를 해당 단백질의 위치와 함께 표기합니다. EGFR 돌연변이 중 L858R은 EGFR 단백질을 구성하는 858번 아미노산이 leucine (L)에서 arginine (R)으로 바뀌는 돌연변이가 일어났다는 것을 의미합니다.

EGFR 돌연변이는 티로신인산화효소 domain을 결정하는 엑손 내에서 발생하며, 대부분이 엑손 18부터 21번 사이에 일어납니다. EGFR 돌연변이는 백인에서는 약 10% 환자에게 나타나는데 반해 아시아인에게는 약 30% 환자에게 나타납니다. 주로 발견되는 돌연변이가 EGFR 엑손 19 결손 또는 엑손 21(L858R) 치환 변이로 전체 EGFR 돌연변이의 80% 이상을 차지합니다(그림 13-2). EGFR 양성 비소세포폐암 환자를 erlotinib으로 치료하면 치료초기에는 환자들이 이들 약물에 잘 반응하나 1년 내외의 시간이 경과하면 60%의 환자에게서 종양의 크기가 커지거나 전이가 일어나는 등 질병이 더 진행하는 것을 볼 수 있습니다. 이것은 tyrosine kinase domain에 앞서 언급한 돌연변이 이외에 T790M 돌연변이가 추가적으로 발생한 경우인데 이때 사용할 수 있는 약물이 osimertinib입니다. 아주 드물지만 폐암 진단 당시부터 T790M 돌연변이를 가진 환자도 있습니다.

Osimertinib이 EGFR 엑손 19 결손 또는 엑손 21(L858R) 치환 변이가 있는 비소세포폐암의 1차 치료에 효과가 있는지에 대한 연구가 실시되었고(FLAURA연구) 그 결과가 2018년 New England Journal of Medicine에 게재되었습니다. FLAURA 연구는 EGFR TKI 치료 경험이 없는 국소 진행성 또는 전이성 EGFR 변이 양성 비소세포폐암 환자를 치료군(osimertinib 복용)과 대조군(gefitinib 또는 erlotinib 복용)으로 나누어 1차 치료 시 효과를 비교한 임상연구입니다. 연구 결과 osimertinib 복용군의 무진행 생존기간 중앙값(median progression-free survival mPFS)은 18.9개월로 대조군의 10.2개월보다 8.7개월 길었으며, 질환 진행 또는 사망 위험을 54% 낮춘 것으로 나타났습니다. 이 결과에 따라 최근 국내 허가사항도 osimertinib을 EGFR 엑손 19 결손 또는 엑손 21(L858R) 치환 변이가 있는 비소세포폐암에 1차약물로 사용하도록 변경되었습니다.

EGFR 활성 돌연변이 여부에 대해서는 어떻게 알 수 있나요?

EGFR 활성 돌연변이 여부를 검사하는 방법은 암 조직에서 추출한 DNA를 증폭하여 염기서열을 분석하는 것입니다. 염기서열 분석은 과정이 복잡하여 시간이 소요되고 민감도가 낮아 돌연변이 세포가 20% 이상 존재해야 검출이 가능합니다. 이러한 단점을 극복하기 위해 real-time PCR(polymerase chain reaction) 검사법이 사용되기도 합니다. Real-time PCR 검사법은 목표 염기서열을 검출할 수 있는 probe를 이용하는 방법으로 돌연변이 세포가 1% 미만의 적은 양이어도 검출이 가능하고 시간이 많이 소요되지 않는다는 장점이 있습니다.

두 약물의 용법·용량은 무엇인가요?

Erlotinib은 1일 1회 150mg을 공복(식전 최소 1시간이나 식후 최소 2시간)에 복용합니다. 질병의 진행이나 허용할 수 없는 독성이 발생할 때까지 이 약을 계속 투여할 수 있습니다.
Osimertinib은 1일 1회 80mg을 일정한 시간에 식사와 관계없이 복용합니다. 질병의 진행 또는 수용할 수 없는 독성이 나타날 때까지 복용을 지속합니다.

두 약물의 이상반응에 대해 알아볼까요?

Erlotinib의 경우 간수치 상승 부작용을 초래할 수 있습니다. 이 약을 복용하는 동안 간기능 검사가 요구됩니다. Osimertinib의 경우 드물지만 심각한 이상반응으로 QT 간격연장이 있습니다. 선천적으로 긴 QT 연장증후군이 있는 환자는 osimertinib을 피하는 것이 좋습니다.
두 약물의 공통된 이상반응으로 발진과 설사가 있습니다. 보통 별다른 치료 없이도 증상이 개선됩니다. 두 약물 모두 드물지만 심각한 이상반응으로 간질성 폐질환(interstitial lung disease)을 일으킬 수 있습니다. 호흡곤란, 기침, 발열과 같은 의심되는 호흡기 증상의 악화가 나타나는 경우 이 약을 중단하고 즉시 간질성 폐질환 발생 여부에 대해 조사합니다. 간질성 폐질환이 확인되면 약의 복용을 영구히 중단합니다.

두 약물의 상호작용에 대해 알아볼까요?

Erlotinib의 용해도는 pH에 의존적이기 때문에 상부 위장관의 pH를 증가시키는 프로톤펌프저해제 또는 H2 수용체 차단제와 병용 시 erlotinib의 흡수를 저하시켜 혈중농도를 감소시킬 수 있습니다. Osimertinib은 QT 간격을 연장시키는 이상반응을 야기할 수 있기 때문에 다른 QT 간격 연장 위험이 있는 약물과 병용을 피합니다.

두 약물 모두 CYP3A4의 기질로 강력한 CYP3A4 저해제 및 유도제에 의해 혈중 농도가 상승하거나 저하될 수 있습니다.

두 약물 외에 EGFR TKI로 어떤 약물이 있나요?

다른 EGFR-TKI로 1세대 약물인 gefitinib, 2세대 약물로 afatinib, dacomitinib이 있습니다(표 13-3).

비소세포폐암의 치료에 사용되는 표적치료제로 무엇이 있나요?

비소세포폐암의 약물표적으로 EGFR 활성 돌연변이 이외에 ALK 재배열 돌연변이, ROS1

표 13-3 EGFR TKI 비소세포폐암 치료제

약물명	제품명	생체표지자	식품의약품안전처에서 승인된 효능효과
gefitinib	이레사정	EGFR	EGFR TK 활성변이가 있는 국소진행성 또는 전이성 비소세포폐암 1차 치료
erlotinib	타쎄바정	EGFR	EGFR TK 활성변이가 있는 국소진행성 또는 전이성 비소세포폐암 1차 치료
afatinib	지오트립정	EGFR	EGFR TK 활성변이가 있는 국소진행성 또는 전이성 비소세포폐암 1차 치료
osimertinib	타그리소정	EGFR	이전에 EGFR-TKI로 치료받은 적이 있는 T790M 변이 양성 국소 진행성 또는 전이성 비소세보폐암 환자의 치료
dacomitinib	비짐프로정	EGFR	상피세포성장인자수용체(EGFR) 엑손 19 결손 또는 엑손 21 L858R 치환 변이가 있는 국소 진행성 또는 전이성 비소세포폐암 환자의 1차 치료

재배열 돌연변이, BRAF 돌연변이가 있습니다. ALK 재배열 돌연변이가 양성인 경우에는 crizotinib(잴코리캡슐), ceritinib(자이카디아캡슐), alectinib(알레센자캡슐), brigatinib(알룬브릭정)이 치료약물로 사용될 수 있습니다. ROS1 양성 전이성 비소세포폐암 치료에 사용할 수 있는 약물로 crizotinib, ceritinib이 있습니다. 국내에서는 crizotinib만 해당 적응증으로 허가되었습니다.

BRAF 돌연변이 중 가장 흔한 것이 V600E 돌연변이로 dabrafenib(라핀나캡슐)과 trametinib(매큐셀정) 병용요법으로 치료합니다.

이것만은 꼭 기억하세요!

- Erlotinib은 1세대 EGFR TKI이고 osimertinib은 3세대 EGFR TKI입니다.
- Erlotinib은 공복에 복용하고 osimertinib은 식사에 상관없이 복용합니다.
- Erlotinib은 EGFR의 엑손 19 deletion과 엑손 21의 L858R point mutation이 있을 때 사용하고 osimertinib은 추가적으로 T790M 돌연변이가 있을 때에도 사용할 수 있습니다.

수니티닙 Sunitinib VS. 소라페닙 Sorafenib

성새암

	Sunitinib (수텐캡슐)	Sorafenib (넥사바정)
효능효과	진행성 신세포암 위장관기저종양 진행성 췌장내분비종양	진행성 신세포암 간세포성암 진행성 분화 갑상선암
작용기전	Multi-tyrosine kinase inhibitors(TKIs)	Multi-tyrosine kinase inhibitors(TKIs)
신세포암 용법용량	1일 1회 투여, 휴약기 있음 식사와 관계없이 복용	1일 2회 투여, 휴약기 없음 공복(최소 식전 1시간 또는 식후 2시간) 복용
신세포암 치료요법	1차 요법	2차 요법(이전 cytokine 치료에 실패했거나 적절하지 않은 경우 사용)

두 약물은 어떤 질환에 사용되나요?

Sunitinib과 sorafenib은 모두 진행성 신세포암(renal cell carcinoma, RCC)의 치료에 승인받은 경구용 표적치료제입니다.

Sunitinib은 이전에 치료 경험이 없는 신세포암 환자에 1차 요법으로 사용되고 있습니다. 반면 sorafenib은 이전에 인터루킨(interleukin-2, IL-2)과 같은 cytokine 요법에 실패한 경험이 있거나, 이러한 요법이 적절하지 않은 진행성 신세포암 치료에 승인받아 2차 요법으로 사용됩니다.

두 약물은 신세포암 외에 다른 암에도 적응증을 승인받았습니다. Sunitinib은 위장관기저종양(저항성 및 불내약성으로 인해 imatinib 요법에 실패한 경우)과 췌장내분비종양(절제 불가능하고 고도로 분화된 진행성 및/또는 전이성인 경우)에 사용될 수 있습니다. Sorafenib은 간세포성암과 분화 갑상선암(방사성 요오드에 불응한, 국소 재발성 또는 전이성인 경우) 치료에 사용될 수 있습니다.

두 약물의 약물학적 기전은 무엇입니까?

Sunitinib과 sorafenib은 모두 multi-tyrosine kinase inhibitors(TKIs)입니다. 두 약물은 혈소판유래성장인자 수용체(platelet-derived growth factor receptor, PDGFR), 혈관내피세포성장인자 수용체(vascular endothelial growth factor receptor, VEGFR) 등에 작용하여 세포 내의 신호전달을 차단함으로써 종양의 성장과 혈관신생(angiogenesis)을 억제합니다.

신세포암에 대해 알려주세요.

신세포암은 신세뇨관의 세포에서 발생하는 암으로써, 신장에서 발생하는 종양의 85~90% 이상을 차지합니다. 따라서 일반적으로 신장암이라고 하면 신세포암을 의미합니다. 신세포암은 세포의 유형에 따라 크게 투명세포암과 비투명세포암으로 분류할 수 있습니다. 그중 대부분(70~80%)을 차지하는 투명세포암은 혈관이 풍부하고 다른 장기로 잘 전이되며, 표적치료제에 대한 반응이 좋습니다. 신세포암의 일반적인 세 가지 증상은 옆구리 통증, 혈뇨, 옆구리 또는 상복부에서 덩어리가 만져지는 경우입니다. 그러나 이러한 증상이 모두 나타나는 경우는 10~15%에 불과하며, 대부분 증상이 없어 진단이 늦어지고 이미 진행된 상태에서 발견되는 경우가 많습니다.

신세포암의 약물치료는 어떻게 이루어지나요?

신세포암은 일반적으로 방사선치료나 항암화학요법에 잘 반응하지 않기 때문에 완치를 위해서는 수술치료가 필요합니다. 전이 없이 종양이 신장과 주변에 국한되어 있는 경우에는 수술적 절제를 통해 치료하게 됩니다. 다른 장기에 전이가 있거나 재발성 신세포암의 경우에는 수술적 치료와 함께 표적치료나 면역요법 등을 시행하게 됩니다.
표적치료(targeted therapy)는 암의 성장과 진행에 관여하는 혈관신생이나 세포 증식 등을 특이적으로 억제함으로써 암의 성장을 억제하는 치료법입니다. 기존의 항암치료와 달리 암세포에 특이적으로 작용하여 부작용이 비교적 적고 효과가 좋습니다. 표적치료제는 multi-TKIs(sunitinib, sorafenib, pazopanib, axitinib), anti-VEGF 단클론항체(bevacizumab), mTOR 저해제(temsirolimus, everolimus) 등이 있습니다.
면역요법(immunotherapy)은 체내 면역 활성을 증가시켜 암세포를 파괴하는 치료법으로서 크게 cytokine 요법과 단클론항체 요법이 있습니다. Cytokine 요법에는 면역체계를 활성화

1차 요법 이상에 허가	2차 요법 이상에 허가
Sunitinib (수텐캡슐) Bevacizumab (아바스틴주)+IFN-α Pazopanib (보트리엔트정) Temsirolimus (토리셀주)	Sorafenib (넥사바정) Everolimus (아피니토정) Axitinib (인라이타정)

시키는 인터루킨(IL-2)과 같은 약물이 사용됩니다. 단클론항체 요법에 사용되는 약물로는 pembrolizumab, nivolumab, ipilimumab이 있습니다.

두 약물의 이상반응은 무엇인가요?

Sunitinib과 sorafenib은 둘 다 multi-TKI로서 공통적으로 고혈압, 피로, 무기력, 두통, 수족증후군, 피부건조증, 피부발진, 머리카락 얇아짐, 설사, 오심, 구토, 복통, 식욕감소, 구내염, 기침, 호흡곤란, 쉰 목소리, 사지 통증, 부종, 비정상적 출혈 등이 발생할 수 있습니다.
특별히 sunitinib의 경우 노란색을 띠기 때문에 이로 인한 피부 착색이 나타날 수 있으므로 환자에게 이에 대해 알려주어야 합니다.

표 13-4 **Sunitinib과 Sorafenib의 용법·용량**

	Sunitinib	Sorafenib
제품 예	수텐캡슐 12.5mg, 25mg, 50mg	넥사바정 200mg

용법·용량	• 신세포암, 위장관기저종양
	  : 1일 1회 50mg 4주 투여 → 2주 휴약
	  [1주기]
	• 췌장내분비종양: 1일 1회 37.5mg
	• 음식물과 관계없이 투여 가능
		• 1회 400mg, 1일 2회
		• 공복(최소 식전 1시간 또는 식후 2시간)에 복용

간장애	• 경증~중등도: 용량조절 필요 없음 • 중증: 연구되지 않음	• 경증~중등도: 용량조절 필요 없음 • 중증: 연구되지 않음
신장애	경증~중증, 혈액투석 중인 말기신질환(ESRD): 용량조절 필요 없음	• 경증~중등도, 투석 필요하지 않은 중증 신장애: 용량조절 필요 없음 • 투석 중인 환자: 연구되지 않음

> **여기서 잠깐! "수족증후군(hand-foot syndrome)에 대해 알아볼까요?"**
>
> 수족증후군(hand-foot syndrome)이란 특정 항암치료 후 손바닥과 발바닥의 피부에 발생하는 부작용입니다. 피부가 붉게 변하고 붓고 민감해지는 경도 증상부터, 피부가 단단해지고 벗겨지며 수포가 생기고 통증이 생기는 중증 증상까지 나타날 수 있습니다. 일반적으로 치료 첫 2~4주 내에 발생합니다. 수족증후군을 예방하기 위해서 평소에 손발 보습을 잘 해야 하며, 손과 발에 압력을 줄 수 있는 과격한 운동이나 활동은 하지 않아야 합니다. 또한 뜨거운 물에 닿을 경우 증상이 악화될 수 있으므로 주의해야 합니다.

두 약물의 상호작용은 무엇인가요?

Sunitinib은 CYP3A4(major)의 기질이며, sorafenib은 CYP3A4(minor), UGT1A1의 기질이므로 다양한 상호작용을 나타낼 가능성이 있습니다.

강력한 CYP3A4 저해제(예: ketoconazole, itraconazole, erythromycin, clarithromycin, 자몽주스, atazanavir, indinavir, nelfinavir, ritonavir, voriconazole 등)는 두 약물의 혈중농도를 증가시킬 수 있습니다. 반면 강력한 CYP3A4 유도제(예: rifampin, carbamazepine, phenytoin, phenobarbital, St John's wort 등)는 두 약물의 혈중농도를 감소시킬 수 있습니다.

Sorafenib은 UGT1A1 경로로 대사되는 약물(예: irinotecan)과도 상호작용을 나타낼 수 있으며, warfarin과 병용 시 INR이 상승할 수 있으므로 주의가 필요합니다.

> **이것만은 꼭 기억하세요!**
>
> - Sunitinib은 음식물과 관계없이 복용할 수 있지만 sorafenib은 공복(최소 식전 1시간 또는 식후 2시간)에 복용해야 합니다.
> - Sunitinib은 1일 1회 복용하며, 6주(4주 투약 후 2주 휴약)를 1주기로 합니다. 반면 sorafenib은 1일 2회 복용하며, 휴약기 없이 계속 투여합니다.
> - Sunitinib과 sorafenib 모두 수족증후군과 같은 피부 부작용이 나타날 수 있으므로 이와 관련된 복약지도가 필요합니다. 또한 sunitinib은 피부가 노란색으로 착색될 수 있는 점도 알려주어야 합니다.

이매티닙 Imatinib 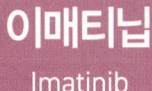 VS. 닐로티닙 Nilotinib

김예지

	Imatinib (글리벡필름코팅정)	Nilotinib (타시그나캡슐)
효능효과	만성 골수성백혈병 위장관 기질종양	만성 골수성백혈병 내성 있는 만성 골수성백혈병
작용기전	티로신인산화효소 저해제 (Tyrosine kinase inhibitor)	
금기	임부, 수유부	저칼륨혈증, 저마그네슘혈증, QT지연 증후군 환자
대사	CYP3A4, CYP2D6	CYP3A4, P-glycoprotein
용법	1일 1회 식사와 함께 투여	1일 2회 12시간 간격으로 공복 시 복용

두 약물은 어떤 질환에 사용됩니까?

Imatinib은 1세대 티로신인산화효소 저해제(tyrosine kinase inhibitor)로서 필라델피아 양성 만성 골수성백혈병(Ph+CML), 전이성 악성 위장관 기질종양(gastrointestinal stromal tumors, GIST) 치료제, 수술 후 보조요법에 사용됩니다. 또한 골수이형성증후군, 골수증식질환, 호산구 증가증, 융기성 피부섬유육종에도 다른 치료법이 없을 때 사용할 수 있습니다. Imatinib은 기존의 항암치료 및 인터페론 치료에 반응하지 않거나 급성기로 전환되었을 때 우선적으로 투약을 고려하는 약제입니다.

Nilotinib은 2세대 티로신인산화효소 저해제로서 imatinib 사용 시 치료에 실패하거나 부작용으로 인하여 사용이 불가능한 경우 2차 약제로 사용 가능한 약물입니다. 하지만 2011년부터 처음 진단된 Ph+CML에 1차 약제로 급여 인정됨으로써 1차 선택약제로 선택 가능하게 되었습니다.

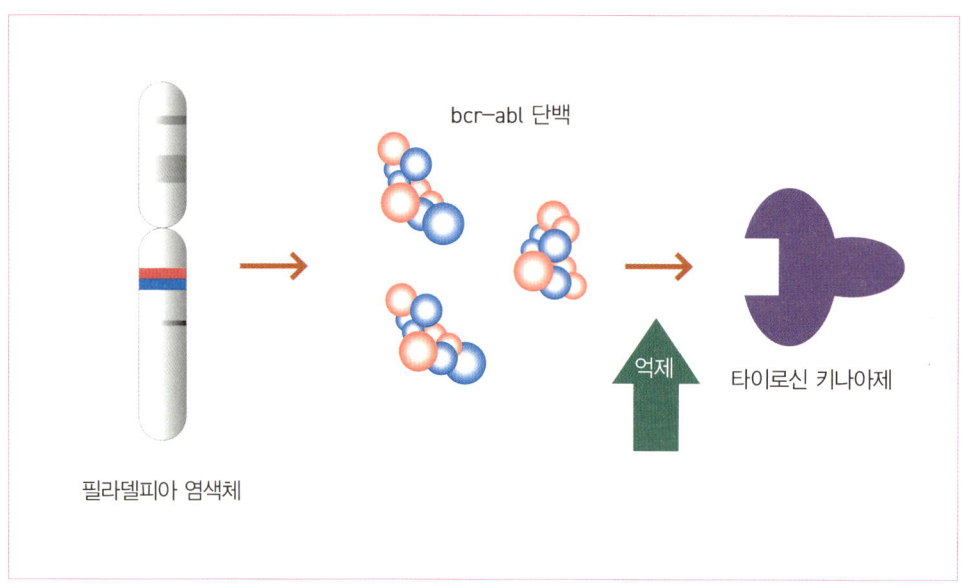

그림 13-3 Tyrosin Kinase 작용기전

두 약물은 만성기, 가속기, 급성기에 모두 사용할 수 있으며, 질환이 진행되는 경우에 다시 만성기로 전환시켜 이식을 시행할 수 있는 장점이 있습니다.

두 약물의 작용기전은 무엇인가요?

대부분의 만성 골수성 백혈병은 염색체 9번, 22번 일부 유전자가 서로 자리바꿈한 필라델피아 염색체에 의해 발생합니다. 이 염색체는 특징적 BCR-ABL단백질을 생성하여 티로신 인산화효소 키나제(tyrosine kinase)의 활성화를 통해 발암 단백질을 합성하고, 백혈구와 혈소판의 과다증식으로 간과 비장까지 커지게 되는 만성적인 경과를 보이는 혈액암을 일으킵니다.

두 약물은 암세포만을 골라서 공격하는 표적항암치료제로써 세포들이 성장하게 하는 신호 단백질인 티로신인산화효소 tyrosine kinase를 억제합니다.

두 약물은 BCR-ABL의 아데노신삼인산(adenosine triphosphate, ATP) 결합 부위에 경쟁적으로 결합하여 만성 골수성백혈병 클론 증식에 관여하는 단백질의 인산화를 억제하여 암세포를 사멸합니다.

Nilotinib은 imatinib보다 20~30배의 BCR-ABL 티로신인산화효소 억제 활성을 가집니다.

두 약물의 약동학적 특성을 알려주세요.

두 약물은 CYP3A4에 의해 간대사되고, 단백결합률이 매우 높으며 대부분 변으로 배설됩니다.

Imatinib은 경구 투여 후 흡수율이 높으며, 생체이용률은 98%입니다. 2~4시간에 최고 혈중농도에 도달하며, 반감기는 13~18시간이고 활성대사체인 N-demethylated piperazine입니다.

Nilotinib은 약물 투여 후 3시간에 최고 혈중농도에 도달하며, 반감기는 15~17시간입니다. P glycoprotein기질이므로 이에 영향을 미치는 약물에 의해 영향을 받습니다.

용량, 용법은 어떻게 다른가요?

Imatinib은 하루 한 번 복용하며 위장장애의 위험을 최소화하기 위하여 음식물 및 다량의 물과 함께 복용합니다. 다만 소아, 재발성 융기성 피부섬유 육종은 1일 2회 투여할 수 있습니다. Imatinib의 용량은 만성기에 1일 400mg, 급성기와 가속기에 1일 600~800mg을 복용합니다. 필름코팅정을 삼킬 수 없는 환자는 물 또는 사과주스에 녹여 즉시 복용합니다. 그러나 투여 중 질병이 진행되거나 최소 3개월 치료 후에도 혈액학적 반응을 얻는 데 실패한 경우, 12개월 치료 후 부분반응이상의 세포유전학적 반응이 없는 경우, 기존에 얻은 혈액학적 반응을 소실한 경우 등에서 imatinib 용량을 올리거나 2세대 tyrosine kinase억제제를 사용할 수 있습니다.

Nilotinib은 새로 진단된 Ph+CML의 경우 300mg씩 하루 두 번, 내성을 보여 2차 치료제로 선택한 경우 400mg씩 하루 두 번 12시간 간격을 두고 복용합니다. 음식물과 함께 복용하면 혈청농도가 높아지므로 식전 1시간, 식후 2시간 등 공복 시 복용해야 합니다. 캡슐을 삼키기 어려운 환자의 경우 캡슐을 열어 1티스푼의 사과소스에 뿌려 즉시 복용합니다.

두 약물의 이상 반응을 비교해 볼까요?

일반적으로 일어날 수 있는 imatinib의 이상반응은 오심(55~68%), 구토(43%), 부종(53%)과 근육경축(35%), 근골격통증(34%), 혈소판감소증(3~48%) 등입니다 부종은 눈 주위나 사지 말단 부위에서 자주 나타나며 전신적인 체액 저류로 빠른 체중증가를 나타내기도 하는데 용량이 증가할수록 증가하며, 고령이거나 급성기, 가속기인 경우 더 자주 나타납니다.

혈구감소증(호중구 감소증, 혈소판 감소증), 간독성이 나타날 수 있는데 투여 중단, 용량 감소로 치료될 수 있습니다.

Nilotinib의 이상반응은 발진(33%), 두통(31%), 오심(31%), 소양증(29%), 피로(28%) 등입니다. 심각한 이상 반응으로 QT를 지연시킬 수 있으므로 강력한 CYP3A4억제제, QT연장 가능한 약물의 병용은 피해야 합니다. 특히 저칼륨혈증, 저마그네슘혈증이 있을 시 더 심각해져 사망에 이를 수도 있으므로 주기적으로 전해질 수치를 모니터링해야 합니다. 백혈병과 관련없이 호중구 감소증, 혈소판 감소증이 일어날 경우 일시적 약물 투여를 중단하거나 용량을 조절해야 합니다.

두 약물의 상호작용은 무엇인가요?

두 약물은 CYP3A4로 대사되므로 간대사효소 저해제(itraconazole, clarithromycin 등) 병용 시 약물 농도가 올라가고, 간대사효소 유도제(phenytoin, rifampine, carbamazepine 등)를 병용 시에는 약효가 저하되어 치료에 실패할 수 있으므로 주의해야 합니다. CYP3A4로 대사되므로 와파린에 영향을 미치므로 warfarin 대신 저분자헤파린(LMWH) 또는 헤파린을 사용해야 합니다. 또한 스타틴계 약물과 과량의 자몽주스는 이상반응 위험을 증가시킬 수 있으므로 피하도록 합니다.

- Imatinib: 갑상선 수술 후 levothyrosine 투여받는 환자는 levothyrosine 혈장농도가 감소할 수 있으므로 주의를 요합니다.
- Nilotinib: 항부정맥약(amiodarone, disopyramide, procainamide, quinidine, sotalol)과 일부 항생제(clarithromycin, moxifloxacin)와 항정신병약(haloperidol, pimozide)의 병용은 QT 간격을 연장시킬 수 있으므로 피해야 합니다.

두 약물 복약 상담 시 중요 포인트는 무엇입니까?

Imatinib
- 예상치 못한 빠른 체중증가는 중증의 체액 저류일 수 있으므로 정기적으로 체중을 측정합니다.
- 임부, 수유부는 복용해서는 안 됩니다(금기).
- 출혈, 감염의 위험이 높으므로 사람이 많이 모인 곳은 피하고, 손을 깨끗이 씻고, 멍이 들지 않도록 하며 거친 운동은 피하고, 칫솔질은 부드럽게 합니다.

표 13-5 골수성 백혈병에 사용하는 경구 항암제

성분명	Hydroxyurea (하이드린정)	Dasatinib (스프라이셀정)	Radotinib (슈펙트캡슐)	Potatinib (아이클루시그정)
적응증	내성 보이는 CML 환자	1차 치료에 실패한 CML 환자 치료제 또는 1차 선택약	1차 치료에 실패한 CML 환자 치료제 또는 1차 선택약	기존 약제에 불응성, 내성 보이는 CML 환자
작용기전	DNA합성 억제	티로신인산화효소 저해제(tyrosine kinase inhibitor)	티로신인산화효소 저해제(tyrosine kinase inhibitor)	티로신인산화효소 저해제(tyrosine kinase inhibitor)
용량용법	20~30mg/kg 1일 1회*	1일 1회 100mg** 음식과 상관없이 복용	300mg 1일 2회 투약 2시간 전후 음식물 섭취 제한	1일 1회 45mg
주의	타인이 약에 노출되지 않게 주의 요함	QT간격 지연 가능성 있으므로 주의 요함		심근경색, 뇌졸중 등 심각한 부작용 가능성 있으므로 주의 요함

* 간헐 요법 확립전까지 지속요법 용량, 체중은 실제체중, 표준체중 중 적은 것 기준
** 권고 초회 용량

- 사춘기 이전 환자에게서 성장지연 발생이 보고된 적이 있으므로, 성장 여부를 모니터링해야 합니다.
- 기존의 심장질환, 폐질환이 있는 환자의 경우, 급성호흡 부전, 폐고혈압, 간질성 폐질환, 폐섬유증 등 중증 호흡기질환이 일어날 수도 있으므로 주의해야 합니다.
- 열과 오한을 동반하면서 물집, 피부 벗겨짐, 붉은 피부 병소가 생기면 스티븐스 존스 증후군을 의심할 수 있으므로 즉시 의사에게 알려야 합니다.

Nilotinib
- 공복(최소 식전 1시간 또는 식후 2시간)에 복용합니다.
- 저칼륨혈증, 저마그네슘혈증, QT연장 증후군이 있는 환자는 이 약을 복용해서는 안 됩니다.
- 임부 DUR(drug utilization review) 2 등급으로 명확한 임상적 근거 또는 사유가 있는 경우 부득이하게 사용할 수 있으며, 약 투여 중과 마지막 투여 후 2주 동안은 수유하지 않도록 합니다.

만성 골수성백혈병 환자에게 꼭 필요한 복약상담 내용은 무엇입니까?

만성 골수성백혈병은 티로신키나제 저해제의 개발로 당뇨, 고혈압처럼 경구 복용약으로도 정상 수명을 누릴 수 있다고 하지만 복약 순응도가 90% 이상을 유지해야 가능합니다.
복약 순응도가 낮을 경우 약제 내성과 더불어 치료 실패로 병이 가속기, 급성기로 진행되어 조기 사망할 수 있으므로 환자들에게 약을 정해진 용법 용량대로 꾸준히 복용할 것을 강조해야 합니다.

이것만은 꼭 기억하세요!

- Imatinib은 성인은 하루 한 번 복용하며 위장장애의 위험을 최소화하기 위하여 음식물 및 다량의 물과 함께 복용합니다.
- Nilotinib은 12시간 간격으로 하루 두 번 공복(최소 식전 1시간 또는 식후 2시간)에 복용합니다.
- 두 약물 복용 시 예상치 못한 빠른 체중 증가는 중증의 체액 저류일 수 있으므로 정기적으로 체중을 측정합니다.
- 만성 골수성백혈병은 복약 순응도가 90% 이상을 유지하도록 복약지도합니다.

참고문헌

1. 약학정보원 [internet] Korean Pharmaceutical Information Center. Available from: www.health.kr.
2. 의약품안전나라[database on the Internet]. 식품의약품안전처. Available from: https://nedrug.mfds.go.kr.
3. 한국임상약학회. 종양질환_백혈병. 약물치료학 제 3개정; 2014; 623-28.
4. ACCP Updates in Therapeutics 2015: Pharmacotherapy Preparatory Review and Recertification Course.
5. Dipiro JT, Yee GC, Posey LM, et al. Pharmacotherapy: a pathophysiologic approach. 11th ed. McGraw Hill education; 2020.
6. Drugs.com [database on the Internet]. Available from: https://www.drugs.com.
7. Imatinib, cancer research UK. Available from http://www.cancerresearchuk.org/about-cancer/cancers-in-general/treatment/cancer-drugs/imatinib.
8. Lexi-drugs online [database on the Internet]. Lexicomp Inc. Available from: http://online.lexi.com.
9. MICROMEDEX DRUGDEX [database on the Internet]. IBM Corporation. Available from: www.micromedexsolutions.com.
10. Mayo Clinic [internet]. Mayo Foundation for Medical Education and Research (MFMER). Available from: http://www.mayoclinic.org.
11. MJ Kim. Pharmacotherapy Information. Chronic Myelogenous Leukemia.2008 available from http://dric.sookmyung.ac.kr/NEWS/jul01/pt.htm.
12. National Comprehensive Cancer Network. NCCN Non-Small Cell Lung Cancer Clinical Practice Guidelines in Oncology, Version 1. 2019.
13. NCCN Guideline for Patients Kidney Cancer. 2020.
14. Onitsuka T, Uramoto H, Nose N, et al. Acquired resistance to gefitinib: the contribution of mechanisms other than the T790M, MET, and HGF status. Lung cancer (Amsterdam, Netherlands) 2010;68:198-203.
15. Park JY, Jang SH. Epidemiology of Lung Cancer in Korea: Recent Trends. Tuberc Respir Dis 2016;79:58-69.
16. Siegel R, Ma J, Zou Z, et al. Cancer statistics, 2014. 2014;64:9-29.
17. Soria JC, Ohe Y, Vansteenkiste J, et al. Osimertinib in Untreated EGFR-Mutated Advanced Non-Small-Cell Lung Cancer. The New England journal of medicine 2018;378:113-25.
18. The Korean Society of Hematology Chronic Myelogenous Leukemia Working Party. Korean Guidelines for Treating Chronic Myelogenous Leukemia. The Korean Association of Internal Medicine.2015;88(4):406-19.
19. The Korean Society of Hematology. Korean Guidelines for Treating Chronic Myelogenous Leukemia – The Korean Society of Hematology Chronic Myelogenous Leukemia Working Party. *Korean Journal of Medicine*. 2015;88(4):407-419.
20. WJ Kim. Oral Chemotherapy. J Korean Med Assoc 2007; 50(5): 464-70.
21. Zeind CS, Carvalho MG. Applied therapeutics: the clinical use of drugs. 11th ed. Wolters Kluwer; 2018.

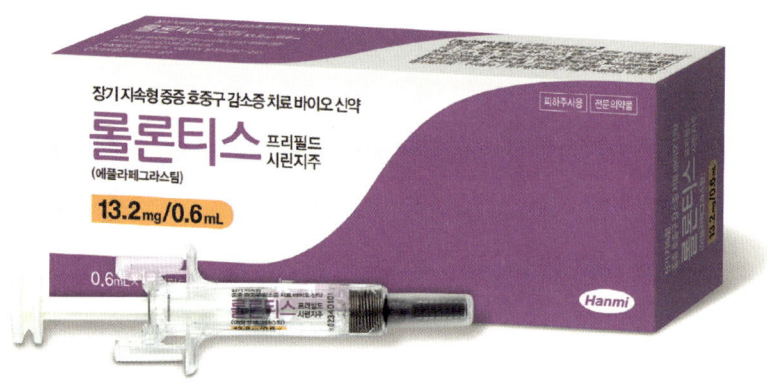

14

눈 관련 질환

녹내장 Glaucoma

전보명

정의

시신경 이상으로 시야결손이 나타나는 질환으로 진행성 시신경병증. 일반적으로 안압의 정상범위는 10~21mmHg이며, 지속적인 안압상승으로 시신경손상 유발. 그러나 안압이 정상범위임에도 불구하고 녹내장 유발 가능.

치료약물

안압을 낮추어 시신경 손상을 막음으로써 녹내장 악화를 막음

방수 생성 억제

1) 베타차단제(β-blocker)
   눈의 β 수용체를 차단하여 방수 생성 억제
   - 베탁솔롤(betaxolol, 베톱틱점안액), 카르테올롤(carteolol, 미케란엘에이점안액), 레보부놀롤(levobunolol, 베타간점안액), 메티프라놀올(metipranolol, 베타옵티올점안액), 티몰롤(timolol, 티모프틱엑스이점안액), 니프라딜롤(nipradilol, 현대하이파딜점안액)

2) 알파-2 효능제(α_2-agonist)
   눈의 교감신경 α_2 수용체에 작용하여 방수 생성 억제하며 포도막, 공막으로 방수 배출도 증가시켜 안압 감소
   - 브리모니딘(brimonidine, 알파간피점안액) * 방수생성 감소 및 방수배출 증가
   - 아프라클로니딘(apraclonidine, 아이오피딘점안액) * 방수생성 감소

3) 탄산탈수효소 저해제(Carbonic anhydrase inhibitor)
   방수의 성분인 중탄산염(HCO_3^-)을 생성하는 데 필요한 탄산탈수효소를 억제하여 방

수의 생성 억제

- 도르졸아미드(dorzolamide, 트루솝점안액), 브린졸아미드(brinzolamide, 아좁트점안액), 아세타졸아미드(acetazolamide, 아세타졸정, 졸라딘주사)

방수 배출 증가

1) 부교감신경 효능제

   동공을 수축하고 섬유주대(trabecular meshwork)를 개방하여 방수 배출 증가

   - 필로카르핀(pilocarpine, 오큐카르핀점안액)

2) 프로스타글란딘 유사체

   포도막, 공막으로 방수 배출 증가

   - 타플루프로스트(tafluprost, 타플로탄점안액), 라타노프로스트(latanoprost, 잘라탄점안액), 비마프로스트(bimatoprost, 루마간점안액), 트라보프로스트(travoprost, 트라바탄점안액)

타플루프로스트 Tafluprost VS. 베탁솔롤 Betaxolol

한혜성

	Tafluprost (타플로탄점안액)	Betaxolol (베톱틱점안액)
효능효과	개방각 녹내장, 고안압증의 안압하강	만성 개방각 녹내장, 안구고혈압, 안압상승
작용기전	프로스타글란딘 유사체(Prostaglandin analog)	베타차단제(Beta-blocker)
용법용량	1일 1회 1방울(저녁 권장)	1일 2회, 1회 1방울
이상반응	홍채와 눈꺼풀 색소 침착, 속눈썹이 굵고 길어짐	안구 불편감, 흐린 시야, 눈물분비 증가

두 약물은 어떤 질환에 사용됩니까?

두 약물은 모두 개방각 녹내장 및 각종 원인으로 인해 상승된 안압을 낮추기 위해 사용됩니다.

두 약물의 작용기전은 무엇입니까?

Tafluprost는 프로스타글란딘 유사체(prostaglandin analog)입니다. 프로스타글란딘은 원래 눈에서는 염증을 일으키는 물질로 발견되었지만 적은 농도로 눈에 투여되는 경우 안압을 낮추는 효과가 확인되었습니다. 특히 눈의 프로스타글란딘 EP3와 FP 수용체를 자극하여 강력한 안압 강하효과를 나타내는데 안구를 감싸고 있는 포도막공막유출로를 통해 방수의 배출을 촉진시키는 작용을 합니다. 기저 안압 대비 25~30%의 높은 안압 강하효과를 나타냅니다.

Betaxolol은 베타차단제로 모양체에서 방수의 생성을 억제하여 안압을 낮추는 약물입니다.

두 약물 모두 일차 선택약물로 많이 사용합니다.

두 약물의 용법용량은 무엇입니까?

Tafluprost의 경우 1일 1회 1방울을 질환이 있는 눈에 점안합니다. 투여 후 효과가 늦게 나타나서 저녁에 점안하는 것을 권장합니다. Betaxolol은 1일 2회, 1회 1방울을 점안합니다. 안압을 떨어뜨리는 데 수 주일이 걸릴 수도 있으므로 치료 첫 한 달은 안압을 계속 측정해야 합니다.

두 약물을 투여 시 주의할 점은 무엇입니까?

- Tafluprost는 폐쇄각 녹내장이나 선천성, 염증성, 협각 녹내장(narrow-angle glaucoma)

여기서 잠깐! "녹내장에 대해 알아볼까요?"

녹내장은 높은 안압에 의해 생기는 질환으로 눈에서 받아들인 빛의 정보를 뇌로 전달하는 시신경과 신경 섬유층이 손상되는 질환입니다. 눈은 모양체(ciliaris)에서 만들어지는 방수로 채워져 있습니다. 방수의 생성과 배출에 문제가 생겼을 때 안압이 상승하게 되고 이로 인해 시신경에 결정적인 영향을 주게 됩니다. 시신경의 손상으로 인해 시야가 좁아져서 결국 모든 시야를 가리게 되어 실명에 이르는 질환입니다. 정상안압은 10~21mmHg이며 22mmHg 이상이면 녹내장을 의심할 수 있습니다. 방수 배출구는 열려 있는 개방각 녹내장(open-angle glaucoma)과 방수 배출구가 막혀 안압이 증가하는 폐쇄각 녹내장(angle-closure glaucoma)으로 나눌 수 있고 그 밖에도 정상안압 녹내장(normal tension glaucoma)과 안구고혈압(ocular hypertension), 약물이나 질환 등으로 인해 2차적으로 생기는 녹내장 등이 있습니다. 개방각 녹내장인 경우는 증상이 없는 경우가 대부분이지만 급성으로 발병한 폐쇄각 녹내장인 경우는 통증과 시력저하, 두통 등의 증상이 나타납니다. 약물치료는 방수생성을 억제하거나 방수의 유출을 촉진하는 안압 강하제를 사용합니다.

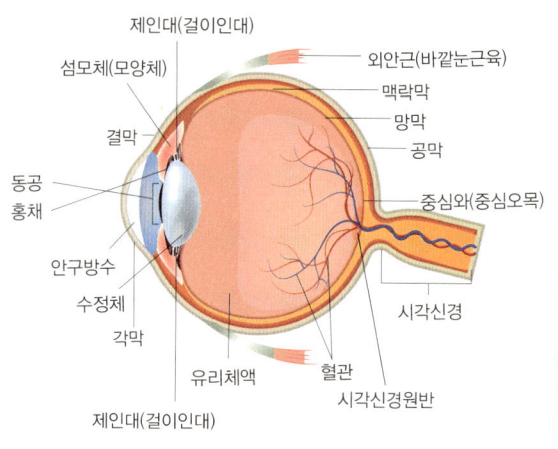

그림 **눈의 구조**

환자에게는 사용 경험이 적어서 신중하게 투여해야 합니다.

그 밖에도 기관지 천식이나 병력이 있는 환자는 발작의 위험을 높일 수 있으므로 주의해서 사용해야 합니다.

- Betaxolol은 전신 순환계로 흡수될 수 있으므로 심부전, 부정맥(2, 3도 방실 차단, 동서맥), 심인성 쇼크 환자에게는 금기입니다.

  당뇨병환자의 저혈당 증상이나 갑상선 기능 항진증 환자의 임상 증상을 은폐할 수 있으므로 주의해서 투여해야 합니다. 폐기능이 약화된 천식 환자에게도 주의해서 사용해야 합니다.

두 약물의 다회용 제품에는 모두 벤잘코늄이 함유되어 있으므로 소프트렌즈 착용 시 사용을 피해야 합니다. 사용 후 적어도 15분이 지난 후 렌즈를 착용해야 합니다. 또한 다른 안약과 병용 시에는 최소 5분 이상의 간격을 두고 사용해야 합니다.

두 약물의 이상반응은 무엇입니까?

Tafluprost는 착색조직에 변화를 일으켜 눈꺼풀이나 홍채에 색소가 침착될 수 있습니다. 또한 점진적으로 속눈썹이 길어지고 굵어지는 다모증을 유발할 수 있습니다. 그 외 결막 충혈, 안구 자극감, 소양감, 이물감, 안구통증, 결막하 출혈, 두통이나 어지러움 등이 나타날 수 있습니다.

Betaxolol은 안구 불편감, 흐린 시야, 눈물 분비 증가 등이 나타나며 드물게 두통과 어지러움 등을 유발할 수 있습니다.

> **이것만은 꼭 기억하세요!**
>
> - Tafluprost는 프로스타글란딘 제제로 방수의 유출을 촉진시키는 작용을 하고, betaxolol은 베타차단제로 방수의 생성을 억제하여 안압을 낮추는 작용을 합니다.
> - Tafluprost는 1일 1회 1방울을 저녁에 점안 하고 betaxolol은 1일 2회 1방울씩 점안합니다.
> - Tafluprost는 눈꺼풀과 홍채에 색소 침착이 일어날 수 있고 속눈썹이 굵고 길어지는 등의 이상반응이 나타날 수 있으며, betaxolol은 안구불편감, 시야 흐림, 눈물 분비 증가 등이 나타날 수 있습니다.

라타노프로스트 Latanoprost vs. 티몰롤 Timolol

황미경

	Latanoprost (잘라탄점안액)	Timolol (티모프틱점안액)
효능효과	다음 질환의 안압하강 – 성인: 개방각 녹내장, 만성폐쇄각 녹내장, 고안압 – 소아: 소아 녹내장, 고안압	만성 개방각 녹내장 무수 정체성 녹내장 속발성 녹내장 안압상승환자
작용기전	프로스타글란딘 유사체 (Prostaglandin F 2-α analog) – 포도막(uvea)–공막(sclera)을 통한 방수유출 증가	베타차단제(β blocker) – 방수생성 억제
용법·용량	1일 1회 1방울(저녁 투여 시 최적 효과)	0.25%, 0.5%: 1일 1~2회 1방울 XE 0.25%, 0.5%: 1일 1회 1방울

두 약물은 어떤 질환에 사용되나요?

두 약물 모두 녹내장과 안압하강에 사용되는 약물입니다. 일반적으로 녹내장은 진행성의 만성 질환으로 시신경 세포 손상으로 인한 특징적인 시신경의 위축과 시야 결손이 나타나는 질환입니다. 안압에 의한 압박 손상 등으로 시신경의 망막신경절세포가 퇴행 되면 여러 경로를 거쳐 시력 손상을 일으키게 됩니다. 우리나라의 경우 전체 녹내장의 80%가 정상안압 녹내장이라고 알려져 있으며 이 경우에도 높은 안압에서와 같은 변화를 보이게 됩니다. 일단 손상된 시신경은 다시 회복되지 않으므로 조기발견과 치료가 중요합니다. 나이가 듦에 따라 고도 근시가 있거나 녹내장 가족력이 있는 경우, 이전에 눈의 외상이나 심한 출혈이 있었던 경우, 중심부 각막의 두께가 얇은 경우(<0.5mm), 당뇨 등이 있는 사람에서 발생할 확률이 높습니다.

여기서 잠깐! "방수는 어떤 역할을 하고 개방각 녹내장과 폐쇄각 녹내장은 어떤 차이가 있나요?"

방수는 홍채 뒤에 위치한 모양체의 상피세포에서 생성되고 섬유주(trabecular meshwork)라고 하는 미세한 해면상 조직을 통해 흘러 나가게 됩니다. 각막과 수정체에 영양분을 공급하고 안압을 일정하게 유지하는 역할을 합니다.

개방각 녹내장은 방수 배출 부위의 저항증가로 안압이 상승되어 녹내장성 손상이 진행되는 경우(고안압 녹내장)와 안압이 정상 범위(21mmHg) 이하이지만 녹내장성 손상이 있는 경우(정상안압 녹내장)가 있습니다. 각막의 후면과 홍채의 전면이 이루는 전방각이 열려 있어 개방각 녹내장이라고 합니다. 자각 증상이 없는 경우가 많아 우연히 발견되는 경우가 많습니다.

폐쇄각 녹내장은 눈동자를 검게 보이게 하는 홍채가 섬유주를 막아 방수 유출이 되지 않아 생기는 것으로 안구의 해부학적 구조가 바뀌면서 생기는 경우가 많습니다. 일반적으로 안압의 빠른 증가와 함께 통증과 영구적 시력 손상을 일으키게 됩니다.

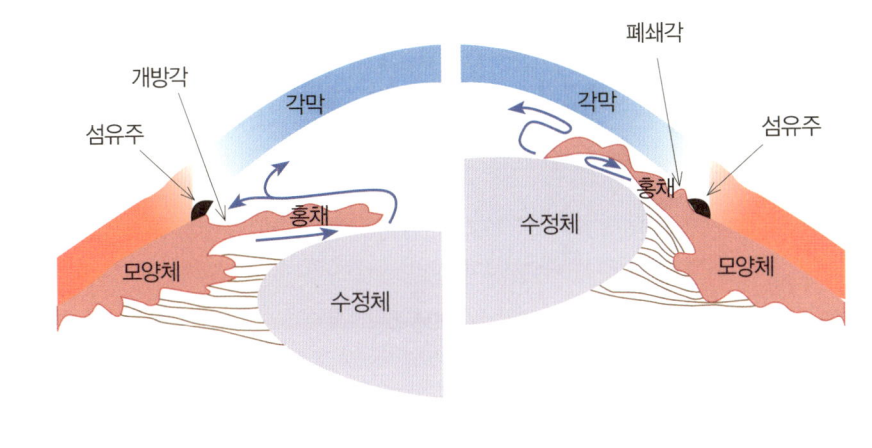

두 약물의 작용기전은 어떻게 다른가요?

- Latanoprost: 프로스타글란딘(prostaglandin) 유사체로서 프로스타글란딘은 눈에서 염증을 일으키는 물질로 처음 알려졌으나 낮은 농도에서 눈에 투여할 경우 안압을 낮추는 것으로 확인되었습니다. 작용기전은 포도막–공막 경로를 통한 방수유출의 증가로 인하며 원발성개방각 녹내장에 일반적으로 1차 선택약입니다.
- Timolol: 모양체에서의 방수생성을 억제하여 작용을 나타냅니다.

두 약물의 용법용량은 무엇입니까?

- Latanoprost: 1일 1회 1방울 저녁에 점안합니다.
- Timolol:

    1) Timolol 0.25%, 0.5% : 1일 1~2회 1방울

    ① 통상 처음에는 0.25% 점안액을 1일 2회, 1방울씩(효과가 충분치 않은 경우에는 0.5% 점안액으로 교체) 안내압이 일정하게 유지된 후에는 1일 1회 적용

    ② 다른 약에서 이약으로 전환 시
    - 베타차단제가 아닌 녹내장 치료제를 이 약으로 바꿀 때
        - 치료 첫 날에는 이전 약물과 같이 0.25% 점안액을 1일 2회 적용
    - 몇 개의 녹내장치료제 병용투여 환자가 이약으로 바꿀 때
        - 기존 약물 중 베타차단제가 있으면 이 약 투여 전 중단
        - 1주일 이내에 이 약과 병용투여되는 약물의 용량을 한 번에 한 약물씩 조절
    - 다른 베타차단제에서 이약으로 바꿀 때
        - 치료 첫날에는 사용하던 약물로 하고, 다음날부터 이 약 0.25% 1일 2회 1방울 적용(필요한 경우 0.5% 점안액으로 교체)

    2) Timolol XE 0.25%, 0.5% : 1일 1회 1방울

두 약물의 이상반응과 주의할 점은 무엇인가요?

Latanoprost의 경우 가장 흔한 이상반응은 결막충혈이며 1~2주 안에 환자가 견딜 수 있는 수준으로 감소되는 것으로 나타나 있습니다. 이 외에 홍채색소침착, 눈 주위 색소침착 등이 있으며 눈 주위 색소침착이나 눈썹변화 등은 약물 사용을 중단하면 서서히 사라지지만 홍채색소침착은 영구적 변화를 일으킵니다. 이 외에 이물감, 자극감, 안구통증, 눈물흘림 등의 이상반응이 있습니다.

Timolol의 경우 국소 이상반응으로 따가움, 자극감, 염증, 시야 흐림 등이 있으나 일반적으로는 경미합니다. 전신적인 이상반응은 드물지만 서맥, 저혈압, 기관지수축 등의 이상반응에 대해 알고 있도록 하고, Timolol과 같은 비선택적 베타차단제의 경우 천식이나 만성 폐색성 폐질환, 심부전 등이 있는 환자에게는 금기입니다.

이것만은 꼭 기억하세요!

- Latanoprost는 포도막-공막 경로로 방수유출을 증가시키는 약물이며, timolol은 모양체에서 방수생성을 억제하는 약물입니다.
- Latanoprost 점안액은 1일 1회를 초과하여 사용하지 않도록 하고, 저녁에 투여하는 것이 효과적입니다.
- 두 가지 이상의 안약을 같이 사용하는 경우 최소 5분 이상의 간격을 두도록 합니다.
- 보존제로 염화벤잘코늄이 함유된 경우 소프트 콘택트렌즈에 침전될 수 있으므로 점안액을 사용하기 전 콘택트렌즈는 빼도록 하고, 투여 후 15분이 지난 후에 다시 착용하도록 합니다.

브리모니딘 Brimonidine vs. 도르졸라미드 Dorzolamide

구현지

	Brimonidine (알파간피점안액)	Dorzolamide (트루솝점안액)
효능효과	개방각 녹내장, 고안압	개방각 녹내장, 고안압
작용기전	알파-2(α2) 교감신경 수용체 효능제	탄산탈수효소저해제
용법용량	1회 1방울씩, 1일 3회	베타차단제 점안액과 병용 시: 1회 1방울씩, 1일 2회 단독 투여 시: 1일 3회
이상반응	알레르기 결막염, 가려움, 안구작열감	작열감 및 자극감, 시야흐림, 쓴맛

두 약물은 어떤 질환에 사용됩니까?

Brimonidine과 dorzolamide는 점안액으로 개방각 녹내장, 고안압 치료에 사용되는 약물입니다.

녹내장은 비가역적인 시신경 손상으로 시력을 잃게 되는 질환입니다. 안압의 상승이 가장 흔한 위험요소이지만 정상 안압을 가진 경우에도 녹내장으로 시력을 잃는 경우가 있습니다. 하지만 일반적으로 안압의 상승이 녹내장의 가장 큰 원인으로 알려져있습니다. 개방각 녹내장은 전방에서 방수가 섬유주대를 통해 배출되어야 하는데 섬유주대의 퇴화로 방수의 유출이 감소되어 생기기도 하고 드문 경우에는 배출은 정상적인데 방수의 생성이 지나치게 많아서 안압 상승을 유발하기도 합니다. 개방각 녹내장은 서서히 진행하고 증상이 없는 경우도 있어 시야검사를 통해 시신경 손상이 초기에 발견되기도 하지만 주변시야가 손상될 정도로 많이 진행될 때까지 발견되지 않는 경우도 있습니다. Brimonidine은 안면홍조 치료에 사용되기도 합니다.

> **여기서 잠깐!** "점안액 사용 시 주의사항"
>
> 1. 검지로 아래 눈꺼풀을 당기고 엄지로 꼬집듯이 주머니를 만들어 점안액을 떨어뜨립니다.
> 2. 용기의 끝이 눈꺼풀 및 속눈썹에 닿으면 눈곱이나 진균 등에 약액이 오염 또는 혼탁될 수 있으므로 용기의 끝이 닿지 않게 주의합니다.
> 3. 점안액을 점안 후 눈의 코 쪽 끝을 손가락으로 3~5분 정도 눌러 줍니다(누점 폐색). 점안액이 전신으로 흡수되는 것을 최소화하여 부작용을 줄이고 효과를 증가시킬 수 있습니다.
> 4. 두 가지 이상 점안액을 사용할 때는 5~10분 간격으로 넣어, 먼저 넣은 점안액이 씻겨 나가는 것을 방지합니다.

두 약물의 작용기전은 무엇입니까?

두 약물 모두 방수 생성을 줄이는 역할을 하는데 방수는 묽은 액체로 전방(각막과 홍채 사이), 후방(홍채와 수정체 사이)을 채우고 있으며 각막과 수정체에 영양분을 공급하는 역할을 합니다. 모양체에서 생성되어 후방을 지나 전방으로 흐르며 섬유주대(trabecular meshwork)와 슐렘관(Schlemm's canal)을 통해 빠져나갑니다. 방수의 생성과 배출이 균형을 이루어 정상안압(10~21mmHg)을 형성합니다.

Brimonidine은 알파-2 교감신경 수용체 효능제로 방수 생성을 줄이고 포도막공막 유출을 증가시켜 안압을 낮춥니다. 국소에 작용할 때는 직접적인 혈관 수축제로 홍조를 줄이는 데 사용됩니다.

Dorzolamide는 탄산탈수효소저해제(carbonic anhydrase inhibitor)로 중탄산염(bicarbonate)의 생성을 감소시켜 중탄산염, 나트륨, 물이 전방으로 흐르는 것을 줄여 줍니다. 이런 작용으로 방수의 생성이 40~60% 정도 감소합니다.

약물 동력학적인 면에서는 어떤 차이가 있나요?

Bimonidine은 점안액으로 사용 시 30분에서 2시간 30분 후에 최고 혈중농도에 오르며 반감기는 2시간 정도입니다. Dorzolamide 점안액은 2시간 후에 최고 혈중농도에 도달하며 반감기는 4시간 정도입니다.

두 약물의 용법용량은 무엇입니까?

Brimonidine 점안액은 1일 3회 8시간 간격으로 투여합니다. Dorzolamide 점안액은 점안용 베타차단제와 병용 시는 1회 1방울씩, 1일 2회, 단독투여시는 1회 1방울씩 1일 3회 투여합니다.

이상반응 및 주의사항은 무엇입니까?

Brimonidine 점안액의 경우 알레르기 결막염(10~20%), 가려움(10~20%), 안구작열감(5~9%), 구강건조(5~9%), 미각이상 등이 보고되기도 했으며 졸림은 어른의 경우는 4~7% 정도이지만 2세부터 7세 사이에는 50~83% 정도로 높습니다. 2세 미만은 금기입니다. Dorzolamide 점안액의 경우는 눈의 작열감 및 자극감(33%), 시야흐림, 쓴맛(14.6~25%) 등이 나타날 수 있으며, 설폰아미드 구조를 가지고 있어서 국소 투여를 통해 전신으로 흡수되므로 설폰아미드와 동일한 이상반응이 나타날 수 있습니다. 심각한 경우 피부점막안증후군(스티븐스-존슨증후군), 중독성표피괴사용해(리엘증후군)이 나타날 수 있습니다.

Brimonidine과 같은 계열에는 어떤 약물이 있나요?

알파-2 교감신경 수용체 효능제	
단일 성분 제제	
Apraclonidine	Brimonidine
아이오피딘0.5%점안액 등	브리딘티점안액 0.15% 알파간피점안액 0.15% 알파몬피점안액 0.15% 등
복합제	
Brimonidine(0.2%) + Timolol	Brimonidine(0.2%) + Brinzolamide
브리딘플러스점안액 콤비간점안액	심브린자점안액

Dorzolamide와 같은 계열에는 어떤 약물이 있나요?

탄산탈수효소저해제		
단일 성분 제제		
Brinzolamide	Dorzolamide	
아좁트점안액 10mg/ml	트루솝점안액	
복합제		
Brinzolamide + Timolol	Brinzolamide + Brimonidine(0.2%)	Dorzolamide + Timolol
엘라좁점안현탁액	심브린자점안액	도르티솝에스점안액 로이옵점안액 코솝점안액 코솝에스점안액 등

경구용 탄산탈수효소저해제로는 아세타졸아미드(acetazolamide, 아세타졸정)가 있습니다. 아세타졸정은 심부전에 의한 부종, 녹내장의 완화, 간질, 폐기종 환자에서 호흡성 산증의 개선에 사용됩니다. 허가된 적응증 외에도 고산병 치료 및 예방에 사용될 수 있습니다. 용량은 125~250mg을 6시간에서 12시간마다 투여하며 급격하게 높은 고도로 올라가게 될 때는 24~48시간 전부터 복용하는 것이 급성 고산병을 예방하는 데 도움이 되며 48시간 동안 복용합니다.

이것만은 꼭 기억하세요!

- 두 약물은 모두 방수 생성을 줄여 개방각 녹내장이나 고안압에 사용되는 약물입니다.
- Brimonidine은 알파-2 교감신경 수용체 효능제이며, dorzolamide는 탄산탈수효소저해제입니다.
- Brimonidine은 국소혈관을 수축시켜 안면홍조 치료에 이용되기도 하며, dorzolamide는 설폰아미드와 동일한 이상반응이 나타날 수 있어서 주의해야 합니다.

아세타졸아미드 Acetazolamide 토르세미드 Torasemide

한혜성

	Acetazolamide (아세타졸정)	Torasemide (토렘정)
효능효과	부종, 녹내장, 간질, 호흡성산증	부종, 고혈압(경증~중등도)
작용기전	탄산탈수효소 저해제 (carbonic anhydrase inhibitor)	Loop 이뇨제
이상반응	Sulfonamide 등의 sulfa제 과민반응 저칼륨혈증, 저나트륨혈증 등 전해질과 수분의 불균형	Sulfonamide 등의 sulfa제 과민반응 저칼륨혈증, 저나트륨혈증 등 전해질과 수분의 불균형

두 약물의 약리 작용은 어떻게 다른가요?

두 약물은 모두 이뇨제입니다. acetazolamide는 탄산탈수효소 저해제(carbonic anhydrase inhibitor)로 중탄산염(HCO_3^-)의 생성을 억제합니다. 신장의 사구체에서는 여과된 중탄산염의 재흡수와 동반되어 나트륨의 재흡수도 함께 일어나는데, 이때 탄산탈수효소가 중요한 역할을 합니다. Acetazoleamide는 탄산탈수소효소 저해제로 중탄산염의 재흡수에 동반된 나트륨 재흡수를 저해하여 이뇨작용을 나타내며 그 효과가 매우 약하므로 체액 과다나 부종 조절의 일차적 선택 약제로 사용되지는 않습니다. 한편 탄산탈수소효소는 눈에도 존재하는데, 눈의 방수 성분 중 하나인 중탄산염 생성을 저해하여 방수 생성을 억제하고, 안압을 저하시킵니다.

Torasemide의 경우 신장의 헨레 고리(Loop of Henle)의 상행각(굵은 오름 부분)에 작용하므로 loop이뇨제라 부릅니다. Loop 이뇨제는 Na-K-2Cl 공동수송체(Na-K-2Cl cotransporter, NKCC2) 작용하여 나트륨의 재흡수를 막는데 여과된 나트륨의 25~30% 가량의 재흡수가 이곳에서 일어나기 때문에 가장 강력한 이뇨효과를 가지며, 임상에서 현재 가장 많이 사용되는 이뇨제 종류입니다.

두 약물은 어떤 질환에 사용됩니까?

Acetazolamide는 방수생성 억제 및 안압감소작용으로 녹내장의 치료에 사용됩니다. 심부전에 의한 부종이나 간질의 치료에도 사용합니다. 또한 acetazolamide는 신장에서 중탄산염의 재흡수 억제에 따른 대사성산증을 유발하므로 대사성 알칼리증의 치료나 대사성 알칼리증으로 인한 호흡성산증을 악화시킬 수 있는 만성폐쇄성폐질환(COPD) 환자의 부종 치료에 선택적으로 사용됩니다. 그 외에도 탄산탈수소효소의 대사성산증에 따른 보상작용으로 인해 고산지대의 산소부족으로 인한 저산소 환기반응(hypoxic ventilatory response) 및 과호흡 등 고산병에 대한 예방목적으로도 사용됩니다.

Torasemide는 심부전 및 간경변, 신질환에 의한 부종의 치료와 경증에서 중등도의 본태성 고혈압의 치료에 사용됩니다.

두 약물을 투여 시 주의할 점은 무엇입니까?

- 두 약물 모두 중증의 간부전 환자에게 투여 시 간성혼수가 발생할 수 있으므로 투여하지 않아야 하며 무뇨(anuria) 환자에게도 투여할 수 없습니다.
- 디기탈리스나 부신피질호르몬 등을 투여받는 환자에게는 주의해서 투여해야 합니다. 칼륨의 배설이 촉진되어 이상반응이 증가될 수 있습니다.
- Acetazolamide의 경우 신기능 장애 환자에게는 투여할 수 없으며 나트륨제한요법 환자와 통풍 환자는 주의해서 투여해야 합니다.
- Torasemide는 12세 이하의 환자에게는 투여할 수 없습니다. 또한 당뇨와 통풍환자 환자의 경우에 주의해서 투여해야 하며, 수술 전 환자와 감염요법을 받고 있는 환자에게도 주의해야 합니다. 저칼륨혈증의 예방을 위해 식이 중 칼륨의 섭취가 충분하도록 주의를 기울입니다.

두 약물의 이상반응은 어떤 것들이 있습니까?

- 두 약물 모두 sulfonamide 등 sulfa제 계열의 약물에 과민반응이 있는 환자에게는 사용할 수 없습니다. 스티븐스 존슨 증후군(Stevens Johnson syndrome)이나 리엘 증후군

(Toxic Epidermal Necrosis, TEN: 독성표피괴사용해)과 같은 치명적인 부작용이 발생할 수 있습니다.
- 치료 기간이나 용량에 따라 저칼륨혈증, 저나트륨혈증등 전해질과 수분의 불균형이 발생할 수 있습니다.
- Acetazolamide의 경우 백혈구와 혈소판의 감소 및 무과립세포증, 골수 기능 저하 등과 같은 혈액학적 부작용이 발생할 수 있으며, 두통, 사지와 안면의 무감각 등의 감각 이상, 졸음 등의 중추신경계 이상과 그 밖에 청각장애, 구토, 설사 등의 부작용이 있습니다.
- Torasemide는 요 배설이 급격히 증가한 결과로 저혈압, 부정맥, 심근경색, 심방세동 등의 심혈관계 부작용이 발생할 수 있으며 고뇨산혈증, 고지혈증, 고혈당증 등의 대사 장애가 일어날 수 있습니다.

두 약물과 다른 약물의 상호작용은 무엇입니까?

- 혈압강하제와 병용 시 혈압강하 작용이 증가될 수 있으므로 혈압의 변화를 주의해서 관찰해야 합니다.
- 디기탈리스제제와 병용 시 전해질 불균형으로 인한 디기탈리스의 심장에 대한 작용이나 이상반응이 증가될 수 있으므로 주의합니다.
- Acetazolamide는 topiramate와 병용 금기입니다. 또한 다량의 비타민C와 함께 복용했을 때 신장이나 요로 결석 형성의 위험이 증가됩니다. 과량의 아스피린과의 병용으로 이상반응이 증가될 수 있으므로 주의해야 합니다.
- Torasemide는 당뇨병 치료제와 병용 시 당뇨병 치료제의 혈당저하 작용을 감소시킬 수 있고, 소염진통제(NSAIDs)는 torasemide의 이뇨 및 혈압저하 효과를 떨어뜨릴 수 있습니다.

두 약물을 임부와 수유부가 복용할 수 있습니까?

Acetazolamide는 환자에 대한 약물의 유익성이 위험성보다 크다고 판단되는 경우에만 사용할 수 있으며 수유부의 경우 약물이 모유 중으로 이행하고 모유의 생성을 억제할 수 있으므로 복용이 필요한 경우는 수유를 중단해야 합니다. Torasemide의 경우 임부와 임신 가능성이 있는 여성, 수유부 모두 금기입니다.

이뇨제의 종류와 간단한 약리 기전, 그리고 어떤 제품들이 있는지 설명해 주세요.

이뇨제는 신장에서 작용하는 부위에 따라 분류할 수 있으며 그 작용기전도 다릅니다. 이를 정리하면 〈표 14-1〉과 같습니다.

이뇨제 사용 시 이뇨제 저항성은 무엇입니까?

이뇨제를 투여하면 처음 며칠 동안은 소변 중 나트륨 배설이 급격히 증가하면서 이뇨 효과가 나타나지만, 이후에는 동일한 용량을 계속 투여해도 소변 중 나트륨 배설과 이뇨 효과가 점차 감소되는 현상이 나타나는데 이를 이뇨제 저항성(diuretic tolerance, 이뇨제 내성)이라고 합니다. 이는 지속적인 체내 나트륨의 손실을 방지하는 생리적인 보상효과에 의한 것으로, 이뇨제를 장기간 투여했을 때 고혈압이나 부종의 치료 효과가 감소하는 원인으로 생각

표 14-1 작용기전에 따른 이뇨제의 종류

분류	작용기전	성분	대표 제품
Proximal tubular Diuretics (근위세뇨관이뇨제)	탄산탈수소효소저해제 (carbonic anhydrase inhibitor, CAI)	Acetazolamide	아세타졸정
Loop diuretics (고리이뇨제)	Na-K-2Cl 공동수송제 (Na-K-2Cl cotransporter, NKCC2) 저해	furosemide	라식스정
		torasemide	토렘정
Distal tubular diuretics (원위세뇨관 이뇨제)	NCC(Na-Cl-cotransporter)를 통하여 나트륨 재흡수 억제	hydrochlorthiazide	다이크로진정
		indapamide	후루덱스서방정
		chlorthalidone	테노레틱정 (Atenolol과 복합제)
Potassium sparing diuretics (칼륨보존 이뇨제, 집합관 이뇨제)	ENaC* 저해	amiloride	아미로정
	알도스테론 길항제 (Aldosterone antagonist)	spironolactone	알닥톤필름코팅정
Osmotic diuretics (삼투압 이뇨제)	삼투압 농도를 이용하여 이뇨를 유발	mannitol	대한디-만니톨 주사액

* ENaC inhibition: 알도스테론에 의해 조절받는 나트륨물질전달체인 ENaC(Epithelial sodium channel)에 작용하여 이뇨효과를 나타낸다.

됩니다. 이뇨제 저항성은 고리 이뇨제와 원위 세뇨관 이뇨제 사용 시 발생할 확률이 높습니다.

이뇨제 저항성 상태에서는 투여하던 이뇨제보다 하위 부분에서 작용하는 이뇨제를 추가해서 투여하여 이뇨 효과를 높일 수 있으나 이뇨제의 병용은 부작용의 위험이 커서 수일 정도만 사용 후 단일제로만 사용해야 합니다. 염분 섭취를 꾸준히 제한하고 이뇨제의 투여 횟수를 늘리거나 작용시간이 긴 이뇨제로 바꾸면 이뇨제 저항성을 줄일 수 있습니다.

이것만은 꼭 기억하세요!

- Acetazolamide는 탄산탈수소효소(carbonic anhydrase)를 저해하여 이뇨 효과를 나타내고, torasemide는 헨레 고리에 작용하는 Loop 이뇨제입니다.
- Acetazolamide는 녹내장, 폐기종에 의한 호흡성산증(고산병 예방), 심부전에 의한 부종이나 간질에 사용되고, torasemide는 심부전, 간경변, 신질환에 의한 부종과 고혈압에 사용됩니다.
- 두 약물 모두 설폰아마이드 등 설파(sulfa)계열의 약물에 과민반응이 있는 환자에게는 사용할 수 없으며, 전해질과 수분의 불균형이 일어날 수 있으므로 기저질환과 복용 중인 약물을 체크해 보아야 합니다.

안구건조증 Dry Eye Syndrome

전보명

정의

눈물층의 양과 질이 감소하거나 변동이 생겨 눈물층에 이상이 발생

치료약물

인공눈물

눈물의 점도를 유지하거나 증발을 막아 눈물층 유지

1) 포비돈(povidone, 옵타젠트점안액)
2) 카르복시메틸셀룰로오스(carboxymethylcellulose, 눈앤점안액)
3) 히알루론산(hyaluronic acid, 히아레인점안액)
4) 히프로멜로오스/덱스트란(hypromellose/dextran, 누마렌점안액)
5) 폴리에틸렌글리콜/히프로멜로오스/글리세린(polyethylene glycol/hypromellose/glycerin, 이지드롭점안액)
6) 트레할로스(trehalose, 아이톡점안액)
7) 폴리소르베이트(polysorbate, 아이듀점안액)
8) 라놀린(lanolin, 듀라티얼즈안연고)
9) 카르보머(carbomer, 리포직점안겔)
10) 염화나트륨/염화칼륨(sodium chloride/potassium chloride, 센쥬씨엘점안액) 등

사이클로스포린(cyclosporine, 레스타시스점안액)

면역 조절 역할을 통해 건조각막결막염과 관련된 안염증으로 인한 눈물 생성 억제 환자에서 눈물 생성 증가

디쿠아포솔(diquafosol, 디쿠아스점안액)

$P2Y_2$ 수용체 효능제로 눈물 분비 촉진

기타

비타민A, Glucocorticoid 점안제 등

히알루론산 Hyaluronic acid VS. 사이클로스포린 Cyclosporine

전보명

	Hyaluronic acid (라큐아점안액)	Cyclosporine (레스타시스점안액)
효능효과	내·외인성 질환에 의한 각결막 상피장애	건조각막결막염으로 눈물 생성이 억제된 환자에서 눈물 생성의 증가
작용기전	점탄성의 용액을 형성하여 각막세포 등을 물리적으로 보호하고 완충 역할을 함으로써 눈의 건조 방지	면역 조절 역할을 통해 건조각막결막염과 관련된 안염증으로 인한 눈물 생성 억제 환자에서 눈물 생성 증가
용법용량	1일 5~6회, 1방울씩 점안	1일 2회, 12시간 간격으로 1방울씩 점안
주의사항	다른 점안제와 함께 사용 시 다른 점안제를 사용한 후 약 30분 후에 점안할 것 콘택트렌즈는 사용 전에 빼고, 점안제 사용 후 15분 후에 착용할 것(보존제 함유 제품에 한함)	인공누액과 함께 사용 시 15분 간격을 두고 사용할 것 콘택트렌즈는 사용 전에 빼고, 점안제 사용 후 15분 후에 착용할 것

두 약물(점안제)은 어떤 질환에 사용됩니까?

두 약물의 점안제는 안구건조증에 사용됩니다. 두 약물 모두 점안제 이외에 다른 제형으로 개발되어 여러 용도로도 사용됩니다. Hyaluronic acid는 백내장수술 보조제 등 안과용 주사제뿐 아니라 무릎관절염 치료용 주사제도 사용되며 무통성 상처의 조직 재생을 촉진할 목적으로 외용제로도 개발되어 사용되기도 합니다. 사이클로스포린은 면역억제제로 장기나 골수이식, 류마티스관절염, 건선, 재생불량성 빈혈 등에 경구용이나 주사제로 사용되고 있습니다.

안구건조증이란 무엇일까요? 안구건조증은 눈을 촉촉하게 적셔서 부드럽고 편안한 눈 상태를 유지해 주는 눈물층의 양과 질이 감소하거나 변동이 생겨 눈물층에 이상이 발생하는 질병으로 안구의 건조감, 이물감, 따끔거림, 흐려보임 등의 증상을 나타냅니다.

눈물은 세층으로 구성되어 있으며 눈 주위에 존재하는 여러 개의 분비샘에서 만들어집니다. 수분층은 윗눈꺼풀 바로 밑에 있는 눈물샘에서 만들어지며, 눈꺼풀에 있는 여러 개의 작은 지방선 마이봄선(meibomian gland)에서는 기름 성분의 눈물을 만들고, 결막에 존재하는 술잔세포들은 주로 점액 성분의 눈물을 만듭니다. 우리가 눈을 깜빡일 때마다 눈 표면에 눈물이 고르게 퍼지게 되고 이때 눈물은 각막과 결막을 촉촉하게 해주고 부드럽게 해주어 눈꺼풀과의 마찰을 줄일 뿐 아니라 눈물 속에는 여러 항균 성분이 있어서 눈에 침입한 병균을 죽이는 역할도 합니다.

눈의 습도는 눈물층의 생산, 눈물 배출에 의한 손실, 눈에서 자체적으로 증발되는 정도 등의 3가지 요인에 의해 유지되는데, 이들 요인의 불균형으로 안구건조증이 발생할 수 있습니다.

안구건조증은 크게 '눈물 생성 감소'와 '눈물 증발로 인한 손실 증가' 두 가지 형으로 나눌 수 있으며, 발병기전에 있어 '눈물 생성 감소' 형은 흔히 안구표면 상피손상을 동반하여 염증이 더 많은 비중을 차지하는 반면에 '눈물 증발로 인한 손실 증가' 형은 눈물막의 불안정성이 더 큰 비중을 차지합니다.

안구건조증의 가장 흔한 원인은 노화로 정상적인 노화의 현상에 의해 눈물의 분비량이 감소하고 눈물의 상태가 변하게 됩니다. 그 외 쇼그렌증후군, 류마티스관절염, 루프스, 갑상선질환, 당뇨병 등의 기저질환이나 방사선이나 염증으로 인한 눈물샘 손상, 여성호르몬의 감소, 건조한 환경이나 장시간 컴퓨터 사용 등의 환경적 요인, 항히스타민제 등의 약물에 의해서도 발생할 수 있습니다.

안구건조증 치료는 먼저 주위 환경이 너무 건조하지 않도록 적절한 습도를 유지한 다음 인공눈물로 눈물을 대체하고 눈 주위 청결에 신경을 써 마이봄선의 염증을 치료하는 것입니다. 그럼에도 불구하고 치료 효과가 적절하지 않은 경우에는 안구건조증 치료제 안약을 사용해 보고 그 다음 마지막으로 수술적 치료를 고려해 볼 수 있습니다.

안구건조증 치료제로 사용되는 안약에는 인공눈물, 항염증제 등이 있습니다. 인공눈물은 눈물층을 잘 유지하기 위해 수시로 점안합니다. 단, 보존제를 포함하고 있는 인공눈물 안약은 하루 5~6회 미만으로 사용하는 것이 좋으며 그 이상 사용이 필요한 경우에는 보존제나 방부제가 첨가되지 않은 1회용 제제를 사용하는 것이 좋습니다. Hyaluronic acid는 유리체, 관절액, 연골, 피부 등에 많이 존재하는 성분으로 생리조건하에서 점탄성의 용액을 형성하여 각막세포 등을 물리적으로 보호하고 완충 역할을 함으로써 눈의 건조를 방지합니다. 항항염증제 안약으로는 cyclosporin 성분의 안약이 있습니다. Cyclosporin은 면역 조절역할을 통해 각막손상을 줄이고 기초눈물생성을 증가시킴으로써 안구건조증 증상을 감소시키는 약제로서 약효가 나타날 때까지 약 3~6개월이 걸립니다.

두 약물의 용법용량은 어떻게 다른가요?

Hyaluronic acid 점안제는 보통 하루에 5~6회, 1방울씩 점안하며 증상에 따라 조절합니다.
Cyclosporine 점안제는 하루에 2번, 12시간 간격으로 1방울씩 점안합니다. Cyclosporine 점안제는 사용하기 전에 약액이 흰색의 불투명한 유탁액이 되도록 잘 섞어주도록 합니다.
두 가지 이상의 점안제를 사용하는 경우에는 동시에 사용하지 않도록 합니다. Hyaluronic acid 점안제는 다른 점안제를 사용하고 약 30분 후에 사용하도록 하고, cyclosporin 점안제는 인공누액과 15분 간격을 두고 사용하도록 합니다.
일회용 점안제는 개봉 후 1회만 사용하고 남은 액과 용기는 모두 버리도록 합니다.

두 약물을 특별히 주의해야 할 환자가 있나요?

Cyclosporine은 면역억제작용이 있어 활동성 눈감염 환자에게는 사용하지 말아야 합니다.
콘택트렌즈를 사용하는 경우에는 보존제가 함유된 hyaluronic acid 점안제(다회용)나 cyclosporine 점안제를 투여하기 전에 렌즈를 빼고 약을 점안한 후 15분이 지난 뒤에 다시 착용토록 합니다.

두 약물의 이상반응은 어떻게 다른가요?

Hyaluronic acid 점안제 사용 시 때때로 눈꺼풀 가려움이나 눈의 자극감 등이 나타날 수 있으며, 과민반응으로 눈꺼풀 염증이나 눈꺼풀 피부염 등이 나타나면 투여를 중지하고 의사나 약사에게 알리도록 합니다.
Cyclosporine 점안제 사용 시 눈의 작열감이 가장 흔하게 나타날 수 있습니다. 그 외에 결막충혈이나 이물감, 시야혼탁 등이 보고되고 있습니다.

이것만은 꼭 기억하세요!

- Cyclosporine 점안제는 1일 2회, 12시간 간격으로 1방울씩 점안합니다.
- Hyaluronic acid 점안제는 다른 안약 사용 후 30분에 점안하고, 콘택트렌즈는 이 약(보존제 함유 제품에 한함)을 사용하기 전에 빼고 점안하고 15분이 지난 후에 다시 착용합니다.
- Cyclosporine 점안제는 인공누액과 함께 사용 시 15분 간격을 두고 사용하며, 콘택트렌즈는 사용하기 전에 빼고 점안 15분이 지난 후에 다시 착용합니다.

디쿠아포솔 vs. 카르복시메틸셀룰로오스
Diquafosol vs. Carboxymethylcellulose, CMC

한혜성

	Diquafosol (디쿠아스점안액)	Carboxymethylcellulose (눈앤점안액)
효능효과	안구건조증과 관련된 증상, 즉 각결막 상피의 장애 개선	안구건조증, 안구 자극감의 완화
작용기전	$P2Y_2$ 수용체 효능제(agonist) 눈물분비촉진제(전문의약품)	섬유소의 일종으로 눈물층의 보습 인공눈물(일반의약품)
용법용량	1회 1방울씩, 1일 6회 점안	필요시 증상이 있는 눈에 1~2방울씩 점안

두 약물의 약리 작용은 어떻게 다른가요?

두 약물은 모두 안구건조증에 사용됩니다.

Diquafosol은 $P2Y_2$ 수용체 효능제로서 눈물분비 촉진제로 사용됩니다. 퓨린 수용체(Purinergic receptor) 중 결막의 술잔세포(goblet cell)의 세포막에 존재하는 $P2Y_2$ 수용체와 diquafosol이 결합하여 결막에서 눈물 분비량을 증가시키고 점액분비를 촉진하여 불안정한 눈물막을 안정화시키는 데 중요한 역할을 합니다.

Carboxymethylcellulose(CMC)는 인공눈물의 일종으로 부족한 눈물을 보충해 주는 역할을 합니다. CMC는 물에 녹는 섬유소로써 수분을 끌어들여 눈물층을 두텁게 해주어 윤활 작용과 안구 보호효과를 나타냅니다.

안구건조증은 약국에서 자주 접할 수 있는 질환 중 하나인데요. 안구건조증의 원인과 치료에 대해 정리해주세요.

안구건조증은 환경이나 약물 기타 여러 가지 이유로 눈물의 생성이 부족하거나 눈물막이 정상보다 빠르게 파괴되고 불안정하게 되어 이 때문에 눈의 건조감과 이물감, 따가움 등을 느끼게 되는 질환입니다.

안구 표면을 덮고 있는 눈물, 즉 눈물막은 점액층(mucin layer), 수성층(aqueous layer), 지질층(lipid layer) 등 3개의 층으로 구성되어 있습니다. 특히 점액층의 점액(mucin) 성분은 당단백질로서 눈물막의 안정성에 중요한 역할을 합니다. 점액층은 눈의 가장 안쪽에 위치하며 눈물이 퍼지지 않게 잘 모아주어 눈물층을 일정하게 유지하는 역할을 합니다. 수성층은 98%가 수분으로 되어 있으며 눈물의 대부분을 차지하고 적당한 pH를 유지하도록 합니다. 지방층은 가장 바깥쪽에 위치하고 있으며 수성층의 증발을 방지하고 표면을 부드럽게 유지하면서 눈물층을 보호합니다.

안구건조증 발생원인 중 첫 번째는 눈물의 삼투압 증가로 인해 염증반응이 일어나고 이로 인해 안구 표면 상피의 손상과 눈물막의 기능 손실이 일어나는 것이고, 두 번째는 눈물막의 불안정성으로 인한 눈물의 증발이 증가하는 것입니다. 안구건조증의 타입은 크게 눈물수분부족형(aqueous-deficient)과 눈물증발과다형(evaporative)으로 나눌 수 있습니다. 가장 흔한 눈물수분부족형은 안구표면 상피손상을 동반하며 눈물증발과다형은 눈물분비보다는 눈물막 파괴시간(break-up time, BUT)이 짧아지는 소견을 보입니다.

안구건조증의 치료제로는 증상의 단계에 따라 인공눈물, 스테로이드와 cyclosporine 등의 항염제, 눈물분비촉진제(diquafosol) 등을 사용합니다. 경증인 경우 환경의 조절과 더불어 인공눈물의 사용이 추천됩니다. 중등도~중증인 경우 인공눈물, 눈물분비촉진제, 염증을 억제하는 항염제 등을 함께 사용할 것을 권고하고 있습니다.

두 약물의 적응증은 어떻게 다른가요?

Diquafosol은 안구 건조증과 관련된 증상, 즉 각결막 상피의 장애 개선에 사용되고, Carboxymethylcellulose는 안구 건조증과 바람이나 태양에 노출되어 생기는 화끈거리는 증상과 자극감, 불쾌감을 완화시키고 예방하기 위해 사용합니다.

두 약물의 용법용량은 무엇입니까?

Diquafosol은 1회 1방울씩, 1일 6회 점안합니다. Carboxymethylcellulose는 필요시 증상이 있는 눈에 1~2방울씩 점안합니다. 다른 안약과 병용 시는 최소 5분 이상의 간격을 두고 점안합니다.

두 약물 사용 시 주의할 점은 무엇입니까?

- 1회용 제품의 경우 최초 1~2방울은 개봉 시 파편의 우려가 있어 점안하지 않고 버립니다. 또한 일회용인 경우 점안하고 남은 액과 용기는 모두 버립니다.
- 다른 안약과 병용 시는 5분 이상의 간격을 두고 점안합니다.
- 용기의 끝이 눈꺼풀이나 속눈썹에 닿으면 눈곱이나 진균 등에 의해 오염될 수 있으므로 주의합니다.
- Carboxymethylcellulose를 투여 후에도 증상이 악화되는 경우에는 투여를 중단하고 전문의와 상의합니다.

두 약물의 이상반응은 무엇입니까?

- Diquafosol의 경우 눈의 자극감이 가장 일반적인 이상반응입니다(5%). 그 외에 눈곱, 결막 충혈, 눈의 통증, 가려움, 이물감, 시야흐림, 유루(눈물흘림), 때로 두통이나 안검염(눈꺼풀염) 등의 증상이 나타날 수 있습니다.
- Carboxymethylcellulose는 통증, 자극감, 시야변화, 충혈 등의 증상이 나타날 수 있습니다.

안구건조증에 사용하는 인공눈물에는 어떤 것들이 있습니까?

인공눈물은 안구표면 윤활작용을 하며 점안액, 점안겔, 점안 연고 등의 약제가 있습니다(표 14-2). 수분 또는 점액질을 공급하거나 지방질을 공급하는 형태로 나눌 수 있습니다. 인공눈물은 필요시 점안하고 다른 안약과 함께 사용 시 다른 안약을 먼저 사용하고 인공 눈물을 맨 마지막에 사용합니다. 인공눈물이 막을 형성하여 다른 안약의 흡수를 방해할 수 있기 때문입니다. 또한 렌즈 착용 시 보존제의 함유 여부에 따라 사용할 수 있으므로 제품의 정보를 확인한 후 투약합니다. 인공눈물 사용 30분 후에 렌즈를 착용합니다. 인공눈물은 필요 시 사용하지만 지방층을 주성분으로 하는 점안연고의 경우 점성이 높아 시야가 흐려지고 끈적거리기 때문에 취침 전에 사용하도록 합니다.

표 14-2 **인공눈물의 종류**

구분		약물	제품 예
점안액	점액질	Hyaluronic acid	히아레인점안액
		povidone	옵타젠트점안액
		carboxymethylcellulose	눈앤점안액
		hypromellose	아티어점안액
		hypromellose+dextran	티얼즈내츄럴프리점안액
		hypromellose+polyethylene glycol+glycerin	이지드롭점안액
		trehalose	아이톡점안액
		polysorbate	아이듀점안액
	수분	Sodium chloride(염화나트륨)+potassium chloride(염화칼륨)	센쥬씨엘점안액
		Sodium chloride(염화나트륨)+potassium chloride(염화칼륨)+glucose	프렌즈아이드롭점안액
	수분+점액질	Sodium chloride(염화나트륨)+potassium chloride(염화칼륨)+hypromellose	루핑점안액
		Sodium chloride(염화나트륨)+potassium chloride(염화칼륨)+hydroxyethylcellulose	로토씨큐브점안액
겔제	점액질	carbomer	리포직점안겔
		hypromellose	젠틸점안겔
연고	지방질	lanolin	듀라티얼즈안연고

이것만은 꼭 기억하세요!

- Diquafosol는 $P2Y_2$ 수용체 효능제로써 눈물 분비 촉진제입니다. 1회 1방울씩 1일 6회 사용합니다.
- Carboxymethylcellulose는 인공눈물입니다. 섬유소의 일종으로 수분을 끌어들여 눈물층을 보호하고 윤활작용을 합니다. 필요시 1~2방울을 사용합니다.

기타 안과 질환 Other Eye disease

한혜성

백내장(Cataract)

정의

눈 속의 수정체가 뿌옇게 혼탁해지면서 시력장애가 발생하는 질환

치료약물

백내장의 진행을 억제할 목적으로 사용.

1) 경구제: 벤다작리신(bendazac lysine, 벤다라인정)
2) 점안액: 피레녹신(pirenoxine, 가리유니점안액),
   요오드화칼륨/요오드화나트륨(potassium iodide/sodium iodide, 큐아렌점안액)

황반변성(Macular degeneration)

정의

눈의 안쪽 망막 중심부에 있는 신경조직인 황반에 변성이 일어나 시력 저하를 유발하는 질환

치료약물

1) 항혈관내피세포성장인자(anti-vascular endothelial growth factor, anti-VEGF):
   라니비주맙(ranibizumab, 루센티스주), 애플리버셉트(aflibercept, 아일리아주사),
   브롤루시주맙(brolucizumab, 비오뷰프리필드시린지)
2) 광역학요법제(Photodynamic Therapy): 베르테포르핀(verteporfin, 비쥬다인주사)

알레르기 결막염(Allergic conjunctivitis)

정의

눈이나 눈꺼풀의 내면을 둘러싸는 결막에 알레르기로 인해 염증이 생긴 상태

치료약물

주로 항히스타민제 등의 점안액를 사용하며, 전신 알레르기를 동반한 경우 등 필요시 경구용 항히스타민제나 스테로이드제를 사용할 수 있음

1) 항히스타민제(점안액):

   알카프타딘(alcaftadine, 라스타카프트점안액), 베포타스틴(bepotastine, 타리온점안액)

2) 비만세포안정화제(점안액):

   엔-아세틸아스파틸글루타민산나트륨(N-acety laspartyl-glutamate sodium, 나박점안액)

   페미로라스트(permirolast, 알레기살점안액), 트라닐라스트(tranilast, 크릭스점안액)

   아시타자노라스트(acitazanolast, 알러쿨점안액)

   크로모글리크산(cromoglycate, 크리벤트점안액)

3) 항히스타민 및 비만세포안정화제(점안액):

   케토티펜(ketotifen, 알러곤점안액), 아젤라스틴(azelastine, 아제란점안액),

   올로파타딘(olopatadine, 파타데이점안액), 에피나스틴(epinastine, 릴레스타트점안액)

4) 스테로이드제(점안액):

   로테프레드놀(loteprednol, 로테프로점안현탁액)

도베실산칼슘 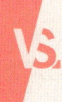 빌베리건조엑스
Dobesilate Calcium | Bilberry fruit dried ext.

박재경

	Dobesilate Calcium (독시움정)	Bilberry fruit dried ext. (큐레틴정)
효능효과	혈관손상(당뇨병성 망막병증 등) 정맥질환(정맥기능부전 등)	당뇨병에 의한 망막변성 혈관장애 개선 야맹증
작용기전	혈관보호, 혈류 회복	모세혈관을 보호, 강화 로돕신의 생성을 촉진
용법용량	1일 500~1000mg(질환에 따라 다름)	1회 170mg씩 1일 2~3회 식후 복용

두 약물은 어떤 질환에 사용되나요?

Dobesilate Calcium(이하 dobesilate Ca)은 모세혈관의 파열 또는 투과장애 등의 혈관손상과 당뇨병으로 인한 합병증인 당뇨병성 모세혈관장애, 당뇨병성 망막병증, 정맥기능부전, 혈전후증후군, 말초울혈성부종 및 치질에 사용됩니다.

Bilberry fruit dried ext.는 당뇨병에 의한 망막변성과 혈관장애 개선, 야맹증에 사용됩니다. 예전에는 학명인 Vaccinium Myrtillus 추출물로 불렸으나 2016년 식약처의 주성분명 변경 이후 현재는 bilberry fruit dried ext.로 불립니다.

두 약물의 작용기전은 무엇입니까?

Dobesilate Ca는 모세혈관의 과민성 및 취약성을 개선시키며, 혈액 점도를 낮추고 혈소판 응집을 감소시켜 정상적인 혈류를 회복시킵니다. 따라서 대사장애, 수술 또는 약물에 의해 약해진 혈관벽의 회복을 도와줍니다.

> **여기서 잠깐!** "Dobesilate Ca의 구조에 대해 알아봅시다."
>
> Dobesilate Ca는 dobesilic acid 두 분자가 Ca^{2+}이온과 결합한 구조입니다. 즉 일반적인 약물의 경우와 달리 Dobesilate Ca의 칼슘은 염이 아니며 구조에 포함되는 이온입니다. 따라서 Dobesilate Calcium이 올바른 성분명입니다.
>
> **Dobesilate Ca(좌)와 dobesilic acid(우)의 구조**

빌베리의 열매에는 안토시아닌(anthocyanin 또는 anthocyanosides) 및 탄닌(tannin)이, 잎에는 글루코퀴논(glucoquinone)이 함유되어 있으며, 이 중 눈의 건강에 도움을 주는 성분은 안토시아닌입니다. 안토시아닌은 항산화제로, 혈관 주위의 결합 조직에 콜라겐을 형성하여 혈관을 보호함으로써 혈관장애를 개선시킵니다. 또한 망막의 시각수용체 단백질인 로돕신(rhodopsin)의 파괴를 막고 재생을 촉진하므로 야맹증에도 사용됩니다. 이 외에 탄닌은 설사를 완화시키는 수렴제(astringent)이며, 글루코퀴논은 혈당을 낮출 수 있습니다.

두 약물의 용법용량에 대해 알려주세요.

Dobesilate Ca는 혈관손상 및 망막병증에 1일 500~1000mg을 투여하며 정맥질환에는 1일 750mg을 1~3주간 투여 후 1일 500mg로 유지합니다. 식후에 충분한 양의 물 또는 음료와 함께 복용합니다.

Bilberry fruit dried ext.는 1회 170mg씩 1일 2~3회 식후에 복용합니다. 참고로 빌베리건조엑스의 안토시아닌 함량은 약 25%로 표준화되어 있습니다.

두 약물의 이상반응은 무엇입니까?

Dobesilate Ca의 흔한 이상반응은 두통, 위장장애(복통, 구역, 설사, 구토), 간수치(ALT) 증가, 관절통, 근육통 등이며 드물게 무과립구증(agranulocytosis)이 발생될 수 있습니다. Bilberry fruit dried ext.의 이상반응에는 속쓰림, 구역 등 위장장애 및 피부 발진, 가려움이 있습니다.

두 약물의 임상 검사치에 대한 영향 또는 다른 약물과의 상호작용에 대해 알려주세요.

Dobesilate Ca는 혈청 크레아티닌 검사에 영향을 줄 수 있으며, 결과값이 실제보다 낮게 나와 신기능의 정확한 측정을 방해할 수 있습니다.
Bilberry fruit dried ext.는 항혈소판제 또는 항응고제, 비스테로이드성 소염진통제(NSAIDs)의 이상반응을 증가시켜 출혈이 발생될 수 있습니다. 또한 빌베리 잎을 주원료로 하는 제품의 경우 혈당강하제와 병용 시 저혈당 위험을 증가시킬 수 있습니다.

두 약물을 복용하는 환자에서 주의할 점은 무엇입니까?

Dobesilate Ca는 신장애 및 간장애 환자에서 주의해서 사용해야 합니다. 투석 환자인 경우 용량 조절이 필요할 수 있습니다. 또한 구조에 아황산염(sulfite, SO_3^-)을 포함하고 있으므로 아황산염 알레르기가 있는 환자에서 주의해야 합니다. 아황산염에 감수성을 가진 환자가 dobesilate Ca을 복용할 경우 아나필락시스 또는 천식 발작이 유발될 수 있으며, 천식이 있는 환자에서 아황산염에 대한 민감성이 크다고 알려져 있습니다.
Bilberry fruit dried ext.는 고용량으로 섭취하지 않는 것이 바람직합니다. Bilberry fruit dried ext.를 고용량으로 섭취하게 한 동물실험에서 허혈(ischemia) 후 혈액공급이 재개되었을 때 발생되는 조직괴사인 재관류 손상(reperfusion injury)이 유발되었기 때문입니다.

두 약물은 임부 및 수유부가 사용할 수 있나요?

Dobesilate Ca는 동물실험에서 생식독성을 나타내지는 않았으나 임부에서 투여한 경험이 제한적이므로 사용하지 않는 것을 권고합니다. 또한 모유로 분비되므로 dobesilate Ca의 투여를 중단하거나 모유수유를 중지해야 합니다.

여기서 잠깐! "설파 알레르기(sulfa allergy)에 대해 알아봅시다."

Sulfonamide 항생제는 trimethoprim/sulfamethoxazole(TMP/SMX), sulfadiazine을 일컬으며, 이 항생제들에 의한 알레르기를 설파 알레르기(sulfa allergy)라고 합니다. 설파 알레르기의 대표적인 증상은 피부 발진, 두드러기로 주로 몸통에서 시작되어 팔다리로 퍼집니다. 보통 약물을 중단하면 2주 이내에 회복됩니다. 드물게 독성표피괴사 및 스티븐슨존슨 증후군이 나타날 수 있으므로 발진 후 물집이 생기거나 점막에 침범할 경우 반드시 의사와 상의해야 합니다. 또한 설파 알레르기가 있는 경우 국소용 sulfonamide 항생제도 사용하지 말아야 합니다.
항생제가 아닌 sulfonamide계 약물에는 furosemide, hydrochlorothiazide, acetazolamide, sulfonylureas 및 celecoxib 등이 있으며, 이 약물들은 sulfonamide 항생제와는 구조가 다릅니다. 미국 알레르기 천식면역학회(AAAAI)에서는 항생제 또는 비항생제 sulfonamide 약물간의 교차반응 발생에 관한 근거가 없다고 결론 내렸습니다.
Sulfite는 식품 또는 와인, 약물의 보존제로 사용되며 천식이 있는 환자에서 천식 악화를 유발할 수 있습니다. Sulfite는 sulfonamide와 화학적인 구조가 다르므로 교차반응을 나타내지 않습니다.
황(sulfur)과 황산염(sulfate, SO_4)은 체내에 존재하는 물질로, 설파 알레르기가 있는 환자는 황을 함유한 아미노산(cysteine) 및 황산염이 포함된 약물(ferrous sulfate, glucosamine sulfate) 등에 알레르기 반응을 일으키지 않습니다.

Bilberry fruit dried ext.는 임부 및 임신 가능성이 있는 여성에서의 투여에 관한 연구가 보고되어 있지 않으므로 투여 시 주의해야 합니다.

두 약물의 시판 중인 제품과 보관 시 주의사항에 대해 알려주세요.

Dobesilate Ca는 독시움정(일성신약) 등이 있으며, bilberry fruit dried ext.는 큐레틴정(태준제약), 타겐에프정(국제약품) 등으로 판매되고 있습니다. 두 약물 모두 습기에 민감하므로 습기가 적은 서늘한 곳에서 보관하도록 합니다.

눈 건강과 관련된 다른 성분들에 대해 알려주세요.

눈 건강에 도움을 주는 것으로 알려진 기능성 원료들은 〈표 14-3〉과 같습니다.

표 14-3 눈 건강과 관련된 기능성 성분

성분명	기능성 내용	기전
Vitamin A	야맹증 및 안구건조증을 예방	눈의 간상세포에서 옵신단백질과 결합하여 로돕신을 형성, 약한 빛을 감지함
• Lutein • Zeaxanthin	시력개선, 백내장 예방, 황반 퇴화 예방	눈의 황반색소 밀도를 유지시켜 노화, 블루라이트 등으로 인한 황반변성을 예방 또는 개선함
• Astaxanthin • Anthocyanin • β-carotene	눈의 피로도 개선	항산화 작용을 통해 혈관 보호 및 미세혈관 순환을 증가시킴. 따라서 눈에 혈액 및 영양성분 공급이 원활하게 되고 근육이 이완됨

📌 이것만은 꼭 기억하세요!

- Dobesilate Ca는 모세혈관을 보호하며 혈류를 회복시켜 혈관손상 및 정맥질환에 사용되며, Bilberry fruit dried ext.는 안토시아닌의 항산화효과로 혈관장애 및 야맹증에 사용됩니다.
- 두 약물 모두 위장장애가 발생될 수 있으므로 식후에 복용합니다.
- Dobesilate Ca는 아황산염(sulfite)에 감수성을 가진 천식 환자가 복용할 경우 천식이 악화될 수 있으며, Bilberry fruit dried ext.는 항혈전제 또는 NSAIDs와 병용 시 출혈의 위험이 증가됩니다.

라니비주맙 Ranibizumab 애플리버셉트 Aflibercept

박재경

	Ranibizumab (루센티스주)	Aflibercept (아일리아주사)
효능효과	습성 황반변성, 황반부종 또는 신생혈관 형성에 따른 시력손상	습성 황반변성, 황반부종 또는 신생혈관 형성에 따른 시력손상
	망막병증	
작용기전	VEGF-A에 결합하여 신생혈관의 생성 억제	VEGF-A & PLGF에 결합하여 신생혈관의 생성 억제
용법용량	월 1회 유리체 내 주사	첫 3개월간 월 1회, 이후 격달로 유리체 내 주사

두 약물은 어떤 질환에 사용되나요?

Ranibizumab와 aflibercept는 모두 신생혈관성(습성) 연령관련 황반변성, 당뇨병성 또는 망막정맥폐쇄성 황반부종에 의한 시력손상, 근시로 인한 맥락막의 신생혈관 형성에 따른 시력손상의 치료에 사용됩니다. 이 외에도 ranibizumab은 증식성당뇨망막병증 또는 미숙아의 망막병증의 치료에 사용됩니다.

황반은 망막의 중심부에 위치한 신경조직으로 시세포의 대부분이 모여 있고 물체의 상이 맺히는 곳입니다. 이러한 황반은 연령이 증가되면서 변성되어 시력장애, 심한 경우 시력상실을 일으키는데 이를 연령관련 황반변성(age-related macular degeneration, AMD)이라고 합니다. 노화가 황반변성의 주된 원인이며 가족력, 인종, 흡연과 관련되어 있다고 합니다.

습성 황반변성과 두 약물의 약리기전은 무엇입니까?

황반변성은 크게 건성(비삼출성)과 습성(삼출성)으로 구분합니다. 건성인 경우는 드루젠이라는 침착물이 보이는 단계로 대부분 시력에 큰 영향을 주지 않습니다. 그러나 습성인 경우, 맥락막이라는 혈관층에서 신생혈관이 비정상적으로 생성되어 망막세포까지 뚫고 나와 터지면서 혈관의 삼출물과 혈액이 흘러나와 황반에 손상을 입히게 됩니다. 습성 황반변성은 예후가 매우 나쁜 질환으로 노인의 실명 원인 1위입니다. 습성 황반변성을 방치할 경우 시력이 빠르게 저하되면서 많은 환자들이 2년 내에 실명에 이르게 됩니다.

습성 황반변성 환자의 눈에는 혈관내피성장인자(vascular endothelial growth factor, VEGF)가 비정상적으로 증가되어 있으며 이에 의해 신생혈관이 발생·증식됩니다. Ranibizumab와 aflibercept는 모두 단일클론항체(monoclonal antibody)에 속하며 혈관내피성장인자에 결합

 여기서 잠깐! "단클론항체 성분명과 구조의 차이"

초기에 개발된 단클론항체는 쥐의 세포를 통해 생산되어 쥐의 유전자서열과 동일한 murine 항체였습니다. 따라서 면역 반응을 일으키는 등 안전성과 유효성의 문제가 제기되었습니다. 이를 개선시킨 다음 단계의 항체는 가변영역(Fv, Y자 모양인 항체의 위쪽 부분)이 쥐의 서열이고 그 외의 영역(Fc)을 사람의 유전자서열로 대체한 chimeric 항체였습니다. 그 후 항원결합부위만 쥐의 유전자서열인 humanized 항체, 모든 유전자서열이 사람의 것인 human 항체기 치례로 개발되었습니다.
이러한 항체의 특성을 반영하여 성분명을 정하게 되었는데, murine 항체는 성분명의 어미가 '-omab'으로 끝나며, chimeric 항체는 '-ximab', humanized 항체는 '-zumab', human 항체는 '-umab'으로 끝납니다. Fc 영역을 통해 간접적으로 작용하는 항체를 융합 단백질(fusion protein)이라고 하며, 성분명이 '-cept'로 끝납니다.
따라서 ranibizumab은 humanized 항체, aflibercept는 융합 단백질 항체입니다.

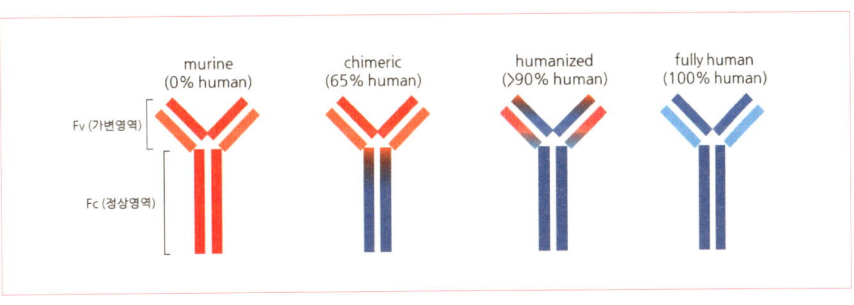

하여 맥락막의 혈관신생(neovascularization)을 억제하고 시력저하를 늦춥니다. Ranibizumab은 VEGF-A에, aflibercept는 VEGF-A 및 태반성장인자(placental growth factor, PLGF)에 결합하여 습성 황반변성의 치료에 사용됩니다.

습성 황반변성에 사용되는 두 약물의 용법용량은 무엇입니까?

Ranibizumab는 권장용량인 0.5mg(0.05mL)을 월 1회 유리체 내(intravitreal)에 주사합니다. 첫 3개월간은 매월 투여하며, 이후 매달 시력을 모니터링하여 투여 간격을 늘릴 수도 있습니다. 그러나 월 1회보다 투여 간격이 길어지면 효과가 감소됩니다.
Aflibercept는 권장용량인 2mg(0.05mL)을 첫 3개월 동안 월 1회 유리체 내에 주사하고 이후 2개월마다 투여합니다. 투여시점 외에 모니터링은 필요하지 않습니다.
두 약물 모두 한쪽 눈에 한 개의 바이알을 사용하여 1회 투여해야 합니다.

두 약물의 이상반응은 무엇입니까?

두 약물 모두 유리체 내로 투여하므로 결막 출혈과 눈의 통증, 백내장 등 공통적인 이상반응이 나타날 수 있습니다. 이 외에도 투여 후 안압 상승과 안내감염이 나타날 수 있어 이를 모니터링해야 합니다. 또한 동맥혈전색전증, 면역반응이 유발될 수 있습니다.

두 약물 외에 습성 황반변성의 치료 또는 예방법에 대해 알려주세요.

습성 황반변성에는 위의 두 약물 외에도 bevacizumab(아바스틴)이 허가 외 용법(off-label)으로 사용되기도 합니다. 참고로 bevacizumab은 전이성 대장암 또는 유방암 등에 허가되어 있습니다.
습성 황반변성을 예방하기 위해 황반색소인 루테인(lutein)과 제아잔틴(zeaxanthin)을 복용할 수 있습니다. 이 두 약물은 건강기능식품으로 분류되어 있으며 노화에 의한 손상을 감소시켜 망막을 건강하게 유지하는 역할을 합니다. 또한 비만, 흡연, 고혈압 등에 의해 습성 황반변성의 위험이 증가되므로 이를 조절하는 것이 중요합니다.

이것만은 꼭 기억하세요!

- Ranibizumab은 VEGF-A에, aflibercept는 VEGF-A, PLGF에 결합하여 신생혈관을 억제함으로써 습성 황반변성을 치료합니다.
- Ranibizumab은 월 1회, aflibercept는 초기 월 1회, 유지기에는 격달로 유리체 내에 주사합니다.
- 두 약물 모두 결막 출혈, 안내감염, 안압 상승 등이 나타날 수 있습니다.

피레녹신 Pirenoxine VS. 요오드화칼륨/요오드화나트륨 Potassium iodide/Sodium iodide

한혜성

	Pirenoxine (가리유니점안액)	Potassium iodide/Sodium iodide (큐아렌점안액)
효능효과	초기 노인성 백내장	초기 노인성 백내장, 노화, 근시, 정맥 주위염 등으로 인한 출혈
작용기전	수정체 단백질의 변성을 일으키는 quinoid와 경쟁적작용	요오드의 항산화 작용
투여 방법	1회 1~2방울을 1일 3~5회 점안	1회 1방울을 1일 1~3회 점안

두 약물은 어떤 질환에 사용됩니까?

Pirenoxine은 초기 노인성 백내장에 사용하고 potassium iodide/sodium iodide의 요오드 복합제는 노인성 백내장의 초기 렌즈 혼탁 증상은 물론 노화, 근시와 고혈압, 당뇨병이나 정맥주위염(periphlebitis: 정맥외막이나 조직주위의 염증) 등으로 인한 출혈에도 사용합니다.

백내장은 어떤 질환입니까?

백내장(cataract)이란 우리 눈 속의 수정체에 혼탁이 온 상태를 말합니다. 수정체는 카메라의 렌즈와 같은 역할로 눈의 초점을 맞추어 사물의 모양을 망막으로 전달하는 역할을 합니다. 노화가 가장 큰 발병 원인이며 50세가 넘으면 시작되어 70세 이상의 인구에서는 50~80% 정도가 수술이 필요할 정도의 백내장을 가지고 있다고 합니다. 그 외에도 외상이나 당뇨병, 포도막염, 자외선의 과다 노출, 부신 피질 호르몬과 같은 약물의 과다 사용, 비타민 E결핍, 과음 및 흡연 등이 원인이 될 수 있습니다. 백내장의 증상은 수정체의 투명성을 잃어가게 되면서 사물이 뿌옇게 보이거나 이중 삼중 겹쳐 보이고 밝은 곳에서 눈이 더

부셔서 보는 것이 어렵게 되거나 시력의 저하로 인해 안경의 도수를 바꿔 봐도 잘 보이지 않게 되는 것입니다.

초기에는 약물을 사용하지만 일상 생활에 불편을 줄 정도로 진행된 경우에는 수술을 진행합니다. 수술 방법은 눈의 검은자나 흰자에 작은 구멍을 만들고 여기에 초음파 기구를 삽입하여 백내장이 생긴 수정체를 흡인하고 그 자리에 수정체와 유사한 영구적인 수정체를 삽입합니다. 인공 수정체는 수술 받는 사람의 필요에 따라 도수를 선택하여 눈 안에 삽입합니다.

두 가지 약물이 백내장 치료에 작용하는 작용기전은 무엇입니까?

백내장의 발병기전 중 'quinoid 이론'에 따르면 내인성 유해물질인 quinoid가 수정체 렌즈의 수용성 단백질의 sulfhydryl group을 산화시킴으로 단백질의 변성을 일으켜 혼탁이 일어난다는 이론입니다. Pirenoxine은 sulfhydryl group에 대한 친화력이 quinoid보다 훨씬 커서 quinoid와 경쟁적으로 작용하여 단백질의 변성을 억제하여 백내장의 진행을 막게 됩니다.

Potassium iodide/sodium iodide 요오드 복합제의 경우에는 요오드의 항산화작용에 기인하는데 요오드가 free radical과 결합하여 항산화작용을 나타내므로 수정체의 산화를 막아 혼탁을 억제합니다. 또한 혼탁 된 수정체의 신진대사를 촉진시켜 백내장의 진행을 억제하고 시력회복을 촉진시키는 효과를 나타내기도 합니다.

두 약물의 용법용량은 무엇입니까?

Pirenoxine은 사용 전 잘 흔들어 섞은 후 1회 1~2방울씩 1일 3~5회 점안합니다. Potassium iodide, sodium iodide 복합제는 1회 1방울씩 1일 1~3회 점안합니다. 두 약물 모두 콘택트 렌즈를 착용하는 환자의 경우 보존제가 렌즈에 침착될 수 있으므로 렌즈 제거 후에 점안하며 점안 후 30분이 지난 다음 렌즈를 착용하도록 합니다.

두 약물을 투여 시 주의할 점은 무엇입니까?

- Pirenoxine은 눈에 상처나 염증이 있는 환자에게는 사용할 수 없습니다. Potassium iodide/sodium iodide는 요오드복합제이므로 갑상선 기능 이상인 환자에게는 사용할

- 수 없습니다.
- 개봉 후 3~4주 이내에 사용하고 남은 것은 폐기합니다.
- 다른 안약과 병용 시는 최소 5분 이상의 간격을 두고 사용합니다.

두 약물의 이상반응은 무엇입니까?

- Pirenoxine은 눈에 표층각막염, 결막충혈, 자극감, 가려움 등의 이상반응이 나타날 수 있으므로 이때는 투여를 중지해야 합니다.
- Potassium iodide, sodium iodide는 점안 시 일시적인 작열감이 나타날 수 있고 때로는 눈물 분비량도 증가할 수 있습니다. 또한 요오드를 함유하고 있으므로 갑상선 기능 항진증을 유발할 수 있으며 여드름의 소인이 있는 환자의 경우 여드름과 같은 증상도 나타날 수 있습니다.

두 약물을 임부와 수유부가 사용할 수 있나요?

Potassium iodide, sodium iodide는 임부와 수유부에게는 투여할 수 없습니다.

백내장을 예방하기 위해서 중요한 점은 무엇입니까?

- 자외선은 백내장을 유발하는 중요한 원인입니다. 자외선은 파장이 길어서 각막을 지나 수정체 속까지 침투하게 됩니다. 이러한 자외선에 오랜 시간 동안 노출되는 경우 백내장에 걸리기 쉽고, 이뿐만 아니라 눈의 노화가 빠르게 진행되기 때문에 노안이나 황반변성도 나타날 수 있습니다. 그러므로 야외에서는 반드시 자외선을 차단하는 선글라스를 착용해야 합니다.
- 현대인들은 스마트폰이나 컴퓨터, TV 화면 등을 오랜 시간 보는 경우가 많은데 이러한 경우 눈이 건조하고 피로하게 되어 안구건조증이 발생할 수 있고, 또한 전자파에 지속적으로 노출되면서 수정체의 온도도 높아질 수 있어서 눈의 노화가 빨라질 수 있습니다. 눈의 노화현상은 노안과 백내장으로 진행되기 때문에 이를 예방하기 위해 전자기기를 1시간 정도 사용한 후에는 10분 이상의 휴식을 갖는 것을 권장합니다.
- 당뇨 등의 기저질환이 있는 경우 백내장 발생의 위험이 높아지기 때문에 기저질환의 치료가 중요합니다.

- 우리 몸 속에서 발생하는 활성 산소는 신체의 노화를 촉진시키는데 백내장 역시 눈의 노화에 의한 현상입니다. 항산화 작용이 풍부한 식단을 꾸준히 섭취하고 항산화비타민 등을 섭취하는 것도 도움이 될 수 있습니다. 또한 정기적인 안과 검진도 중요합니다.

이것만은 꼭 기억하세요!

- Pirenoxine과 Potassium iodide/sodium iodide는 모두 초기 노인성 백내장에 사용하고 Potassium iodide/sodium iodide는 노화, 근시와 고혈압, 당뇨병이나 정맥주위염 등으로 인한 출혈에도 사용합니다.
- Pirenoxine은 quinoid와 경쟁적 작용에 의해 단백질의 변성을 억제하여 백내장을 치료하고 Potassium iodide/sodium iodide는 요오드의 항산화 작용에 의해 백내장의 진행을 억제합니다.
- Potassium iodide/sodium iodide는 요요드복합제이므로 갑상선 기능 이상인 환자에게는 사용할 수 없습니다. 또한 임부와 수유부에게도 사용할 수 없습니다.

올로파타딘 vs. 케토티펜
Olopatadine | Ketotifen

김형은

	Olopatadine (파타놀점안액0.1%)	Ketotifen (유니텐점안액)
효능효과	알레르기 결막염	알레르기 결막염
작용기전	항히스타민제	항히스타민제
용법용량	1회 1방울 1일 2회 점안함 (필요한 경우 최대 4개월 동안 치료할 수 있음) 3세 이하의 유효성은 확립되어 있지 않음	성인: 1회 1방울씩, 1일 2~4회 또는 상태에 따라 적절히 점안함 유·소아: 의사의 처방에 따름
전문/일반	전문의약품	일반의약품

두 약물은 어떤 질환에 사용됩니까?

두 약물은 알레르기 결막염에 사용됩니다. 결막은 눈꺼풀 안쪽에 있는 눈의 흰자위를 덮는 막입니다. 알레르기는 어떠한 특정 물질에 대한 과민반응으로 나타나는데, 꽃가루, 집먼지 진드기 등의 외부 물질에 노출되었을 때 이에 대해 면역반응을 일으키는 경우를 말합니다. 이러한 외부 물질이 결막 등의 점막에 달라붙어 면역 세포가 활성화되고 여러 가지 염증 유발물질들이 분비되어 충혈, 가려움, 분비물 발생이 일어나게 됩니다.

두 약물이 알레르기 결막염에 사용되는 약리기전은 무엇입니까?

Olopatadine과 ketotifen은 비만세포가 히스타민을 분비하는 것을 억제하고 선택적으로 H1-수용체를 억제합니다. Olopatadine은 안약으로 사용될 경우에는 알레르기 결막염과 같은 염증을 해소하고, 비강 내 사용될 경우 계절성 알레르기 비염 치료제로도 사용됩니다. Ketotifen은 알레르기성 결막염 외에도 경구용 제제는 기관지천식이나 다른 알레르기성 질환에 대한 치료제로도 사용됩니다.

두 약물의 용법용량은 무엇입니까?

Olopatadine은 1회 1방울씩 1일 2회 점안합니다. 필요한 경우 최대 4개월 동안 치료할 수 있습니다. 3세 이하의 소아에 대한 유효성과 안전성은 확립되어 있지 않습니다.
Ketotifen은 1회 1방울씩 1일 2~4회 또는 상태에 따라 적절히 점안합니다. 유소아의 용법용량은 의사의 처방에 따릅니다.

두 약물의 약동학적 성질은 어떻게 다른가요?

Olopatadine을 눈에 투약한 경우 2시간 이내에 측정한 혈중 농도는 0.5~1.3ng/ml이었고, 임상연구 결과 2주 후에는 몸에서 검측 되지 않았습니다.
Ketotifen의 작용 발현시간은 수분 이내이고, 눈에 투약한 경우에도 14일 동안 치료받은 환자를 조사한 결과 전신으로 매우 소량 분포되는 것으로 확인되었으나 검사에서 확인되는 수치 이하의 수준이었습니다.

다른 알레르기 결막염 치료법 또는 치료제가 무엇이 있나요?

먼저 모든 알레르기 질환과 마찬가지로 알레르기성 결막염의 경우에도 원인이 되는 물질이 무엇인지 찾아 이에 대한 노출을 최소화시키는 것이 가장 중요합니다. 예를 들어 꽃가루가 원인인 경우 꽃가루가 심하게 날리는 계절에는 외출을 삼가고 외출 후에는 샤워를 하는 것이 좋습니다. 인공눈물은 알레르기 원인이 되는 물질이나 염증 매개체를 희석시키고 씻어내는 효과가 있어 증상을 완화시킬 수 있습니다. 냉찜질을 해주면 부종을 줄이고 증상을 완화시킬 수 있습니다.
알레르기 결막염의 증상으로 결막부종과 소양증 완화를 위해 혈관수축 점안제가 사용될 수 있는데, 예로 naphazoline, phenylephrine hydrochloride, tetrahydrozoline hydrochloride 등이 있습니다. 하지만 혈관 수축 점안제를 과용할 경우 점차 약물에 대한 반응이 감소하게 되어, 약물을 더 자주 사용해야 동일한 효과를 얻게 될 수 있다는 점을 유의해야 합니다. 이뿐만 아니라 약물 사용을 중지한 후에 다시 증상이 심해지는 반동현상(rebound)이 나타날 수도 있습니다.

최근에는 부작용을 줄이기 위해 혈관수축제 점안제의 횟수를 줄이고 항히스타민 점안제와 동반하여 사용하는 경우가 있는데, pheniramine이 혈관수축제와 같이 포함된 복합제제들이 있습니다. 경구 항히스타민 약물은 계절성이나 통년성 알레르기 결막염만 있는 경우에는 거의 사용되지 않으며 전신적인 알레르기 질환이 동반된 경우 사용할 수 있습니다. 그 밖에 비만세포로부터 면역 매개체가 분비되는 것을 막는 비만세포안정제가 있습니다. Cromolyn(크리벤트점안액)이 대표적이며 이는 보통 하루 4~6회 점안합니다. 안구의 작열감을 제외하고는 부작용이 적은 것으로 알려져 있습니다. 다른 비만세포 안정제로는 pemirolast(알레기살점안액) 등이 있고, 보통 증상 완화를 위해 10~14일의 치료 기간이 필요합니다.

최근 치료제로 많이 사용되는 것으로 항히스타민 작용 및 비만세포안정효과 두 가지 기능을 가진 약물들이 있는데, olopatadine(파타놀점안액), ketotifen(자디텐점안액), azelastine(아제란점안액) 등이 있습니다. 비스테로이드성 항염증약물 NSAIDs의 일종인 ketorolac(키톨락점안액) 등도 알레르기 증상을 줄이기 위해 사용되고 있습니다. Olopatadine의 경우 0.1% 점안액으로 1일 2회 1방울 점안하는 파타놀점안액이 있고, 0.2% 또는 0.7% 점안액

 여기서 잠깐! "알레르기 결막염에 대해 알아봅시다."

안구는 외부에 노출되어 있어 국소적 또는 전신적 알레르기 반응에 영향을 많이 받습니다. 대부분의 경우 주로 결막에 증상이 많이 나타납니다. 알레르기는 항원이 비만세포(mast cell) 등의 면역세포에 부착된 특정 항체에 반응하여 생기는 과민반응입니다. 알레르기 결막염은 대부분 불편한 증상 이외에는 눈에 큰 영향을 주지 않으나, 치료를 하지 않고 만성으로 진행될 경우 시력감소를 일으키기도 하므로 예방 및 치료가 중요합니다.
알레르기 결막염은 여러 형태로 구분될 수 있는데, 급성 및 만성으로 다음과 같이 나눌 수 있습니다.

- 급성: 계절성 알레르기 결막염, 통년성 알레르기 결막염
- 만성: 봄철 각결막염, 아토피 각결막염, 거대유두결막염

이 중 만성의 경우는 처음 항원으로 유발된 반응이 주위의 호산구, 림프구 등을 활성화시켜 지속적 염증을 유발하는 경우입니다. 봄철 각결막염(VKC)은 소아에서 나타나 사춘기가 시작하기까지 지속되며, 아토피 각결막염(AKC)은 10대 후반에서 40~50대까지 지속되는 경우가 많습니다.
이들 모두 대표적인 증상은 눈이나 눈꺼풀이 가렵고, 눈꼽이 많이 생기고 눈의 통증이 나타납니다. 결막충혈이 나타날 수 있으며, 눈꺼풀이 붓고, 투명한 각막의 주변이 적자색으로 변할 수도 있습니다.

으로 1일 1회 1방울 점안하는 파타데이0.2%점안액 및 파제오0.7%점안액이 있습니다. 1회 용제형으로는 알러비드점안액0.2%가 있습니다.

대표적인 이상 반응 및 사용 시 특별히 주의해야 할 사항은 어떠한 것이 있을까요?

Olopatadine과 ketotifen을 투약하고 가장 많이 보고된 이상반응은 두통입니다. 또한 점안액을 사용한 후 일시적으로 흐린 시야 혹은 다른 시력 장애가 운전이나 기계 사용 능력에 영향을 줄 수 있으므로, 만약 투약 후에 흐린 시야가 발생한다면 운전 혹은 기계를 사용하기 전에 시야가 선명해질 때까지 반드시 기다려야 합니다. 또한 이 약에 포함되어 있는 벤잘코늄염화물은 안구자극을 유발할 수 있고 소프트콘택트렌즈를 변색시키는 것으로 알려져 있습니다. 콘택트렌즈를 착용한 채 사용하여서는 안 되며 투약 후 적어도 15분 후에 콘택트렌즈를 착용하도록 합니다.

이것만은 꼭 기억하세요!

- Olopatadine과 ketotifen은 알레르기 결막염 치료제입니다.
- Olopatadine과 ketotifen은 항히스타민 및 비만세포안정 효과가 있습니다.
- Olopatadine은 전문의약품이고, ketotifen은 일반의약품입니다.

참고문헌

1. MICROMEDEX DRUGDEX [database on the Internet]. IBM Corporation. Available from: www.micromedexsolutions.com.
2. Lexi-drugs online [database on the Internet]. Lexicomp Inc. Available from: http://online.lexi.com.
3. 의약품안전나라 [database on the Internet]. 식품의약품안전처. Available from: https://nedrug.mfds.go.kr.
4. Drugs.com [database on the Internet]. Available from: https://www.drugs.com.
5. 약학정보원 [internet] Korean Pharmaceutical Information Center. Available from: www.health.kr.
6. 국가건강정보포털[internet] 질병관리청 Korea Disease Control and Prevention Agency Available from: http://health.cdc.go.kr/health/Main.do.
7. 제품설명서.
8. Jung, Hyun Ho, et al. "Clinical efficacy of topical 3% diquafosol tetrasodium in short tear film break-up time dry eye." J Korean Ophthalmol Soc 56.3 (2015): 339-344.
9. Park KH. Medical treatment of glaucoma. Pharmacotherapeutics. 2005:189-196.
10. Koda-Kimble, Mary Anne. Koda-Kimble and Young's applied therapeutics: the clinical use of drugs . Lippincott Williams & Wilkins, 2012.:1301-1322.
11. Jeon, Un Sil. "Principles and practice of diuretic therapy." Korean J Med 80.1 (2011): 8-14.
12. Kim, You Young, and Sang Min Lee. "Treatment and Prevention of High Altitude Illness and Mountain Sickness." J Korean Med Assoc 50.11 (2007): 1005-1015.
13. Lee, Jeong Hun, and Pil Cho Choi. "Comparison of methazolamide and acetazolamide for prevention of acute mountain sickness in adolescents." J Korean Soc Emerg Med 22.5 (2011): 523-530.
14. Medicinal Plants [database on the Internet]. FIRST MAG; 2021. Available from: http://medicinalplants.us/bilberry-vaccinium-myrtillus.
15. MIMS [database on the Internet]. MIMS Pte Ltd.; 2021. Available from: https://mims.com.
16. Pubchem [database on the Internet]. National Library of Medicine; 2021. Available from: https://pubchem.ncbi.nlm.nih.gov.
17. Jung, Hyun Ho, et al. "Clinical efficacy of topical 3% diquafosol tetrasodium in short tear film break-up time dry eye." J Korean Ophthalmol Soc 56.3 (2015): 339-344.
18. 맞춤 OTC 선택가이드, 약학정보원. 2016.
19. 복약지도매뉴얼Ⅲ. 한국약사교육연구회, 약사공론, 2014.
20. Consumerlab [Internet]. Available from: http://www.consumerlab.com.
21. Wolf, George. "The discovery of the visual function of vitamin A." The Journal of nutrition 131.6 (2001): 1647-1650.
22. McGuire, Michelle, and Kathy A. Beerman. Nutritional sciences: from fundamentals to food . Cengage Learning, 2007.
23. National Institutes of Health, Office of Dietary Supplements [Internet]. Available from: http://dsid.usda.nih.gov/conversions.html
24. DeSimone, Edward M., and Brett A. Pietig. "Current considerations in the treatment of glaucoma." 2015;40(6):39-44.
25. Updates in therapeutics: The Ambulatory Care Pharmacotherapy Preparatory Review Course. ACCP 2019;1357-1362.

15
피부 모발 관련 질환

피부염(습진) Dermatitis (Eczema)

정연주

정의

피부염(습진)은 가려움, 홍반, 인설 등을 동반한 염증성 피부반응으로 아토피 피부염, 접촉성 피부염, 지루성 피부염 등이 있음

치료약물

스테로이드제제

1) Class 1. Superpotent

   클로베타솔(clobetasol, 클로벡스액), 디플로라손디아세테이트(diflorasone diacetate, 디프라크림), 디플루코르톨론(diflucortolone, 네리소나연고) 등

2) Class 2. Potent

   베타메타손디프로피오네이트(betamethasone dipropionate, 네오덤크림), 데속시메타손(desoxymethasone, 데타손연고), 할시노니드(halcinonide, 베로단연고) 등

3) Class 3. Upper mid-strength

   암시노니드(amcinonide, 비스덤크림), 데속시메타손(desoxymethasone, 에스파손로션), 디플루프레드네이트(difluprednate, 리베카크림), 플루오시노니드(fluocinonide, 나이드크림) 등

4) Class 4. Mid-strength

   부데소니드(budesonide, 로지나크림), 데속시메타손(desoxymethasone, 데타손연고), 메틸프레드니솔론아세포네이트(methylprednisolone aceponate, 아드반탄연고), 모메타손푸로에이트(mometsone furoate, 에로콤크림), 트리암시놀론아세토니드(triamcinolone acetonide, 오라메디연고) 등

5) Class 5. Lower mid-strength

베타메타손발레레이트(betamethasone valerate, 데마코트에스크림), 클로베타손(clobetasone, 유모베이트연고), 플루티카손(fluticasone, 큐티베이트크림), 히드로코르티손부티레이트(hydrocortisone butyrate, 톨로이드로오손), 히드로코르티손발레레이트(hydrocortisone valerate, 하이드코트크림), 프레드니카르베이트(prednicarbate, 더마톱연고), 트리암시놀론아세토니드(triamcinolone acetonide, 트리코트크림) 등

6) Class 6. Mild

알크로메타손(alclometasone, 알타손크림), 데소나이드(desonide, 데스오웬) 등

7) Class 7. Least potent

히드로코르티손(hydrocortisone, 락티케어), 프레드니솔론발레로아세테이트(prednisolone valeroacetate, 보송크림) 등

아토피 피부염 Atopic Dermatitis

정의

아토피 피부염은 소양감을 동반한 염증성 피부질환으로 주로 유소아에서 많이 발생함

치료약물

1) 보습제
   락트산암모늄액(ammonium lactate, 타로암모늄락테이트로션)
2) 스테로이드 제제
3) 피메크로리무스(pimecrolimus, 엘리델크림), 타크로리무스(tacrolimus, 프로토픽연고) 등
4) 기타
   피리티온아연(zinc pyrithione, 아치온현탁액) 등

건선 Psoriasis

정의

경계가 분명한 은백색의 인설로 덮여 있는 홍반성 피부 병변으로 자극을 많이 받는 팔꿈치, 무릎, 엉덩이, 두피 등에 발생하며 다양한 임상 양상을 나타내고 악화와 호전이 반복되기도 하는 만성 염증성 피부 질환

치료약물

1) 국소 제제
   - Topical corticosteroids: 클로베타솔프로피오네이트(clobetasol propionate, 클로벡스액), 프레드니카르베이트(prednicarbate, 더마톱액), 데속시메타손(desoxymethasone, 데타손로오숀) 등
   - Topical vitamin D3 analogues: 칼시트리올(calcitriol, 실키스연고), 칼시포트리올(calciportriol, 다이보넥스연고), 칼시포트리올+베타메타손(calcipotriol+betamethasone, 자미올겔) 등
   - Calcineurin inhibitors: 타크로리무스(tacrolimus, 프로토픽연고), 피메크로리무스(pimecrolimus, 엘리델크림)
   - 안트랄린(anthralin, 안스린크림)
   - 보습제: 락트산암모늄액(ammonium lactate, 타로암모늄락테이트로션)

2) 전신 제제
   - 메토트렉세이트(methotrexate, 메토트렉세이트정), 사이클로스포린(cyclosporine, 사이폴엔연질캡슐), 아시트레틴(acitretin, 네오티가손캡슐)
   - 생물학적 제제(Biologic agents): 아달리무맙(adalimumab, 휴미라주), 에타너셉트

(etanercept, 엔브렐주사), 인플릭시맵(infliximab, 레미케이드주사), 우스테키누맙(ustekinumab, 스텔라라프리필드주), 구셀쿠맙(guselkumab, 트렘피어프리필드시린지주), 세쿠키누맙(secukinumab, 코센틱스프리필드시린지)

프레드니카르베이트 vs. 타크로리무스
Prednicarbate vs. Tacrolimus

제남경

	Prednicarbate (더마톱연고 0.25%)	Tacrolimus (프로토픽연고 0.03%)
효능효과	습진피부염군(아토피 피부염, 지루피부염, 접촉성알레르기 피부염, 유사건선, 편평태선, 가려움발진 포함), 건선	면역기능이 정상인 2세 이상의 소아 및 성인 환자의 중등도~중증 아토피 피부염의 2차 치료
작용기전	국소 스테로이드제	국소 칼시뉴린(calcineurin) 억제제
용법	1일 1~2회 환부에 얇게 바르고 가볍게 문질러 줌	1일 2회 환부에 도포
이상반응	피부위축, 여드름양 발진, 피부색소의 변화 등	적용부위에 자극감 또는 소양감, 드물게 악성종양(피부 암, 림프종 등) 유발 등

두 약물은 어떤 질환에 사용됩니까?

두 약물은 아토피 피부염(atopic dermatitis)에 사용합니다. 아토피 피부염은 '습진' 중 가장 흔한 형태로 유전·환경·면역요인이 복합적으로 작용하여 발생하는 것으로 생각됩니다. 아토피 피부염은 연령대별로 질병의 양상이 다르게 나타납니다. 영아기 아토피 피부염은 태열과 함께 얼굴, 몸통, 목 주변에 습진 형태로 발생하고, 나이가 들면서 점차 팔 다리의 접힌 부분, 무릎으로 염증호발 부위가 옮겨갑니다.

아토피 피부염의 주된 증상은 가려움으로 이로 인해 불면, 정서장애, 학습능력 감소 등이 나타날 수 있고 가려운 부위를 긁다 보면 이 부위에 상처가 생겨 감염증이 발생할 수도 있습니다.

여기서 잠깐! "아토피 삼총사(atopic triad)란?"

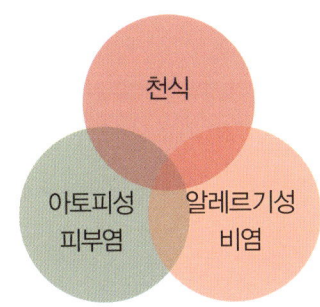

아토피 피부염은 다른 아토피 질환인 천식, 알레르기성 비염과 밀접한 관련이 있고 세 가지 질환이 동시에 나타나거나 순차적으로 나타나는 경우가 많아 아토피 삼총사(atopic triad)라고 부릅니다.

그림　**아토피 삼총사(atopic triad)**

두 약물의 작용기전은 어떻게 다른가요?

Prednicarbate 연고는 외용스테로이드제이고 tacrolimus 연고는 calcineurin 억제제입니다. Prednicarbate 연고는 phospholipase A2 저해단백질인 lipocortin을 유도, 아라키돈산(arachidonic acid)의 유리를 억제하여 염증매개물질인 키닌, 히스타민, liposomal enzyme, 프로스타글란딘의 활성화와 유리가 일어나지 않도록 합니다. 이로 인해 항염증 및 항소양 효과가 나타나게 됩니다.

Tacrolimus 연고는 세포 내 단백질인 FKBP-12에 결합한 후 복합체를 형성하고 이 복합체는 calcineurin 인산분해효소를 억제하여 T세포 림프구에서 염증유발물질인 인터루킨-2(interleukin-2)의 유전자 발현을 억제합니다.

두 약물 모두 아토피 피부염에 사용하는데 차이점은 무엇인가요?

Prednicarbate 연고는 아토피 피부염 치료를 위한 1차 약물이고 tacrolimus 연고는 2차 약물입니다. 스테로이드 외용제에 이상반응을 나타내거나 스테로이드 외용제를 쓰다가 치료효과가 충분하지 않으면 calcineurin 억제제로 치료합니다.

두 약물의 사용방법은 무엇인가요?

Prednicarbate 연고는 1일 1~2회 환부에 얇게 바르고 가볍게 문질러 줍니다. 외용스테로이드제는 목욕 후 피부가 촉촉한 상태일 때 발라주는 것이 좋습니다. 보습제와 함께 사용할 때는 먼저 외용스테로이드제를 사용한 후 5~10분 후 보습제를 발라줍니다. 외용스테로이드는 지속적으로 사용하면 내성이 발생해 효과가 감소할 수 있으므로 간헐적으로 사용합니다.

Tacrolimus 연고는 1일 2회 환부에 적당량을 바릅니다. 면역기능이 저하된 사람에게는 이 약을 사용하지 않습니다.

두 약물의 이상반응으로 무엇이 있나요?

외용스테로이드제는 피부 위축과 여드름양 발진을 일으키고, 피부색의 변화를 가져올 수 있습니다. 드문 경우이긴 하나 체내로 흡수되어 시상하부-뇌하수체-부신(hypothalamus-pituitary-adrenal, HPA) 억제작용, 부종, 혈압상승, 혈당상승, 성장저해와 같은 이상반응을 나타낼 수 있습니다.

국소 calcineurin 억제제는 적용 부위에 자극감 또는 소양감을 유발할 수 있습니다. 치료가 계속되면 이 이상반응들은 보통 사라집니다. 이 약의 장기사용에 대한 안전성은 확립되지 않았지만 시판 후 안전성조사에 의하면 드물게 악성종양(피부 암, 림프종 등)을 유발할 수 있는 것으로 보고되었습니다. 따라서 이 약은 지속적인 장기간 사용은 피하며 아토피 피부염 부위에만 국한하여 사용합니다.

Tacrolimus는 0.03% 연고 외에 0.1% 연고도 있습니다. 이들의 차이점은 무엇인가요?

Tacrolimus 0.03% 연고는 2세 이상의 소아 및 성인환자가 사용할 수 있지만 0.1% 연고는 성인만 사용할 수 있습니다.

아토피 피부염에 사용하는 외용스테로이드제로 prednicarbate 연고 이외에도 여러 가지 성분이 사용되고 있는데 어떤 차이점이 있나요?

외용스테로이드제에는 다양한 성분과 제형이 있는데 증상의 정도와 환부의 특성에 따라 적절한 약물을 선택하여 사용합니다. 체모가 많은 부위에는 에어로졸, 겔이나 로션 타입의 제품을 사용하는 것이 좋고 환자의 피부가 건조하고 벗겨지는 성질이 있으면 연고가 유용합니다.

표 15-1 외용스테로이드제 강도와 용도

강도	주용도	그룹	약물(상품명) 예
높은 강도	원형탈모증, 건선, 심한 아토피 피부염 등	1	Clobetasol propionate 0.05% ointment(더모베이트연고)
		2	Halcinonide 0.1% ointment(베로단연고)
		3	Fluocinonide 0.05% cream(나이드크림)
중간 강도	아토피 피부염, 지루성 피부염 등	4	Triamcinolone acetonide 0.1% ointment(리시놀연고)
		5	Prednicarbate 0.25% cream(더마톱크림)
낮은 강도	기저귀발진 습진, 피부가려움증 등	6	Alclometasone dipropionate 0.05% cream(알타손크림), Desonide 0.05% cream(로지나크림)
		7	Hydrocortisone 1% cream(엠엘이에이치씨크림)

외용스테로이드제는 성분과 제형에 따라 강도가 다르고 주된 용도도 달라집니다(표 15-1). Prednicarbate 연고는 중간 강도(level 5)에 속하는 외용스테로이드제입니다.

아토피 피부염 치료에 도움이 되는 생활습관은 무엇입니까?

먼저 원인 알레르기 항원이 무엇인지 안다면 최대한 그 항원을 피하여 노출을 최소화합니다. 또한 피부에 수분을 유지하고 자극을 주지 않습니다.
- 뜨거운 물보다는 미지근한 물로 목욕합니다.
- 목욕 후 물기를 두드리듯 닦아 제거하고 즉시 보습제를 발라줍니다.
- 염증 부위를 긁어 상처가 생기지 않도록 손톱을 짧게 깎고 청결을 유지합니다.
- 피부에 자극을 주지 않는 천연소재로 된 옷을 입고 저자극 세탁세제를 사용합니다.
- 실내 온도를 서늘하게 유지합니다.
- 실내 습도를 50% 이상으로 유지합니다.
- 피부에 자극이 되는 세정제, 화장품, 향수 등을 사용하지 않습니다.

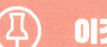 **이것만은 꼭 기억하세요!**

- Prednicarbate 연고는 국소 스테로이드제이고 tacrolimus 연고는 국소 calcineurin 억제제입니다.
- Tacrolimus 연고는 외용스테로이드제로 아토피성피부염이 치료되지 않을 때 추가하여 사용합니다(2차 치료제).
- 아토피성피부염의 부위와 증상의 정도에 따라 다른 강도의 외용스테로이드제를 사용합니다.

케토코나졸 VS. 피리티온아연
Ketoconazole   Zinc pyrithione

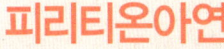

제남경

	Ketoconazole 2% 용액 (니조랄액)	Zinc pyrithione 1% 용액 (아치온현탁액)
효능효과	비듬 및 두피의 지루피부염 어루러기	비듬 및 두피의 지루피부염
작용기전	Ergosterol, 중성지방, 인지질의 합성 억제, H_2O_2의 축적	진균 내에 구리농도를 증가시켜 독성 유발
성상	주황색 용액	하늘색 현탁액

두 약물은 어떤 질환에 사용합니까?

두 약물은 모두 비듬 및 두피의 지루피부염(seborrheic dermatitis)에 사용하는 샴푸 형태의 제품입니다.

비듬은 두피의 각질이 떨어져 나오는 것으로 약한 형태의 지루피부염으로 볼 수 있습니다. 지루피부염은 피부에 발적, 가려움과 지질을 동반한 각질이 나타나는 질환으로 두피, 얼굴, 등, 가슴과 같이 피지선이 많은 부위에 발생합니다.

지루피부염의 원인은 명확히 밝혀져 있지는 않지만 피지선의 과다 분비로 인해 피부에 상재하는 곰팡이균인 *Malassezia furfur*가 과다증식하고 이 진균의 대사산물인 oleic acid가 표피세포를 자극해 표피세포가 빠르게 교체됨으로써 발생하는 것으로 생각됩니다.

비듬은 두피에 국한해서 나타나고 염증은 상대적으로 미약한 데 반해 지루피부염은 두피 외에도 피지선이 발달한 피부에 발생할 수 있고 염증도 비듬보다는 더 심한 형태로 나타납니다. 비듬 및 지루피부염은 스트레스, 호르몬불균형, 과도한 다이어트, 파킨슨병과 같은 특정 질환이 있을 때 발생 위험이 높아집니다.

> **여기서 잠깐!** "표피세포의 교체주기와 피부질환"
>
> 정상적인 표피세포의 교체주기는 25~30일인데 반해 비듬은 교체주기가 2배로 빨라져 13~15일에 이르고 지루피부염은 9~10일, 건선은 약 4일이면 교체가 일어납니다.
> 표피세포가 정상보다 빠르게 교체되는 경우 인설성 피부질환이 발생하게 되는데 여기에 비듬, 지루피부염, 건선이 포함됩니다.
>
> 정상 (25~30일) → 비듬 (13~15일) → 지루피부염 (9~10일) → 건선 (4일)
>
> 그림 인설피부질환의 표피세포 교체주기

두 약물의 작용기전은 무엇인가요?

Ketoconazole의 작용기전은 3가지가 있습니다. 먼저 ketoconazole은 진균의 세포막 구성성분인 ergosterol의 합성을 저해합니다. 둘째로 진균의 중성지방과 인지질의 합성을 저해합니다. 마지막으로 진균의 여러 효소를 저해하여 독성물질인 hydrogen peroxide가 축적되게 합니다. Zinc pyrithione은 진균의 세포 내에 구리를 축적시켜 독성을 일으킵니다.

두 약물은 어떻게 사용하나요?

두 약물 모두 샴푸처럼 사용하면 됩니다. 두 약물 모두 적당량(5~10mL)을 젖은 두피에 바르고 3~5분간 마사지한 후 물로 헹구어 냅니다. 치료를 위해서 ketoconazole 용액은 1주 2회 빈도로 2주에서 4주간 사용하고 zinc pyrithione액은 최소 1주에 2회 사용하고 2주간 사용합니다. 치료 후 재발 방지를 위해 두 약물 모두 1주 또는 2주마다 1회 적용합니다.

두 약물을 사용 시 주의할 사항이 있나요?

외용으로만 사용하고 눈에 들어가지 않도록 주의합니다. 상처나 염증이 있는 부위에 적용 시 흡수될 위험이 있으므로 사용하지 않습니다.
두 약물은 장기간 사용하는 경우 *Malassezia furfur*에 대한 내성이 발생하여 약물의 효과가 감소할 수 있습니다. 몇 주 또는 몇 개월마다 성분이 다른 제품을 번갈아 사용하는 것이 하나의 해결방법이 될 수 있습니다.

두 약물의 이상반응에 대해 알아주세요.

약물을 적용한 부위에 자극감, 소양감, 작열감 등이 발생할 수 있습니다. 경우에 따라서는 머리카락의 질감이 바뀌거나 색깔이 변화될 수도 있습니다.

비듬과 두피의 지루피부염에 사용할 수 있는 다른 약물은 어떤 것들이 있을까요?

Ciclopirox 1% 용액(시클로케어액)과 현재는 생산이 중단된 selenium sulfide 2.5% 용액(쎌손 현탁액)이 있습니다. Ciclopirox 1% 용액도 샴푸처럼 젖은 두피에 적용하고 3~5분간 마사지한 후 물로 헹구어 냅니다.

두피 이외의 피부에 발생하는 지루피부염에 사용할 수 있는 약물은 무엇입니까?

크림과 연고제형의 항진균제 외용제를 사용하거나 염증이 심한 경우 저강도(group 6 or 7)의 스테로이드 연고를 사용합니다.

일반샴푸 또는 헤어 컨디셔너와 같이 사용할 수 있나요?

두 제품 모두 샴푸 형태이기 때문에 다른 샴푸를 사용하실 필요는 없습니다만 일반 샴푸와 같이 사용하기를 원하는 경우 일반 샴푸를 먼저 사용하고 약용 샴푸를 사용합니다. 헤어 컨디셔너를 되도록 사용하지 않는 것을 권장합니다.

Ketoconazole 샴푸는 어루러기(Pityriasis versicolor)에 적응증이 있는데 어루러기는 어떤 질환인가요?

비듬, 두피의 지루피부염과 마찬가지로 *Malassezia furfur*가 원인이 되어 발생합니다. 날씨가 덥고 습한 6~8월에 많이 발생하고 가려움증 통증과 같은 증상이 있을 수 있으나 뚜렷한 증상이 없는 경우가 더 많습니다. 피지선이 많은 가슴, 등, 복부에 황갈색, 갈색, 주황색 흰색 인설로 인한 반점이 나타납니다. 어루러기에 의한 반점은 원래 피부색보다 짙거나 옅을 수도 있고 햇빛에 노출되는 경우 더 심해질 수 있으므로 외출 시에는 자외선 차단제를 바르는 것을 추천합니다.

이것만은 꼭 기억하세요!

- Ketoconazole은 세포막의 구성성분에 작용하고 zinc pyrithione은 세포막의 탈분극에 작용합니다.
- 두 약물 모두 두피에 약물을 적용 후 3분에서 5분간을 그대로 둔 후 깨끗이 헹굽니다. 치료를 위해서는 두 약물 모두 1주에 2회, 예방을 위해서는 1주 또는 2주에 1회 사용합니다.
- Ketoconazole은 어루러기에 대한 적응증이 있으나 zinc pyrithione은 없습니다.

케토코나졸 vs. 클로베타솔
Ketoconazole vs. Clobetasol

한혜성

	Ketoconazole (니조랄액)	Clobetasol (더모베이트액)
효능효과	효모균에 의한 비듬, 지루성 피부염, 어루러기의 치료 및 재발 방지	두부의 피부질환(습진, 피부염, 건선)
작용기전	항진균제	국소 스테로이드제
용법	지루피부염의 경우 1주에 1~2회, 어루러기는 1일 1회 최대 5일	1일 1회

두 약물은 어떤 질환에 사용됩니까?

Ketoconazole은 항진균제의 일종으로 진균 세포막의 필수 성분인 ergosterol 합성을 저해하여 효모균(*Malassezia furfur*: 이전 명칭은 *Pityrosporum*)에 의한 비듬과 지루성 피부염, 어루러기 치료에 사용합니다.

Clobetasol은 강한 국소 스테로이드제로 항소염작용을 나타내며, 두부의 피부질환(습진, 피부염, 건선)에 사용합니다.

두피에 나타나는 지루피부염과 두부건선의 차이에 대해 설명해 주세요.

두피에 나타나는 지루성 피부염(Seborrheic dermatitis)과 두부건선(scalp psoriasis)은 언뜻 보기에는 비슷하게 보일 수 있어 그 차이를 잘 알고 있어야 치료제를 바르게 선택할 수 있습니다. 지루성 피부염은 여러 가지 원인이 있으나 그중 모낭에 증식하는 효모균(*Malassezia furfur*)과 남성 호르몬에 의한 피지의 과다분비가 가장 유력한 것으로 알려져 있습니다. 그

표 15-2　**지루성 피부염과 두부 건선의 차이**

	지루성 피부염	두부건선
발병 시기	유아/사춘기 이후	모든 연령
인설 색깔	기름지고 노란색	두껍고 은회색
발생 부위	두피	두피 이외의 다른 신체 부위도 발생할 수 있음
중요 특징	인설 제거 시 출혈 없음	인설 제거 시 출혈
전염성	없음	없음
홍반	심한 경우에만 나타남	다양하게 나타남

외에도 스트레스나 수면 부족 등도 지루성 피부염을 악화시키는 것으로 보입니다.

건선의 경우 원인이 아직 명확히 밝혀져 있지는 않지만 우리 몸의 면역체계 이상, 특히 T-세포의 이상으로 인해 피부세포가 과잉 생산되고 염증까지 나타나게 되는 것으로 보입니다. 그중 두부건선은 두피에 생기는 건선 증상의 하나로 인설이 두껍고 은회색을 보이며 겹겹이 쌓이는 특징이 있고 이를 제거 시에는 출혈을 동반합니다. 다른 두피 질환은 질환의 범위가 두피에 한정되는 데 반해 건선은 두피 외에도 손발톱, 몸통, 신체의 다른 부위에서 나타날 수 있는 것이 가장 두드러진 특징입니다. 이를 정리하면 〈표 15-2〉와 같습니다.

두 약물의 용법은 무엇입니까?

Ketoconazole액
- 감염 부위(몸통, 얼굴, 두피, 머리카락)에 바르고 3~5분 후 헹구어 냅니다.
- 비듬과 지루성 피부염의 경우 1주에 1회씩 2~4주 동안 사용하고 재발 방지 목적으로 1~2주마다 1회 사용합니다.
- 어루러기는 1일 1회 최대 5일간 사용합니다. 어루러기는 햇볕에 노출되면 심해지므로 재발 방지를 위해서는 햇볕에 노출 전 1일 1회 최대 3일간 사용합니다.

Clobetasol액
- 1일 1~2회 환부에 바릅니다.
- 활성이 강한 스테로이드이므로 2주 이상 연속으로 사용하지 않아야 합니다.
- 사용량은 1주에 50g(50mL)을 넘지 않아야 합니다.

두 약물 사용 시 주의할 점은 무엇입니까?

Ketoconazole액
- Ketoconazole액의 경우 상처가 있거나 염증이 있는 두피에는 사용하지 않습니다.

Clobetasol액
- 국소 스테로이드제 사용 시 피부감염을 수반하는 습진, 피부염에는 사용하지 않는 것이 원칙이지만 부득이 하게 사용하는 경우 먼저 항진균제나 항생제(전신요법) 등으로 치료하거나 병용합니다.
- 증상이 개선되면 사용을 중지하고, 빠르게 증상이 개선되지 않거나 악화되는 경우 사용을 중지합니다.
- 건선에 국소 스테로이드 사용 시 피부 장벽 기능장애로 인한 반동성 재발, 내성 발현, 전신 농포성 건선이 나타날 수 있으므로 환자를 주의해서 관찰합니다.
- 2세(24개월) 이하의 소아에게는 사용 금기이고 18세 이하의 소아에게는 권장하지 않습니다.

두 약물의 이상반응은 무엇입니까?

- Ketoconazole액의 경우 적용 부위의 자극감이나 홍반, 가려움 등을 느낄 수 있고, 눈의 자극을 호소할 수 있습니다.
- Clobetasol액의 경우에는 모낭염, 피부 발적, 부스럼, 피부 건조감, 접촉성 피부염, 상처 악화 등이 나타날 수 있으며, 장기 연용 시에는 스테로이드성 홍조, 피부위축 등이 나타날 수 있으므로 안면, 목, 겹친 부위에 사용할 때는 위축 변형을 잘 살펴보아야 합니다.

건선을 효과적으로 관리하기 위한 일상적인 생활습관은 무엇입니까?

- 건선의 피부는 정상적인 피부의 수분과 지방질이 잘 공급되지 않아 쉽게 건조해지며, 수분이 정상인보다 빠르게 소실됩니다. 그래서 계절적으로도 겨울철이 악화되는 시기입니다. 그러므로 피부 건조를 막는 것이 치료와 예방에 도움이 됩니다.
- 피부자극이나 손상을 피합니다.
- 알코올을 하루 80g 섭취하는 남자의 경우 건선 위험률이 2.2배 높은 것으로 나타났으

며, 하루에 1갑 이상의 담배를 피우는 사람은 그렇지 않은 사람보다 건선이 악화될 위험이 2배 이상으로 보고된 바가 있습니다. 그러므로 건선의 예방과 치료에 금연과 금주는 필수적입니다.
- 정서적으로 스트레스와 과로를 피합니다.

> **이것만은 꼭 기억하세요!**
>
> - Ketoconazole액(2%)은 일반의약품으로 지루성 피부염과 어루러기에 사용하는 항진균제입니다.
> - Clobetasol액(0.05%)은 전문의약품으로 두부의 피부질환(습진, 피부염, 건선)에 사용하는 강한 국소스테로이드제입니다.

히드로코르티손 VS. 알리트레티노인
Hydrocortisone   Alitretinoin

박재경

	Hydrocortisone (하이드코트크림)	Alitretinoin (알리톡연질캡슐)
효능효과	손 습진의 1차 치료제 등	성인의 재발성 만성 중증 손 습진
작용기전	부신피질호르몬	레티노이드(retinoid, 비타민 A 유도체)
성인 용법	1일 2~3회 적당량을 환부에 바름	1일 1회 10~30mg씩 식사와 함께 또는 식사 직후 복용
금기 및 주의사항	금기: 세균성, 진균성, 바이러스성 감염 환자	금기: 최기형성으로 임부 투여 금기 주의: 투여 중 헌혈 금지, 광과민성

Hydrocortisone cream과 alitretinoin는 어떤 질환에 사용됩니까?

Hydrocortisone cream과 alitretinoin 모두 손의 습진에 사용됩니다. 다만 hydrocortisone은 손 습진(hand eczema, HE)의 1차 선택제이며 alitretinoin는 최소 4주간의 강력한 국소 스테로이드 치료에도 반응하지 않는 성인의 재발성 만성 중증 손습진에 사용됩니다. Hydrocortisone은 이 외에도 접촉성 피부염, 아토피 등 다양한 피부질환의 염증 및 가려움증에 사용됩니다.

손 습진은 자극에 대한 노출, 알레르기, 고무장갑 또는 음식에 포함된 알레르기 항원에 대한 노출 등 다양한 원인에 의해 발생되며, 스트레스, 전신 접촉성 피부염, 먼지 진드기, 곰팡이 감염에 의해 재발될 수 있습니다.

급성 및 아급성(subacute) 손 습진은 3개월 미만으로 지속되고 1년에 2회 이상 발생하지 않는 손 부위에 국한된 습진이며 주로 작열감 또는 가려움증이 나타납니다. 만성 손 습진은 3개월 이상 지속되거나 1년에 2회 이상 재발하는 경우를 말하며, 대부분 비늘이 벗겨지거나(scaling) 피부의 균열(fissure)이 발견됩니다. 손이나 손목까지 넓은 부위에 걸쳐 발생되면 예후가 나쁘다는 것을 의미합니다.

손 습진의 1차 치료제는 국소 스테로이드제이며, 단기간에 매우 효과적이나 각질층의 회복을 억제하고 피부 위축을 유발하며 장기적으로 회복을 방해합니다. 따라서 6주 이상의 장기 치료는 필요한 경우에만 의료진의 감독하에 수행됩니다. Alitretinoin은 국소 corticosteroid에 반응하지 않거나 부적절하게 반응하는 중증 만성 손 습진 치료에 사용하도록 승인되었습니다. 이 외에도 전신용 스테로이드(급성 중증 손 습진에 최대 3주까지), 국내에서는 허가 외 용법(off-label)으로서 topical calcineurin inhibitors(pimecrolimus 등), cyclosporine 등이 사용될 수 있습니다.

두 약물의 작용기전은 무엇입니까?

Hydrocortisone는 부신피질호르몬으로 다핵백혈구의 이동을 억제하고 증가된 모세혈관 투과도를 감소시켜 염증을 가라앉힙니다. Alitretinoin는 세포 내의 레티노산 수용체(retinoid acid receptor, RAR)와 레티노이드 X 수용체(retinoid X receptor, RXR)에 결합하여 cytokine에 의해 발생된 면역반응을 감소시키고 백혈구와 항원제시세포(antigen presenting cells)의 활성을 억제하여 염증을 감소시킵니다.

두 약물의 용법, 용량에 대해 알려주세요.

Hydrocortisone는 1일 2~3회 적당량을 환부에 바릅니다.
Alitretinoin는 음식물과 함께 복용 시 생체이용률이 증가되므로 1일 1회 10~30mg씩 식사와 함께 또는 식사 직후 복용합니다. 초기용량으로 30mg를 투여하며 이상반응에 따라 10mg로 감량합니다. 손이 깨끗해지거나 거의 깨끗해지는 정도에 도달하면 바로 투여를 중단합니다. 또한 초기 12주 치료 후에도 손 습진의 정도가 중증일 경우 또는 치료 24주까지 치료 목표에 도달하지 못한 경우에 투여를 중단합니다.

두 약물의 금기에 대해 알려주세요.

Hydrocortisone는 결핵 등과 같은 세균성이나 칸디다증, 백선 등과 같은 진균성, 대상포진 등 바이러스, 옴 등 동물성 피부감염증 환자에게는 증상이 악화될 수 있어 투여하지 말아야 합니다.

Alitretinoin은 최기형성이 매우 높으므로 임부 또는 임신 가능성이 있는 모든 여성에게 금기입니다. 치료 도중 임신할 경우에는 투여용량이나 기간에 상관없이 기형아 유발 가능성이 매우 높습니다. 따라서 alitretinoin 투여 1개월 전부터 투여 종료 1개월 후까지 상호보완적인 피임법 2가지를 지속적으로 실시하여 확실하게 피임해야 하며 주기적으로 임신 검사를 반복합니다. 이는 무월경인 환자일지라도 동일하게 해당됩니다. 또한 간장애 또는 중증의 신장애, 갑상선기능저하증, 비타민 A 과다증 환자와 고콜레스테롤혈증 또는 고중성지방혈증 환자에게도 투여하지 않습니다. Alitretinoin의 제조 시 대두유가 첨가되므로 대두유 또는 콩, 땅콩에 알레르기가 있는 경우 복용하지 말아야 합니다.

두 약물을 신중히 투여해야 하는 경우나 주의사항은 무엇입니까?

Hydrocortisone는 피부재생이 억제되어 치유가 지연될 수 있는 피부 궤양 또는 화상, 동상 환자에게 사용하지 않습니다. 소아와 고령자, 순환장애와 관련된 피부질환 환자에게는 주의하여 투여합니다.

트레티노인 치료를 받은 환자에서 우울증, 불안, 분노 등의 정신과적 증상 및 드물게 자살 시도 등이 보고되었으므로, 우울증의 병력이 있는 경우 alitretinoin을 주의하여 투여하며 정신과적 증상 등을 모니터링해야 합니다. 혈중 지방의 농도가 높은 환자도 주의해야 하며 투여 중에 주기적으로 혈중 지질 수치를 확인해야 합니다.

Alitretinoin 투여 시 햇빛에 더욱 민감해지므로 햇볕에 노출을 최소화하고 자외선 차단제를 사용해야 합니다. 또한 복용 중 격렬한 운동을 하지 않도록 합니다. 야간의 시력 감소가 보고되었으므로 어두운 곳에서의 운전 또는 기계 조작을 하지 않도록 합니다. 이 약을 복

 여기서 잠깐! "트레티노인(tretinoin)이란?"

트레티노인은 자연적으로 생성되는 레티노산, 즉 비타민 A의 산 형태입니다. 트레티노인이 레티노산 수용체에 결합하면 유전자 발현의 변화를 유도하게 되는데, 이는 세포 분화 유도 및 세포 증식의 감소, 종양 형성의 억제를 야기시킵니다. 또한 세포의 노화를 방지하는 텔로머라제(telomerase)를 억제하여 일부 종양 세포의 세포사멸을 유도합니다. 대표적인 트레티노인 약물인 isotretinoin은 중증의 여드름 및 일부 피부암 또는 두경부암에 사용됩니다.

용 중이거나 중단 후 1개월 이내의 환자는 헌혈하지 말아야 합니다. Alitretinoin 투여 중 남성의 수태능이 악화될 수 있습니다. 또한 피부 및 입술이 건조할 수 있으므로 보습연고나 크림, 입술보호제를 사용하도록 합니다.

두 약물의 이상반응에 대해 알려주세요.

Hydrocortisone cream에 의해 피부의 감염 및 모낭염, 피부자극, 발열, 발진, 가려움, 피부건조, 상처악화 등이 나타날 수 있습니다. 장기적으로 사용할 경우 스테로이드성 여드름, 피부위축, 모세혈관 확장, 다모, 탈색소(depigmentation) 등이 나타날 수 있습니다. 눈 주변에 사용할 경우 안압 상승, 녹내장, 시야흐림을 일으킬 수 있으므로 주의해야 합니다.

Alitretinoin에 의해 두통, 홍조, 콜레스테롤 등의 증가, 갑상선 자극 호르몬(TSH)의 감소 등이 용량의존적으로 나타날 수 있으며, 용량을 감소시키면 완화될 수 있습니다.

Alitretinoin의 약물 상호작용에 대해 알려주세요.

Alitretinoin는 비타민 A 과다증을 악화시킬 수 있으므로 비타민 A와 병용하지 말아야 하며 테트라사이클린(tetracycline)계 항생제와 병용 시 양성 두개내압 상승이 보고되어 병용금기입니다. Ketoconazole에 의해 alitretinoin의 혈중농도가 상승될 수 있으며, alitretinoin는 simvastatin의 효과를 감소시킬 수 있습니다.

두 약물의 임부, 수유부 안전성에 대해 알려주세요.

Hydrocortisone cream의 임부에 대한 안전성이 확립되어 있지 않으므로 임부 또는 임신하고 있을 가능성이 있는 경우 대량 또는 장기간에 걸친 사용을 피해야 합니다. 또한 국소 투여된 corticoid 가 모유로 이행되는지 여부는 알려져 있지 않으나, 전신 투여의 경우에는 모유로 이행되므로 수유부에게 투여 시 주의합니다.

Alitretinoin는 임산부 및 임신 가능성이 있는 여성에게 금기이며, 모유 중으로 이행되므로 수유부에도 금기입니다.

이것만은 꼭 기억하세요!

- Hydrocortisone cream은 손 습진의 1차 선택제이며 alitretinoin는 2차 치료제로서 성인의 재발성 만성 중증 손 습진에 사용됩니다.
- Alitretinoin는 1일 1회 일정한 시간에 식사와 함께 또는 식사 직후 복용합니다.
- Alitretinoin는 최기형성으로 인해 복용 전 및 투여 종료 1개월 후까지 지속적으로 피임해야 하며, 복용 중 헌혈하지 말아야 합니다. 또한 낮 시간에 자외선 차단제를 사용하고, 야간시력 감소나 시력이상이 있는 경우 의료진에게 알리도록 합니다.

여드름 Acne

정연주

정의

여드름은 청소년기의 가장 흔한 피부질환으로 피지 분비가 많은 부위인 얼굴이나 목, 등, 가슴에서 발견되는 피부질환임

치료약물

Vitamin A유도체 및 retinoid

1) 외용제

   트레티노인(tretinoin, 스티바에이크림), 아다팔렌(adapalene, 디페린크림)

2) 경구제

   이소트레티노인(isotretinoin, 로아큐탄캡슐)

항균제

1) 외용제

   클린다마이신(clindamycin, 듀악겔), 에리트로마이신(erythromycin, 아크네마이신액)

2) 경구제

   독시사이클린(doxycycline, 독시사이클린캡슐), 미노사이클린(minocycline, 미노씬캡슐), 테트라사이클린(tetracycline, 테라싸이클린캡슐) 등

기타

아젤라산(azelaic acid, 아젤리아크림), 벤조일퍼옥사이드(benzoyl peroxide, 브레복실겔) 등

경구용 피임제

에티닐에스트라디올+시프로테론아세테이트(ethinyl estradiol+cyproterone acetate, 다이안느 35정), 에티닐에스트라디올+드로스피레논(ethinyl estradiol+drospirenone, 야즈정)

복합제

에리트로마이신+이소트레티노인(erythromycin+isotretinoin, 이소마이겔), 과산화벤조일+클린다마이신(benzoyl peroxide+clindamycin, 듀악겔), 살리실산+침강황(salicylic acid+precipitated sulfur, 스티펠사스티드비누)

아다팔렌 vs. 트레티노인
Adapalene   Tretinoin

한혜성

	Adapalene (디페린겔, 크림)	Tretinoin (스티바에이크림)
효능효과	여드름(면포, 구진, 농포가 나타나는 여드름)	심상성 여드름 및 광노화(미세주름, 과색소침착)의 완화
용법	1일 1회 취침 전	1일 1회(취침 전) 혹은 2회
분류	3세대 retinoid계	1세대 retinoid계
사용가능 연령	12세 이상	12세 이상

두 약물은 어떤 질환에 사용됩니까?

Adapalene과 tretinoin은 모두 레티노이드계 물질로 여드름 치료에 국소적으로 사용하는 제제입니다.

Adapalene은 피부의 레티노인산 핵수용체(retinoic acid nuclear receptor)에 특이적으로 결합하여 모낭표피 세포의 분화를 정상화하여 피지를 억제하며, 항염증 작용이 있어 여드름에 의한 염증 반응을 가라앉히는 효능이 있습니다. 이뿐만 아니라 각질을 제거하는 기능이 있어서 면포성(open and closed comedo) 여드름이나 구진(papules), 농포(pustules) 등을 동반한 여드름 치료에 사용할 수 있습니다.

Tretinoin은 모공을 막는 각질화된 세포는 탈락시키고 정상세포의 분열을 촉진하므로 여드름 치료에 효과를 나타냅니다. 또한 피부의 광노화를 완화시키는 효과가 있는데 광노화란 일반적인 노화과정이 아니라 햇빛에 의한 피부 노화를 의미합니다. 햇빛에 의해 피부의 표피가 얇게 되어 미세한 주름을 만들거나 멜라닌 색소를 불규칙하게 침착시키고, 피부의 탄력을 소실시키며 심한 경우 비정상적인 세포를 분화시켜 피부암을 유발하기도 합니다.

여기서 잠깐! "여드름의 증상에 대해 알아볼까요?"

여드름은 호르몬의 불균형이나 피부 폐색 및 손상, 피지 분비의 증가, 모낭의 비정상적 각화, P. acnes 균, 유전과 환경적 요인에 의해 발생할 수 있으며 그 외에 약물에 의해서도 발생할 수 있습니다.
심상성 여드름은 흔한, 즉 일반적인 여드름을 의미하는데 대표적인 증상이 면포(comedo)입니다. 면포란 모공이 막혀서 피지가 제대로 빠져나가지 못해 피부에 흰색(closed comedo, whitehead)이나 검은색(open comedo, blackhead)의 알갱이가 생기는 비염증성 병변입니다. 여기서 염증이 더 진행되어 붉은색 알갱이가 생기면 구진(papules), 더 곪아서 고름이 잡히게 되면 농포(pustules), 염증이 아주 심하게 진행되면 결절이나 낭포 등이 나타나게 됩니다.
발생 부위는 주로 상체의 몸통 부분과 얼굴, 목 등에 나타납니다.

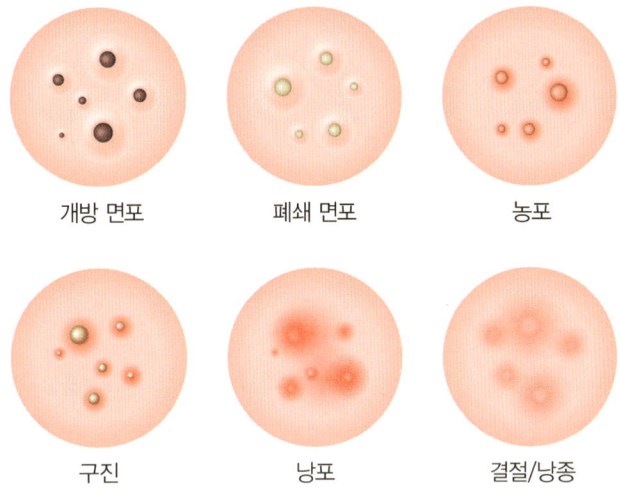

Tretinoin은 진피세포에 콜라겐과 혈관의 합성을 도와 미세 주름을 개선하고 멜라닌 과립을 고루 분산시켜 색소의 침착을 줄이는 역할을 합니다.

두 약물은 모두 레티노이드 계열인데 그 차이는 무엇입니까?

레티노이드는 1세대(alitretinoin, isotretinoin, retinol, tretinoin), 2세대(acitretin, etretinate), 3세대(adapalene, tazarotene)로 나눌 수 있습니다. 국소 레티노이드 제제는 면포 용해 효과(comedolytic effects)로 비정상적인 각질 세포를 탈락시키는 작용을 나타내는데 adapalene은 다른 레티노이드 제제와는 달리 항염증 효과도 있는 것이 장점입니다. 여러 임상연구 결과에서 adapalene은 염증성 및 비염증성 병변의 수를 감소시켰을 뿐 아니라 약물 도포 후 홍반, 건조감, 인설, 작열감 등의 이상반응도 적게 나타나는 것으로 보고되었습니다. 그러므로 국소제제의 일차 선택제로 adapalene을 사용합니다.

용법과 용량을 알려주세요.

Adapalene은 1일 1회 취침 전에 환부를 깨끗이 씻고 눈과 입술, 점막, 코 주변을 피하여 여드름 부위에 얇게 펴 바릅니다. 4~8주 치료 후에 개선 효과가 나타나고 3개월 후 개선 정도를 평가하여 지속 여부를 결정합니다.

Tretinoin은 1일 1~2회 환부에 바릅니다. 1회 사용 시는 취침 전에 사용합니다. 세안 후 눈가를 제외한 얼굴 전체에 고루 바르며, 피부가 민감한 경우 자극이 될 수 있으므로 처음 1~2주는 2~3일에 한 번씩 1회에 소량을 사용하는 것이 좋습니다.

두 약물 모두 피부에 자극이 심한 경우 횟수를 줄이거나(2일에 한 번), 일시적으로 치료를 중단했다가 다시 시도해 볼 수 있습니다.

두 약물의 이상반응은 무엇입니까?

두 약물 모두 홍반, 피부 박리, 작열감, 건조감 등이 나타날 수 있습니다.

이들 약물 사용 시 주의할 점은 무엇입니까?

- 치료 중에 햇빛이나 인공 자외선에 노출되면 자극을 유발할 수 있으므로 가능한 노출은 피해야 하고, 노출 시에는 자외선차단제를 사용해야 합니다. 또한 햇빛에 과도하게 노출되는 경우에는 노출되기 전날, 노출 당일, 노출된 다음날은 사용하지 않습니다.
- 이 약을 사용하는 피부에는 제모를 위해 전기분해요법, 왁싱, 화학적 제모제를 사용하지 않아야 합니다.
- 두 약물은 모두 12세 이상에게만 사용하도록 합니다.
- Tretinoin의 경우 DUR 1등급이므로 임신부나 임신 가능성이 있는 여성에게는 사용하지 않아야 합니다.
- Tretinoin은 benzoyl peroxide와 같은 산화제를 함께 사용하는 경우 tretinoin의 효과를 떨어뜨릴 수 있으므로 병용 시는 시간대를 달리해서 바릅니다(아침과 저녁).

표 15-3 여드름의 심각도에 따른 약물 요법

심한 정도		1차 선택제	대체제	
경증	면포	레티노이드 국소 제제	다른 레티노이드 국소 제제, azelaic acid, BPO	
경증–중등도	구진, 농포	Adapalene+BPO BPO+clindamycin	Azelaic acid, BPO, 레티노이드(국소제제) 레티노이드(국소제제)+항생제(국소제제) 중등도: 경구용 항생제+adapalene	
중증	구진, 농포, 중등도 결절	경구용 isotretinoin	경구용 항생제+ adapalene 경구용 항생제+ azelaic acid 경구용 항생제+ Adapalene+BPO	여성: 호르몬요법 (antiandrogen) +국소제제 또는 경구용 항생제
	심한 결절	경구용 isotretinoin	경구용 항생제+ azelaic acid	

* BPO: Benzoyl Peroxide

여드름 치료의 약물요법에 대해 설명해 주세요.

여드름의 심한 정도에 따라 〈표 15-3〉과 같이 치료방법을 선택합니다(European Dermatology Forum).

Adapalene과 복합제인 에피듀오겔(Epiduo gel)에 대해 알려 주세요.

에피듀오겔은 adapalene 0.1%와 benzoyl peroxide 2.5%의 복합제입니다. 1세대 레티노이드는 구조적으로 불안정한 데 반해 3세대인 adapalene은 특정 retinoic acid 수용체에 결합하는 기본적인 생물학적 활성은 같지만 화학적 구조는 안정되어 있습니다. 그래서 항균제인 BPO(benzoyl peroxide) 결합하여 면포 용해 작용, 항염증 작용, 항균 작용까지도 나타낼 수 있는 장점이 있습니다.
12세 이상의 여드름에 사용할 수 있으며 1일 1회 취침 전에 바릅니다.

여드름에 효과적인 생활습관에 대해 알려주세요.

- 여드름 전용비누를 사용하는 것이 좋습니다.
- 짙은 화장은 피하며, 저자극성이고 기름기가 없는 화장품을 사용해야 합니다. 자외선

- 차단제도 알코올이나 유분이 없는 제품을 선택해야 합니다.
- 음식과 여드름의 상관관계에 대해서는 많은 논란이 있어 왔지만 초콜릿이나 지방 함량이 높은 음식, 즉 고혈당지수 식품은 피하고, 대신 가공이나 도정이 덜 된 거친 곡류, 채소와 해조류, 식이섬유가 풍부한 저혈당 지수 식품을 권장합니다.
- 소독된 압출기로 면포를 제거합니다. 부적절한 압출은 피부에 흉터를 남길 수 있을 뿐 아니라 면포가 재발할 수 있습니다.

이것만은 꼭 기억하세요!

- **Adapalene**은 1일 1회 취침 전에 사용합니다.
- **Tretinoin**은 여드름뿐 아니라 피부의 광노화에 의한 색소침착 및 미세주름을 개선시키는 효과가 있습니다.
- 두 약물은 사용 후 햇빛에 노출되면 과민 반응을 유발할 수 있으므로 저녁에 사용해야 하지만 부득이하게 낮에 사용 시에는 반드시 자외선 차단제를 바릅니다.

이소트레티노인 vs. 아시트레틴
Isotretinoin　　　Acitretin

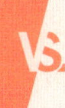

김예지

	Isotretinoin (로아큐탄연질캡슐)	Acitretin (네오티가손캡슐)
효능효과	중증 여드름	중증 건선
작용기전	피지샘 기능 억제	염증 유발성 싸이토카인 억제
용법, 용량	초기용량: 1일 체중 kg당 0.5mg 유지용량: 1일 체중 kg당 0.5~1.0mg 중증: 1일 체중 kg당 2mg까지 가능	초기용량: 1일 25~30mg 유지용량: 1일 25~50mg 최대용량: 1일 75mg
반감기	10~20시간	49시간
피임기간	치료 1개월 전~투여중지 후 1개월 간	치료 4주 전~3년간
헌혈금지기간	치료 중, 치료 후 1개월간	치료 중, 치료 후 3년간
금기	임부, 가임기 여성	임부, 가임기 여성

두 약물은 어떤 질환에 사용됩니까?

여드름은 남성호르몬 활성화로 많아진 피지가 모낭벽을 자극해 빠른 탈락이 일어나게 되고, 이로 인해 모낭 구멍이 막혀 그 속에 딱딱한 피지인 면포(commodon)가 쌓이게 됩니다. 모낭속 균주(propionebactrium acnes)가 분비한 효소가 면포의 중성지방을 분해하여 유리지방산을 생성하게 됩니다. 이 유리지방산이 모낭벽을 터트려 피지, 세균, 세포들이 염증, 화농, 고름을 생기게 합니다. 물론 여드름은 사춘기 심볼이라고 하지만 30~40대도 예외는 아니어서 본인에게 큰 심리적 부담을 줍니다. Isotretinoin은 다른 치료에도 잘 반응하지 않는 결절성, 낭포성, 체간 병변과 관련된 응괴성 중증여드름 치료제입니다.

건선은 뚜렷한 원인 없이 피부 표피세포의 지나친 증식으로, 팔꿈치, 무릎, 엉덩이 두피 등에 경계가 뚜렷한 비늘과 유사한 각질과 붉은 반점이 대칭적으로 생기는 만성 염증성 자가 면역질환입니다. 이는 건선 관절염, 대사성 증후군, 중풍, 심근경색 등의 위험과 관련이 있다고 합니다. 따라서 이차적 질환을 예방하기 위해 꾸준한 치료가 필요합니다. Acitretin은 여러 치료에도 효과가 없는 농포성, 심상성 건선에 사용하는 약물입니다.

두 약물의 작용기전은 무엇입니까?

두 약물은 모두 비타민 A, 즉 레티노이드(retinoid) 유도체입니다.

Isotretinoin은 피지선의 과다분비를 감소시키고, 피부 각화를 억제함으로써 근본적 치료가 가능하고, 약물투여를 중지한 후에도 치료 효과가 수개월, 수년간 호전된 상태가 지속되기도 한다고 합니다. 여러 치료에도 효과가 없는 난치성 여드름에 사용됩니다. 투여중지 후에도 효과가 오래 지속됩니다. 또한 경구제뿐만 아니라 항생제와 복합된 외용제도 있으며, 항염제와 미백제 복합제는 색소 침착의 개선에 사용되기도 합니다.

Acitretin의 작용기전은 정확하게 알려져 있지 않지만 피부의 retionid 수용체(RXR, RAR)에 작용하여 염증유발성 사이토카인(IL-6, MRP-8, interferon-gamma)의 발현을 억제함으로 항염증 작용 및 피부 세포의 정상적인 성장 싸이클을 유도합니다. 효과가 우수하며 비교적 심한 건선에도 잘 듣지만 장기간 사용 시 부작용 가능성 때문에 선택된 기간 동안 사용하도록 합니다.

두 약물의 용법·용량은 어떻게 다른가요?

Isotretinoin의 하루 용량은 〈표 15-4〉와 같으며 증상이 심한 환자의 경우 최대 2mg/kg까지 증량하기도 합니다. 저용량은 하루 한 번, 고용량은 하루 두 번 식사와 함께 복용합니다. 치료 기간은 보통 16~24주이며(복용량에 따라 다름), 약 중단 후에도 증상호전이 되기도 하므로 재발 시 최소 8주 휴약기간을 가진 후 위와 같은 치료를 반복하도록 합니다.

Acitretin은 하루 한 번 식사 또는 우유와 함께 복용하는 것이 좋습니다. 용법·용량은 개인별로 흡수 대사에 차이가 있으므로 개인별로 조정되어야 하지만 아래 용법·용량을 지침으로 활용할 수도 있습니다. 초기용량 약 2~4주 투여 시 만족할 만한 치료 효과가 나타나며, 유지 용량을 6~8주간 투여하면 최적의 효과를 나타낸다고 합니다. 건선 환자는 충분히 치료된 경우 투약을 중단합니다. 하지만 각화증인 경우 유지요법이 필요하며 가

표 15-4 이소트레니노인과 아시트레틴의 용량

		초기용량	유지용량	최대용량
Isotretinoin	12세 이상	0.5mg/kg	0.5~1mg/kg	1mg/kg
Acitretin	성인	25~30mg (기간 2~4주)	25~50mg (기간 6~8주)	75mg(건선), 50mg(각화증)
	소아	0.5mg/kg	가능한 저용량	35mg

능한 한 저용량을 투여하도록 합니다. 소아의 하루 투여량은 약 0.5mg/kg이며, 제한된 기간 동안 1mg/kg까지 허용되기도 합니다. 유지용량은 가능한 저용량을 투여하도록 합니다.

이상반응은 무엇인가요?

두 약물의 이상반응은 각막건조, 피부 건조증, 입마름 등 점막건조증이 대표적이며, 광과민반응, 야간시력 저하등의 위험이 있으므로 주의를 요합니다. 그 외 중성지방, 콜레스테롤 증가, 간효소수치 증가 등이 나타날 수 있으므로 주기적인 검사가 필요합니다. 가장 심각한 이상반응은 가임기 여성에겐 최기형성 위험이 높아지므로 이 약 복용 1달 전부터 복용 후 1달(acitretin은 3년)까지 피임해야 합니다. 이 약을 복용하는 사람은 수혈받은 임부의 최기형성을 막기 위해 투여 중, 투여 중지 후 헌혈(isotretinoin: 1달간, alitretinoin: 3년간)을 해서는 안 됩니다. 또한 우울증 병력이 있는 환자에서 우울증 증상 악화 가능성이 있음을 알리고, 모니터링이 필요합니다. 우울증의 발병 또는 악화가 나타나면 치료를 신속히 중단하고 필요시 적절한 정신적 또는 심리요법을 시행하여야 합니다.

건선은 완치 가능한가요? 혹은 유전될 가능성은 있을까요?

건선의 발현 가능성은 부모 중 한 명이 건선인 경우 20% 미만이고, 부모가 모두 건선이어도 유전 가능성은 50% 미만이라고 합니다. 하지만 부모가 정상이어도 건선이 나타날 수 있습니다. 건선은 자가면역 질환이므로 완치는 어렵지만, 요즘은 건선치료제의 발달로 간편한 치료로 잘 관리되니 너무 걱정할 필요는 없습니다.

복용 시 주의해야 할 점은 무엇인가요?

Isotretinoin, acitretin을 복용하는 가임기 여성은 효과적인 두 가지 피임법이 필요합니다. 만약 임신 계획이 있는 경우에는 미리 처방 의사와 상의해야 합니다. 혹시 치료 중 임신한 여성의 경우 즉시 중단하고 처방의와 상담을 요합니다. 이 약에 노출된 임산부와 배우자는 기형학·태아의학 처방의의 진단과 상담이 필요합니다.

Acitretin은 이 약 치료 개시 전, 치료 개시 첫 2개월간은 1~2주 간격으로, 치료 도중에는 매 3개월 간격으로 간기능 검사를 받아야 합니다.

최기형성 RMP(risk management plan) 지정약물이란 무엇인가요?

식품의약품안전처는 최기형성 위험이 높은 약물들을 복용함으로 기형아를 출산하는 위험을 줄이기 위해 가임기 여성에 대한 임신예방 프로그램(pregnancy prevention program, PPP)을 도입한 것입니다. 발프로산 함유제제 및 Retinoid계열(isotretinoin, acitretin, alitretinoin)을 RMP 적용대상으로 지정하여 관리방안을 마련하여 시행하고 있습니다(2019년 6월 13일). 따라서 이 약물들은 임신 예방 프로그램에 따라 처방·조제하고 복약 지도해야 합니다.

> **여기서 잠깐!** "Retinoids계열 약물의 약국의 임신예방 프로그램(PPP)에 의한 조제 및 복약상담은?"
>
> 1. 환자에게 최기위험성, 피임기간 방법에 대해 설명해야 합니다.
>   - 효과적 두 가지 피임법 사용(예: 콘돔, 피임약)
>   - 피임 기간: Isotretinoin: 복용 1개월 전~복용 후 1개월간,
>   Acitretin: 복용 4주 전~복용 후 3년간
> 2. 환자가 임신하지 않았는지 확인하고, 설명들은 준수사항을 환자가 동의한 후에 조제해야 합니다.
> 3. 환자가 헌혈하지 않도록 복약지도 해야 합니다.
>   - Isotretinoin은 투약 중 투약 중지 후 1개월 후
>   - Acitretin은 투약 중~투약 중지 후 3년
> 4. 환자에게 타인에게 약을 양도하지 말 것과 남은 약은 약국에서 폐기할 수 있도록 설명합니다.
> 5. 30일 초과 처방은 금지이며, 약 조제는 처방 일주일 이내에 해야 합니다.

> **이것만은 꼭 기억하세요!**

- Isotretinoin은 중증여드름에 사용하는 약물이고, acitretin은 중증 건선에 사용하는 약물입니다.
- 두 약물은 최기형성 가능성이 있으므로, 콘돔과 피임약등의 효과적인 두가지 피임법이 필요합니다.
- 피임 기간은 isotretinoin의 경우 복용 1개월 전~복용 후 1개월간, acitretin의 경우 복용 4주 전~복용 후 3년간입니다.
- Isotretinoin 복용 중이나 약물 중단 후 한 달 이내, acitretin복용 중뿐만 아니라 약물 중단 후 3년간 헌혈하지 않도록 합니다.
- 두 약물은 가임기 여성에 대한 임신 예방 프로그램에 따라 처방·조제하고 복약 지도해야 합니다.

피부감염질환 Skin Infection

정연주

치료약물

항생제

바시트라신+네오마이신+폴리믹신B(bacitracin+neomycin+polymyxin B, 바스포연고), 바시트라신+네오마이신+폴리믹신B+프라목신(bacitracin+neomycin+polymyxin B+pramoxine, 나드란연고), 네오마이신+센텔라아시아티카+히드로코르티손(neomycin+centella asiatica+hydrocortisone, 복합마데카솔연고), 퓨시드산(fusidic acid, 후시딘연고), 무피로신(mupirocin, 무피로반연고), 티로트리신(tyrothricin, 티로서겔) 등

항진균제

1) 국소 제제

아모롤핀(amorolfine, 로세릴네일라카), 시클로피록스(ciclopirox, 로푸록스테일라카), 에피나코나졸(efinaconazole, 주블리아외용액), 이소코나졸(isoconazole, 트라보겐크림), 케토코나졸(ketoconazole, 니조랄액), 테르비나핀(terbinafine, 라미실크림)

2) 전신 제제

플루코나졸(fluconazole, 디푸루칸캡슐), 이트라코나졸(itraconazole, 스포라녹스캡슐), 테르비나핀(terbinafine, 라미실정)

항바이러스제

아시클로버(acyclovir, 조비락스크림), 펜시클로버(penciclovir, 펜시비어크림), 리바비린(ribavirin, 바이라미드크림) 등

항원충제

메트로니다졸(metronidazole, 메로겔)

테르비나핀 vs. 시클로피록스
Terbinafine　　Ciclopirox

김형은

	Terbinafine (라미실크림1%)	Ciclopirox (로푸록스네일라카)
효능효과	피부사상균에 의한 피부진균감염증 *Malassezia furfur*에 의한 어루러기 피부 칸디다증	조갑진균증(손발톱진균증)
작용기전	진균세포막에 합성 억제 작용	진균의 여러 대사과정에 작용
용법용량	1일 1~2회 환부에 적당량 바름 단, 치료 기간은 질환에 따라 다름	첫째 달은 이틀에 한 번씩, 둘째 달에는 적어도 주 2회, 셋째 달 이후에는 주 1회 얇은 막이 형성되도록 환부에 바름

두 약물은 어떤 질환에 사용됩니까?

두 약물은 국소 항진균제입니다. 국소 항진균제는 진균이 국한된 피부 부위에 감염된 경우에 사용하는데, 넓은 부위의 감염, 치료저항성인 경우에는 경구 항진균제로 치료합니다. 국소 항진균제는 경구 항진균제에 비해 부작용이 적고 약물 간 상호작용이 적다는 장점이 있습니다.

Terbinafine은 피부사상균에 의한 피부진균 감염증, 어루러기, 피부칸디다증 치료에 사용되고, ciclopirox는 손발톱에 나타난 조갑진균증(onychomycosis) 치료에 사용됩니다.

Terbinafine과 Ciclopirox가 국소 진균감염증에 사용되는 약물학적 기전은 무엇입니까?

Terbinafine은 allylamine계 약물로 스테롤(sterol) 합성에 필요한 squalene epoxidase를 억제하여 진균 세포막의 주요 성분인 에르고스테롤(ergosterol) 결핍으로 인해 항진균 효과를 나타내면서, 축적된 squalene 또한 세포막을 약하게 만드는 작용을 합니다.

> **여기서 잠깐!** "**진균 피부감염증(Fungal Skin Infection)에 대해 알아봅시다.**"
>
> 보통 진균 피부 감염의 원인균은 Candida 또는 Epidermophyton, Microsporum과 Trichopyton와 같은 피부사상균(dermatophytes)에 의한 경우가 많습니다.
> 칸디다 감염증은 보통 Candida albicans에 의한 감염이 70~80%로 가장 많고, 피부가 접히는 부위에 보통 발생합니다. 칸디다는 사람에게 정상적으로 존재하는 균이지만, 위생 상태가 저하되거나 인체의 면역력이 떨어지면 감염을 일으킬 수 있습니다.
> 피부사상균은 표피의 각질층, 모발, 손톱 및 발톱 등의 각질에 기생하여 각질을 영양분으로 생활하는 진균입니다. 발생 부위에 따라 두부 백선(tinea capitis), 체부 백선(tinea corporis), 수발 백선(tinea barbae), 족부 백선(tinea pedis), 조갑 백선(tinea unguium) 등으로 분류합니다.
> 대표적인 원인균은 Epidermophyton, Microsporum과 Trichopyton spp.가 있습니다.
> 이들에 의한 감염증은 칸디다증과 달리 침습성 질환은 거의 일으키지 않습니다.
> 피부사상균증은 감염 부위에 따라 치료방법과 기간 등이 차이가 나게 됩니다. 피부사상균증 중 가장 많이 일어나는 것은 족부 백선(무좀)입니다.

Ciclopirox의 명확한 항진균작용기전은 밝혀지지 않았지만, 진균의 여러 대사과정에 작용합니다. 진균 세포내로의 필수 물질들의 운반이나 단백질, RNA, DNA 합성 저해 또는 진균 세포 변형 등을 통해 항 진균 작용을 나타냅니다. Ciclopirox는 치료부위에 적용 후 용매제가 마르면 ciclopirox 농도가 8%에서 34.8%로 증가하게 되어 손톱 또는 발톱에 높은 농도로 스며들게 됩니다.

두 약물의 용법, 용량은 무엇입니까?

Terbinafine(라미실크림1%)은 1일 1~2회 환부에 적당량 바릅니다. 단, 질환에 따른 치료 기간은 다음과 같으며, 치료 기간 이후에도 임상적인 증상이 개선되지 않으면 진단을 다시 받아야 합니다.

- 족부백선: 1~4주/ 지간형 족부백선: 1일 2회 1주
- 체부백선, 고부백선(완선): 1~2주
- 피부칸디다증: 1~2주
- 어루러기: 2주

Ciclopirox(로푸록스네일라카)는 먼저 손톱깎기나 가위 등으로 가능한 한 많은 환부를 제거하고 남아 있는 환부는 손발톱용 사포(Sand paper)나 줄을 사용하여 거칠게 해주어야 합니다. 특별한 지시가 없는 한 이 약은 첫째 달은 이틀에 한 번씩, 둘째 달에는 적어도 주 2회,

표 15-5 　로푸록스네일라카와 풀케어네일라카의 차이점

	로푸록스네일라카	풀케어네일라카
용법, 용량	첫째 달은 이틀에 한 번씩, 둘째 달에는 적어도 주 2회, 셋째 달 이후에는 주 1회 얇은 막이 형성되도록 환부에 바름	손발을 씻고 건조시킨 후 하루에 한 번 얇은 막이 형성되도록 환부에 바름. 손발톱 전체와 손발톱 주위 5mm의 피부, 가능하면 손발톱끝의 아랫부분에 바름
적용 시 주의사항	• 먼저 손톱깎기나 가위 등으로 가능한 한 많은 환부를 제거하고 남아있는 환부는 손발톱용 사포(Sand paper)나 줄을 사용하여 거칠게 해줌 • 30초 정도 마를 때까지 기다려줌. 목욕이나 샤워는 환부에 바른 후 8시간 후에 하는 것이 좋음	30초 정도 건조시킨 후 적어도 6시간 동안은 씻지 않아야 함
치료 기간	적용기간은 증상의 정도에 따라 다르나, 6개월을 초과하지 않도록 함	치료 기간은 손톱의 경우는 대략 6개월, 발톱의 경우는 9~12개월을 예상함

셋째 달 이후에는 주 1회 얇은 막이 형성되도록 환부에 바릅니다. 매주 1회 정도는 첨부된 1회용 광택제거제를 사용하여 라카막 전체를 벗겨낸 뒤 사포를 사용하여 처음과 같이 환부를 거칠게 해줍니다. 주로 잠자기 전에 바르는 것을 권장하고, 30초 정도 마를 때까지 기다려주는 것이 좋습니다. 목욕이나 샤워는 환부에 바른 후 8시간 후에 하는 것이 좋습니다. 중도에 라카막이 벗겨졌을 경우에는 벗겨진 부분에만 바르는 것으로 충분합니다. 적용 기간은 증상의 정도에 따라 다르나 6개월을 초과하지 않도록 합니다.

대표적인 이상반응 및 사용 시 특별히 주의해야 할 사항은 무엇인가요?

두 약물 모두 국소 치료제이기 때문에 국소로 나타날 수 있는 이상반응을 주의하도록 합니다. Terbinafine의 경우 국소로 사용 시 피부의 두드러기, 발적, 홍반, 가려움, 자극감, 국소의 접촉피부염, 피부박리, 자통, 작열감이 적용 부위에 나타날 수 있으며, 이러한 증상이 나타날 경우에는 투여를 중지하도록 합니다. Ciclopirox는 네일라카에 접촉된 손발톱 주위의 피부에서 발적, 인설(비늘)이 나타날 수 있으므로 주의하도록 합니다.

두 약물 모두 FDA 임부금기 등급은 B이지만, 임신 기간에 새로운 치료를 시작하지 않는 것을 권고하고 있습니다. ciclopirox의 경우 약을 투여하는 동안에는 약 효과가 감소될 수 있으므로 매니큐어의 사용을 피하도록 합니다.

표 15-6 **기타 국소 항진균제 정리**

계열	성분명	기타 제품 예시
아릴아민/벤질아민 (Allylamine/ Benzylamines)	Terbinafine	라미실덤겔1%, 라미실원스외용액
	Naftifine	나프틴크림
	Butenafine	영진멘탁스크림
이미다졸(Imidazoles)	Clotrimazole	카네스텐크림
	Clotrimazole + Hydrocortisone	카네스텐플러스크림
	Ketoconazole	니조랄크림
	Econazole	에코라연고
모포린(Morpholine)	Amorolfine	로세릴네일라카, 로세릴크림
기타	Salicylic acid, Phenol, dl-camphor	피엠정액

다른 국소 항진균제는 어떤 성분들이 있습니까?

흔히 사용되는 국소항진균제로 이미다졸(imidazoles) 계열 약물은 ketoconazole, econazole, clotrimazole 등이 있고, 아릴아민/벤질아민(allylamine/benzylamines) 계열 약물로는 terbinafine 외에 naftifine, butenafine 등이 있습니다. 이 외에 모포린(morpholine) 계열 약물로 amorolfine이 있습니다. 각 계열별 성분명과 대표적인 제품 예시는 〈표 15-6〉으로 정리하였습니다. 각질층이 너무 두꺼울 경우 필요시 salicylic acid나 요소 등의 각질용해제를 사용하여 각질을 제거한 후 국소 항진균제를 사용하면 효과를 더 높일 수 있습니다.

한편 terbinafine의 다른 제형인 라미실원스외용액은 단 1회 환부에 적용합니다. 깨끗하게 씻고 건조시킨 환부에 충분한 양을 바른 후 1~2분간 건조시킵니다(발가락 사이 모두 얇게 펴 바르고 발바닥 전체와 발바닥으로부터 약 1.5cm 높이까지 적용함). 약의 효과를 높이려면 적용 후 24시간 동안 씻지 않고 그대로 두며, 1주가 지난 후에도 개선의 징후가 보이지 않으면, 진단을 다시 받도록 합니다.

이것만은 꼭 기억하세요!

- Terbinafine은 피부사상균에 의한 피부진균 감염증, 어루러기, 피부칸디다증 치료에 사용되고, ciclopirox는 조갑진균증 치료에 사용됩니다.
- Terbinafine(라미실크림)은 1일 1~2회 환부에 적당량 바르고, ciclopirox(로푸록스네일라카)는 첫째 달은 이틀에 한 번씩, 둘째 달에는 적어도 주 2회, 셋째 달 이후에는 주 1회 얇은 막이 형성되도록 환부에 바릅니다.
- Terbinafine과 ciclopirox 모두 치료 기간은 증상의 정도와 치료 부위에 따라 다르지만, 치료 기간 이후에도 임상적인 증상이 개선되지 않으면 진단을 다시 받아야 합니다.

아모롤핀 vs 에피나코나졸
Amorolfine vs Efinaconazole

정연주

	Amorolfine (로세릴네일라카)	Efinaconazole (주블리아외용액)
효능효과	피부사상균, 효모균 및 곰팡이에 의한 손발톱진균증 (감염부위가 손발톱 표면의 80% 이하인 경우)	피부사상균에 의한 손발톱진균증
작용기전	Dimethylnorpholine계 항진균제	Triazole계 항진균제
함량제형	5% 외용액	10% 외용액
처방여부	일반의약품	전문의약품
용법	주 1~2회 손발톱 표면을 갈아낸 후 바름	1일 1회 손발톱 표면을 갈지 않고 바름
치료 기간	손톱 6개월, 발톱 9~12개월가량	48주 이내

두 약물은 어떤 질환에 사용됩니까?

두 약물은 손발톱(조갑) 무좀 치료제로 amorolfine은 일반의약품이고, efinaconazole은 FDA의 승인을 받은 전문의약품입니다.

표재성 진균증은 진균이 피부의 가장 바깥층인 각질층이나 손발톱, 머리카락에 감염되어 발생하는 질환입니다. 원인균에 따라 백선, 칸디다증, 어루러기 등으로 나뉩니다. 그중 피부사상균에 감염된 진균증을 백선이라고 하고 감염부위가 손발톱인 경우를 손발톱백선(조갑백선)이라고 하며 우리가 흔히 무좀이라고 말합니다. *Trichophyton rubrum*이 원인균의 90% 정도를 차지하고, 이 외에 *Trichophyton mentagrophytes* 등도 있습니다.

손발톱진균증의 대표적 증상은 손발톱이 두꺼워지며 하얗게 되고 잘 부스러지는 증상입니다. 그러나 이런 증상은 건선 등의 전신성 피부질환이나 다른 손발톱질환에서도 나타날 수 있으므로 정확한 진단을 받아 치료하는 것이 좋습니다.

두 약물의 작용기전은 무엇인가요?

두 약물은 진균의 세포막 구성 성분인 ergosterol의 합성을 막아 항진균 효과를 나타냅니다.

Amorolfine은 dimethylnorpholine계, efinaconazole은 azole계 항진균제입니다. 라노스트롤(lanostrol)과 같은 C-14-methylated sterol의 demethylation 역할을 하는 14α-demethylase를 억제함으로써 에르고스테롤(ergosterol)의 생합성을 막습니다. 에르고스테롤(Ergosterol)이 부족하면 세포막의 활성과 기능이 약화되어 세포가 사멸하게 됩니다.

두 약물의 용법을 비교해 볼까요?

두 약물은 모두 외용액으로 손발톱에 바릅니다. 약을 다른 사람과 함께 사용하지 말아야 합니다. 손발톱에 물기를 제거한 다음에 발라주고 충분히 말려야 합니다.

용법상의 차이점으로는 amorolfine은 주 1~2회 감염된 손발톱 표면을 갈아낸 후 바르고 efinaconazole은 1일 1회 감염된 손발톱 표면을 갈아내지 않고 그냥 바른다는 점입니다. 즉 amorolfine은 적용 횟수가 적은 장점과 손발톱의 표면을 갈아내야 하는 단점이 있고 efinaconazole은 손발톱을 갈아내지 않아도 되는 장점과 자주 발라야 하는 단점이 있습니다.

두 약물의 자세한 사용법을 알아보겠습니다.

Amorolfine은 5% 외용액으로 주 1~2회 감염된 손발톱에 바릅니다. 첨부된 줄로 감염된 손발톱 표면을 완전하게 갈아낸 후 첨부된 패드로 손발톱 표면을 닦고 기름기를 닦습니다. 이 약을 다시 바르기 전에도 감염된 손발톱을 줄로 다시 갈아내야 하고 남아 있는 약은 패드로 닦아내야 합니다. 손발톱이 재생되고 감염 부위가 완전히 치유될 때까지 중단 없이 치료를 계속합니다. 치료 기간은 감염 정도나 부위에 따라 다르지만 일반적으로 손톱은 6개월, 발톱은 9~12개월 정도 됩니다.

Efinaconazole은 48주간 하루 한 번 손발톱 전체에 브러쉬로 약을 바릅니다. 손발톱과 피부가 맞닿아 있는 곳에도 약을 바릅니다. 피부 자극을 피하기 위해 피부에 묻은 용액은 티슈나 면봉 등으로 닦아냅니다. 48주 초과 시 유효성과 안전성이 확립되어 있지 않기 때문에 48주 이내로 사용하도록 합니다.

두 약물의 약동학적 특성을 알려주세요.

Amorolfine은 생체내이용률은 4~10%(외용)이고 3.3~7.4%는 신장으로 배설되고 0.6~2.8%는 변으로 배설됩니다.
Efinaconazole의 경우 건강한 사람에게 외용 투여 시 혈장 반감기는 약 30시간입니다.

두 약물의 이상반응에 대해 알아볼까요?

외용액인 두 약물의 이상반응은 공통점이 많습니다. 드물게 나타날 수 있는 이상반응으로 손발톱이상(손발톱의 변색, 부스러짐, 물러짐) 등이 있고 이런 증상은 손발톱진균증 자체와 관련이 있을 수 있습니다. 이 외에 적용부위 통증, 접촉성 피부염, 수포 등도 나타날 수 있습니다.

두 약물의 사용 시 주의사항은 무엇입니까?

두 약물의 사용 및 보관 시 공통적으로 주의해야 할 사항은 다음과 같습니다.
- 눈, 코, 입 및 다른 점막에 닿지 않도록 주의해야 합니다.
- 직사광선이나 열, 화기를 피해 실온에서 보관하시기 바랍니다.
- 용액이 건조되지 않도록 사용 직후에는 마개를 잘 닫아 보관합니다.
- 병마개가 병에 달라붙어 열리지 않게 되는 경우를 방지하기 위해 병 입구 주변에 용액을 흘리지 않도록 합니다.
- 가족을 포함해서 다른 사람과 함께 사용하지 않도록 합니다.

화장품 사용 면에서의 주의사항은 약간 다릅니다. Amorolfine의 경우 매니큐어는 약을 바른 후 최소 10분 후에 사용하도록 합니다. 약을 다시 바르기 전에는 매니큐어를 충분히 지우고 난 후 약을 바르도록 합니다. Efinaconazole은 치료 중에 손발톱에 화장품을 사용하지 않도록 합니다.

손발톱진균증 치료에 도움이 되는 생활습관은 무엇입니까?

- 고온다습한 환경에서 손발을 청결하고 건조하게 관리합니다.
- 발을 깨끗이 씻고 특히 발가락 사이를 잘 닦아 항상 건조하게 유지합니다.

- 꽉 조이는 신발보다는 공기가 잘 통하고 깨끗한 신발이 좋습니다.
- 신발을 여러 켤레로 번갈아 신고 안 신을 때 햇볕에 잘 말리는 것이 좋습니다.
- 땀을 잘 흡수하는 면 양말을 신는 게 좋으며 깨끗이 삶아 빨래하는 편이 좋습니다.
- 여러 사람들이 사용하는 공중 목욕탕이나 수영장의 바닥, 발 깔개 등을 주의해야 하고 다녀온 후에는 특히 발을 깨끗이 씻고 잘 말려야 합니다.
- 여러 사람이 사용하는 공공시설의 슬리퍼나 발 수건을 사용하지 않는 것이 좋습니다.
- 주위에 무좀이 있는 사람과 신발을 같이 신지 않으며 발 수건이나 슬리퍼, 욕실 매트를 따로 사용하는 것이 좋습니다.

이것만은 꼭 기억하세요!

- 두 약물은 손발톱진균증에 바르는 외용액입니다.
- Amorolfine은 주 1~2회 감염된 손발톱 표면을 갈아낸 후 바르고 efinaconazole은 1일 1회 감염된 손발톱 표면을 갈아내지 않고 그냥 바릅니다.
- Amorolfine은 일반의약품으로 6~12개월 정도 치료하고 efinaconazole은 전문의약품으로 48주 이내로 치료합니다.

아시클로버 vs. 리바비린
Acyclovir   Ribavirin

김형은

	Acyclovir (조비락스크림)	Ribavirin (바이라미드크림)
효능효과	단순포진 바이러스 감염증 (초기 및 재발성 생식기 포진과 구순포진 포함)	대상포진, 단순포진, 수두
작용기전	바이러스 DNA 합성과 복제 차단	세포 내 inosine monophosphate dehydrogenase를 억제
용법	약 4시간 간격으로 1일 5회 환부에 바름. 치료는 5일간 계속하여야 하며, 5일간 사용 후에도 치료되지 않을 경우에는 5일간 더 사용할 수 있음	1일 2~3회 환부에 바름

두 약물은 어떤 질환에 사용됩니까?

두 약물은 Herpesviridae에 속하는 헤르페스 바이러스 감염에 대한 치료제입니다. Acyclovir 크림은 초기 및 재발성 생식기 포진과 구순포진을 포함한 단순포진 바이러스 감염증 치료에 사용되고, ribavirin 크림은 대상포진, 단순포진, 수두 치료에 사용됩니다.

단순포진에는 단순포진 바이러스1형(HSV1)이 주로 일으키는 구순포진과 단순포진 바이러스 2형(HSV2)이 주로 일으키는 생식기 포진이 있습니다 구순 포진은 입 주위에 감염되는 것을 말하고, 생식기 포진은 생식기 부위에 감염되는 것을 말합니다. 임상적으로 피부나 점막에 홍반이 생기고 그 위에 작은 물집들이 군집을 이루는데 대부분 가려움증과 화끈거림을 동반하여 나타납니다. 바이러스의 침범 부위와 환자의 면역상태에 따라 다양한 증상이 발생하는데 재발보다 첫 감염일 때 증상은 더 심하고 합병증이 잘 동반되어 발생합니다. 대상포진과 수두는 모두 수두-대상포진 바이러스(Varicella-zoster virus)에 의해 발생되는 질병입니다. 수두는 보통 소아기에서 발병이 되는데, 증상은 급성 미열로 시작해 전신이 가렵고 발진성 수포가 생깁니다. 대상포진은 수두를 일으킨 뒤 신경절에 잠복상태로 존재하고 있다가 신체의 면역력이 약해지면 바이러스가 다시 활성화되면서 발생하는 질병입니다. 특징적인 수포 형태를 보이는 피부 염증을 일으키거나, 심하면 염증이 전신으로도 퍼질 수 있습니다.

Acyclovir와 Ribavirin이 바이러스성 피부 질환에 사용되는 약물학적 기전은 무엇입니까?

Acyclovir는 활성 삼인산형태(triphosphate form)로 변환되어, 바이러스의 DNA와 DNA polymerase 효소에 작용하여, 바이러스 DNA의 합성과 복제를 차단합니다. Ribavirin은 세포 내 inosine monophosphate dehydrogenase를 억제하여 단백질 합성 및 다양한 생리기

 여기서 잠깐! "헤르페스 바이러스(Herpesviruses)에 대해 알아봅시다."

헤르페스 바이러스는 DNA 바이러스로, 100가지가 넘는 헤르페스 바이러스 종류가 있습니다. 다음은 사람에서 흔하게 감염을 일으키는 헤르페스 바이러스 8가지 종류와 각각이 일으키는 대표적인 감염성 질환입니다.

영문 명칭	한글 명칭	대표적인 질환
Herpes Simplex Virus 1 (HSV1)	단순포진 1형 바이러스	구순 포진, 구내염
Herpes Simplex Virus 2 (HSV2)	단순포진 2형 바이러스	생식기 포진
Varicella-zoster virus	수두-대상포진 바이러스	수두, 대상포진(herpes zoster)
Ebstein Barr Virus	엡스타인바바이러스	전염성 단핵구증
Cytomegalo Virus	거대세포바이러스	거대세포바이러스 단핵구증
Human herpesvirus 6 (HHS6)	-	유아 장미진(Roseola infantum)
Human herpesvirus 7 (HHS7)	-	유아 장미진(Roseola infantum)
Kaposi's sarcoma-associated herpesvirus (KSHV)	카포시육종 헤르페스 바이러스	카포시육종(Karposi's sarcoma), 후천성면역결핍증 관련 비호치킨성림프종

위의 8가지 헤르페스 바이러스를 포함한 모든 헤르페스 바이러스는 초기 감염 이후, 숙주 세포내에서 잠복하다가 재발할 수 있습니다. 헤르페스 바이러스는 숙주세포 밖에서 오랜 기간 동안 생존하기 어렵기 때문에, 밀접한 접촉을 통해서 보통 전염됩니다.

능에 관여하는 guanosine triphosphate(GTP)를 고갈시킵니다.

두 약물의 용법, 용량은 무엇입니까?

Acyclovir 크림은 약 4시간 간격으로 1일 5회 환부에 바릅니다. 치료는 5일간 계속하여야 하며, 5일간 사용 후에도 치료되지 않을 경우에는 5일간 더 사용할 수 있습니다. Ribavirin 크림은 1일 2~3회 환부에 바릅니다. 두 약 모두 환부에 도포 시 장갑을 사용하는 것을 권장하며, 장갑을 사용하지 않고 손으로 약을 적용한 경우에는 사용 후 손을 깨끗이 닦아 다른 사람에게로 전염을 막습니다.

헤르페스 바이러스성 피부질환에 사용되는 항바이러스제는 바이러스의 복제와 이에 따른 상피손상을 억제함으로써 감염의 임상 경과를 조절하게 되는데, 질환의 자연 경과에 따라 재발된 지 첫 48시간 내에 바이러스 복제를 억제하는 것이 매우 중요합니다. 국소 약물은 대체적으로 경구제에 비해 효과가 떨어지는 것으로 알려져 있으나, 수포 등이 처음 보이는 질환 발병 초기에 사용하면 회복시간이나 재발률을 감소시켜주는 데 도움이 됩니다.

대표적인 이상반응 및 사용 시 특별히 주의해야 할 사항은 무엇입니까?

Acyclovir 크림과 ribavirin 크림은 모두 국소 치료제이기 때문에 국소로 나타날 수 있는 이상반응을 주의하도록 합니다. Acyclovir 크림은 압통 등의 불쾌감, 작열감, 동통, 접촉피부염, 홍반성 발진, 습진, 도포부위의 자극감, 가려움, 안면 부종 등이 나타날 수 있습니다. Ribavirin 크림 또한, 피부 발적, 가려움, 작열감 등의 피부과민 증상이 나타날 수 있습니다.

헤르페스 바이러스 감염 및 재발은 면역이 저하되거나, 정신적인 스트레스, 피곤함, 자외선이나 열, 추위 등에의 노출, 신경 손상 등이 발병을 일으키는 원인이 될 수 있으므로, 치료 기간 동안에도 이러한 자극 요인을 피하는 것이 중요합니다(예: 자외선차단제 사용, 긴팔 옷 착용 등).

같은 성분의 다른 제형은 어떤 것들이 있습니까?

Acyclovir와 ribavirin은 크림 외에도 다른 제형으로 사용되고 있는데, 각 제형별 적응증과 제품명을 〈표 15-7〉과 같이 정리하였습니다.

표 15-7 Acyclovir와 ribavirin의 다른 제형

	제형	효능효과	제품명 예시
Acyclovir	경구제	초발성 및 재발성 생식기포진을 포함한 피부 및 점막조직의 단순포진 바이러스 감염증의 치료 및 예방, 대상포진 바이러스 감염증의 치료, 2세 이상 소아의 수두 치료	에크로바정, 동아조비락스정, 지나시드건조시럽, 파시비르현탁액
	주사제	• 면역기능정상 환자: 중증 초발성 생식기포진, 재발성 수두대상포진 바이러스 감염증, 단순포진성 뇌염 • 면역기능저하 환자: 단순포진 바이러스 감염증의 치료 및 예방, 초발성 및 재발성 수두대상포진바이러스 감염증, 단순포진성 뇌염	조비락스정주
	연고제	단순포진 바이러스 감염증 (초기 및 재발성 생식기 포진과 구순포진 포함)	바크락스연고
	안연고제	단순 포진 바이러스에 의한 각막염	조비락스안연고, 헤르페시드안연고
Ribavirin	흡입제	유아 및 소아의 RSV에 기인한 하부 호흡기도의 감염증	비라졸흡입액
	경구제	만성 C형 간염에서 인터페론 알파-2b 또는 페그인터페론 알파-2a, 2b 주사와 병용투여	바이라미드캡슐, 바이라미드시럽

이것만은 꼭 기억하세요!

- Acyclovir 크림은 초기 및 재발성 생식기 포진과 구순포진을 포함한 단순포진 바이러스 감염증 치료에 사용되고, ribavirin 크림은 대상포진, 단순포진, 수두 치료에 사용됩니다.
- Acyclovir 크림은 약 4시간 간격으로 1일 5회 환부에 바르고, ribavirin 크림은 1일 2~3회 환부에 바릅니다.
- Acyclovir 크림과 ribavirin 크림은 대체적으로 경구제에 비해 효과가 떨어지지만, 수포 등이 처음 보이는 질환 발병 초기에 사용하면 회복시간이나 재발률을 감소시켜주는 데 도움이 됩니다.

다한증 Hyperhidrosis

정연주

정의

땀은 인체의 체온을 조절하는 정상적인 방어기전이지만 과도한 열을 냉각시킬 필요가 없을 때 땀이 정상 이상으로 나는 질환을 다한증이라고 함

치료약물

염화알루미늄수화물(aluminum chloride hexahydrate, 드리클로액), 글리코피롤레이트(glycopyrrolate, 스웨트롤패드액)

염화알루미늄수화물 vs. 글리코피롤레이트
Aluminium chloride hexahydrate vs. Glycopyrrolate

박재경

	Aluminium chloride hexahydrate (드리클로액)	Glycopyrrolate (스웨트롤패드액)
효능효과	겨드랑이·손·발의 다한증	안면 다한증
작용기전	알루미늄 복합체가 물리적으로 땀샘을 막음 & 땀구멍 수축	아세틸콜린 저해제
주의사항	수분이 남아있는 상태에서 바르게 되면 피부 작열감이 심해짐	입마름, 산동 등 항콜린성 이상반응

두 약물은 어떤 질환에 사용되나요?

두 약물 모두 다한증에 사용되며 허가된 적용부위는 다릅니다. Aluminium chloride hexahydrate는 겨드랑이·손·발의 다한증에, glycopyrrolate는 안면 다한증에 허가받았습니다. 다한증이란 조직학적으로 땀샘이나 자율신경의 이상 소견 없이 열이나 감정적인 자극에 반응하여 체온을 조절하는 데 비정상적으로 많은 땀을 흘리는 질환입니다. 손이나 발, 겨드랑이, 머리 등에 필요 이상의 땀이 발생하므로 사회생활 및 대인 관계에 지장을 주기도 합니다. 손 다한증의 경우 어린이나 청소년기에, 겨드랑이 다한증의 경우 사춘기 때 혹은 20대 초반 정도부터 증상이 나타나 평생 동안 변화 없이 지속되며, 예민한 사춘기 동안에 더욱 심해지는 것으로 알려져 있습니다.

두 약물의 작용기전은 무엇입니까?

알루미늄 염은 피부의 케라틴 섬유와 복합체를 형성하여 물리적으로 에크린 땀샘을 막아 땀 분비를 억제합니다. 또한 사람에 따라 차이가 있지만 알루미늄 염의 수렴작용으로 땀구

> **여기서 잠깐!** "다한증(Hyperhidrosis)의 원인 및 치료에 대해 알아봅시다."
>
> 우리 몸의 땀샘은 에크린(eccrine) 땀샘, 아포크린(apocrine) 땀샘, 아포에크린(apoecrine) 땀샘으로 분류되며, 이 중 가장 많이 존재하는 에크린 땀샘은 손바닥과 발바닥에 주로 분포하며 다한증과 관련이 깊습니다. 아포크린 땀샘은 주로 겨드랑이나 회음부에 분포하며 일명 '암내'라고 하는 액취증과 관련되어 있습니다. 다한증은 전신 또는 국소부위에 땀이 과도하게 나는 질환이라면, 액취증은 겨드랑이 부위의 땀샘 이상으로 특이한 냄새가 나는 질환입니다.
> 최근에 아포크린 땀샘과 에크린 땀샘의 형태와 기능을 같이 가지고 있는 아포에크린(apoecrine) 땀샘이 발견되었는데 이는 주로 성인의 겨드랑이에 분포하며 겨드랑이 다한증에 주요한 영향을 주는 것으로 생각되고 있습니다.
> 다한증의 치료방법으로는 aluminium chloride hexahydrate, glycopyrrolate 등과 같은 국소외용제 또는 전신 다한증에 간헐적으로 사용하는 경구제(glycopyrrolate, oxybutynin, benzodiazepine 등)와 같은 약물치료, 이온영동치료, 보톡스 치료, 수술치료 등이 있습니다.

멍을 약간 수축시키는 효과도 있다고 합니다.
Glycopyrrolate는 항콜린제로서 평활근, 분비선 등에서 아세틸콜린의 활성을 가역적으로 억제하여 땀분비를 감소시킵니다.

두 약물의 용량, 용법에 대해 알려주세요.

Aluminium chloride hexahydrate는 1일 1회 자기 전에 겨드랑이 및 손, 발에 적당량을 바른 후 다음날 아침 물로 씻어 제거합니다. 수분이 남아있는 상태에서 약을 바르게 되면 피부 작열감(화끈거림)이 생길 수 있으므로 샤워 후 물기를 완전히 제거시킬 수 있는 저녁 시간에 바르는 것이 좋습니다. 땀이 나는 증상이 멈출 때까지는 매일 밤 한 번씩 사용하고 증상이 호전되면 일주일에 1~2회로 줄이도록 합니다.
Glycopyrrolate는 성인에게만 사용이 허가되었으며 1일 1회 1매를 눈·코·입을 제외한 안면 환부에 가볍게 5회 정도 문지릅니다. 적용하기 전에 환부를 깨끗이 씻고 충분히 건조시켜야 하며, 적용 후 4시간 이내에는 환부를 씻지 말아야 합니다.

두 약물을 사용할 때의 주의사항은 무엇입니까?

Aluminium chloride hexahydrate는 물과 반응하여 염산을 생산하므로 피부 작열감을 피하기 위하여 사용 전에 치료 부위를 완전히 건조시켜야 합니다. 권장량보다 더 자주 사용할 경우 피부 자극이 심해지거나 발적, 낙설이 일어날 수 있습니다. 이러한 증상이 나타났을 경우 습윤제나 1% hydrocortisone 크림을 바르도록 합니다. 또한 약물 내에 상당량의 에탄올이 함유되어 있어 과량 투여 시 전신 흡수될 수 있으므로 주의해야 합니다. 약을 바르고 한 번 씻어내기 전까지는 의복, 귀금속 및 광택을 낸 금속 표면과의 직접 접촉을 피해야 하므로 일상 활동 중 추가로 바르지 않습니다.

Aluminium chloride hexahydrate는 12시간 이내에 면도를 했거나, 손상되거나 자극받은 피부에는 적용하지 않아야 합니다. 이 약을 사용하기 전후로 12시간 이내에는 제모제를 환부에 사용하지 말아야 합니다. 눈, 콧구멍, 입 또는 기타 점막에 접촉을 피하며, 우발적으로 접촉하였을 경우 물로 잘 닦아냅니다.

Glycopyrrolate는 눈·코·입의 점막에는 사용하지 않으며, 약액이 묻지 않도록 주의해야 합니다. 벗겨지거나 손상된 피부 또는 최근에 면도한 부위에는 적용하지 않도록 해야 하며, 적용 후 4시간 이내에는 씻지 말아야 합니다. 콘택트 렌즈를 착용해야 하는 경우에는 렌즈를 먼저 착용하고 난 후에 이 약을 사용하거나, 이 약을 사용하고 난 후 손을 깨끗이 씻고 렌즈를 착용해야 합니다.

Glycopyrrolate는 12세 이하의 소아에게 금기이며 녹내장 환자 및 폐쇄성 위장관 질환 또는 폐쇄성 요로질환 환자, 마비성 장폐쇄증 환자, 근무력증 환자 등에게도 사용하지 않습니다.

두 약물은 모두 수유부가 사용할 수 있습니까?

두 약물 모두 유즙으로 분비되는지는 알려지지 않았습니다. Aluminium chloride hexahydrate의 경우 알루미늄의 특성상 피부를 투과하기 어려우나 영아에게 우발적으로 노출되지 않도록 하기 위하여 주의하여 사용해야 합니다. Glycopyrrolate는 수유부에게는 투여하지 않도록 권고됩니다.

두 약물의 이상반응은 무엇인가요?

Aluminium chloride hexahydrate의 가장 흔한 이상반응은 적용부위 자극감입니다. 이 약을 사용 후 땀 분비가 감소되면서 일시적으로 자극감이나 발적이 생길 수 있으며 이러한 증상이 심해지면 사용을 일시 중단하여야 합니다.

Glycopyrrolate의 이상반응은 입마름증, 산동으로 인한 시야혼탁, 어지러움, 두통, 발진, 자극감 등이 있습니다.

이 성분들의 제품에 대해 알아볼까요?

Aluminium chloride hexahydrate는 드리클로액(GSK)으로 glycopyrrolate는 스웨트롤패드액(퍼슨)으로 시판되고 있습니다. Glycopyrrolate는 이 외에도 경구약(명문 글리코피롤레이트정 1mg, 위·십이지장궤양 및 과민성대장증후군의 치료보조에 사용) 및 주사제(타비눌주 0.2mg/ml, 마취 또는 소화성 궤양에 사용)로 판매되고 있습니다.

> **이것만은 꼭 기억하세요!**
>
> - Aluminium chloride hexahydrate는 겨드랑이·손·발의 다한증에, glycopyrrolate는 안면 다한증에 사용합니다.
> - Aluminium chloride hexahydrate는 1일 1회 자기 전에 피부가 완전히 건조된 상태에서 발라야 하며 glycopyrrolate는 1일 1회, 이 약 1매를 눈, 코, 입을 제외한 안면에 문지르듯이 흡수시켜줍니다.
> - Aluminium chloride hexahydrate의 이상반응은 피부작열감, 발적 등이며, glycopyrrolate는 입마름, 산동, 자극감 등이 있습니다.

탈모 Alopecia

정연주

정의

몸에서 털이 빠지는 증상으로 유전, 호르몬 변화, 건강 상태, 약물, 스트레스 등으로 발생할 수 있음

치료약물

경구용 제제

피나스테리드(finasteride, 프로페시아정), 두타스테리드(dutasteride, 아보다트연질캡슐)

외용제

미녹시딜(minoxidil, 마이녹실액), 알파트라디올(alfatradiol, 엘크라넬알파액)

피나스테리드 Finasteride VS. 미녹시딜 Minoxidil

제남경

	Finasteride (프로페시아정)	Minoxidil (마이녹실액)
효능효과	남성형 안드로젠 탈모증	2% 및 3% 액: 남성형 탈모증 및 여성형 안드로젠 탈모증 5%: 남성형 안드로젠 탈모증
작용기전	5-alpha reductase를 저해하여 testosterone이 탈모의 원인물질인 dihydrotestosterone(DHT)으로 전환되는 것을 억제	두피에 적용 시 혈관을 확장하여 발모 촉진
용법	1일 1회 1mg을 경구투여하며, 식사와 관계없이 투여 가능	모발과 두피를 완전히 건조시킨 후, 이 약 0.5~1mL를 1일 2회(아침, 저녁) 환부에 바름
효과 발현까지 소요시간	3개월 이상	4개월 이상

두 약물은 어떤 질환에 사용되나요?

Finasteride와 minoxidil은 모두 유전이 원인인 안드로젠 탈모증(androgenetic alopecia)에 사용합니다. 안드로젠 탈모증은 모낭이 안드로젠 호르몬에 과민하게 반응한 결과, 위축되어 새로운 머리카락이 자라지 않아 탈모가 되는 것으로 안드로젠 호르몬 중에서도 testosterone이 type II 5-alpha reductase에 의해 전환되어 생성된 dihydrotestosterone(DHT)이 주요 원인물질로 작용합니다. 안드로젠 탈모증에는 남성형과 여성형이 있습니다. Finasteride는 남성형 탈모증에 사용하고 minoxidil액은 농도에 따라 그 사용이 달라지는데 고농도인 5%액은 남성형 탈모에만 사용하고 2%와 3%액은 남성형과 여성형 탈모에 모두 사용 가능합니다.

여기서 잠깐! "남성형 탈모 vs. 여성형 탈모를 비교해 봅시다."

안드로젠 탈모증에는 남성에게 나타나는 남성형 탈모증과 여성에게 나타나는 여성형 탈모증이 있습니다.

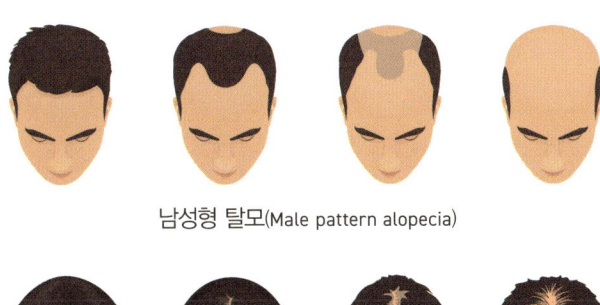

남성형 탈모(Male pattern alopecia)

여성형 탈모(Female pattern alopecia)

남성형 탈모와 여성형 탈모는 다르게 나타납니다. 남성형 탈모의 경우 이마·머리의 경계선이 뒤로 후퇴하면서 'M'자 형태로 나타나 대머리가 되는 경우가 많은 반면 여성형 탈모의 경우에는 이마-머리 경계선이 그대로 유지되면서 가르마 주위의 모발이 점점 가늘어 지면서 주변으로 머리카락이 희박해지는 탈모로 나타납니다. 여성형 탈모는 폐경 이후에 증가하는 양상을 보이는데 폐경 이후 여성의 약 2/3에서 탈모증상이 나타납니다.

두 약물의 작용기전은 어떻게 다른가요?

Finasteride는 testosterone을 DHT로 전환하는 Type II 5-alpha reductase를 저해하는 것이 작용기전이고 minoxidil은 두피 혈관 확장 작용으로 모낭을 자극하여 모발이 잘 자라게 합니다.

두 약물의 용법은 무엇인가요?

Finasteride는 1mg 정제를 1일 1회 식사와 관계없이 복용합니다.
Minoxidil 액은 모발과 두피를 완전히 건조시킨 후 0.5~1mL의 이 약을 하루에 두 번 아침 또는 저녁(또는 취침 전)에 발라줍니다. 적용 후에는 손가락을 이용하여 두피를 마사지해 줍니다. 마사지 후에는 손을 깨끗하게 세척하고 얼굴 등 다른 부위에 약액을 묻은 경우 깨끗이 닦습니다. 약액을 두피에 적용한 후 적어도 적어도 4시간 동안은 머리를 감지 않습니다. Finasteride는 3개월 이상 복용했을 때 minoxidil액은 4개월 이상 사용했을 때 효과가 있으니 복약지도 시 환자에게 꾸준히 복용하고 사용할 것을 강조합니다.

두 약물의 이상반응에 대해 알아볼까요?

Finasteride는 기립성 저혈압, 어지럼증을 유발할 수 있습니다. 또한 비뇨기계 부작용으로 발기부전과 성기능감퇴를 유발할 수 있습니다. 이 약은 최기성이 있기 때문에(FDA 임부 등급 X이며 국내 DUR 등급은 1등급임) 임신한 여성 또는 임신 가능성이 있는 여성은 분쇄되거나 절단된 finasteride를 만져서는 안 됩니다. 피부를 통해 활성성분이 흡수되어 태아에게 전달될 수 있습니다. Minoxidil액은 적용 부위에 발적과 가려움증을 일으킬 수 있습니다. 이것은 Minoxidil 자체의 부작용일 수도 있지만 약액에 포함된 알코올 성분에 의한 부작용일 수도 있습니다.

Finasteride는 탈모 외에 다른 적응증이 있다고 들었습니다. 무엇인가요?

Finasteride 5mg 정제는 전립선비대증 치료제로 사용됩니다. 전립선비대증은 방광출구를 둘러싸고 있는 전립선이 비대해지면서 방광을 압박하여 발생하는 배뇨장애로 남성호르몬에 영향을 받습니다. 특히 DHT가 주요한 원인물질로 작용하는데 이 물질의 합성을 억제하는 finasteride가 전립선비대증 치료 약물로 사용될 수 있습니다.

Minoxidil액에는 3가지 다른 농도가 있다고 들었습니다. 각각의 차이점은 무엇입니까?

Minoxidil액은 2%, 3%, 5%가 있습니다. Minoxidil 5%액은 남성에게만 사용하고 2%, 3%는 남성과 여성 모두 사용할 수 있습니다.

탈모치료제 finasteride와 minoxidil 외 어떤 약이 있습니까?

전문약으로 dutasteride가 있습니다. Dutasteride는 finasteride와 같이 전립선비대증에 사용되는 약물로 finasteride가 type II 5-alpha reductase를 저해하는 것과 달리 type I과 II 5-alpha reductase를 모두 저해합니다. Type I 5-alpha reductase 저해제는 주로 피부와 간

에 존재하고 type II 5-alpha reductase 저해제는 생식기에 주로 분포하고 있습니다. Finasteride의 경우 전립선비대증에 쓰는 용량과 탈모증에 쓰는 용량이 다른 반면 (5mg vs. 1mg) dutasteride의 경우 동일하게 0.5mg을 사용합니다.

일반약으로 발모를 촉진하는 제품으로 발모에 좋은 아미노산, 무기질, 비타민(약용 효모, calcium pantothenate, keratin, L-cystine, p-aminobenzoic acid, thiamine nitrate)으로 구성된 두발 영양제인 '판시딜캡슐', '판토가캡슐', '마이녹실에스캡슐'라는 제품이 있습니다. 이 약들은 손톱의 발육부진에도 효과가 있습니다.

> **이것만은 꼭 기억하세요!**
>
> - Finasteride 정제는 3개월 이상 복용하고 minoxidil액은 4개월 이상 두피에 발라야 발모효과가 나타납니다.
> - Minoxidil 5%액은 남성에게만 사용하고 2, 3%액은 남성과 여성 모두 사용 가능합니다.
> - 임신한 여성 또는 임신 가능성이 있는 여성은 분쇄되거나 절단된 finasteride를 만져서는 안 됩니다.

참고문헌

1. 대한건선학회 http://kspder.or.kr/diseasepoint
2. 서울대학교병원 N의학정보 [internet] SEOUL NATIONAL UNIVERSITY HOSPITAL; 2021. Available from: http://www.snuh.org/health/nMedInfo/nList.do.
3. 식품의약품안전처[Internet]. 서울. 2018년도 의약품 관리계획 교육 워크숍(2018. 11. 21). [cited 2020. Jan 2]. Available from http://www.nifds.go.kr.
4. 약국실습가이드. 대한 약사회. 2016.
5. 약학정보원 [internet] Korean Pharmaceutical Information Center. Available from: www.health.kr.
6. 의약품안전나라[database on the Internet]. 식품의약품안전처. Available from: https://nedrug.mfds.go.kr.
7. ACCP Updates in Therapeutics 2018: Pharmacotherapy Preparatory Review and Recertification Course.
8. Bohn M, Kraemer K. The dermatopharmacologic profile of ciclopirox 8% nail lacquer. J Am Podiatr Med Assoc 90(10):491-4 (2000 Nov-Dec).
9. Draelos ZD. Antiperspirants and the hyperhidrosis patient. Dermatol Ther. 2002 Jan;14(3): 220-4
10. Dipiro JT, Yee GC, Posey LM, et al. Pharmacotherapy: a pathophysiologic approach. 11th ed. McGraw Hill education; 2020.
11. Driclo, electronic medicines compendium (emc) [database on the Internet]. 2021. Available from: https://www.medicines.org.uk/emc
12. Drugs.com [database on the Internet]. Available from: https://www.drugs.com.
13. European Society of Contact Dermatitis (ESCD), Guidelines for diagnosis, prevention and treatment of hand eczema [cited 2015 Jun 19]. Available from: https://www.guidelines.co.uk/skin-and-wound-care/escd-hand-eczema-guideline/252631.article.
14. Fungal Infections. Medline Plus. https://www.nlm.nih.gov/medlineplus/fungalinfections.html#cat51.
15. http://www.americanhairloss.org/women_hair_loss/types_of_women_hair_loss.asp
16. http://www.atopia.co.kr
17. http://www.health.harvard.edu/staying-healthy/treating-female-pattern-hair-loss.
18. https://www.psoriasis.org/about-psoriasis/treatments/topicals/steroids/potency-chart.
19. Lexi-drugs online [database on the Internet]. Lexicomp Inc. Available from: http://online.lexi.com.
20. MICROMEDEX DRUGDEX [database on the Internet]. IBM Corporation. Available from: www.micromedexsolutions.com.
21. Overview of Herpesvirus Infections. Merck Manual. Professional Version. http://www.merckmanuals.com/professional/infectious-diseases/herpesviruses/overview-of-herpesvirus-infections.
22. Overview of Dermatophytoses. Merck manuals for professional version https://www.merckmanuals.com/professional/dermatologic-disorders/fungal-skin-infections/overview-of-dermatophytoses.
23. Pubchem [database on the Internet]. National Library of Medicine; 2021. Available from: https://pubchem.ncbi.nlm.nih.gov.
24. Richard J. Whitley. Chapter 68. Herpesviruses, Medical Microbiology. 4th Ed. http://www.ncbi.nlm.nih.gov/books/NBK8157.

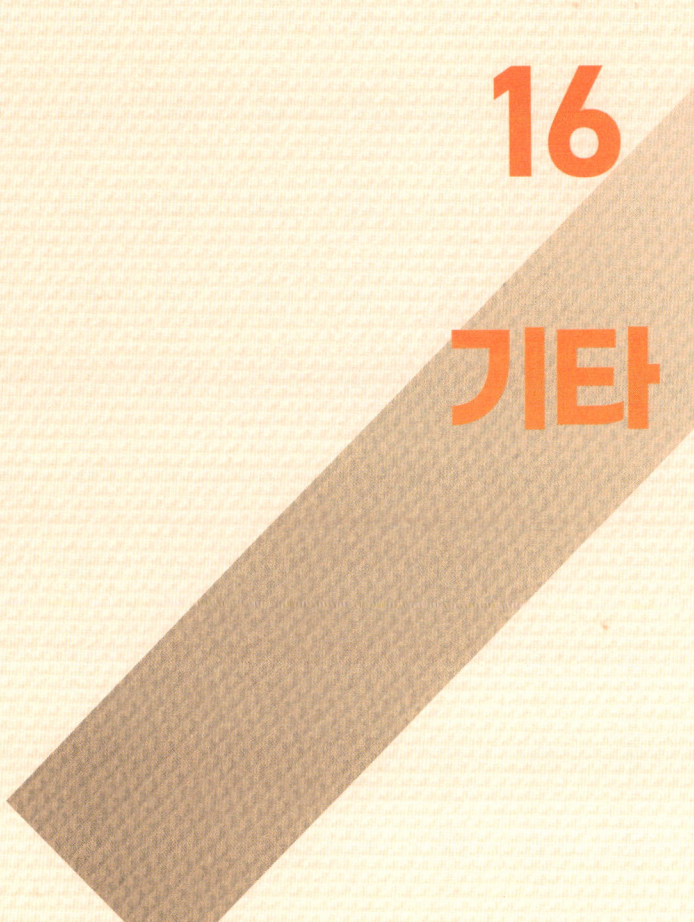

16 기타

인후염 Pharyngitis

구현지

정의

인후염은 구인두 및 비인두의 감염에 의하여 목이 아픈 질환. 주요 증상은 목이 아프거나 건조하거나 가려움이 나타남. 감염 유형에 따라 감기 또는 독감 증상과 같은 추가 증상이 나타날 수 있음.

치료약물

지지적 치료

1) 통증완화를 위한 acetaminophen, 소염진통제
2) 외용 국소 진통제/트로키제
   암브록솔(ambroxol, 뮤코안진트로키제), 플루르비프로펜(furbiprofen, 스트렙실트로키)
3) 가글제
   벤지다민(benzydamine, 탄툼액), 클로르헥시딘(chlorhexidine, 헥사메딘액)

A군 연쇄상구균(group A Streptococcus) 감염 시 항생제 치료

암브록솔 vs 플루르비프로펜
Ambroxol vs Flurbiprofen

제남경

	Ambroxol (뮤코안진트로키)	Flurbiprofen (스트렙실트로키)
효능효과	급성인후염의 통증완화	인후염의 단기증상완화
작용기전	점액용해제(mucolytics)	소염진통제(NSAIDs)
용량용법	트로키 1개(20mg)를 입안에서 서서히 녹여 복용	트로키 1개(8.75mg)를 입안에서 서서히 녹여 복용
최대용량	6개/일	5개/일
사용연령	12세 이상	12세 이상
사용기간	3일을 초과하지 않음	3일을 초과하지 않음

두 약물은 어떤 질환에 사용합니까?

두 약물은 인후염(pharyngitis)으로 인한 목의 통증(throat pain) 경감을 위해 사용합니다. 인후염은 인두(pharynx)에 염증이 생긴 것으로 주로 감염에 의해 발생합니다. 감염의 원인에 따라 바이러스성, 세균성, 진균성 인후염으로 나눌 수 있는데 이 중 바이러스성 인후염이 가장 흔합니다. 원인 바이러스로는 adenovirus, rhinovirus, coronavirus 등이 있습니다.

인후염의 증상은 원인에 따라 차이가 있습니다. 바이러스성 인후염은 기침을 동반하는 경우가 흔한 반면 세균성 인후염의 경우 기침이 거의 나타나지 않습니다. 또한 세균성 인후염은 38도 이상의 발열을 동반하는 경우가 많은 반면 바이러스성 인후염은 발열을 동반하지 않는 경우가 많습니다. 바이러스성 인후염은 일반적으로 특별한 치료 없이도 일정 시간이 지나면 치료되나 세균성 인후염은 항생제 치료가 필요할 수 있으며 특히 A군 베타 용혈성 연쇄구균(Group A β-hemolytic Streptococci)에 의한 세균성 인후염은 합병증으로 류마티스

> **여기서 잠깐!** "**류마티스열**(rheumatic fever)**이란?**"
>
> 류마티스열은 A군 베타 용혈성 연쇄구균(Group A β-hemolytic Streptococci) 감염 후에 생기는 후유증으로, 5~15세 사이의 연령에서 많이 발생합니다. 류마티스열은 다발성 관절염을 일으키고 소아 환자에게 심근염을 일으킬 수 있습니다. 심근염은 심장박동이 약간 빠른 빈맥에서부터 심한 경우 심부전까지 다양한 양상으로 나타납니다.

열(rheumatic fever)을 일으킬 수 있으므로 항생제 치료가 필수적입니다.

두 약물의 차이점은 무엇입니까?

두 약물은 서로 다른 작용기전을 가지고 있습니다. Ambroxol 정제와 시럽제는 점액 배출을 촉진하는 작용이 있어 가래를 동반한 기침의 치료에 사용합니다. 한편 ambroxol 트로키는 이러한 점액분비 촉진작용보다는 인두에 국소마취 및 항염작용을 나타내어 인후염으로 인한 목의 통증을 완화시킵니다. 국소마취작용은 Na channel을 차단하여, 항염증작용은 사이토카인의 분비를 억제하여 나타냅니다.

Flurbipofen은 소염진통제(nonsteroidal anti-inflammatory drugs, NSAIDs)로서 사이클로옥시게나제(cyclooxygenase, COX)를 억제하여 염증물질인 프로스타글란딘(prostaglandin) 합성을 저해함으로써 항염증 효과를 나타내게 됩니다.

두 약물의 용법과 용량은 무엇입니까?

두 약물 모두 목의 통증이 있을 때 한 개의 트로키를 입에서 녹여 복용합니다. 트로키가 녹으면서 후두에 작용하는 것이므로 씹어서 복용하면 기대하는 효과를 볼 수가 없습니다. Flurbiprofen의 경우 국소자극을 피하기 위해 입안에서 굴리면서 복용하는 것이 좋습니다. 하루 최대용량은 ambroxol 트로키는 하루 6개, flurbiprofen은 하루 5개입니다. 두 약 모두 3일을 초과해서 사용하지 않습니다.

두 약물을 인후염의 증상완화에 사용한다고 하셨는데 구체적으로 사용하는 경우를 알려주세요.

인후염으로 인한 목의 통증 경감에 사용하는 약물로 전신작용을 나타내는 약물, 국소작용을 나타내는 약물 두 가지가 있습니다. 전신작용을 나타내는 약물로 acetaminophen 또는 NSAIDs가 있습니다. 국소작용을 나타내는 약물은 제형에 따라 트로키와 스프레이로 나눌 수 있습니다. 인후염에 동반하여 발열과 다른 신체 부위 통증이 있다면 국소작용을 나타내는 트로키나 스프레이보다는 전신작용을 나타내는 acetaminophen, NSAIDs를 복용하는 것이 더 추천됩니다.

인후염에 사용되는 국소제로 어떤 것이 있나요?

Ambroxol과 flurbiprofen 외에도 인후염 증상완화를 위한 여러 성분의 트로키가 제품으로 판매되고 있습니다. Cetylpyridinium, dl-methylephedrine, noscapine, potassium guaiacolsulfonate로 이루어진 미놀에프트로키는 목의 통증 외에도 기침, 가래, 천식에 효과가 있습니다. Cetylpyridinium에 dextromethorphan, potassium guaiacolsulfonate, benzocaine이 추가된 브론케어트로키 및 브론코푸트로키도 미놀에프트로키와 동일한 적응증을 가지고 있습니다. Benzocaine과 menthol이 포함된 솔레쉬트로키를 목의 통증 외에 구내염과 구강궤양으로 인한 통증 완화에 사용할 수 있습니다.

인후염에 사용하는 다른 국소제형으로 스프레이가 있습니다. Cetylpyridinium과 azulene으로 이루어진 모겐쿨스프레이, 목앤스프레이는 증상이 있을 때 1일 수회 환부에 분사도 포합니다. Benzydamine을 주성분으로 하는 디프람스프레이, 입안애구강점막스프레이도 인후의 염증치료 및 진통 목적으로 사용할 수 있습니다.

Ambroxol과 flurbiprofen의 다른 제형은 어떤 적응증에 사용하나요?

두 약물 모두 트로키제 외에 다른 여러 가지 제형이 시판되고 있습니다. Ambroxol은 트로키 외에 정제, 액제, 주사제가 시판되고 있습니다. Ambroxol 정제 및 시럽제는 일반의약품으로 기관지염으로 인한 가래에 효과가 있습니다. 1일 3회 복용합니다. Ambroxol 주사제는 전문의약품으로 급만성 호흡기질환, 호흡곤란증후군, 만성폐쇄성 폐질환 환자의 수술 전 후 폐합병증 예방에 사용합니다.

Flurbiprofen은 트로키제 외에 첩부제, 점안제가 있습니다. 첩부제는 일반의약품으로 관절염에 의한 통증완화에 사용하고 점안액은 수술 중 축동억제, 또는 수술 후 염증완화 목적으로 사용하며 전문의약품입니다. Flurbiprofen 정제는 현재 시판되지 않습니다.

두 약물을 복용 시 주의사항은 무엇입니까?

두 약물 모두 12세 미만의 소아는 사용하지 않도록 합니다. 트로키이므로 유당이나 sorbitol 같은 첨가물이 포함되어 있을 수 있습니다. 이들 성분에 불내성이 있는 경우 사용을 피하도록 합니다. Ambroxol은 드물지만 심각한 스티븐스-존슨증후군과 같은 피부 부작용을 일으킬 수 있습니다. Flurbiprofen는 NSAID이므로 다른 NSAID 또는 aspirin을 복용한 후 이상반응이 나타났던 환자는 사용을 피하는 것이 좋습니다.

인후염으로 인한 목의 통증 경감에 좋은 생활요법에 대해서도 소개해 주십시오.

먼저 충분한 양의 수분을 섭취하는 것이 중요합니다. 두번째로 흡연은 목의 염증을 악화시키므로 금연하도록 합니다. 간접흡연도 직접흡연과 마찬가지도 목 건강에 좋지 않은 영향을 미치므로 피하도록 합니다.

이것만은 꼭 기억하세요!

- 두 약물은 모두 인후염으로 인한 목의 통증완화에 사용하며 트로키제이므로 녹여서 복용합니다.
- 두 약물은 모두 12세 이상의 환자가 사용할 수 있고, 3일을 초과해서 사용하지 않습니다.
- Ambroxol 드로기는 하루 최대용량이 6개, flurbiprofen 트로키는 하루 최대용량이 5개입니다.

벤지다민 vs. 클로르헥시딘
Benzydamine Chlorhexidine

한혜성

	Benzydamine (탄툼액)	Chlorhexidine (헥사메딘액)
효능효과	구강 내 각종 원인으로 인한 염증의 완화	구강 내 각종 원인으로 인한 염증의 완화 및 치근막 수술 후 살균 소독
작용기전	PG 및 cytokine의 생성을 억제하여 소염진통(NSAIDs), 국소 마취	광범위한 항균작용
사용 방법	1회 15ml씩 1일 2~3회 원액 그대로 혹은 소량의 물로 희석하여 양치질	1회 15ml씩 1일 2회 약 1분 동안 양치질

두 약물은 어떤 질환에 사용됩니까?

Benzydamine은 구강 내 염증 완화 목적으로 사용합니다. 즉 치은염과 구내염, 아구창과 같은 구강 내 질환뿐 아니라 발치 전과 후, 인두염과 편도염 등의 이비인후과 질환에도 사용합니다. 또한 방사선 요법이나 삽관법 등 물리적 원인에 의한 구강점막염 등의 염증 완화에도 사용합니다.

Chlorhexidine은 구강 내 염증 완화뿐 아니라 살균 소독의 목적으로도 사용합니다. 보철(의치)에 의한 염증, 치은염, 아프타성 구내염, 인두염, 구강칸디다염의 염증 완화에 사용하며, 치근막 수술 후 살균 소독의 목적으로 사용합니다.

두 약물의 작용기전은 무엇입니까?

Benzydamine은 비스테로이드성 소염진통제(nonsteroidal anti-inflammatory drugs, NSAIDs)입니다. 다른 NASIDs와 마찬가지로 사이클로옥시게나제(cyclooxygenase, COX)와 불포화

지방산산화효소(lipoxygenase)를 차단하여 프로스타글란딘(prostaglandin, PG) 합성을 저해할 뿐 아니라 염증 전단계 물질인 종양괴사인자(tumor necrosis factor-α, TNF-α)나 인터루킨-1β(interleukin-1β, IL-1β) 같은 사이토카인의 생성도 억제합니다. 이뿐만 아니라 전통적인 NASIDs와는 다르게 국소 마취 작용도 함께 있으며 작용시간이 긴 장점도 있습니다.
Chlorhexidine은 항균제의 일종입니다. 그람 양성, 음성뿐 아니라 혐기성, 호기성균 및 효모에 대해서도 효과를 나타냅니다. 음이온을 띤 세균의 세포벽에 양이온을 가진 chlorhexidine 분자가 결합하여 살균 작용을 나타내는데, chlorhexidine의 농도에 따라 고농도에서는 살균작용, 저농도에서는 정균 작용을 나타냅니다.

두 약물의 용법과 용량은 무엇입니까?

Benzydamine은 1회 15mL씩 1일 2~3회 원액 그대로 혹은 소량의 물로 희석하여 양치합니다.
Chlorhexidine은 1회 15mL씩 1일 2회 약 1분 동안 양치합니다. 의치로 인한 구내염의 경우에는 의치도 1일 2회 15분간 담가 세척합니다.

두 약물을 사용 시 주의사항은 무엇입니까?

Benzydamine은 의사의 감독 없이 7일 이상 연속으로 사용하지 않습니다.
Aspirin이나 다른 NSAIDs에 천식, 두드러기 및 알레르기 반응이 있는 환자는 사용하지

여기서 잠깐! "복약 상담에 필요한 치과 용어를 정리해 보겠습니다."

- 치주염: 치아 주위 조직의 염증으로 잇몸(치은)과 치아를 지지해 주는 뼈(치조골)을 파괴하는 질환으로 일반적으로 풍치라고 알려져 있습니다. 잇몸에만 염증이 있는 경우를 치은염(잇몸염증), 뼈까지 파괴된 경우를 치주염이라고 합니다. 치주염의 원인은 세균과 음식물 찌꺼기(치태, 프라그)가 칼슘 성분과 합쳐져 단단한 치석이 형성되어 치주낭이 생기고 치조골(치아지지골)을 파괴하여 잇몸병 증상을 나타내게 됩니다.
- 치은 연상치석: 치석이 잇몸선 보다 위쪽에 발생하여 눈에 잘 띄는 경우를 말하며 반면 치은 연하치석은 잇몸 안쪽에 생겨 기구를 사용하지 않고는 잘 볼 수 없는 치석을 말합니다.
- 치근막: 치아 뿌리를 치조골에 단단하게 붙이는 역할을 하며 치아에 가해지는 충격을 뼈에 바로 전달하지 않게 쿠션 역할을 합니다.

표 16-1   가글제로 사용되는 주요 성분

성분	효과	주의사항	제품명
Benzethonium	살균 효과를 갖는 4급 암모늄으로 그람 양성균에 더 효과적이며 *Candida albicans*, 효모, 일부 진균 및 바이러스 활성 억제	30개월 이하의 소아에게는 사용하지 않습니다.	케어가글액
Diclofenac	NSAIDs의 일종으로 염증과 통증 완화 작용	Aspirin이나 다른 NSAIDs에 천식 및 알레르기 반응이 있는 환자는 금기. 전문가와 상의 없이 1주일 이상 사용하지 않습니다.	아프니벤큐액
NaF, Cetylpyridinium	NaF: 불소가 치아의 표면에 결합하여 법랑질의 격자구조를 더욱 치밀하게 함으로 치아의 강도를 높이고, 구강 내 세균의 대사과정을 억제하여 충치를 예방 cetylpyridinium: 항균작용이 있어 구강 내 유해균 증식을 억제하여 프라그 생성 방지	제품에 따라 충치 예방, 잇몸케어, 입안클린징 등의 목적으로 나뉩니다. 일부 ethanol이 함유된 제품은 사용 직후 음주 운전이 의심될 수 있습니다.	가그린
Eucalyptol, L-mentol, thymol, methyl salicylate	구취제거, 충치예방, 잇몸질환 예방	Ethanol이 함유된 제품은 사용 직후 음주 운전이 의심될 수 있습니다.	리스테린

않아야 합니다.

Chlorhexidine의 경우 구강 내 정상 세균총의 불균형을 초래할 수 있으므로 장기간 사용하지 않아야 합니다(치료는 10일을 넘지 않아야 합니다). 또한 천식 등의 알레르기 질환이나 가족력이 있는 환자인 경우는 주의해서 사용해야 합니다. 18세 미만의 소아의 사용에 대해서는 안전성과 유효성이 확립되어 있지 않습니다.

두 약물의 대표적인 이상반응은 무엇입니까?

Benzydamine의 흔한(10% 이상) 이상반응으로는 국소적인 마비가 올 수 있습니다. 드물게 피부가 따끔따끔한 느낌이나 타는 듯한 느낌이 있을 수 있으며, 그 밖에 두통·구역·졸음 등이 나타날 수 있습니다.

Chlorhexidine의 경우 치아나 구강 표면에 착색이 될 수 있고 치은 연상 치석의 형성이 증가될 수 있습니다. 또한 미각의 변화도 올 수 있습니다. 구역, 불쾌감, 식은 땀, 어지러움, 호흡곤란, 발작 등이 나타날 경우에는 즉시 투여를 중지해야 합니다.

두 약물을 임부와 수유부가 사용할 수 있을까요?

두 약물은 모두 임부나 수유부에 대한 임상자료가 충분치 않아 안전성과 유효성을 확보할 수 없으므로 사용하지 않는 것이 좋습니다.

> **이것만은 꼭 기억하세요!**
>
> - Benzydamine은 염증 완화의 목적으로 사용하며, chlorhexidine은 살균 소독이 목적입니다.
> - Benzydamine은 NSAIDs의 일종으로 프로스타글란딘(PG)및 사이토카인의 생성을 억제하여 진통, 소염효과를 나타낼 뿐 아니라 국소 마취 작용이 있습니다. Aspirin이나 다른 NSAIDs에 천식, 두드러기 및 알레르기 반응이 있는 환자는 사용하지 않아야 합니다.
> - Chlorhexidine은 항균작용을 가지는 약물로 치아 표면, 보철물, 구강 내 착색의 우려가 있습니다.

참고문헌

1. 약학정보원 [internet] Korean Pharmaceutical Information Center. Available from: www.health.kr.
2. 의약품안전나라 [database on the Internet]. 식품의약품안전처. Available from: https://nedrug.mfds.go.kr.
3. 서울아산병원건강정보 [cited 2021 Feb] Available from: http://www.amc.seoul.kr/asan/healthinfo/disease/diseaseDetail.do?contentId=32291.
4. Brian K. Alldredge, Robin L. Corelli, Michael E. Ernst et al. Koda-Kimble and Young's applied therapeutics: the clinical use of drugs. 10th ed. Philadelphia: Lippincott Williams & Wilkins; 2012.
5. Drugs.com [database on the Internet]. Available from: https://www.drugs.com.
6. Lexi-drugs online [database on the Internet]. Lexicomp Inc. Available from: http://online.lexi.com.
7. MICROMEDEX DRUGDEX [database on the Internet]. IBM Corporation. Available from: www.micromedexsolutions.com.
8. Krinsky, Daniel & Ferreri, Stefanie & Hemstreet, Brian & Hume, Anne & Newton, Gail & Rollins, Carol & Tietze, Karen. (2017). 19th Edition, Handbook of Nonprescription Drugs: An Interactive Approach to Self-Care.

예방접종 Vaccination

김예지

예방 접종 정의

병원체에 대한 적응 면역성을 발달시킬 목적으로, 독력이 약화된 균이나 죽은 균 또는 독소 즉 항원을 인체를 비롯한 숙주 안에 주입하여 개인의 면역계를 자극하는 질병 예방을 위한 접종 특히 모든 COPD 환자에게 인플루엔자 백신 접종을 권장하고, 65세 이상의 모든 COPD 환자에게 폐렴구균 백신 접종 권장

예방 접종의 종류

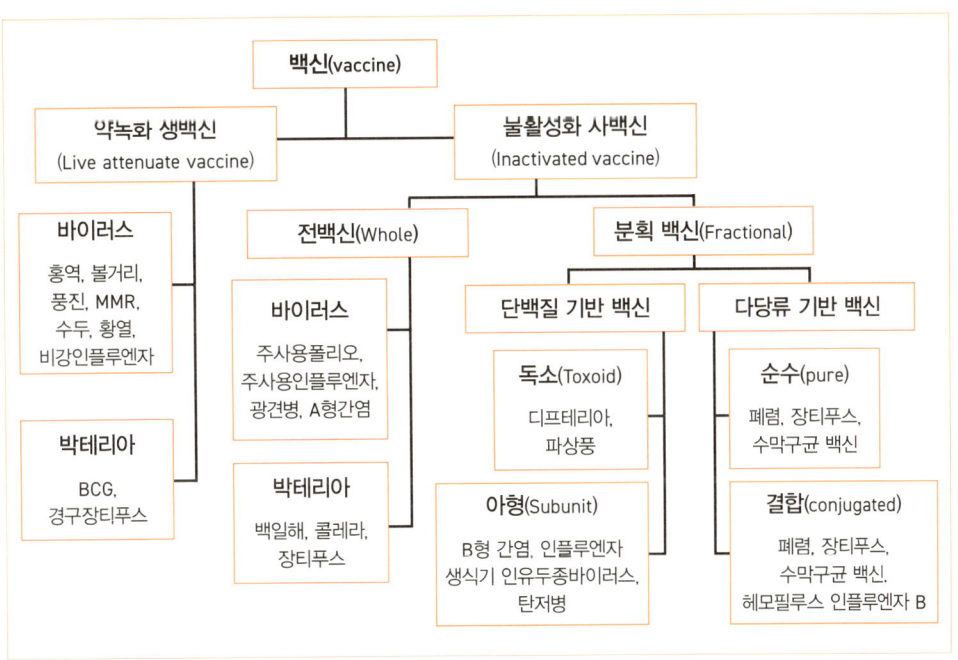

그림 16-1 백신의 종류

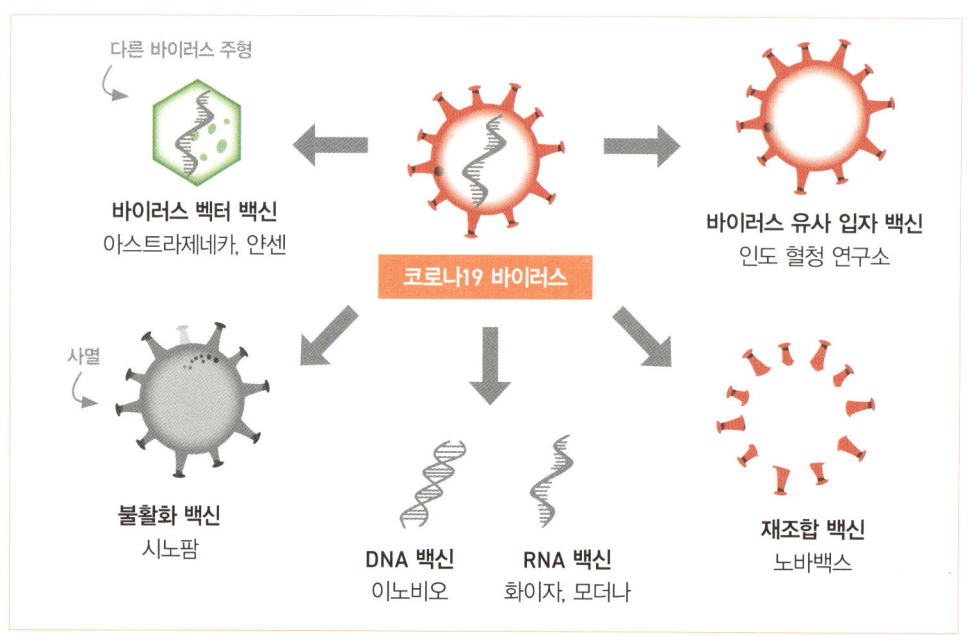

그림 16-2 **코로나 백신의 종류**(식품 의약품 안전처)

성인 예방 접종 일정표(질병관리청)

대상감염병	백신 종류	만 19~29세	만 30~39세	만 40~49세	만 50~59세	만 60~64세	만 65세 이상
인플루엔자	Flu	위험군에 대해 매년 1회			매년 1회		
파상풍/디프테리아/백일해	Tdap/Td	Tdap으로 1회 접종, 이후 매 10년 마다 Td 1회					
폐렴구균	PPSV23	위험군에 대해 1회 또는 2회					1회
	PCV13	위험군 중 면역저하자, 무비증, 뇌척수액누출, 인공와우 이식 환자에 대해 1회					
A형간염	HepA	2회		항체검사 후 2회	위험군에 대해 항체검사 후 2회 접종		
B형간염	HepB	위험군 또는 3회 접종/감염력이 없을 경우 항체 검사 후 3회 접종					
수두	Var	위험군 또는 접종력/감염력이 없을 경우 항체검사 후 2회 접종					
홍역/유행성이하선염/풍진	MMR	위험군 또는 접종력/감염력이 없을 경우 1회 또는 2회 접종 ; 가임 여성은 풍진 항체 검사 후 접종					
사람유두종바이러스 감염증	HPV	만 25~26세 이하 여성 총 3회					
대상포진	HZV					1회	
수막구균	MCV4	위험군에 대해 1회 또는 2회					
B형 헤모필루스 인플루엔자	Hib	위험군에 대해 1회 또는 2회					

- 연령 권장: 면역의 증거가 없는(과거 감염력이 없고 예방접종력이 없거나 불확실) 대상 연령의 성인에게 권장됨
  ※ 연령권장의 경우에도 해당 질병의 위험군에게는 접종을 더욱 권장함
- 위험군 권장: 특정 기저질환, 상황 등에 따라 해당 질병의 위험군에게 권장
- 국가예방접종사업으로 무료접종

질환 및 상황에 따른 성인 예방접종(질병관리청)

구분	당뇨병	만성 심혈관 질환	만성 폐질환	만성 신질환	만성 간질환	항암 치료 중인 고형암	이식 이외 면역 억제제 사용	장기 이식	조혈 모세포 이식	무비증	HIV 감염 CD4 <200/μℓ	HIV 감염 CD4 ≥200/μℓ	임신부
인플루엔자 (Flu)													
폐렴구균 (PPSV)													가)
폐렴구균 (PCV)													
파상풍/ 디프테리아 (백일해) (Tdap/Td)								Tdap	Tdap				나)
A형간염 (HepA)								다)					
B형간염 (HepB)													
수두 (Var)						금기	금기	금기	라)		금기	금기	금기
홍역/유행성 이하선염/ 풍진(MMR)						금기	금기	금기	라)		금기	금기	금기
대상포진 (HZV)						금기	금기	금기	금기		금기	금기	금기
수막구균 (MCV4)													
b형헤모필루스 인플루엔자(Hib)													
폴리오(IPV)													

가) 폐렴구균 위험군의 경우 가능한 임신 전 접종을 권고하나 임신 중 폐렴구균 감염예방백신이 필요시 PPSV23으로 접종 가능
나) 임신 전 접종력이 없는 경우, 임신 중 27~36주 사이 접종, 임신 중 접종하지 못한 경우 분만 후 신속하게 접종
다) 간이식 환자에서는 A형간염 접종이 필요
라) 이식한 지 24개월을 초과하였고, 이식편대숙주반응이 없는 경우에 접종을 고려할 수 있음

- 질환(상황)에 따라 접종 필요성이 강조
- 다른 권고기준(연령, 위험인자 등)에 해당할 경우 접종
- 금기
- 고려할 필요 없음

호흡기 관련 예방 접종

인플루엔자(Influenza)

3가 백신: 불활성화 백신(플루코박스PF주)

약독화 생백신(플루미스트인트라나잘스프레이)

4가 백신: 불활성화백신(백시플루 4가주사액프리필드시린지)

폐렴(Pneumonia)

PCV 10(신플로릭스)

PCV 13(프리베나13주)

PPSV 23(프로디악스-23프리필드시린지)

디프테리아, 백일해, 파상풍(Diphtheria, Pertussis, Tetanus)

Td(디티부스터에스에스아이주)

Tdap(아다셀주)

IPV(테트락심)

DTaP-IPV/Hib(펜탁심)

디프테리아, 파상풍, 백일해 백신 DTaP vs. Tdap/Td

김형은

	DTaP	Tdap/Td	
		Tdap	Td
효능효과	생후 2개월부터 만 7세 미만까지의 영아 및 어린이에서 디프테리아, 파상풍, 백일해의 예방	만 10세 이상의 청소년 및 성인에서 디프테리아, 파상풍, 백일해의 예방	만 7세 이상의 디프테리아, 파상풍의 예방
접종 대상 및 일정	영유아 대상 표준 예방접종 일정에 따름(기초접종 및 추가접종)	추가접종: 영유아 대상 표준 예방접종 일정에 따름 영유아 시기의 기초접종에 대한 명확한 기억이 없거나, 면역접종을 하지 않은 경우 상처 발생 시 파상풍 예방접종 – 과거 면역접종 이력에 따라 접종	
상품명	보령디티에이피백신주 인판릭스주 정제디티피코박스	부스트릭스프리필드시린지 아다셀주	디티부스터에스에스아이주 에스케이티디백신주 티디퓨어주

DTaP와 Tdap/Td는 어떠한 질환을 예방하는데 사용됩니까?

DTaP, Tdap는 디프테리아, 파상풍, 백일해 예방을 위해 접종하는 백신이고, Td는 디프테리아, 파상풍 예방을 위해 접종하는 백신입니다.

DTaP와 Tdap/Td에 포함되어 있는 백신 특성은 무엇입니까?

디프테리아, 파상풍, 백일해 백신은 각각의 단독제제는 현재 생산되지 않으며 혼합백신으로 생산되고 있습니다. 혼합백신 안에 포함된 디프테리아와 파상풍의 경우 능동면역을

> **여기서 잠깐!** "디프테리아, 파상풍, 백일해에 대해 알아봅시다."
>
> 디프테리아는 디프테리아균(*Corynebacterium Diphtheriae*)에 의해서 발생하는 급성, 호흡기 전염병으로서 신체 접촉이나 호흡기를 통해 사람에서 사람으로 전파됩니다. 가장 흔한 발생 부위는 인후와 편도이며, 초기에는 피로, 인두통, 식욕감퇴, 미열의 증상을 보이고, 가장 흔한 합병증은 심근염과 신경염이며 치명적일 수 있습니다. 현재 국내에서는 예방접종으로 1987년 이후 환자가 발생하고 있지 않고 열대지방에서 상대적으로 발생률이 높습니다.
>
> 파상품은 파상풍균(*Clostridium tetani*)의 독소에 의해 유발되는 급성질환으로 골격근의 경직과 근육수축이 발생하는 질병입니다. 파상풍균은 토양 등의 환경에 존재하며 오염된 상처를 통해 사람 몸속으로 유입되어 전파됩니다. 일반적으로 3~21일 이내에 증상이 발생하고, 상처가 심할수록 잠복기가 짧아집니다. 80% 이상이 전신성 증상을 보이고, 저작근 수축으로 인한 아관긴급(개구운동이 제한되어 입을 충분히 벌리지 못하는 상태), 후궁반장(온몸에 걸친 근육의 긴장 발작으로 팔다리를 뻣뻣하게 뻗고 활처럼 젖히는 상태) 등의 증상을 보입니다.
>
> 백일해는 백일해균(*Bordetella pertussis*)에 의한 호흡기 감염 질환이며, 기침이나 재채기 등에 의한 호흡기 전파가 주된 경로로 사람에서 사람으로 전파됩니다. 감염 초기에는 콧물, 재채기, 미열, 경미한 기침 등의 감기와 비슷한 증상이 발생하며 기침이 점진적으로 심해져서 1~2주가 경과하면 매우 심한 기침발작이 2~3주간 더 지속되다가 기침발작의 빈도나 정도가 줄어들면서 점진적으로 회복기로 접어듭니다. 신생아의 경우 심한 발작적인 기침으로 사망률이 높습니다. 여름과 가을에 증가하는 경향을 보이며 전염성이 매우 높아 가족 내 2차 발병률이 80%에 이릅니다.
>
> 디프테리아, 파상풍, 백일해 예방은 DTap, Tdap 예방접종을 통해 예방할 수 있는데, 현재 우리나라에서는 국가 필수 예방접종 프로그램으로 모든 영유아를 대상으로 접종을 실시하고 있습니다.

일으키는 톡소이드가 들어 있는데, 이는 각각의 톡신에 소량의 포르말린 처리를 하여 독성은 완전히 제거되고 면역원성은 유지하는 톡소이드를 사용합니다. 백일해의 경우에는 1940년대 중반부터 사용되었던 전세포 백일해 백신(whole-cell pertussis vaccine, wP)이 전신 및 중추신경계 이상반응으로 안전성에 문제가 있었습니다. 그래서 이후 1970년대 말에 백일해의 병원성 항원인 PT(pertussis toxin)와 FHA(filamentous haemagglutinin)를 이용한 개량 정제 백일해 백신(acellular, purified pertussis vaccine, aP)이 개발되어, 이상반응이 적고 예방효과도 입증되어 사용하고 있습니다. 현재는 더 여러 종류의 개량 정제 백일해 백신이 개발되어 PT, FHA 및 pertactin(PRN) 항원을 포함하거나, fimbrae(FIM) 항원을 추가한 백신도 있습니다. Tdap/Td 혼합백신에는 디프테리아 톡소이드 용량이 Td, Tdap보다 DTaP에 더 많이 포함되어 있고 파상풍 톡소이드는 모두 동일한 양이 들어 있습니다 (표 16-2).

표 16-2 **각 혼합백신의 항원 함량**

	DTaP	Tdap	Td
디프테리아 톡소이드 함량 (단위: Lf)	10~25	2	2
파상풍 톡소이드 함량 (단위: Lf)	5~10	5	5
백일해 항원 함량 (단위: μg) – 백신마다 포함된 항원 종류는 다름	PT: 10~25 FHA: 5~25 PRN: 3~8 FIM: 5	PT: 2.5~8 FHA: 5~8 PRN: 2.5~3 FIM: 5	–

* 1Lf는 표준 디프테리아 항독소 1unit을 중화(응집)시키는 데 필요한 톡소이드 양

DTaP와 Tdap/Td의 접종 일정은 어떻게 되나요?

DTaP/Tdap/Td 표준예방접종 일정은 〈표 16-3〉과 같습니다.

기초접종의 접종 간격이 벌어진 경우 처음부터 다시 접종하지 않으며 정한 횟수(3회)만 접종합니다. 접종이 지연되어 3차 접종이 4차 접종시기 또는 4세 이전에 시행된 경우에는 4차 접종은 최소 접종 간격인 6개월 이후에 실시하고, 5차 접종 역시 최소 접종 간격인 4차 접종 6개월 이후에 실시하여 5회 접종을 완료합니다. 단 4차 접종이 만 4세 이후에 실시되

표 16-3 **DTaP/Tdap/Td 표준예방접종 일정**

구분		표준접종시기	다음 접종 최소 간격	백신
기초 접종	1차	생후 2개월	4주	DTaP
	2차	생후 4개월	4주	DTaP
	3차	생후 6개월	6개월	DTaP
추가 접종	4차	생후 15~18개월	6개월	DTaP
	5차	만 4~6세	–	DTaP
	6차	만 11~12세	–	Tdap 또는 Td*
	7차 이후	매 10년마다	5년	Tdap 또는 Td*

* 11세 이후 접종 중 최소 한 번은 Tdap으로 접종하며, 가능한 한 11~12세에 Tdap으로 접종함.

었으면 5차 접종은 생략합니다.

만 7세까지 DTaP 접종을 한 번도 받지 않은 경우에는 Td를 4~8주 간격으로 2회 접종하고, 2차 접종 후 6~12개월 이후에 3차 접종을 실시합니다. 단 이 중 한 번은 Tdap으로 접종하되, 가능하면 첫 접종을 Tdap으로 접종합니다.

성인의 경우 매 10년마다 1회 접종이 필요하며, 이 중 한 번은 Td 대신 Tdap을 접종합니다. DTaP 또는 Td 접종을 한 번도 받지 않았거나 1958년(국내 DTP 도입 시기) 이전 출생자의 경우에는 Td를 4~8주 간격으로 2회 접종하고 2차 접종 후 6~12개월 이후에 3차 접종을 실시합니다. 단 이 중 한 번은 Tdap으로 접종하되, 가능하면 첫 접종을 Tdap으로 접종합니다.

대표적인 이상반응은 무엇이 있을까요?

과거에 DTaP, Tdap, Td 백신 접종 후 아나필락시스와 같은 심한 알레르기 반응이 있었던 경우에는 더 이상 접종을 하지 않아야 합니다. 그리고 중등도 또는 심한 전신 급성질환이 있는 경우 회복될 때까지 접종을 연기하여야 합니다.

모든 주사용 백신과 마찬가지로 통증, 발적 등의 국소 이상반응이 발생할 수 있습니다. 그러나 대부분의 국소반응은 저절로 회복되고, 치료를 필요로 하는 경우는 매우 드뭅니다.

기존의 신경계 질환을 가지고 있거나 잠재적 혹은 신경계 질환의 가능성이 있는 영유아는 DTaP 접종 시 주의가 필요합니다.

이것만은 꼭 기억하세요!

- DTaP, Tdap/Td는 디프테리아, 파상풍, 백일해 예방을 위해 접종하는 백신입니다(Td는 디프테리아, 파상풍만 예방).
- DTaP은 생후 2개월부터 만 7세 미만까지의 영아 및 어린이에서 디프테리아, 파상풍, 백일해의 예방에 사용되고, Tdap/Td은 영유아 대상 표준 예방접종 일정에 따른 추가접종 또는 영유아 시기의 기초접종에 대한 명확한 기억이 없거나, 면역 접종을 하지 않은 경우 사용됩니다.
- 11세 이후 접종 중 최소 한 번은 Tdap으로 접종하며, 가능한 만 11~12세에 Tdap로 접종합니다.

폐렴구균백신 13가 PCV13 폐렴구균백신 23가 PPSV23

정연주

	PCV13 (프리베나13주)	PPSV23 (프로디악스-23)
효능효과	폐렴구균백신	폐렴구균백신
작용기전	B세포, T세포 동시 면역 형성	B세포 면역 형성
특징	단백결합 백신	다당 백신
혈청형	13가지 (폐렴구균혈청형1, 3, 4, 5, 6A, 6B, 7F, 9V, 14, 18C, 19A, 19F, 23F)	23가지 (폐렴구균혈청형1, 2, 3, 4, 5, 6B, 7F, 8, 9N, 9V, 10A, 11A, 12F, 14, 15B, 17F, 18C, 19A, 19F, 20, 22F, 23F, 33F)
접종대상	생후 6주 이상	2세 이상
투여방법	근육주사	피하주사 또는 근육주사

* 13가 단백결합 백신: 13-valent pneumococcal conjugate vaccine(PCV13)
   23가 다당 백신: 23-valent pneumococcal polysaccharide vaccine(PPSV23)

두 약물은 어떤 질환에 사용됩니까?

두 약물은 폐렴구균으로 인하여 생기는 폐렴을 예방하는 백신입니다.

PCV13은 13가지(폐렴구균혈청형 1, 3, 4, 5, 6A, 6B, 7F, 9V, 14, 18C, 19A, 19F, 23F)에 대해 예방효과가 있어 침습성 폐렴구균질환의 60%가량 예방할 수 있으며, PPSV23은 23가지 (폐렴구균혈청형 1, 2, 3, 4, 5, 6B, 7F, 8, 9N, 9V, 10A, 11A, 12F, 14, 15B, 17F, 18C, 19A, 19F, 20, 22F, 23F, 33F)에 대한 예방효과가 있어 침습성 폐렴구균질환 원인의 85~90%를 차지하는 혈청형을 예방할 수 있다고 합니다.

PCV13은 연령에 따라 적응증이 있는 질환이 다릅니다.

생후 6주 ~ 만 17세
- 침습성 질환 예방
- 급성 중이염 예방
- 폐렴 예방

18세 이상 성인
- 18세 이상: 폐렴 예방
- 18세 이상: 침습성 질환 예방

반면 PPSV23은 50세 이상인 사람(단, 국내 지침의 접종 권고연령은 65세 이상임)과 폐렴구균 질환의 고위험군인 2세 이상의 사람에게 적응증이 있습니다.

두 약물은 작용기전이 어떻게 다른가요?

폐렴구균 백신은 크게 단백결합 백신과 다당 백신으로 2가지로 나뉩니다.

단백결합 백신인 PCV13은 T 세포에 의한 면역반응을 유도하여 B 세포를 성숙시켜 항체와 memory cell을 생성합니다.

다당 백신인 PPSV23은 23가지 형태의 폐렴구균의 협막다당(polysaccharide capsule)을 함유하며, 이 협막다당이 특이적인 항체 생성을 자극합니다.

두 약물의 접종시기를 알아볼까요?

영아기 접종의 경우 PCV13을 생후 2, 4, 6개월에 3회 접종하며, 12~15개월에 1회 추가 접종합니다. 생후 7개월 이후에 접종을 시작할 경우 시작 연령에 따라 1~3회 접종합니다. 고위험군 환자의 경우 PCV13을 우선 접종하고 2세가 되면 이전 접종으로부터 최소 8주 경과 후 PPSV23으로 추가 접종합니다.

두 약물의 용법용량을 비교해 볼까요?

PCV13은 1회에 0.5mL 근육주사합니다. 피하 투여해서는 안 됩니다. 영아의 경우 대퇴부 외측면에, 소아 및 성인의 경우 상완 삼각근 부위에 투여하는 것이 바람직합니다. 둔부, 신경, 혈관에 투여되지 않도록 주의합니다.

PPSV23은 0.5mL를 피하주사 또는 근육주사합니다.

두 약물의 금기사항과 주의사항을 알아볼까요?

백신 함유 성분이나 이전 접종 후에 심각한 알러지 반응이 있었던 사람에게는 금기입니다. 중등도 이상의 급성 질환을 앓는 사람은 회복될 때까지 접종을 하지 말아야 합니다. 그러나 감기와 같은 경질환의 경우 금기사항은 아닙니다.

두 약물의 이상반응은 무엇인가요?

두 약물의 투여 후 가장 흔한 이상반응은 국소반응입니다.
PPSV23을 접종받은 사람의 30~50%에서 접종부위의 통증, 부어오름, 발적이 있었지만 증상의 지속기간은 보통 48시간 이내입니다. 국소반응은 첫 번째 접종보다는 두 번째 접종 후에 더 흔한 것으로 보고되었습니다. 중등도의 전신반응(발열과 근육통)은 접종받은 사람의 1% 미만으로 흔하지 않으며, 심한 전신반응은 드물게 나타날 수 있습니다.
PCV13은 흔한 이상반응으로 국소반응 이외에 식욕부진, 수면장애, 두통 등이 있습니다. 심각한 이상반응으로는 소아에게 위장염, 발작, 영아돌연사증후군 등이 매우 드물게 나타날 수 있습니다.

다른 백신과 동시 접종할 수 있나요?

인플루엔자 백신이나 다른 백신과 동시에 접종해도 되고, 접종 전이나 후에 접종해도 됩니

표 16-4 **국내 사용 중인 폐렴구균 백신**

구분	특징	제품명	혈청형	제조사
단백결합백신	10가	신플로릭스	Protein D 결합 혈청형: 1, 2, 5, 6B, 7F, 9V, 14, 23F 파상풍 톡소이드 결합 혈청형: 18C 디프테리아 결합 혈청형: 19F	GSK
	13가	프리베나13주	13가지 혈청형 다당: 1, 3, 4, 5, 6A, 6B, 7F, 9V, 14, 18C, 19A, 19F, 23F 디프테리아 CRM197단백결합	Pfizer
다당백신	23가	프로디악스-23	23가지 혈청형 다당: 1, 2, 3, 4, 5, 6B, 7F, 8, 9N, 9V, 10A, 11A, 12F, 14, 15B, 17F, 18C, 19A, 19F, 20, 22F, 23F, 33F	MSD
	23가	뉴모-23폐렴구균 백신주사		Sanofi

다. 불활성화 백신 간에 또는 불활성화 백신과 생백신 접종 사이에는 간격을 두지 않아도 됩니다.

> **이것만은 꼭 기억하세요!**
>
> - PCV13은 폐렴구균혈청형을 13가지 함유한 단백결합 백신이고 PPSV23은 23가지를 함유한 다당 백신입니다.
> - PCV13은 생후 6주 이상, PPSV23은 2세 이상에 투여할 수 있습니다.
> - PPSV23은 65세 이상 노인이나 폐렴구균 질환의 고위험군의 폐렴 예방을 위해 권장됩니다.
> - 두 약물은 근육주사할 수도 있고, PCV13은 피하주사해서는 안 되지만 PPSV23은 피하주사도 가능합니다.

참고문헌

1. 드럭인포: http://www.druginfo.co.kr
2. 약학정보원 [internet] Korean Pharmaceutical Information Center. Available from: www.health.kr
3. 의약품안전나라 [database on the Internet]. 식품의약품안전처. Available from: https://nedrug.mfds.go.kr.
4. 질병관리본부 예방접종 대상 감염병의 역학과 관리(제5판)
5. 질병관리본부 예방접종전문위원회 성인분과위원회 폐렴구균 성인예방접종가이드
6. 질병관리본부 표준예방접종일정표
7. CDC. Vaccines and Preventable Diseases. Available from: https://www.cdc.gov/vaccines/vpd/index.html
8. Choi WS et al. Revised Adult Immunization Guideline Recommended by the Korean Society of Infectious Diseases, 2014. Infect Chemother. 47: 1 (2015): 68-79
9. Liang JL, Tiwari T, Moro P, et al. "Prevention of Pertussis, Tetanus, and Diphtheria with Vaccines in the United States: Recommendations of the Advisory Committee on Immunization Practices (ACIP)". MMWR Recomm Rep RR-2 (2018): 1-44.
10. MICROMEDEX DRUGDEX [database on the Internet]. IBM Corporation. Available from: www.micromedexsolutions.com.

찾아보기

성분명

[ㄱ]

가바펜틴 63
게피티니브 370
글리코피롤레이트 497

[ㄴ]

나프록센 17, 21
날록손 50
날트렉손 50
닐로티닙 387

[ㄷ]

단트롤렌 90
데노수맙 115
델라마니드 296
도네페질 255
도르졸라미드 406
도베실산칼슘 427
독세핀 201
독시사이클린 304
독실아민 188
둘록세틴 54, 58, 140
디아제팜 154
디쿠아포솔 421
디펜히드라민 188
디프테리아, 파상풍, 백일해 백신 524

[ㄹ]

라니비주맙 432
라록시펜 111, 103
라모트리진 238
라코사미드 248
라타노프로스트 402
레보도파/카르비도파 263

레보플록사신 310
레트로졸 366
레플루노미드 80
로라제팜 168
로피니롤 263
리마프로스트 69
리바비린 492
리스페리돈 176
리팜피신 291

[ㅁ]

메만틴 255
메트로니다졸 300, 304, 333
메틸페니데이트 216
메플로퀸 353
멜라토닌 197, 201, 206
모르핀 30
미녹시딜 502
밀나시프란 58

[ㅂ]

바리시티닙 85
바제독시펜 107
바클로펜 90
반코마이신 300
발프로산나트륨 238
베다퀼린 296
베탁솔롤 399
벤라팍신 163
벤지다민 514
보티옥세틴 145
부스피론 172
부프레노르핀 45
부프로피온 172
브리모니딘 406
빌베리건조엑스 427

성분명

[ㅅ]

사이클로스포린 417
설트랄린 149
세레콕시브 21
세프라딘 286
셀레길린 268
소라페닙 383
수니티닙 383
시클로피록스 343, 483

[ㅇ]

아고멜라틴 206
아다팔렌 472
아만타딘 272
아모롤핀 488
아목시실린 286
아미트리프틸린 136
아세타졸아미드 410
아세트아미노펜 26
아시클로버 322, 492
아시트레틴 477
아토목세틴 216
알렌드로네이트 103
알로푸리놀 97
알리트레티노인 465
알벤다졸 349
알프라졸람 154, 159
암브록솔 510
애플리버셉트 432
에스시탈로프람 163
에스조피클론 192
에스트로겐/바제독시펜 111
에피나코나졸 343, 488
엔타카폰 268
엘로티닙 370, 375
염화알루미늄수화물 497
오셀타미비르 318, 326
오시머티닙 375

옥스카르바제핀 243
옥시코돈 35, 40
올란자핀 182
올로파타딘 440
요오드화나트륨/요오드화칼륨 436
이매티닙 387
이반드로네이트 107, 118
이부프로펜 17
이소니아지드 291
이소트레티노인 477
이트라코나졸 338

[ㅈ]

자나미비르 326
졸레드론산 118
졸피뎀 192, 197, 210

[ㅋ]

카르바마제핀 243
카르복시메틸셀룰로오스 421
케토코나졸 457, 461
케토티펜 440
쿠에티아핀 176
클래리트로마이신 310
클로나제팜 168
클로르헥시딘 514
클로미프라민 149
클로베타솔 461
클로자핀 182
클로트리마졸 333

[ㅌ]

타목시펜 366
타크로리무스 452
타펜타돌 35

성분명

타플루프로스트 399
테르비나핀 338, 483
테리파라타이드 115
토르세미드 410
토파시티닙 80, 85
토피라메이트 231
토피소팜 159
트라마돌 26
트라조돈 136
트레티노인 472
트리아졸람 210
티몰롤 402

히알루론산 417

[ㅍ]

파록세틴 145
팜시클로비르 322
페라미비르 318
페람파넬 248
페북소스타트 97
펜타닐 40, 45
폐렴구균백신 13가 528
폐렴구균백신 23가 528
프라미펙솔 272
프레가발린 54, 63, 69
프레드니카르베이트 452
프로프라놀롤 231
플루르비프로펜 510
플루벤다졸 349
플루옥세틴 140
피나스테리드 502
피레녹신 436
피리티온아연 457

[ㅎ]

히드로모르폰 30
히드로코르티손 465
히드록시클로로퀸 353

성분명

[A]

Acetaminophen 26
Acetazolamide 410
Acitretin 477
Acyclovir 322, 492
Adapalene 472
Aflibercept 432
Agomelatine 206
Albendazole 349
Alendronate 103
Alitretinoin 465
Allopurinol 97
Alprazolam 154, 159
Aluminium chloride hexahydrate 497
Amantadine 272
Ambroxol 510
Amitriptyline 136
Amorolfine 488
Amoxicillin 286
Atomoxetine 216

[B]

Baclofen 90
Baricitinib 85
Bazedoxifene 107
Bedaquiline 296
Benzydamine 514
Betaxolol 399
Bilberry fruit dried ext. 427
Brimonidine 406
Buprenorphine 45
Bupropion 172
Buspirone 172

[C]

Carbamazepine 243
Carboxymethylcellulose, CMC 421
Celecoxib 21
Cephradine 286
Chlorhexidine 514
Ciclopirox 343, 483
Clarithromycin 310
Clobetasol 461
Clomipramine 149
Clonazepam 168
Clotrimazole 333
Clozapine 182
Conjugated estrogen/bazedoxifene 111
Cyclosporine 417

[D]

Dantrolene 90
Delamanid 296
Denosumab 115
Diazepam 154
Diphenhydramine 188
Diquafosol 421
Dobesilate Calcium 427
Donepezil 255
Dorzolamide 406
Doxepin 201
Doxycycline 304
Doxylamine 188
DTaP 524
Duloxetine 54, 58, 140

[E]

Efinaconazole 343, 488
Entacapone 268
Erlotinib 370, 375
Escitalopram 163
Eszopiclone 192

성분명

[F]

Famciclovir 322
Febuxostat 97
Fentanyl 40, 45
Finasteride 502
Flubenazole 349
Fluoxetine 140
Flurbiprofen 510

[G]

Gabapentin 63
Gefitinib 370
Glycopyrrolate 497

[H]

Hyaluronic acid 417
Hydrocortisone 465
Hydromorphone HCl 30
Hydroxychloroquine 353

[I]

Ibandronate 107, 118
Ibuprofen 17
Imatinib 387
Isoniazid 291
Isotretinoin 477
Itraconazole 338

[K]

Ketoconazole 457, 461
Ketotifen 440

[L]

Lacosamide 248
Lamotrigine 238
Latanoprost 402
Leflunomide 80
Letrozole 366
Levodopa/Carbidopa 263
Levofloxacin 310
Limaprost 69
Lorazepam 168

[M]

Mefloquine 353
Melatonin 197, 201, 206
Memantine 255
Methylphenidate 216
Metronidazole 300, 304, 333
Milnacipran 58
Minoxidil 502
Morphine sulfate 30

[N]

Naloxone HCl 50
Naltrexone HCl 50
Naproxen 17, 21
Nilotinib 387

[O]

Olanzapine 182
Olopatadine 440
Oseltamivir 318, 326
Osimertinib 375
Oxcabazepine 243
Oxycodone 35, 40

성분명

[P]

Paroxetine 145
PCV13 528
Peramivir 318
Perampanel 248
Pirenoxine 436
Potassium iodide/sodium iodide 436
PPSV23 528
Pramipexole 272
Prednicarbate 452
Pregabalin 54, 63, 69
Propranolol 231

[Q]

Quetiapine 176

[R]

Raloxifene 103, 111
Ranibizumab 432
Ribavirin 492
Rifampicin 291
Risperidone 176
Ropinirole 263

[S]

Selegiline 268
Sertraline 149
Sodium valproate 238
Sorafenib 383
Sunitinib 383

[T]

Tacrolimus 452
Tafluprost 399
Tamoxifen 366
Tapentadol 35
Tdap/Td 524
Tdap/Td - Tdap, Td 524
Terbinafine 338, 483
Teriparatide 115
Timolol 402
Tofacitinib 80, 85
Tofisopam 159
Topiramate 231
Torasemide 410
Tramadol 26
Trazodone 136
Tretinoin 472
Triazolam 210

[V]

Vancomycin 300
Venlafaxine 163
Vortioxetine 145

[Z]

Zanamivir 326
Zinc pyrithione 457
Zoledronic acid 118
Zolpidem 192, 197, 210

제품명

[ㄱ]

가리유니점안액 436
곰실린캡슐 286
그란닥신정 159
그로민캡슐 149
글리벡필름코팅정 387

[ㄴ]

낙센에프정 21
네오티가손캡슐 477
넥사바정 383
노스판패취 45
놀바덱스정, 놀바덱스디정 366
눈앤점안액 421
뉴론틴캡슐 63
뉴신타서방정 35
니조랄액 457, 461

[ㄷ]

대웅졸레드론산주사액 118
더마톱연고0.25% 452
더모베이트액 461
데파킨크로노정 238
덴티스타캡슐 304
델비타정 296
독시움정 427
듀로제식디트랜스패취 45
듀아비브정 111
드리클로액 497
디쿠아스점안액 421
디페린겔, 크림 472

[ㄹ]

라렌자로타디스크 326

라리암정 353
라미실정 338
라미실크림1% 483
라믹탈정 238
라큐아점안액 417
레비아정 50
레스타시스점안액 417
렉사프로정 163
로세릴네일라카 488
로아큐탄연질캡슐 477
로푸록스네일라카 343, 483
루센티스주 432
리리카캡슐 54, 63, 69
리보트릴정 168
리스페달정 176
리퀸정 263
리포덱스정 291

[ㅁ]

마오비정 268
마이녹실액 502
메가세프캡슐 286
뮤코안진트로키 510
미라펙스정 272

[ㅂ]

바리움정 154
바이라미드크림 492
바클란정 90
반코진캡슐 300
베톱틱점안액 399
보령부스파정 172
본비바정 107
본비바주 118
부광날록손염산염주 50
부루펜정 17
브린텔릭스정 145

제품명

비비안트정   107
빔스크정   248

[ㅅ]

사일레노정   201
서카딘서방정   197, 201, 206
서튜러정   296
수텐캡슐   383
스웨트롤패드액   497
스트라테라캡슐   216
스트렙실트로키   510
스티바에이크림   472
스틸녹스정   192, 210
스틸녹스CR정   192, 197
스포라녹스캡슐   338
시네메트정   263
심발타캡슐   54, 58, 140
쎄레브렉스캡슐   21
쎄로퀠정   176

[ㅇ]

아고틴정   206
아나프록스정   17
아노렉스캡슐25mg   90
아라바정   80
아리셉트정   255
아세타졸정   410
아이알코돈정   40
아일리아주사   432
아졸정   188
아치온현탁액   457
아티반정   168
알리톡연질캡슐   465
알파간피점안액   406
액틱구강정   40
에비스타정   103, 111
에빅사정   255

에트라빌정   136
엠에스알서방정   30
오팔몬정   69
옥시콘틴서방정   35
옥시크로린정   353
올루미언트정   85
웰부트린서방정   172
유니텐점안액   440
유한짓정   291
이레사정   370
이팩사엑스알서방캡슐   163
익셀캡슐   58
인데놀정   231

[ㅈ]

자낙스정   154, 159
자이로릭정   97
자이프렉사정   182
잘라탄점안액   402
저니스타서방정   30
젠텔정400밀리그람   349
젤잔즈정   80, 85
젤콤정   349
조비락스정   322
조비락스크림   492
조피스타정   192
졸로푸트정   149
주블리아외용액   343, 488

[ㅋ]

카네스텐1질정   333
콤탄정   268
쿨드림연질캡슐   188
큐레틴정   427
큐아렌점안액   436
크라비트정   310
클래리시드필름코팅정   310

제품명

클로자릴정 182

[ㅌ]

타그리소정 375
타미플루캡슐 326
타미플루캡슐, 현탁용분말 318
타시그나캡슐 387
타쎄바정 370, 375
타이레놀정 26
타플로탄점안액 399
탄툼액 514
테그레톨정 243
토렘정 410
토파맥스정·스프링클캡슐 231
트루솝점안액 406
트리돌캡슐 26
트리렙탈필름코팅정 243
트리티코정 136
티모프틱점안액 402

[ㅍ]

파이콤파정 248
파타놀점안액0.1% 440
팍실CR정 145
팜비어정 322
페니드정 216
페라미플루주 318
페마라정 366
페브릭정 97
포사맥스정 103
포스테오주 115
푸로작캡슐·확산정 140
프로디악스-23 528
프로토픽연고0.03% 452
프로페시아정 502
프롤리아프리필드시린지 115
프리베나13주 528

[ㅍ]

피케이멜즈정 272

[ㅎ]

하이드코트크림 465
할시온정 210
헥사메딘액 514
후라시닐정 300, 304, 333

집필진		
	정경혜	중앙대학교 약학대학 부교수	약학박사, 미국 약사	미국 약물치료 전문약사(Board Certified Pharmacotherapy Specialists, BCPS)	대한약사회 학술이사
	구현지	중앙대학교 박사과정	미국 노인전문약사(Board Certified Geriatric Pharmacist, BCGP)	미국 약물치료 전문약사(Board Certified Pharmacotherapy Specialist, BCPS)	정문약국 근무
	김예지	중앙대학교 보건과학임상약학 박사, 미국약사	미국 약물치료 전문약사(Board Certified Pharmacotherapy Specialist, BCPS)	대한약사회 여약사이사	American Public Health Association(APHA) 홍보대사
	김형은	서울대학교 약학석사	브릿지바이오테라퓨틱스 PV director	(전) 한국 글락소스미스클라인 MI 및 PV 팀장	(전) 미국 Walgreens 약사
	박재경	알피바이오 개발마케팅팀장	대한약사회 여약사위원회	서울대학교 보건대학원 박사 수료	(전) 주식회사 KIMS 학술팀장
	성새암	알피바이오 개발마케팅팀	(전) 서울대학교병원 약제부	(전) 주식회사 KIMS 학술팀	(전) 약학정보원 학술팀
	전보명	숙명여자대학교 임상약학 석사	미국 약물치료 전문약사(Board Certified Pharmacotherapy Specialist, BCPS) 2007년	식품의약품안전처	(전) 연세대학교 신촌세브란스병원
	정경인	서울대학교 보건대학원 보건학 박사	차의과학대학교 건강과학대학 AI보건의료학부 조교수	(전) 약학정보원 상무, 학술정보센터장	(전) 서울대학교 보건환경연구소 연구교수
	정연주	미국 약물치료 전문약사(Board Certified Pharmacotherapy Specialist, BCPS)	한국병원약사회 노인약료 전문약사	중앙보훈병원 약제부장	중앙대학교 약학대학 겸임교수
	제남경	부산대학교 약학대학 부교수	팜디(Massachusetts College of Pharmacy and Health Sciences 졸업)	부산대학교병원 약제부 자문교수	한국임상약학회 홍보위원장
	한혜성	차의과학대학교 박사과정	한국약사교육연구회 총무부회장	대한약사회정책위원회 위원	화성시약사회 의약품안전사용강사
	황미경	약학박사	미국 약물치료 전문약사(Board Certified Pharmacotherapy Specialist, BCPS)	서울와이즈요양병원 약국장	(전) 서울시약사회 학술이사, 미래정책본부장

비교하면 보이는 약 vs. 약 2

지은이 한국약사교육연구회
펴낸이 최광훈
펴낸곳 대한약사회 약사공론

펴낸날 2022년 2월 17일 초판 1쇄 • 2024년 10월 28일 초판 4쇄

등록 1994년 3월 12일 (신고번호 제1994-000038호)
주소 서울 서초구 효령로 194 대한약사회관 3층
전화 02.581.1301 / **팩스** 0504.084.3330
홈페이지 kpanews.co.kr
이메일 webmaster@kpanews.co.kr
인쇄 BTN

ⓒ 2022 한국약사교육연구회
이 책은 저작권법에 따라 한국 내에서 보호를 받는 저작물이므로 무단전재와 무단복제를 금합니다.
책값은 뒤표지에 있습니다. 잘못된 책은 구입하신 곳에서 교환해드립니다.

ISBN 979-11-92269-02-3 (94510)
  979-11-92269-00-9 (94510) [세트]